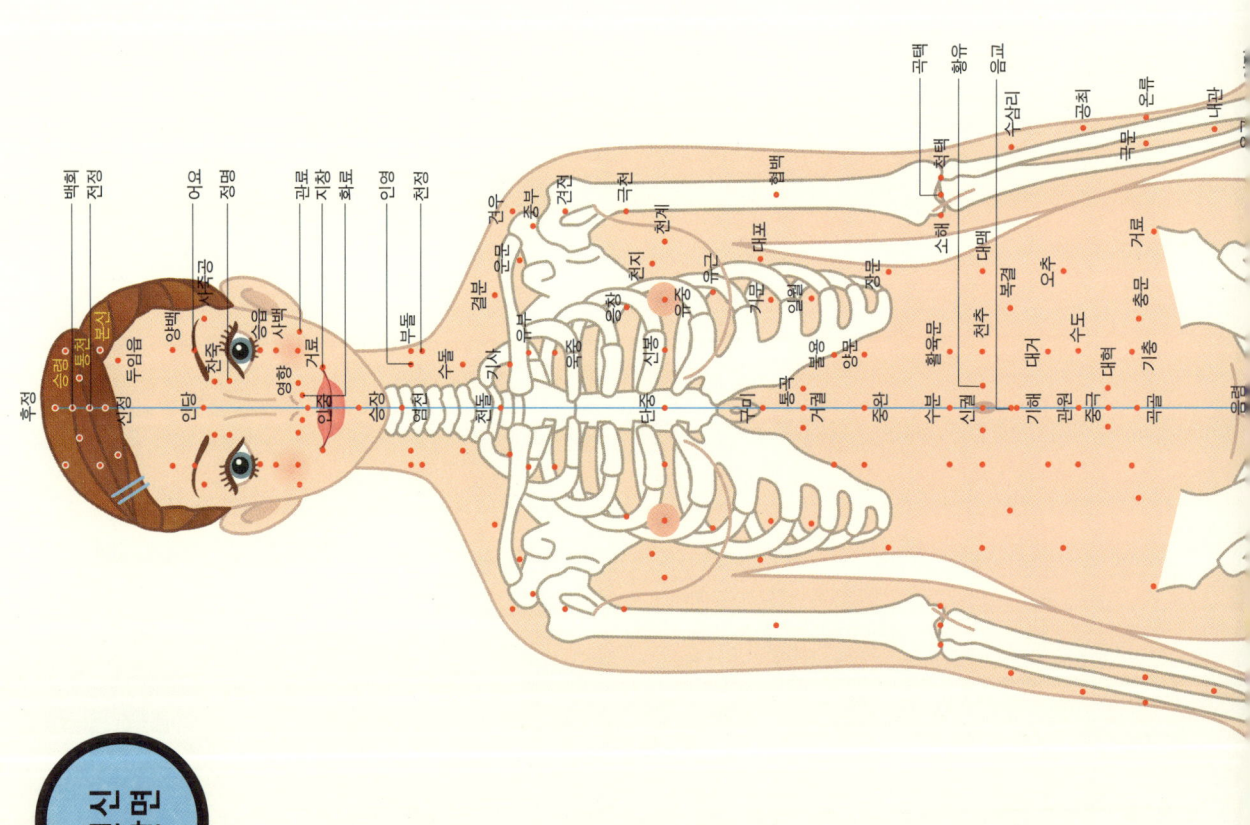

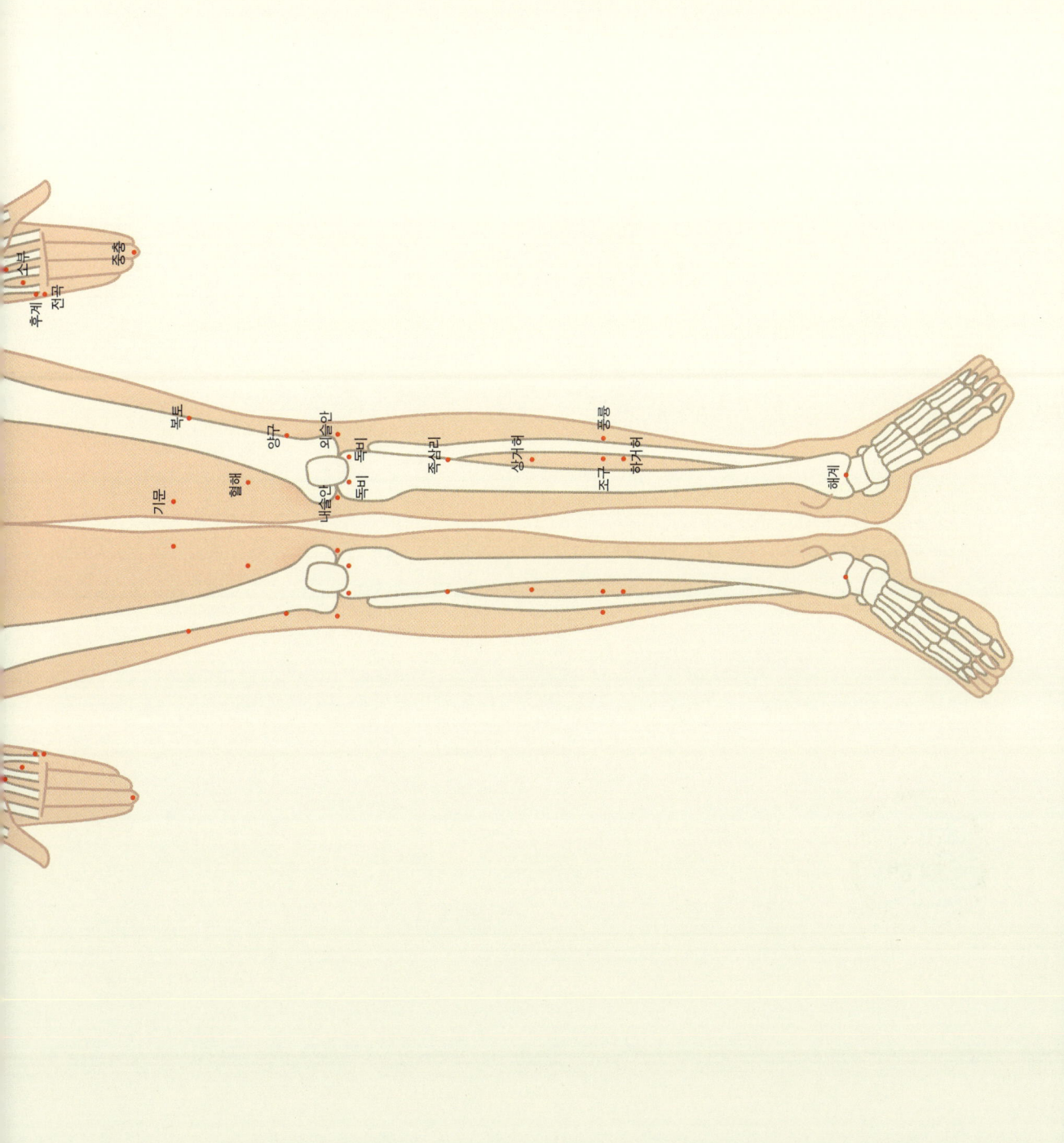

내 손으로 하는
경혈 지압 · 마사지 324

이 책은 타이베이臺北시립중의의원中醫醫院 침구학병동 주임의사 황제량黃介良의 감수를 받아
건강도서를 전문으로 출간하는 대만산차이원화출판사가 만들고,
한국서봉경혈지압학회 고광석 회장·한세영 원장의 감수를 통해
한국인에게 맞는 내용으로 번역 출간한 것입니다.
이 책에 나오는 혈자리 명칭이나 혈자리 찾는 법 등은
한국에서 통용되는 용어로 바꾸어서 통일했습니다.

穴位按摩圖典

Copyright ⓒ 2003 Sun Color Culture Publishing Co., Ltd
Originally published by Sun Color Culture Co., Ltd, Taiwan
Korean translation copyright ⓒ 2006 by Kugil Media
This translation was published by arrangement with Kugil Media
through Carrot Korea Agency, Seoul.
All rights reserved.

내 손으로 하는
경혈 지압·
마사지 324

산차이원화 지음 | 한국서봉경혈지압학회 감수 | 김윤진 옮김

국일미디어

추천의 글 타이베이臺北시립중의의원中醫醫院 원장 천춘파陳春發

매일 최대한의 건강을 지키기 위한 최소한의 노력

무협소설을 읽다보면 급소에 해당되는 혈을 제압하는 신묘막측한 기술을 부리는 무림의 고수들이 자주 등장한다. 그들은 막힌 혈도를 풀어 죽음에 처한 사람을 순식간에 살려내거나 부상을 치유하기도 한다. 혈자리, 즉 경혈經穴이란 이와 같이 우리에게는 뭔가 현란하고 복잡한 특별한 기술이 필요한 신비한 색채를 띠고 있는 것처럼 보인다.

그런데 일찍이 2천 년 전 춘추春秋시대부터 경혈을 눌러주는 방법이 의료 행위의 한 방편으로 사용되었으며, 선진양한先秦兩漢시대에는 중국 최초의 지압 방법에 관한 전문 서적인 『황제기백안마10권黃帝歧伯按摩十卷』이 저술되었다. 경혈 지압, 즉 혈자리를 눌러주거나 마사지하는 의료 행위는 옛 조상들의 슬기로운 지혜를 모아 탄탄한 의학 이론 토대를 마련하여 오늘날까지 대대로 이어져왔기 때문에 이제 경혈 지압은 한방에서 중요한 치료 방법으로 자리매김되었다.

임상실험을 통해 본 경혈 지압은 확실히 치료 효과를 가지고 있으며 그 주요 기능은 다음과 같이 다섯 가지로 나눌 수 있다.

첫째, 음양의 균형을 이루게 한다. 둘째, 경락이 순환을 원활하게 한다. 셋째, 기혈이 순조롭게 통하게 한다. 넷째, 뼈와 근육을 튼튼하게 한다. 다섯째, 풍과 한기, 습한 기운을 없애준다. 이 밖에 경혈 지압은 인체의 심혈관, 호흡, 소화, 운동, 신경, 배뇨, 내분비 계통의 질환에도 치료 효과가 있다.

경혈 이론은 경락에 근거를 두고 있다. 경락은 경맥經脈과 낙맥絡脈을 포함하여 몸 안쪽으로는 오장五臟에, 바깥쪽으로는 사지와 관절로 연결되어 있어 기혈의 통로로 병의 원인을 해석하고 질병의 진단, 치료에 있어 중요한 작용을 하는 곳이다. 경혈 이론은 한방에서만 존재하는 특별한 이론이라는 측면에서 보면 난해한 구석도 있다. 하지만 경혈 지압은 특별히 민감하고 전문적인 의료 행위를 요하기보다는 두 손으로 급할 때 언제 어디서나 몸의 아픈 부위를 만져주기만 하면 되는 간단한 치료 방법이기 때문에 실생활에 쉽게 접목시킬 수 있다.

흔히 우리 몸에 불편한 부분이 생기면 자연스럽게 아픈 부위로 손이 가기 마련이다. 확실하게 치료 효과를 보고 싶다면 무작정 아픈 부위를 주무르기보다 혈자리를 제대로 찾아 지압을 하는 것이 낫다. 이 책은 누구나 쉽게 경혈 지압을 따라할 수 있도록 사진과 그림으로 정확하고 보기 좋게 설명해놓았다.

병을 치료하고 싶은 사람이나 평소에 건강을 유지하고 싶은 사람이라면 경혈 지압을 이용해보자. 하루가 다르게 건강을 되찾는 모습을 보면서 이 책의 도움에 모두 감사할 것이다.

2005년 7월

감 수 의 글 ❶ 타이베이臺北시립중의의원中醫醫院 침구학병동 주임의사 황제량黃介良

생활 속에서 실천할 수 있는 경혈 지압

중국 전통의학에서 침구학은 세계 의학계에서 인정받은 과학적인 치료 방법 중 하나이다. "첫째는 침, 둘째는 뜸, 셋째는 약을 쓴다"는 한의학의 기본 수칙은 침구학이 임상에서 얼마나 치료 효능이 뛰어난지를 단적으로 설명해주는 이야기다.

침구요법은 경혈의 원리와 밀접한 관계가 있다. 왜냐하면 경혈은 인체의 기혈이 흐르는 주요 통로이기 때문이다. 때문에 경혈이 원활하게 소통되지 못하도록 노폐물이 끼어 있다면, 우리 몸에서 기혈이 흐를 방법이 없기 때문에 이런 상태가 오래 지속될수록 기혈의 순환이 나빠지고 건강에 여러 가지 문제를 일으키게 된다. 이때 침구(침술치료나 혹은 쑥뜸)를 통해 깊숙하게 혈자리를 자극하여 인체 기혈의 조화와 경락의 막힘 없는 순환을 이루어낸다면 질병의 치료와 예방 효과를 거둘 수 있다. 더욱이 침구는 각종 신경통, 근육통, 관절통에 탁월한 치료 효과를 경험할 수 있는 영역이다.

사실 경혈 이론은 한방 임상치료에서 광범위하게 사용되는 것 외에 실용적인 양생의 방법으로도 알려져 있어서 건강에 관심을 두고 있는 사람이라면 이에 대한 인식과 더불어 배워둘 가치가 충분하다. 왜냐하면 혈자리기 소속된 경락이 서로 다르고, 각 경락이 미치는 효과도 다르기 때문이다. 예를 들어 수부手部에 있는 합곡혈合谷穴은 주로 입과 얼굴에 있는 오관五官과 관련된 질병을 치료하고, 면부面部에 있는 영향혈迎香穴

은 코와 관련 있는 질병을 치료하는 중요한 혈자리이며, 족부足部의 삼음교혈三陰交穴은 산부인과와 위장질환에 특별한 치료 효과를 나타낸다. 따라서 위에서 열거한 혈자리들을 비롯하여 모든 경혈은 증상을 호소하는 환자의 치료를 위해 한방 전문의들이 침을 놓고 뜸을 뜨기도 하지만 누구나 가볍게 혈자리를 눌러줌으로써 체질 강화와 더불어 병증을 해소할 수 있는 이점이 있다.

    그런데도 사람들이 혈자리를 찾아 지압을 하는 데 어려움을 느끼는 까닭은 실제로 이를 해보지 않았기 때문이다. 이 책은 혈자리를 찾는 비결을 쉽게 설명해줄 뿐 아니라 지압하는 방법을 차근차근 안내하고 있다. 또한 깊이 있는 내용을 보다 쉽게 숙지할 수 있도록 사진과 함께 자세한 설명을 덧붙이고 있어 독자들이 스스로 경혈 지압을 하는 데 도움을 주는 것 외에 일상생활에서 간단하게 실천할 수 있는 양생의 기능을 갖춘 책으로도 제몫을 톡톡히 하고 있다.

2005년 7월

黃合良

감 수 의 글 ❷
한국서봉경혈지압학회 회장 고광석 · 한국서봉경혈지압학회교육원 원장 한세영

가장 편안하고 자연적인 치료법
경혈 지압

인간은 하늘과 땅의 조화 속에서 태어나 성장成長하고, 또 새로운 생명을 잉태하며, 생명이 다하면 다시 자연으로 돌아가는 천지조화天地造化의 대개념大槪念 속에서 살아가고 있다.

흔히 "부富를 잃는 것은 작은 것을 잃는 것이고, 명예名譽를 잃는 것은 많은 것을 잃는 것이며, 건강健康을 잃는 것은 가진 것 전부를 잃는 것이다"라는 말이 있다.

인간이 행복을 추구하기 위해 노력한다는 것은 지극히 상식적이지만, 이처럼 건강 없는 행복은 생각할 수조차 없다.

예부터 사람들은 경락經絡과 경혈經穴을 병의 진단 및 치료의 한 방편으로 활용했다. 경락은 기혈의 통로이다. 만일 이곳의 흐름이 원활하게 이루어지지 못한다면 전체 순환에 장애를 받을 수밖에 없다. 그래서 이곳 혈자리를 눌러줌으로써 병을 유발하는 나쁜 기운을 제거하여 생명력의 기본이 되는 기혈의 순환을 원활하게 한다면 자연스럽게 우리 몸의 건강을 유지할 수 있다.

그러나 그동안 이러한 경락과 경혈 치료는 주로 침이나 뜸을 사용하는 전문가들 사이에서만 이루어져 왔다.

오늘날에는 일반인의 건강에 대한 관심이 늘고, 몸을 치유하는 방법이 다양해지면서 누구든 부작용 없이 손쉽게 활용할 수 있는 치료법들을 찾고 있다. 경혈을 손으로 자극해주는 지압은 이런 면에서 그 효과가 탁월하다 하겠다.

경혈 지압은 무엇보다 손쉽게 할 수 있다는 것이 장점이다. 언제 어디서나 몸에 있는 혈자리를 눌러주기만 해도 특정 질병이나 증상을 완화시킬 수 있다. 어딘가 몸이 안 좋을 때 그 부위를 두드리거나 주물러주기만 해도 쉽게 효과를 볼 수 있다. 또한 한 가지 질병을 치료하는 데 그치지 않고 몸 전체의 기능을 조절하고 신체를 강건하게 하기 때문에 평소에 자주 눌러줌으로써 몸을 튼튼히 하는 데에도 매우 유용하다. 그리고 경혈 지압은 부작용이 없는 안전한 치료법이다. 질환의 반응을 살피면서 지압하는 것이 치료의 전부이기 때문에 부작용이 있을 수 없다.

이 책은 사진과 그림을 곁들여 일반인들이 이해하기 쉽게 설명하고 있으며 실제로 혈자리를 찾아 스스로 지압할 수 있도록 구성되어 있다. 집집마다 하나씩 가지고 늘 손에 익혀둔다면 가정의 건강보감으로서 충분한 역할을 할 것이다.

부디 이 책으로 온 가족의 건강을 유지하기 바란다.

2006년 3월

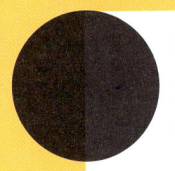 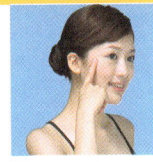 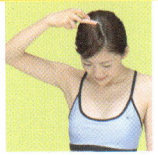 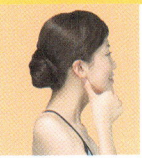 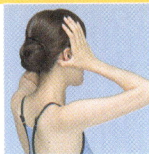 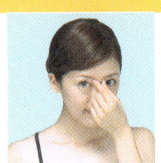
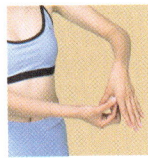 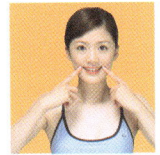 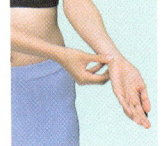 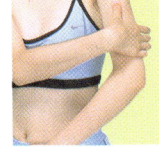 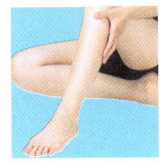 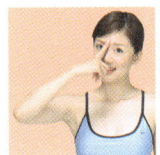

차례

· 추천의 글　4
· 감수의 글 ❶　6
· 감수의 글 ❷　8

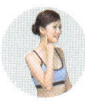

제1편 경혈 지압 · 마사지 개론

경혈 지압 · 마사지의 신기한 효능　16
경혈 지압 · 마사지할 때 주의할 점　28
자주 사용하는 7가지 지압 · 마사지법　30

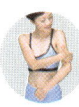

제2편 전신 경혈 지압 · 마사지

머리와 목 頭頸部
Head & Neck

백회 百會 ………… 36	인당 印堂 ………… 48	객주인 客主人 ………… 65
전정 前頂 ………… 37	정명 睛明 ………… 49	이문 耳門 ………… 66
후정 後頂 ………… 38	찬죽 攢竹 ………… 50	청궁 聽宮 ………… 67
승령 承靈 ………… 39	동자료 瞳子髎 ………… 51	하관 下關 ………… 68
통천 通天 ………… 40	태양 太陽 ………… 52	대영 大迎 ………… 69
본신 本神 ………… 41	승읍 承泣 ………… 53	협거 頰車 ………… 70
두유 頭維 ………… 42	사백 四白 ………… 54	천창 天窓 ………… 71
두임읍 頭臨泣 ………… 43	관료 顴髎 ………… 55	천용 天容 ………… 72
양백 陽白 ………… 44	거료 巨髎 ………… 56	천유 天牖 ………… 73
어요 魚腰 ………… 45	영향 迎香 ………… 57	완골 完骨 ………… 74
신정 神庭 ………… 46	화료 禾髎 ………… 58	두규음 頭竅陰 ………… 75
사죽공 絲竹空 ………… 47	인중 人中 ………… 59	예풍 翳風 ………… 76
	지창 地倉 ………… 60	강간 強間 ………… 77
	승장 承漿 ………… 61	풍지 風池 ………… 78
	함염 頷厭 ………… 62	풍부 風府 ………… 79
	각손 角孫 ………… 63	천주 天柱 ………… 80
	곡빈 曲鬢 ………… 64	염천 廉泉 ………… 81

인영 人迎 ………… 82	중저 中渚 ………… 120	기문 期門 ………… 157
부돌 扶突 ………… 83	액문 液門 ………… 121	대포 大包 ………… 158
천정 天鼎 ………… 84	이간 二間 ………… 122	거궐 巨闕 ………… 159
수돌 水突 ………… 85	삼간 三間 ………… 123	불용 不容 ………… 160
기사 氣舍 ………… 86	태연 太淵 ………… 124	일월 日月 ………… 161
천돌 天突 ………… 87	대릉 大陵 ………… 125	중완 中脘 ………… 162
	음극 陰郄 ………… 126	양문 梁門 ………… 163
	신문 神門 ………… 127	장문 章門 ………… 164

어깨와 손 肩手部
Shoulder & Hand

	양곡 陽谷 ………… 128	수분 水分 ………… 165
	완골 腕骨 ………… 129	활육문 滑肉門 …… 166
	합곡 合谷 ………… 130	천추 天樞 ………… 167
	후계 後谿 ………… 131	대맥 帶脈 ………… 168
견정 肩井 ………… 90	어제 魚際 ………… 132	신궐 神闕 ………… 169
천료 天髎 ………… 91	노궁 勞宮 ………… 133	황유 肓兪 ………… 170
곡원 曲垣 ………… 92	소부 少府 ………… 134	음교 陰交 ………… 171
견외유 肩外兪 …… 93	전곡 前谷 ………… 135	기해 氣海 ………… 172
견중유 肩中兪 …… 94	소상 少商 ………… 136	복결 腹結 ………… 173
견료 肩髎 ………… 95	상양 商陽 ………… 137	관원 關元 ………… 174
견정 肩貞 ………… 96	중충 中衝 ………… 138	대거 大巨 ………… 175
견우 肩髃 ………… 97	관충 關衝 ………… 139	수도 水道 ………… 176
운문 雲門 ………… 98	소충 少衝 ………… 140	대혁 大赫 ………… 177
견전 肩前 ………… 99	소택 少澤 ………… 141	중극 中極 ………… 178
극천 極泉 ………… 100		기충 氣衝 ………… 179
노회 臑會 ………… 101		곡골 曲骨 ………… 180
비노 臂臑 ………… 102		충문 衝門 ………… 181
협백 俠白 ………… 103	## 가슴과 배 胸腹部	오추 五樞 ………… 182
천정 天井 ………… 104	### Chest & Belly	거료 居髎 ………… 183
곡지 曲池 ………… 105		
곡택 曲澤 ………… 106		
척택 尺澤 ………… 107	결분 缺盆 ………… 144	## 등 背部
소해 少海 ………… 108	중부 中府 ………… 145	### Dorsum
수삼리 手三里 …… 109	유부 兪府 ………… 146	
온류 溫溜 ………… 110	천지 天池 ………… 147	
공최 孔最 ………… 111	욱중 彧中 ………… 148	
지구 支溝 ………… 112	응창 膺窓 ………… 149	대추 大椎 ………… 186
외관 外關 ………… 113	단중 膻中 ………… 150	대저 大杼 ………… 187
극문 郄門 ………… 114	신봉 神封 ………… 151	풍문 風門 ………… 188
내관 內關 ………… 115	유중 乳中 ………… 152	부분 附分 ………… 189
양계 陽谿 ………… 116	천계 天谿 ………… 153	천종 天宗 ………… 190
열결 列缺 ………… 117	유근 乳根 ………… 154	신주 身柱 ………… 191
양지 陽池 ………… 118	구미 鳩尾 ………… 155	백호 魄戶 ………… 192
양로 養老 ………… 119	통곡 通谷 ………… 156	폐유 肺兪 ………… 193

궐음유 厥陰兪	194
고황 膏肓	195
심유 心兪	196
신당 神堂	197
지양 至陽	198
격유 膈兪	199
격관 膈關	200
간유 肝兪	201
담유 膽兪	202
비유 脾兪	203
위유 胃兪	204

허리와 엉덩이 腰臀部
Loin & Arse

삼초유 三焦兪	208
명문 命門	209
신유 腎兪	210
지실 志室	211
요양관 腰陽關	212
대장유 大腸兪	213
관원유 關元兪	214
소장유 小腸兪	215
팔료 八髎	216
방광유 膀胱兪	217
포황 胞肓	218
중여유 中膂兪	219
환도 環跳	220
회양 會陽	221
장강 長強	222

발 足部
Foot

승부 承扶	226
은문 殷門	227
복토 伏兔	228
풍시 風市	229
음렴 陰廉	230
기문 箕門	231
중독 中瀆	232
양구 梁丘	233
혈해 血海	234
음곡 陰谷	235
곡천 曲泉	236
내슬안 內膝眼	237
외슬안 外膝眼	238
독비 犢鼻	239
위중 委中	240
위양 委陽	241
양릉천 陽陵泉	242
음릉천 陰陵泉	243
족삼리 足三里	244
상거허 上巨虛	245
하거허 下巨虛	246
풍륭 豊隆	247
조구 條口	248
지기 地機	249
승근 承筋	250
중도 中都	251
비양 飛揚	252

축빈 築賓	253
여구 蠡溝	254
승산 承山	255
현종 懸鐘	256
광명 光明	257
복류 復溜	258
교신 交信	259
삼음교 三陰交	260
해계 解谿	261
태계 太谿	262
충양 衝陽	263
곤륜 崑崙	264
중봉 中封	265
구허 丘墟	266
조해 照海	267
신맥 申脈	268
공손 公孫	269
태백 太白	270
태충 太衝	271
내정 內庭	272
은백 隱白	273
족임읍 足臨泣	274
족규음 足竅陰	275
대돈 大敦	276
여태 厲兌	277
지음 至陰	278
이내정 里內庭	279
용천 湧泉	280
내용천 內湧泉	281

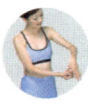

제3편 손바닥 혈 지압·마사지

손바닥 혈 지압·마사지의 이해	284
손바닥 혈 지압·마사지의 기본법	288
쉽고 간단한 손바닥 혈 지압·마사지	290

그림으로 이해하는 손바닥 혈 지압·마사지

중괴 中魁	294
경항점 頸項點	294
요점 腰點	296
승압점 升壓點	296
척주점 脊柱點	298
좌골점 坐骨點	298

인후점 咽喉點 ……… 300	편도체점 扁桃體點 ……… 308	간점 肝點 ……… 316
견점 肩點 ……… 300	위장점 胃腸點 ……… 308	폐점 肺點 ……… 316
안점 眼點 ……… 302	과점 踝點 ……… 310	신점 腎點 ……… 318
전두점 前頭點 ……… 302	흉점 胸點 ……… 310	해천점 咳喘點 ……… 318
두정점 頭頂點 ……… 304	사봉 四縫 ……… 312	아통점 牙痛點 ……… 320
편두점 偏頭點 ……… 304	십선 十宣 ……… 312	명문 命門 ……… 320
후두점 後頭點 ……… 306	비점 脾點 ……… 314	요퇴점 腰腿點 ……… 322
액역점 呃逆點 ……… 306	삼초점 三焦點 ……… 314	

제4편 이혈 지압·마사지

이혈 지압·마사지의 이해 326

그림으로 이해하는 이혈 지압·마사지

안안 眼 ……… 332	이담 胰膽 ……… 348	둔 臀 ……… 372
면협 面頰 ……… 332	신 腎 ……… 350	좌골신경 坐骨神經 ……… 372
목目 1 ……… 334	방광 膀胱 ……… 350	교감 交感 ……… 374
목目 2 ……… 334	대병첨 對屛尖 ……… 352	경추 頸椎 ……… 374
구 口 ……… 336	연중 緣中 ……… 352	요저추 腰骶椎 ……… 376
분문 賁門 ……… 336	침 枕 ……… 354	풍계 風溪 ……… 376
비 脾 ……… 338	섭 顳 ……… 354	이중 耳中 ……… 378
내분비 內分泌 ……… 338	외이 外耳 ……… 356	외생식기 外生殖器 ……… 378
위 胃 ……… 340	피질하 皮質下 ……… 356	이첨 耳尖 ……… 380
십이지장 十二指腸 ……… 340	고환 睾丸 ……… 358	기점 飢點 ……… 380
심 心 ……… 342	난소 卵巢 ……… 358	승압점 昇壓點 ……… 382
폐 肺 ……… 342	액 額 ……… 360	갑상선 甲狀腺 ……… 382
기관 氣管 ……… 344	외비 外鼻 ……… 360	변비점 便秘點 ……… 384
삼초 三焦 ……… 344	병첨 屛尖 ……… 362	아통점 牙痛點 ……… 384
소장 小腸 ……… 346	신상선 腎上腺 ……… 362	하복 下腹 ……… 386
대장 大腸 ……… 346	내비 內鼻 ……… 364	고혈압점 高血壓點 ……… 386
간 肝 ……… 348	신문 神門 ……… 364	내이 內耳 ……… 388
	분강 盆腔 ……… 366	하이근 下耳根 ……… 388
	내생식기 內生殖器 ……… 366	실면 失眠 ……… 390
	각와상 角窩上 ……… 368	승압구 昇壓溝 ……… 390
	각와중 角窩中 ……… 368	이배구 耳背溝 ……… 390
	슬 膝 ……… 370	
	관 髖 ……… 370	

· 명칭출전 393
· 찾아보기 394

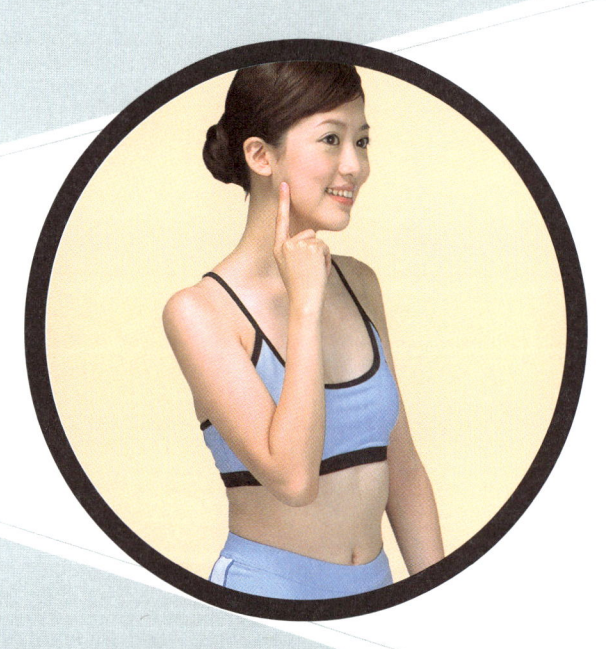

경혈 지압·
마사지 개론

1

》 경혈 지압·마사지를 통해 아픈 곳을 치료할 수 있는 이유는 무엇일까?
》 경혈과 질병의 상관관계는?
》 경혈 지압·마사지를 하기 전에 먼저 경혈에 관한 기본 지식을 이해하자!
》 내용을 알기 쉽게 표현한 이 책을 통해 경혈 지압·마사지가 매우 간단하다는 사실을 발견할 수 있다!

경혈 지압·마사지의 신기한 효능

경혈 지압·마사지는 가장 편안하고 자연적인 치료 방법이다. 간단한 몇 가지 기법으로도 아픈 부위가 시원하고 상쾌해진다.

경혈 지압·마사지가 신기한 효능이 있는 까닭은 혈자리, 경락, 체내 오장육부를 돌아가면서 두들겨주기 때문이다. 따라서 경혈이 무엇인지 이해하기 위해서는 먼저 경락이 무엇인지 이해해야 한다.

경락이란 무엇인가

한방에서는 오장육부가 필요로 하는 에너지원(한방에서는 이것을 기혈이라고 부른다)을 공급해주는 순환 통로가 있기 때문에 우리 몸의 기관이 정상적으로 기능할 수 있다고 여기는데, 이 순환 통로가 바로 '경락'이다.

경락은 경맥經脈과 낙맥絡脈으로 이루어져 있으며, '경'이 줄기라면 '낙'은 가지라고 볼 수 있다. 그러므로 경락은 몸 전체에 여기저기 골고루 퍼져 있다. 경락은 우리 몸 내부와 외부를 이어주고, 위와 아래를 관통하기 때문에 기혈이 인체 각 기관에 골고루 퍼지게 하여 우리 몸을 하나의 조화로운 조직체로 만들어준다.

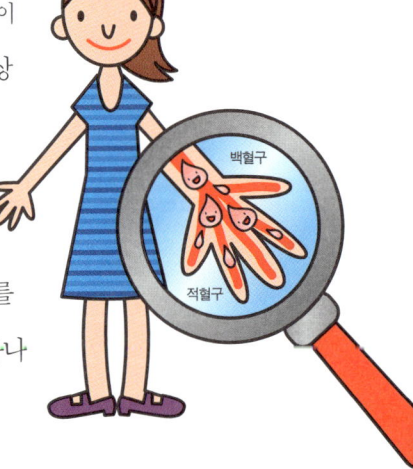

경락이 막히면 기혈이 원활하게 흐르지 못한다

경락은 기혈의 통로라고 볼 수 있다. '혈☆'은 몸에 있는 구멍과도 같다. 기혈이 체내에 흐를 때에는 우리 몸에 있는 수많은 구멍을 지나 순환하는데, 만일 원활한 흐름이 이루어지지 못하면 막히게 된다. 이러한 상태가 오래 지속되면 점차 통로의 기능이 약해져 전체 순환에 장애를 받는다. 따라서 체내의 구멍인 혈에서 직·간접적으로 병을 유발하는 나쁜 기운을 제거하여 기혈의 흐름을 상쾌하게 만들어준다면 자연스럽게 건강을 유지할 수 있다. 다시 말하면, 체내에 쌓인 노폐물과 병의 원인을 제거하기 위해 경혈을 마사지해주면 치료가 가능하며 건강 상태를 개선할 수 있다.

기혈의 흐름을 원활하게 하는 경혈 지압·마사지의 신기한 효능

기혈은 오장육부 운행의 에너지원이다. 만약 기혈이 막혀 통하지 않게 되면, 우리 몸은 병이 난다. 기혈은 선천적인 것과 후천적인 것으로 나뉜다. 선천성 기혈은 출생과 더불어 타고나는 것으로 부모에게서 자녀에게로 유전된다. 후천성 기혈은 출생 후 우리 몸이 대자연의 에너지를 흡수하여 선천성 기혈의 부족함을 보충하고 강화할 수 있는 것이다. 한방에서는 주로 비장과 위가 후천성 기혈과 관련이 있다고 여기기 때문에 약물이나 마사지, 기타 방법에 상관 없이 모든 방법을 동원해 비장과 위를 튼튼히 하여 후천성 기혈을 강화하면 선천성 기혈과 후천성 기혈의 에너지원이 체내에서 끊임없이 순환하게 되어 건강을 유지할 수 있다고 보았다.

연구에 의하면, 단순히 우리 몸을 문지르기만 해도 혈액순환과 신진대사를 촉진시키고 땀샘 및 피지샘의 분비를 원활하게 하여 피부의 윤기와 탄력을 유지해준다고 한다. 한방에서는 마사지가 기혈의 운행과 혈맥의 소통에 효능이 있다고 하는데, 현대 의약의 관점에서 이를 해석하면 마사지가 국부 조직의 모세혈관을 확장시키므로 적혈구와 백혈구의 생성을 증가시키고, 국부 조직까지 영양을 공급하여 조직의 회복력과 면역력을 증진시키는 것과 같은 이치다. 이는 한방에서 소위 말하는 '통경활락通經活絡' 즉 막힌 경혈을 뚫어 경락을 소통시켜 치료 효과를 볼 수 있도록 하는 방법과 일맥상통한다.

우리 몸의 사기邪氣를 없애주는 경혈 지압·마사지

한방에서는 음양陰陽이 조화를 이루어야만 내장 기능이 정상적인 상태를 유지하고, 경락이 순조롭게 통하여 우리 몸이 건강한 상태를 유지할 수 있다고 한다. 에너지가 흐르지 못하거나 내장 기능에 이상이 있을 때에는 우리 몸이 건강한 상태를 유지할 수 없으므로 이로 인해 병을 얻는 것이다.

한방에서는 질병의 발병 요인을 우리 몸에 침입한 '사악한 기운邪氣(이하 '사기'로 통칭함)' 즉 나쁜 기운의 강도가 우리 몸의 저항 능력을 초과하면 이로 인해 신체 밸런스가 깨져 부적합한 증상이 나타난다고 보고 있다.

사기는 총 7가지로 나누어볼 수 있다. 한사寒邪, 서사暑邪, 풍사風邪, 습사濕邪, 열사熱邪, 조사燥邪, 화사火邪이다. 예를 들어, 감기는 풍사風邪가 풍문혈風門穴을 통해 인체에 침입하여 발병하며, 각종 감기 증상을 일으킨다. 만약에 이 사기가 오랫동안 풍지風池에 누적되어 있다거나 뒷머리 부분의 풍부風府에 집중되어 있다면 감기를 더욱 악화시킬 수 있다. 즉 사기가 인체에 침입하면 온몸을 흐르는 기와 혈의 움직임에 영향을 끼쳐 결국 질병을 유발하게 된다.

'추움寒, 더움暑, 바람風, 습기濕, 열熱, 건조燥, 화火' 이렇게 7가지의 질병을 유발하는 외적인 요인 이외에도 우리 몸의 건강은 정서적인 그리고 정신적인 요소의 영향을 받게 되어 있다. 한방에서는 정서적인 요소를 내적 요인으로 보고 '기쁨喜, 분노怒, 근심憂, 사색思, 슬픔悲, 놀람驚, 공포恐' 등 7가지로 나누어 칠정七情이라고 한다.

한방에서 말하는 환경의 변화나 정신적인 요소가 가져오는 질병이나 증상은 한방요법으로 좋은 치료 효과를 볼 수 있다. 경혈의 명칭만 보아도 각 경혈이 치료할 수 있는 질병들을 미루어 짐작할 수 있다. 예를 들어 '풍지風池혈'은 감기를, '정명睛明혈'은 주로 눈의 질병을, 그리고 '견정肩井'혈은 어깨 부위의 질병을 치료할 수 있는 경혈이다.

경혈 지압·마사지는 모든 장기의 질병에도 반응할 수 있다

경락은 우리 몸 각각의 장기 운동을 주관하기 때문에 각 장기에 해당하는 경락의 명칭이 있다. 우리 몸에는 육장육부가 있기 때문에 모두 12개의 경락이 있고, 각 경락의 큰 줄기와 분포 상황은 일정한 법칙에 따른다. 경락이 흐르는 순서는 폐경肺經, 대장경大腸經, 위경胃經, 비경脾經, 심경心經, 소장경小腸經, 방광경膀胱經, 신경腎經, 심포경心包經, 삼초경三焦經, 담경膽經, 간경肝經이다.

각 경혈의 이름을 통해 그 뜻을 생각해보면 폐경은 호흡기 계통과, 위경은 장과 식도와 관련이 있다. 또한 경혈은 경맥이 흐르는 선상에 모두 위치해 있을 뿐만 아니라, 모든 경맥은 각각의 고정된 경혈이 있다. 또한 같은 줄기에 있는 경혈들은 동일한 질병을 치료하는 효능을 발휘한다. 예를 들어 승읍혈承泣穴과 족삼리혈足三里穴은 그 위치가 비록 하나는 얼굴 부위에, 하나는 발 부위에 있다고 할지라도 양자가 모두 위경에 속해 있기 때문에, 소화기 계통의 질병을 치료하는 데 효과가 있다.

경혈 지압·마사지의 3대 장점

❶ 손쉽게 할 수 있다
몸에 있는 혈자리를 눌러주기만 해도 특정 질병이나 증상의 치료 효과를 볼 수 있다. 또한 전문적인 의료 기구를 사용할 필요 없이 손가락으로 눌러주기 때문에 언제 어디서나 누구나 손쉽게 할 수 있는 치료법이다.

❷ 치료 효과가 광범위하고 빠르다
머리부터 발끝까지 우리 몸 전체에 경혈이 퍼져 있기 때문에 각종 질병 치료에 특효가 있는 부위가 고루 분포되어 있다고 볼 수 있다. 이는 비단 한 가지 질병을 치료하는 데 그치지 않고 몸 전체의 기능을 조절하고, 신체를 강건하게 하기 때문에 평소 몸을 튼튼히 하는 데에도 매우 유용하다. 또한 마사지는 효과가 커서 두통이나 구토 등 질병이라고 보기 힘든 증상도 즉시 완화시킬 수 있으며 또 다른 질병 발생도 예방할 수 있다.

❸ 치료 방법이 안전하다
치료 과정은 증상에 맞는 경혈을 찾아내서 눌러주고 질환이 어떠한 반응을 나타내는가에 주의하면 되기 때문에 대체로 큰 부작용이 없다. 즉 모두가 안심하고 사용할 수 있는 치료법이다.

질병을 치료하는 것 이외에도 경혈 표피의 냉함과 뜨거움, 거침과 세밀함, 혹은 딱딱함이나 부어오름과 같은 특징은 모두 한의사가 진찰 시 참고할 수 있는 증상이다.

따라서 두통이 있을 때 의사가 손의 경혈을 눌러주거나 혹은 허리가 아픈데 발 부위의 경혈을 눌러준다고 해서 전혀 이상하게 생각할 필요가 없다. 경락은 움직이고 있기 때문이다. "허리와 등이 아플 때는 위중委中혈을, 머리가 아플 때는 열결列缺을 찾아라"와 같은 명언은 바로 치료의 묘를 단적으로 표현한 예이다.

경혈을 찾는 3대 비결

❶ 두드러진 신체 부위를 통해서 경혈을 찾는다
눈썹, 유두, 발가락, 배꼽 등 표식처럼 두드러진 신체 부위는 경혈을 찾는 지표이다. 예를 들어 인당혈印堂穴의 위치는 미간의 정중앙이며, 단중혈膻中穴은 좌우 유두 사이 함몰된 부위에 있다.

❷ 손가락을 이용하여 치수를 재면서 경혈을 찾는다
한방의 임상실험에서는 종종 손가락을 이용하여 치수를 재면서 경혈을 찾는데, 이를 동신촌법同身寸法이라고 한다.

❸ 신체 부위의 치수를 가늠하여 경혈을 찾는다
신체 부위별 치수를 참고하여 경혈을 찾을 수 있다.
(1) 좌우 유두 간의 거리는 약 8치이다.
(2) 명치와 배꼽 사이의 거리는 약 8치이다.
(3) 배꼽과 치골 간의 거리는 약 5치이다.

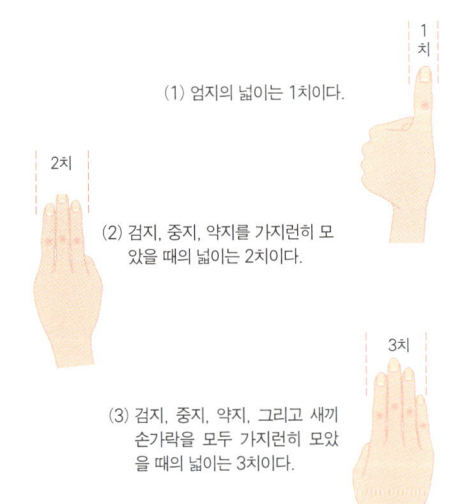

(1) 엄지의 넓이는 1치이다.
(2) 검지, 중지, 약지를 가지런히 모았을 때의 넓이는 2치이다.
(3) 검지, 중지, 약지, 그리고 새끼 손가락을 모두 가지런히 모았을 때의 넓이는 3치이다.

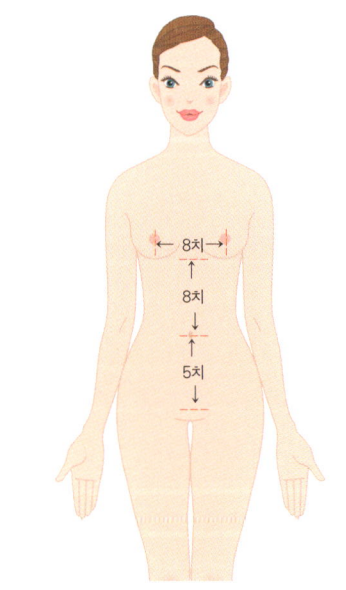

그렇기 때문에 지압하기 어려운 부위들은 다른 경혈을 선택해서 같은 경락의 끝, 즉 손이나 다리 등의 경혈로 대체할 수 있다. 지압하기도 쉬울 뿐만 아니라 동일한 효과도 얻어낼 수 있다.

지압할 때 왜 통증을 느낄까

지압·마사지를 통해 경락의 경혈을 자극할 때 작게는 시큰함, 마비 증상, 가벼운 통증에서부터 크게는 나른해지거나 심한 통증과 같은 반응을 유발한다. 이는 모두 경혈을 눌러주었을 때 경락과 혈관 그리고 신경이 동시다발적으로 서로 대응하기 때문에 발생하는 것이다. 이때부터 사람들은 경혈 지압·마사지에 대해 "아파도 안 아프고, 안 아파도 아픈" 치료라는 인상을 가지게 된다.

각종 경락의 경혈들을 눌러주면 그 압력이 경락과 혈관, 그리고 신경 계통을 자극하여 모든 내장 기능에 영향을 미치게 된다. 또한 경혈 지압·마사지는 경락의 기와 혈을 조절하고, 혈액순환과 신진대사를 개선시켜줄 뿐만 아니라, 좋은 기운은 더 강하게, 악한 기운은 사라지게 해주어 우리 몸을 건강하게 해준다.

가장 탁월한 치료 효과를 갖는 경혈을 선택하는 방법

우리 몸 경락을 통해 기와 혈 등의 생명의 에너지가 흐르는데, 이러한 흐름에 장애를 받으면 혈의 성질에 따라 크게 또는 작게 정체 현상이 생긴다. 따라서 각각에 맞는 가장 효과적인 경혈을 찾아야만 한다. 예를 들어, 엉덩이 부위를 날씬하게 하려면 '승부혈承扶穴'을 눌러주는 것이 효과가 가장 좋다. 절대로 아무 경혈이나 눌러서는 안 된다.

그러나 신체 각 부위는 서로 상호 보완하는 관계이다. 한 군데 경혈을 자극한다고 모든 질병이 다 완치되는 것은 아니다. 질병에 따라서는 한 군데 경혈만을 자극해서 치료 효과가 나타나지 않는 경우도 있다. 역으로 어떤 질병은 이를 치료할 수 있는 혈자리가 많이 있지만 그렇다고 해서 모든 경혈을 눌러야만 치료가 되는 것도 결코 아니다. 중요한 것은 환자가 반응을 보이는 경혈을 정확하게 찾아내서 환자 개인에게 가장 적합한 방법으로 치료하는 것이다. 지압이나 마사지는 처음에 다소 통증이 있어도 시간이 지난 후에는 편안함을 느낄 수 있어야 한다.

따라서 정확한 경혈요법의 개념을 갖춘 후, 실제로 지압이나 마사지를 할 때에는 개인의 체질을 고려해서 힘을 조절해야 한다. 이것이 경혈요법에서 정교함을 요하는 부분일 뿐만 아니라 치료 방식이기도 하다.

인체의 경혈은 스스로를 보호하려는 속성을 지니고 있어, 경혈이 피부 조직 사이에 숨어 있을 뿐만 아니라 경혈점의 크기도 각각 다르다. 예를 들어 손가락 끝에 있는 소상少商, 상양商陽 등의 경혈은 가늘기가 마치 붓끝과 같고, 환도環跳혈은 크기가 500원짜리 동전 만하다. 따라서 처음 접하는 사람들은 종종 경혈을 잘 찾아내지 못하기도 한다.

처음 경혈을 찾는 사람이라면, 일단 책을 보면서 경혈의 정확한 위치를 판단할 필요가 있다. 혈자리를 눌렀을 때 아무런 느낌이나 감각이 없다면, 지압한 곳이 정확한 혈자리가 아니거나 개인차로 인해 경혈점의 위치가 조금씩 다른 것일 수도 있다. 이런 경우라면 원래 지압을 했던 곳을 중심으로 주변을 다시 지압해보거나 만져보자. 만약에 아프거나 편안한 느낌을 주는 곳이 있다면 그곳을 경혈이라 여겨도 좋을 것이다.

얼마나 지압을 해야 효과가 있을까?

보통은 새벽이나 잠자기 전에 한 번 지압을 해주되 약 10분에서 15분 정도 하며, 통상 6일을 치료 과정의 한 주기로 본다. 6일간 지속적으로 지압을 한 후 하루나 이틀쯤 쉬었다가 다시 치료를 시작한다. 한 달간 계속 치료를 한 후 상황이 좋아지는 것을 보면서 알맞게 조정할 수 있다. 만성적인 질병은 1개월을 치료 과정의 한 주기로 본다. 지압에서 가장 중요한 것은 얼마나 지속할 수 있느냐 하는 것이며, 그렇게 지속적으로 행해져야만 우리 몸이 서서히 건강하고 아름답게 변모하는 것이다.

지압의 효과를 다양화하기 위해서는 윤활제가 필요하다

지압을 할 때에는 지압 부위에 특수한 효과가 있는 윤활제를 사용하는 것이 좋다. 이는 피부를 보호하는 효과가 있을 뿐만 아니라 치료 효과도 높일 수 있다. 이러한 윤활제를 보통 안마보조제라고도 한다.

안마보조제 가운데 널리 알려진 것으로는 범사림凡士林, 정유精油, 청초젤青草膏, 만금유萬金油 등을 들 수 있다. 이러한 안마보조제는 살결을 부드럽게 해주고, 피부 마찰을 최소화해줄 뿐 아니라 보조제의 성분 차이로 인해 각각 다른 치료 효과를 볼 수도 있다. 예를 들어 지압을 할 때 정유를 사용하면 내뿜는 향기가 마음을 편안하게 해준다. 한편 차가운 만금유는 우리 몸의 풍을 제거하고, 열을 발산시켜주는 효과가 있다.

그러나 안마보조제는 상당수가 자극적이고 휘발 성분이 들어있어서 사용 전에 피부에 살짝 발라본 후 반응을 체크해야 한다. 특히 피부가 약한 어린아이에게 사용할 때에는 더욱 신중을 기해야 한다. 그렇지 않으면 피부 화상이나 궤양 등의 후유증이 생길 수 있다.

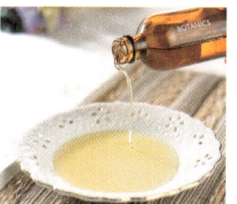

다음은 자주 사용하는 안마보조제와 그 치료 효과이다.

01 : 박하수薄荷水 25%의 박하와 75%의 알코올을 배합하여 만든다. 시원해서 몸의 열을 발산시키는 역할을 한다. 여름에 주로 사용하며 아이들이 열이 날 때 많이 사용한다.

02 : 생강즙生薑汁 생강을 빻아서 즙을 낸다. 서서히 우리 몸의 냉기를 해소시켜주는 기능을 구비하고 있다. 몸에 냉기가 많은 사람들에게 열을 보충해준다.

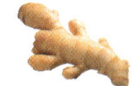

03 : 외용약주外用藥酒 치료 효과가 있는 약초를 백주에 담가 며칠 후에 약주가 만들어지면 이를 사용한다. 중약中藥은 우리 몸에 뭉친 어혈을 풀어주는 데 유용하며, 경락의 원활한 소통을 돕는다. 또한 통증을 없애주기도 한다. 외용약주는 류머티즘 등과 같은 질병뿐 아니라 급성, 혹은 만성적인 질병을 개선하는 데 도움을 준다.

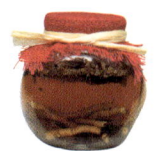

04 : 홍화유紅花油 고청유와 홍화, 박하뇌, 그리고 범사림을 같이 배합하여 만든다. 홍화유는 부종을 가라앉히고, 통증을 멎게 하는 효능이 있다. 주로 연한 조직이 손상되었을 때 사용한다.

05 : 마유麻油　　지압 시 지압 부위에 약간의 마유를 사용하면 열을 경락까지 빠르게 전도시켜 치료 효과를 높일 수 있다. 주로 괄사刮沙요법(급성위장염 등에 주로 사용하는 지압요법)이나 마찰법, 추법을 시행할 때 사용된다.

아로마 오일은 윤활제 역할에 아로마의 효능이 더해져 근육이완과 심신안정의 효과가 있다. 그러나 우선 지압·마사지를 받는 사람이 피부 알레르기가 있는지, 향에 대한 거부 반응이 있는지 확인 후에 사용하는 것이 중요하다. 지압·마사지를 받는 사람에게 맞는 아로마를 다양하게 섞어 활용할 수도 있으며, 일반 오일에 아로마 오일을 섞어 활용할 수도 있다. 다음은 자주 이용되는 아로마 오일이다.

06 : 라벤더　　에센셜 오일 중 가장 광범위하게 사용되는 라벤더는 심신의 조화를 이루게 하여 건강을 유지시키고 진정, 진통, 정화, 항경련 작용을 한다. 항바이러스, 항박테리아 작용을 하기 때문에 초기 감기, 독감에 유용하며 통증을 완화시키기 때문에 근육경련, 류머티즘, 근육통 등에도 효과적이다. 심리적 진정 작용으로 스트레스, 불안, 우울증, 불면증, 두통 등을 개선하기도 한다.

또한 라벤더는 소화불량, 위장염 등의 소화기질환을 비롯해서 생리 주기 조절, 생리통 완화 등 생리 장애에도 도움을 준다. 한편 피부에 작용해 세포 성장을 촉진시키고 피지 분비를 균형적으로 조절하며 방부, 항염 등의 효과까지 있어 여드름, 피부염, 습진, 무좀, 창상, 종기 등 다양한 피부질환에 효과적으로 사용할 수 있다.

07 : 페퍼민트　　강하고 시원한 향으로 익숙한 페퍼민트는 위산과다, 설사, 소화불량 등 소화기 계통에 문제가 있을 때 가장 강력한 효과를 발휘하며 천식, 기관지염, 감기 등 전반적인 호흡기질환에도 사용된다. 생리 상태를 정상화하고 유방의 출혈 상태 해소, 모유 분비 억제 등의 효과가 있으며 심리적으로는 기분을 상승시키고 쇼크, 히스테리 등의 증세를 호전시킨다.

또한 페퍼민트는 쿨링cooling 효과와 세정 작용으로 가려움, 염증 등의 피부질환을 치유하고 지성 피부와 지성 모발관리에도 도움을 준다. 한편 해충 박멸에도 효과가 있으며 두통, 류머티즘 등의 통증 완화에도 사용된다.

주의_ 반드시 희석해서 사용하고 간질 환자에게는 사용을 금한다.

인체의 12경맥 해설 교실

12경맥은 인체와 밀접한 관계를 가지고 있다. 이제 12경맥이 우리 몸에 어떻게 분포되어 있는지 살펴보자.

1 폐경肺經

● 범위

흉부에서부터 손가락까지 내려온다. 흉부의 중부혈中府穴에서 시작하여 팔뚝 안쪽을 지나 엄지 소상혈少商穴에 이른다.

● 기능

주로 호흡기 계통 및 임파순환, 오관五官과 관련된 질병을 치료한다.

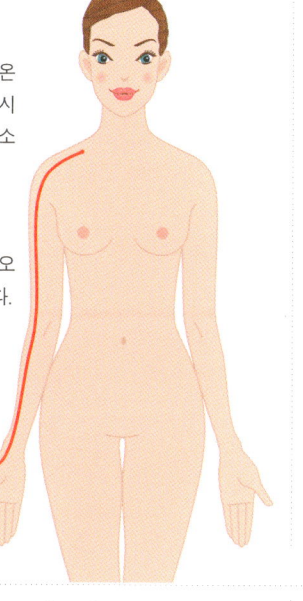

2 대장경大腸經

● 범위

집게손가락 끝 상양혈商陽穴에서 시작하여 팔뚝 바깥쪽을 따라 어깨와 목을 지나 코 옆의 영향혈迎香穴에 이른다.

● 기능

주로 호흡기관의 감염, 소화와 배설, 오관五官과 관련된 질병 그리고 피부병 등을 치료한다.

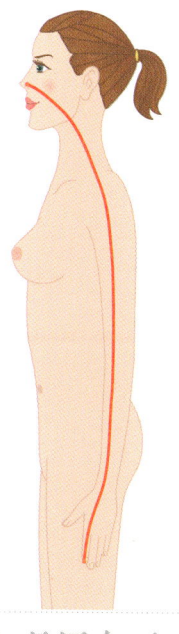

3 심경心經

● 범위

겨드랑이 중앙의 극천혈極泉穴에서 시작하여 팔뚝 안쪽을 지나 새끼손가락 안쪽 소충혈少衝穴에 이른다.

● 기능

심혈관질환과 상열上熱, 불면증, 정신질환을 치료한다.

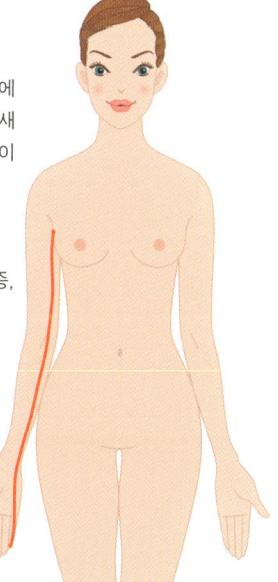

4 소장경小腸經

● 범위

새끼손가락 소택혈少澤穴에서 시작하여 팔뚝 바깥쪽을 지나 목 부분에 이르러 귀 앞의 청궁혈聽宮穴에서 멈춘다.

● 기능

오관五官과 관련된 질병과 목, 어깨, 손바닥 부위에 생긴 질병을 치료한다.

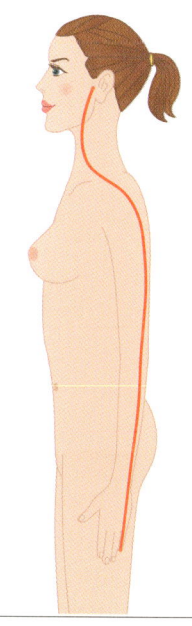

⑤ 심포경 心包經

● 범위
유방 바깥쪽 천지혈天池穴에서 시작하여 팔뚝 안쪽을 지나 가운뎃손가락의 중충혈中衝穴에서 멈춘다.

● 기능
주로 흉부 및 팔뚝에 관련된 질병을 치료한다.

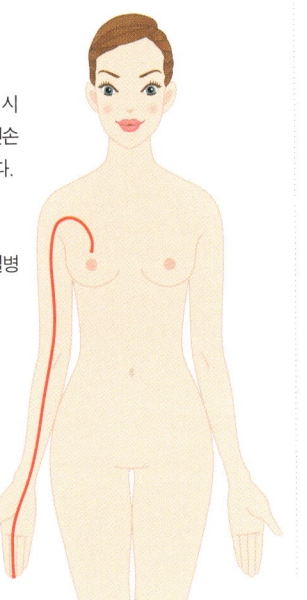

⑥ 삼초경 三焦經

● 범위
네 번째 손가락인 약지의 관충혈關衝穴에서 팔뚝의 바깥쪽과 귀 뒷부분을 지나 눈썹 끝의 사죽공혈絲竹空穴에서 멈춘다.

● 기능
주로 오관五官, 순환 및 면역 계통의 질병을 치료한다.

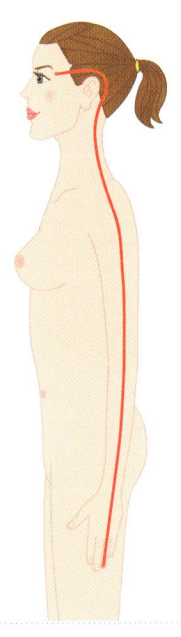

⑦ 위경 胃經

● 범위
눈 밑의 승읍혈承泣穴에서 시작하여 아래쪽으로 내려가 흉부, 복부를 지나 발등의 두 번째 발가락 여태혈厲兌穴까지 이른다.

● 기능
소화기 계통의 질병 및 오관五官의 질병을 치료한다.

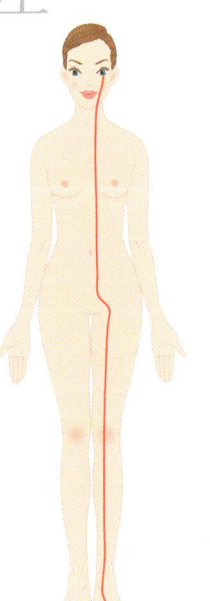

⑧ 비경 脾經

● 범위
엄지발가락 안쪽의 은백혈隱白穴에서 시작하여 다리의 안쪽 부분을 지나 흉부의 대포혈大包穴에서 멈춘다.

● 기능
소화기 계통과 비뇨, 생식기와 관련된 질병을 치료한다.

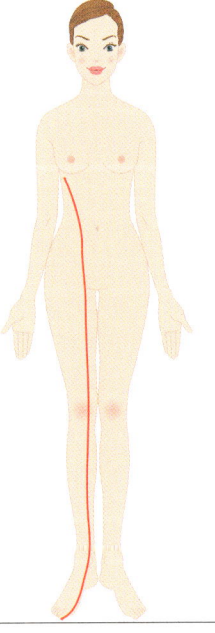

9 방광경膀胱經

● 범위
눈 안쪽의 정명혈睛明穴에서 시작하여 정수리와 경추를 지나 새끼발가락 바깥쪽 지음혈至陰穴에 이른다.

● 기능
주로 호흡기 계통, 심혈관 계통, 소화기관 및 비뇨기 계통의 질병을 치료한다.

10 신경腎經

● 범위
족심의 용천혈湧泉穴에서 다리 안쪽을 지나 위로 올라가서 가슴 윗부분 유부혈兪府穴에 이른다.

● 기능
주로 비뇨, 생식기 계통 및 오관五官의 질병을 치료한다.

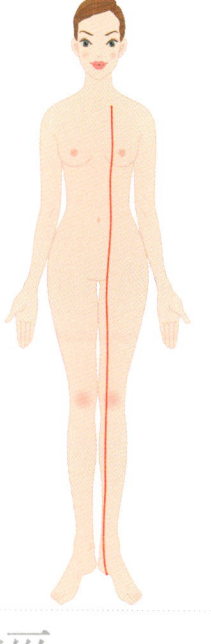

11 담경膽經

● 범위
눈 바깥쪽 동자료혈瞳子髎穴에서 시작하여 귀 뒷부분, 목, 다리 바깥쪽을 지나 네 번째 발가락 바깥쪽에 있는 족규음혈足竅陰穴에서 멈춘다.

● 기능
주로 오관五官 및 간담肝膽 질병을 치료하며 몸과 마음의 균형을 조절한다.

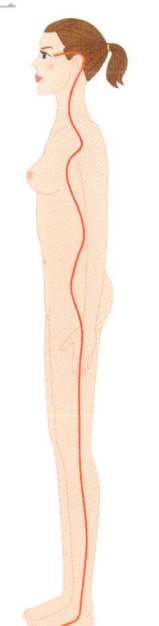

12 간경肝經

● 범위
엄지발가락 바깥쪽의 대돈혈大敦穴에서 시작하여 다리 안쪽을 따라 위로 올라가 복부를 지나 유방 아래 기문혈期門穴에서 멈춘다.

● 기능
주로 비뇨, 생식기 계통 및 간담肝膽 질병을 치료한다.

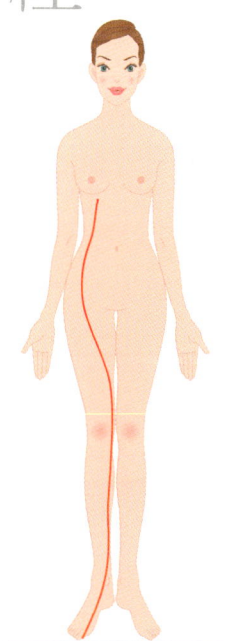

경혈 지압·마사지할 때 주의할 점

경혈 지압·마사지가 비록 좋은 점이 많고, 치료 효과가 있는 질병과 증상이 광범위해도 다음과 같은 사항들은 꼭 지켜야 한다.

경혈 지압·마사지가 부적합한 때는 어떤 경우인가

경혈 지압·마사지는 비교적 부드러운 한방치료법에 속하지만, 체질 자체가 특수할 경우 오히려 병증을 악화시킬 수도 있다.

01 : 열이 날 때는 어떻게 해야 할까?
경혈 지압·마사지는 치료 효과가 분명하기 때문에 신체에 가해지는 자극이 강하다. 따라서 몸에 열이 날 때 스스로 지압·마사지를 해서는 안 된다. 스스로 지압·마사지를 할 경우 병이 더욱 악화될 수 있다.

02 : 관절이 부어오르고 통증이 있을 때, 혹은 골절인 경우, 상처 부위에 또 다른 상처를 낼 위험이 있을 때는 지압·마사지를 피해야 한다.

03 : 술에 취했을 때도 지압·마사지를 해서는 안 된다. 평소에도 부적절하거나 억지로

지압·마사지를 했을 경우에는 구토를 유발할 수 있지만 특히 술에 취했을 때는 더욱 심한 구토를 유발하는 상황이 벌어질 수도 있다.

04 : 골절 등의 증상이 있을 때는 환부에 직접적인 자극은 피해야 한다.

05 : 고혈압 환자는 전문가에게 지압·마사지를 받는 것이 좋다.

06 : 임산부일 경우에는 임산부 및 태아에 큰 자극을 주는 경혈 지압·마사지를 통한 질병 치료를 중단해야 한다.

07 : 식사 후 30분 이내에는 어떠한 지압·마사지도 해서는 안 된다. 특히 복부에 지압·마사지를 할 경우 소화에 영향을 미친다. 또한 지압·마사지 후 30분 이내에는 아무것도 먹어서는 안 된다.

지압·마사지에 대해 갖고 있는 잘못된 고정관념

가장 좋은 지압·마사지 방식은 엄지 끝이나 주먹을 쥔 채 검지를 반으로 접어 가볍게 눌러주는 것이다. 물론 약간 힘 있게 눌러준다고 해서 몸에 해가 되는 것은 아니다. 볼펜 뚜껑과 같은 막대 형태의 물건이 보조기구가 될 수는 있으나 피부에 손상을 줄 위험이 있는 뾰족한 도구는 피해야 한다.

지압·마사지는 인체의 근육과 피부에 직접 접촉하는 과정이기 때문에 시작하기 전에 반드시 손톱을 짧게 잘라야 하며, 양손은 깨끗이 씻어야 한다.

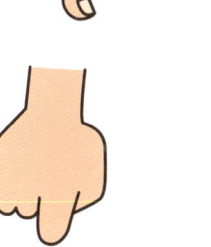

치료 중 만약 구토나 두통, 혹은 얼굴이 창백해지는 현상이 발생하면 즉시 지압·마사지를 중지한다. 그러나 지압·마사지 부위가 붉게 부어오르거나 어혈이 생겨도 크게 긴장할 필요는 없다. 이러한 증상은 대부분 일주일 안에 저절로 완치된다.

지압·마사지 후에는 물을 많이 마시는 것이 좋다. 물을 많이 마시면 신진대사 기능이 활성화되고, 몸 안의 독소가 외부로 빠져나가 더욱 좋은 치료 효과를 볼 수 있다.

자주 사용하는 7가지 지압·마사지법

신체 각 부위에 적용되는 지압·마사지 방법이 대부분 비슷하지만 가장 정확한 방법으로 쉽게 질병을 치료할 수 있도록 가장 자주 그리고 많이 사용되는 지압·마사지법을 소개하고자 한다.

1. 밀기 推法

주로 손가락, 손바닥, 팔꿈치를 이용해 경혈 부위에 힘을 가하고, 경락이 흐르는 선을 따라 밀어준다. 밀기와 관련된 방법으로는 다음 3가지가 있다.

안마법	설명	적용 범위
지추법 指推法	엄지손가락을 옆으로 뉘여서 혈자리에서 직선으로 밀어나간다. 나머지 손가락은 보조 역할을 하며, 한 번 안마 시 4~5회 밀어준다.	어깨와 같이 범위가 좁은 부위에 통증이 있을 때 사용하기에 좋다.
장추법 掌推法	손목이나 손가락을 사용한다. 부위가 넓거나 효과를 극대화하고 싶을 때 두 손을 교차시키거나 겹쳐서 밀어준다.	허리, 등, 가슴 같은 면적이 비교적 큰 부위에 적합하다.
주추법 肘推法	팔꿈치를 구부려 팔꿈치 끝을 사용하여 밀어준다.	체형이 비교적 큰 사람이나 신체 중 풍만한 부위에 적합하다.

2. 누르기 按法

우리는 보통 아프고 쑤시는 곳이 있을 때 자연스럽게 손으로 아픈 부위를 만지게 되어 있다. 따라서 누르기는 가장 흔한 지압·마사지 방법이라 할 수 있으며, 그 방법으로는 다음 3가지가 있다.

안마법	설명	적용 범위
지안법 指按法	엄지손가락을 경혈이나 국부에 놓고 누른다.	신체 어떤 부위에도 사용 가능하다. 두통이나 편두통, 복통 등에 자주 사용한다.
장안법 掌按法	손목 혹은 손가락 두 개를 합쳐서, 아니면 두 손을 교차시키거나 겹쳐서 지압·마사지한다. 경혈 부위를 잠깐 동안 위에서 아래로 누른다.	부위가 넓거나 평평한 곳에 적합하다.
주압법 肘壓法	팔꿈치를 구부려서 팔꿈치 끝으로 경혈 부위를 눌러준다.	체형이 비교적 큰 사람이나 신체 중 풍만한 부위에 적합하다.

3. 치기 擊打法

안마법	설명	적용 범위
장격법 掌擊法	손가락을 구부려서 살짝 주먹을 쥔 채로 특정 부위를 때린다.	허리나 다리에 적합하다.
고법 叩法	주먹을 살짝 쥔 채로 특정 부위를 두드려준다. 이 방법은 자극적이기 때문에 상처가 생기지 않도록 힘의 강도나 부위 선택에 신중을 기해야 한다.	사지 부분을 지압·마사지하는 데 자주 사용된다.

4. 쥐기 捏·拿法

안마법	설명	적용 범위
날捏· 나법拿法	엄지와 검지, 중지의 힘으로 특정 부위나 경혈을 손가락으로 꼬집는 방식으로 힘을 가해준다. 부드럽게 해야 하며 '약하게 세게, 약하게 세게' 식으로 강약을 조절하도록 한다. 너무 세게 꼬집어 피부를 상하지 않도록 주의하자.	목덜미나 어깨 부위, 혹은 사지 부위 등에 적합하다.

5. 문지르기 摩法

안마법	설명	적용 범위
지마법 指摩法	검지, 중지, 약지를 사용해서 시계 방향이나 시계 반대 방향으로 가볍게 문질러준다.	흉부나 복부에 적합하다.
장마법 掌摩法	손바닥이나 손목 부분으로 시계 방향이나 시계 반대 방향으로 가볍게 문질러준다.	얼굴이나 가슴, 다리 부위에 적합하다.

6. 비비기 擦法

안마법	설명	적용 범위
찰법 擦法	두 손의 손바닥이나 손목 부분을 피부에 대고, 상하, 좌우, 전후 방향으로 세게 비벼준다.	사지, 어깨, 등, 관절 부위가 쑤실 때 적합한 치료 방법이다.

7. 쪼아주기 啄法

안마법	설명	적용 범위
탁법 啄法	두 손의 손가락을 모두 구부리고 뭔가를 잡는 듯한 모양을 한 다음 새 부리가 특정 부위를 쪼아주는 것처럼 지압·마사지한다.	머리, 등 부분에 통증을 느낄 때 적합한 방법이다.

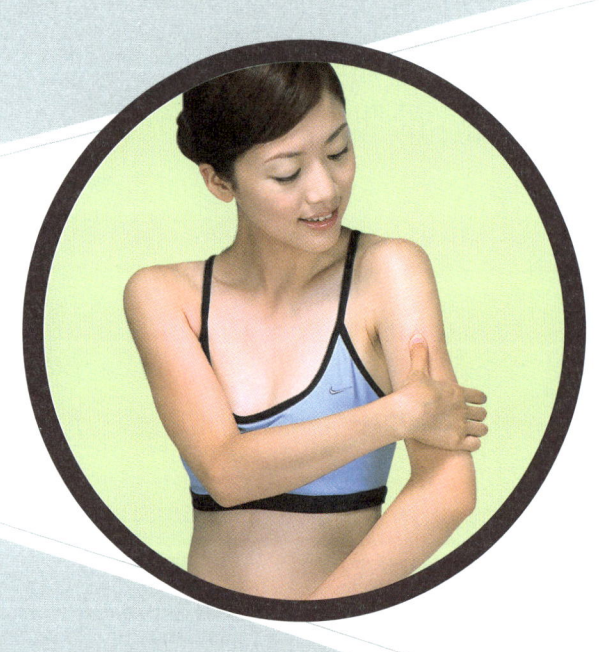

2

전신 경혈 지압·마사지

경혈 지압·마사지는 질병을 예방하고 건강을 지켜주며, 불편한 부위를 줄여주고, 직환을 치료하며, 정신을 맑게 해주는 등 여러 가지 효과가 있다. 이제 더 이상 기다릴 수 없다. 다같이 손을 내밀고 직접 경혈 지압·마사지의 신기한 치료 효과를 체험해보자.

Head & Neck

머리와 목 | 頭頸部 두경부

백회 白會 _ 통증을 완화시킨다

치료 효과 백회혈은 치료 범위가 광범위하다. 각종 통증뿐 아니라 심지어 정신질환으로 인해 생긴 신체적인 불편함도 완화시킬 수 있다. 또한 두뇌를 맑게 하는 효능과 함께 눈의 피로와 코막힘으로 인한 두통, 이명, 어깨결림 등에 효과적이다.

지압 방법 엄지 혹은 중지를 사용하여 백회혈을 누르고, 매회 3~5초씩 반복해서 4~5회 눌러준다.

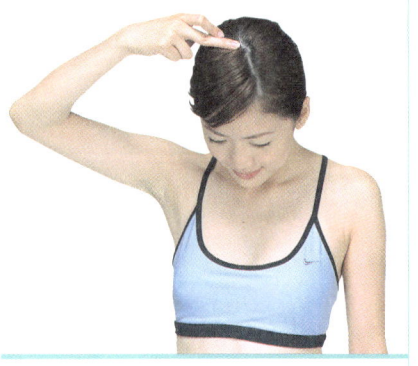

혈자리 찾는 법

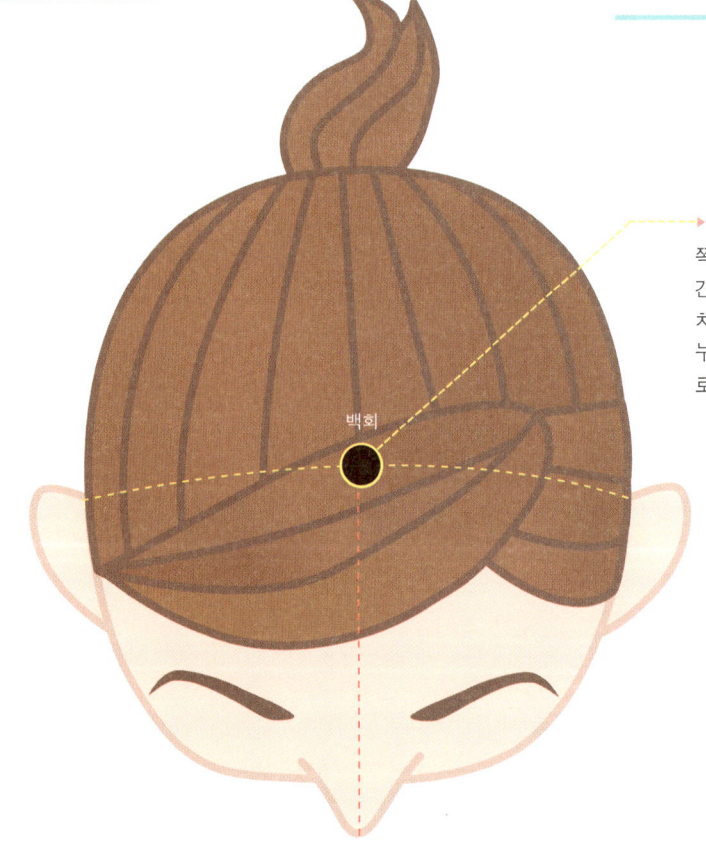

▶ 정수리 한가운데와 오른쪽, 왼쪽 양쪽 귀에서 올라온 연계선과 미간의 중심선이 교차되는 지점에 위치해 있다. 손가락 끝으로 혈자리를 누르면 우묵하게 들어간 듯한 곳으로서 통증을 느낄 수도 있다.

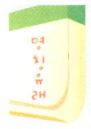

'백百'은 수량이 많음을 뜻하며, '회會'는 한곳으로 모인다는 의미를 갖는다. 우리 몸에 있는 경맥이 모두 이곳에 집중되어 있기 때문에 '백회' 혈이라고 불린다. 《채애편采艾編》에서는 백회를 다음과 같이 설명하고 있다. "척추 정중앙선인 독맥족태양督脈足太陽이 정수리에 모인다. 백맥이 모이므로 일명 삼양오회三陽五會라고 하며 여기서 오五는 백百을 뜻한다." 백회는 정수리에 위치해 있기 때문에 수족삼양手足三陽과 독맥, 족궐음足厥陰 등 여러 경맥이 교차한다. 그래서 백회라고 하며 우리 몸의 여러 가지 병을 치료할 수 있는 중요한 혈자리 중 하나이다.

전정 前頂 _ 두중감을 없애준다

치료 효과 전정혈을 눌러주면 머리가 무거운 느낌이 사라지고 기분이 상쾌해진다. 감기 혹은 코막힘으로 인한 두통, 현기증, 안면부종에 치료 효과가 있다. 아울러 고혈압으로 인한 각종 증상, 예를 들어 얼굴이 빨갛게 부어오른다거나 신체부종 등에도 치료 효과가 있다.

지압 방법 손가락 끝 혹은 손가락 마디를 이용해서 눌러주거나 원을 그리며 마사지해준다. 머리가 아플 때에는 양손의 중지, 식지로 전정혈을 집중해서 눌러주거나 머리 중심부를 힘 주어 눌러준다.

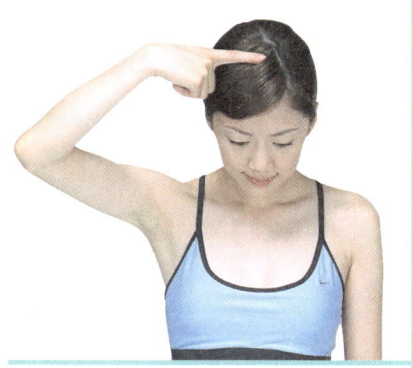

혈자리 찾는 법

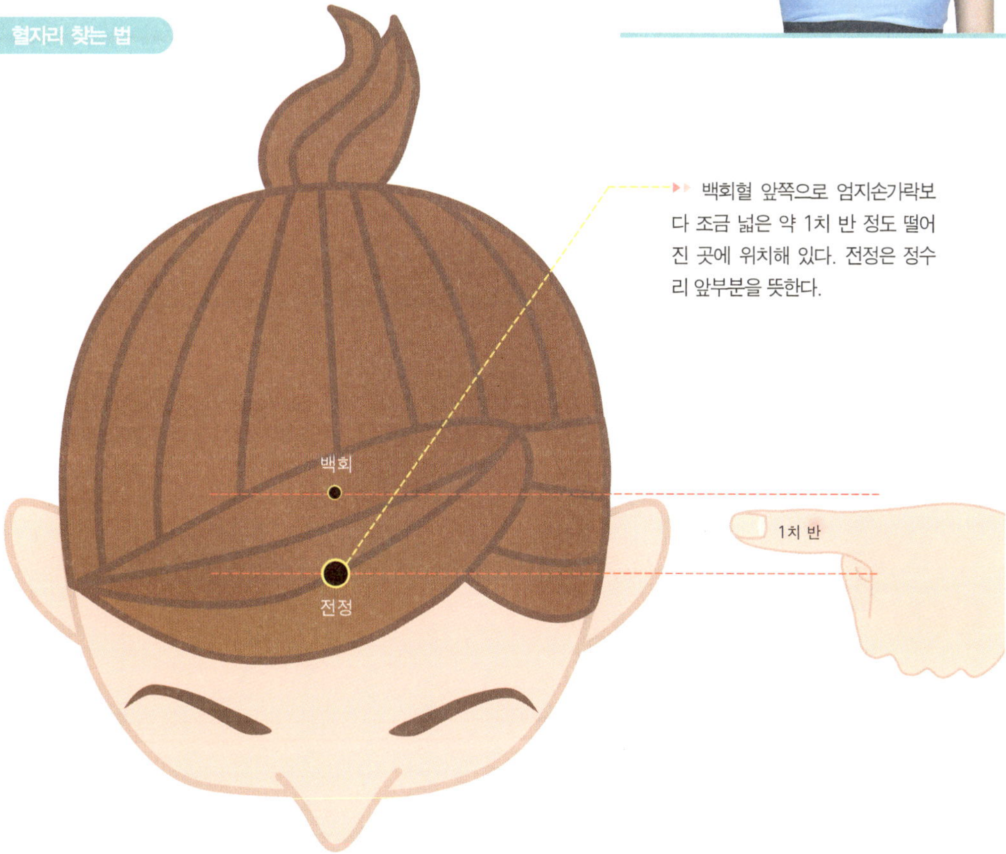

▶▶ 백회혈 앞쪽으로 엄지손가락보다 조금 넓은 약 1치 반 정도 떨어진 곳에 위치해 있다. 전정은 정수리 앞부분을 뜻한다.

백회
전정
1치 반

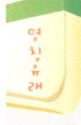

'전前'은 앞쪽을, '정頂'은 정수리를 뜻한다. 따라서 전정혈은 앞쪽 정수리에 위치한다. 옛 문헌에는 "머리꼭지 끝을 정수리라고 하고 전정, 후정後頂 양혈은 정수리의 앞과 뒤에 위치하기 때문에 그렇게 부른다"고 기록되어 있다. 정수리 선 중앙에 있는 백회혈을 앞뒤로 나누었을 때 앞쪽에 위치하는 혈자리를 전정이라고 부른다.

후정 後頂 _ 머리의 각종 증상을 치료한다

치료 효과   후정혈은 머리와 관련된 각종 증상, 즉 머리의 통증, 뻣뻣해지는 증상, 오한, 현기증과 같은 증상을 치료하는 데 사용된다.

지압 방법   손가락 끝 혹은 마디를 이용하여 눌러주거나 원을 그리며 마사지해준다.

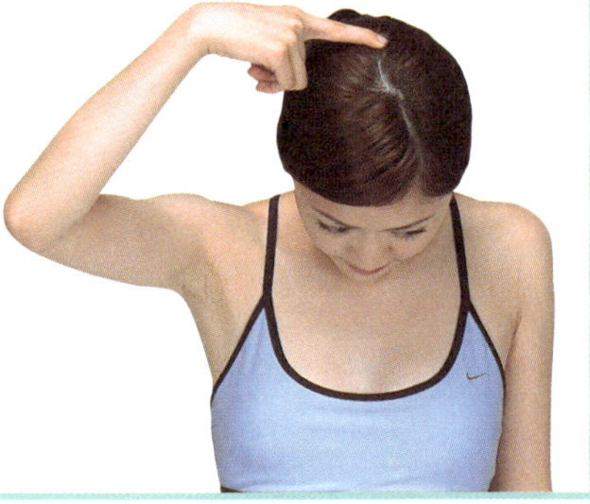

혈자리 찾는 법

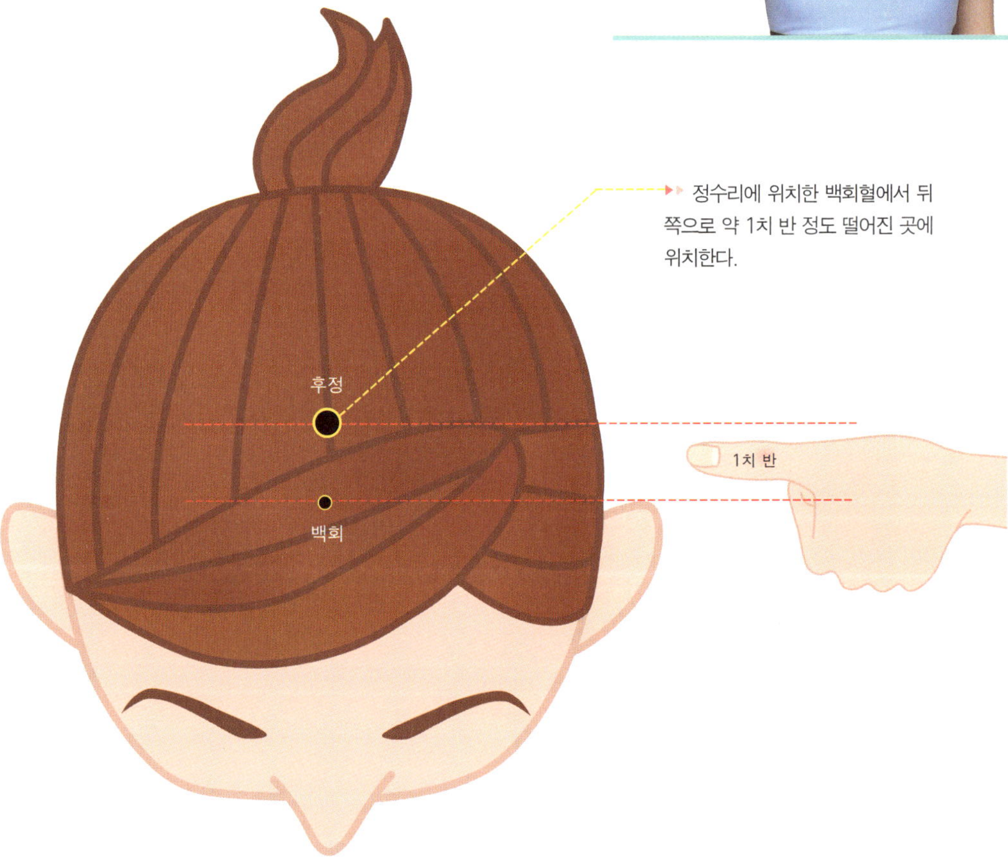

▶▶ 정수리에 위치한 백회혈에서 뒤쪽으로 약 1치 반 정도 떨어진 곳에 위치한다.

후정

백회

1치 반

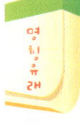

'후後'는 '전前'의 반의어로 뒤쪽을 나타내고, '정頂'은 정수리를 가리킨다. 따라서 후정혈은 뒤쪽 정수리에 위치한 혈자리이다. 《회원침구학會元針灸學》에서는 후정혈을 이렇게 설명하고 있다. "백회 앞의 1치 반이 전정이고, 뒤의 1치 반이 후정이다. 혈자리가 정수리 뒷부분이기 때문에 후정이라 한다." 즉 정수리 선 가운데 백회혈을 중심으로 앞과 뒤로 나눌 때 뒤쪽에 위치하는 혈을 후정이라 한다.

승령 承靈 _ 발열 증상을 완화시킨다

치료 효과 승령혈은 뇌 혹은 척수 염증으로 인한 발열 및 마비, 경련, 현기증, 두통 등의 증상들을 완화한다. 또한 감기로 인한 오한, 두통, 코피 혹은 코막힘, 숨이 차오르는 증상 등을 치료하는 데도 자주 사용된다.

지압 방법 손가락 끝 혹은 마디를 이용하여 원을 그리며 부드럽게 눌러준다.

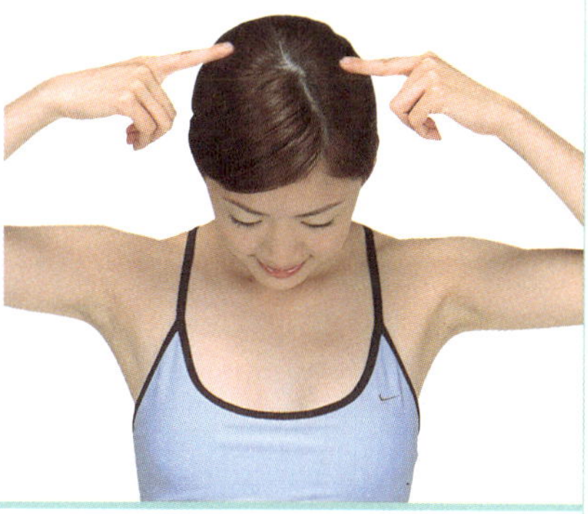

혈자리 찾는 법

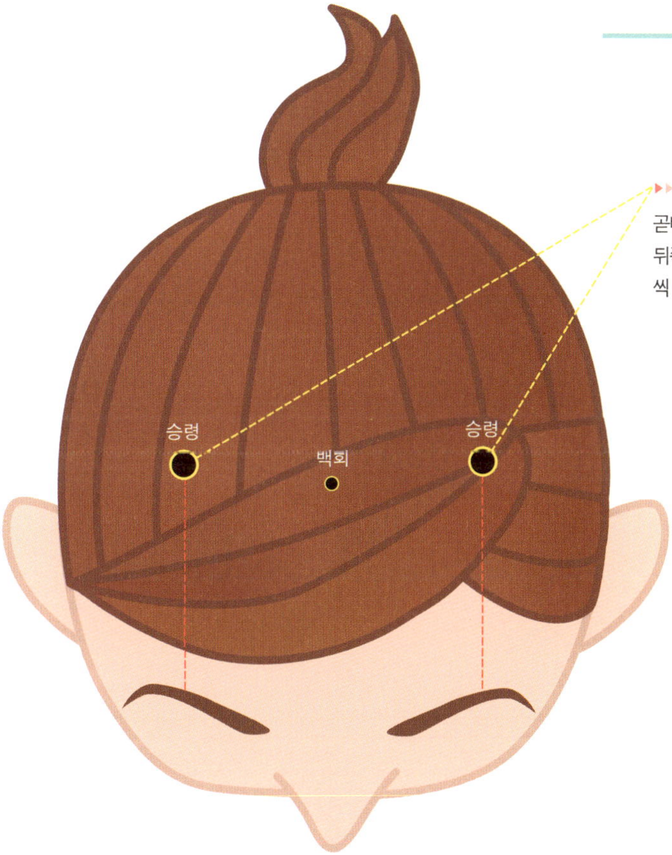

▶▶ 좌우 동공에서 머리 쪽을 향해 곧바로 뻗어나가 정수리보다 약간 뒤쪽에 위치하며, 좌우에 각각 하나씩 있다.

승령   백회   승령

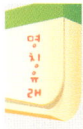

'승承'은 받아들인다는 의미가 있으며, '령靈'은 영골靈骨을 가리키는데 현대어로는 정골頂骨이라 부르고 정수리 끝부분에 있는 뼈를 지칭한다. 옛 문헌에는 "승령에서 승은 받는다는 뜻이고 정수리에 위치하는 혈이다. 머리가 원신(元神 : 선천적으로 타고나는 음과 양으로 모든 생리적 조절이 유지되고 적당한 신진대사가 이루어지게 하는 무형의 힘)이 머무는 장소임을 감안하여 이 혈자리를 승령이라고 부른다"고 기록되어 있다. 인체의 영기靈氣를 받아들이는 가장 중요한 곳이라는 의미에서 승령이라 불린다.

통천 通天 _통증을 완화시킨다

치료 효과 통천혈은 광범위하게 사용되는 혈자리로 특히 목 부위에서 만들어지는 종양, 코에서 나오는 농포나 콧물, 코막힘 등의 증상에 치료 효과가 있다. 이 밖에 두통, 두중감, 원형탈모증, 중풍으로 인한 안면마비와 같은 치료에도 자주 사용된다.

지압 방법 손가락 끝 혹은 마디를 이용하여 눌러주거나 원을 그리며 마사지해준다.

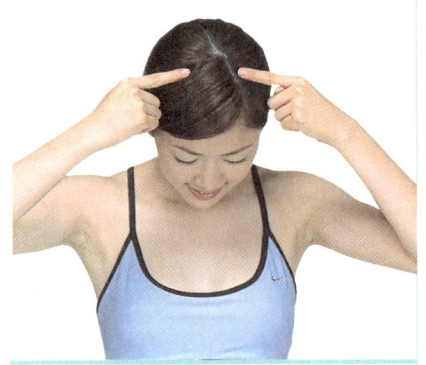

혈자리 찾는 법

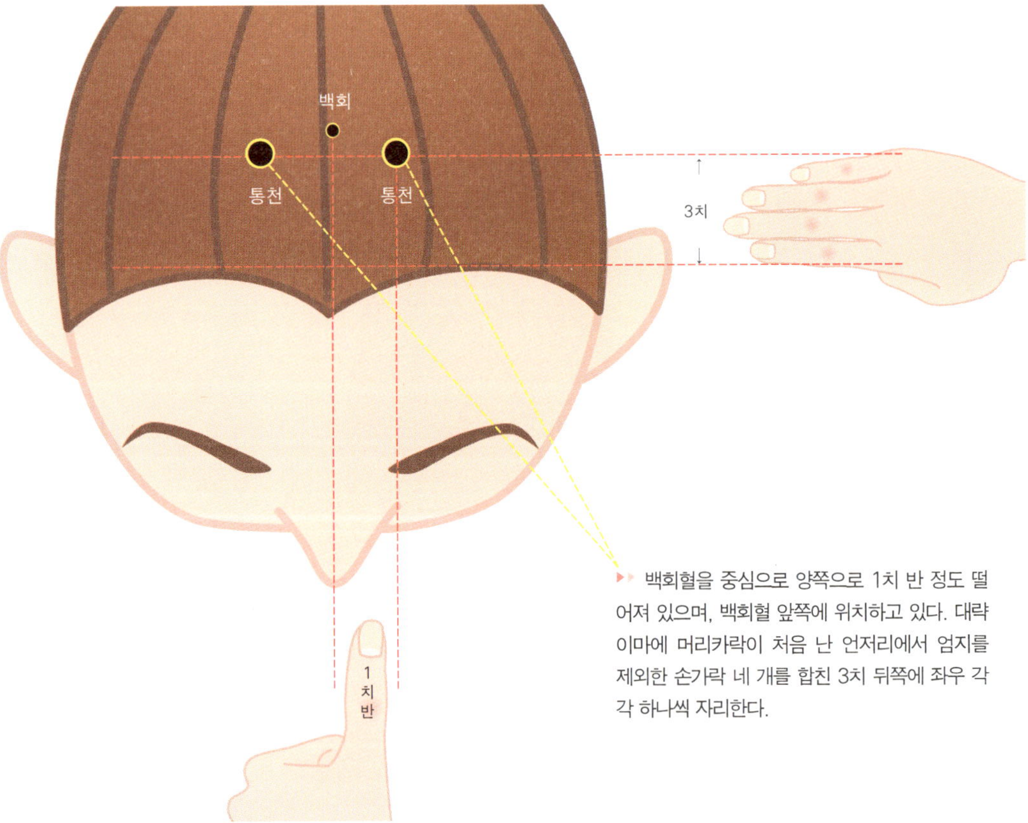

▶ 백회혈을 중심으로 양쪽으로 1치 반 정도 떨어져 있으며, 백회혈 앞쪽에 위치하고 있다. 대략 이마에 머리카락이 처음 난 언저리에서 엄지를 제외한 손가락 네 개를 합친 3치 뒤쪽에 좌우 각각 하나씩 자리한다.

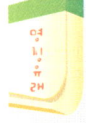

'통通'은 막힘이 없이 잘 통한다는 의미이고, '천天'은 하늘을 뜻한다. 따라서 통천은 우리 몸에서 높은 곳에 위치하고 있음을 알 수 있다. 옛 문헌에는 "통천은 족태양맥足太陽脈이 이마로 올라가 정수리와 만나며, 아래에서 시작된 맥은 독맥의 백회로 올라간다. 백회는 정수리에 위치하므로 우리 몸 가장 높은 곳에 있다. 천체로 비유하자면 통천의 의미는 맥이 본혈을 지나 천정天頂에 다다르는 것을 가리킨다"고 적혀 있다. 족태양경맥은 반드시 통천혈을 지나 우리 몸의 가장 높은 부분인 백회혈에 도달하기 때문에 이 혈자리의 이름을 통천이라 불렀다.

본신 本神 _ 주로 정신질환을 치료한다

치료 효과 본신혈은 정신질환에 효과적이다. 정신착란, 간질병, 소아경기, 두통, 어지럼증, 눈이 침침한 증상, 반신불수, 목 부위의 강한 통증, 가슴통증 등에 두루 효과가 있다.

지압 방법 손가락 끝 혹은 마디를 이용하여 눌러주거나 원을 그리며 마사지해준다.

혈자리 찾는 법

▶▶ 본신혈은 신정神庭혈(46쪽) 좌우로 손가락 네 개를 합친 넓이에 해당하는 3치 떨어진 거리에 각각 하나씩 있다.

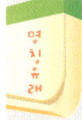

'본本'은 근본을 뜻한다. 혈자리는 신정의 양옆 두부頭部에 위치한다. 머리에는 원신元神이 있으며, 정신질환을 치료하는 주요 혈이므로 본신이라 부른다.

두유 頭維 _ 편두통을 완화시킨다

치료 효과 두유혈 부근에 삼차신경(三叉神經: 뇌에서는 12쌍의 뇌신경이 나오는데 그 중에서 얼굴 부위의 감각을 느끼게 하는 신경을 삼차신경이라고 한다. 삼차신경은 두부에서 세 갈래로 나누어져 눈, 위턱, 아래턱에 분포한다)이 통과하므로 삼차신경통이나 편두통에 효과가 있다. 아울러 안질환이나 피로, 시력감퇴, 뇌충혈, 두부충혈 등의 증상을 치료하는 데 주로 이용된다.

지압 방법 손가락 끝 혹은 손가락 마디를 사용하여 눌러주거나 원을 그리며 마사지해준다.

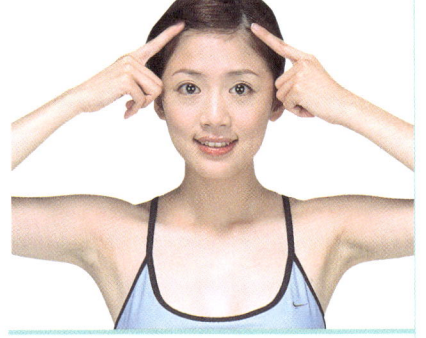

혈자리 찾는 법

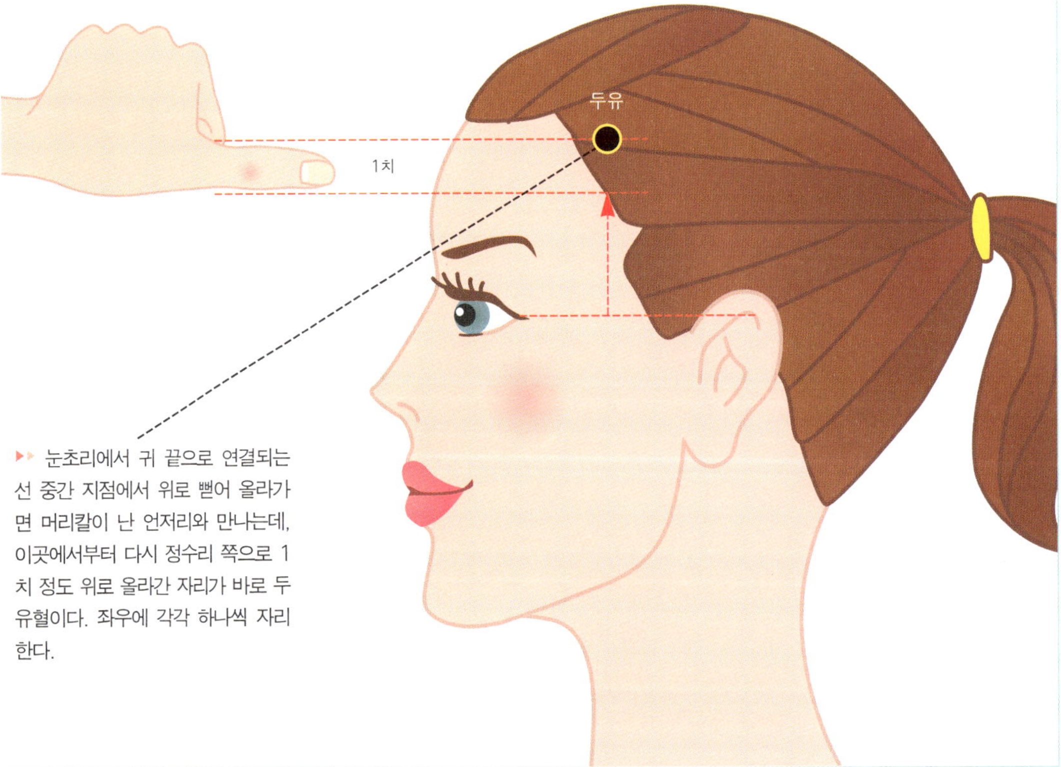

▶▶ 눈초리에서 귀 끝으로 연결되는 선 중간 지점에서 위로 뻗어 올라가면 머리칼이 난 언저리와 만나는데, 이곳에서부터 다시 정수리 쪽으로 1치 정도 위로 올라간 자리가 바로 두유혈이다. 좌우에 각각 하나씩 자리한다.

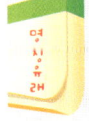

'두頭'는 머리 부분을 가리키며, '유維'는 보호한다는 의미를 갖는다. 《회남자淮南子》에서는 사유四維가 "건乾, 간艮, 손巽, 곤坤 네 모퉁이에 있다고 부았다. 유에 구석이라는 뜻이 있으며 머리 부위의 한쪽 구석에 위치한 혈자리이므로 이런 이름이 붙었다"고 적혀 있다.

두임읍 頭臨泣 _주로 코와 관련된 질환을 치료한다

치료 효과 두임읍혈은 만성비염, 비카타르鼻catarrh 등 코와 관련된 질병과 두통, 현기증, 눈의 피로, 간질 치료에 효과가 있다. 그 밖에 앞이마에 생기는 두통이나 의식을 잃었을 때도 이곳 혈자리를 눌러준다.

지압 방법 손가락 끝 혹은 마디를 이용하여 눌러주거나 원을 그리며 마사지해준다.

> 혈자리 찾는 법

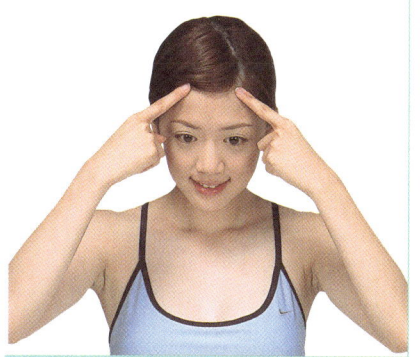

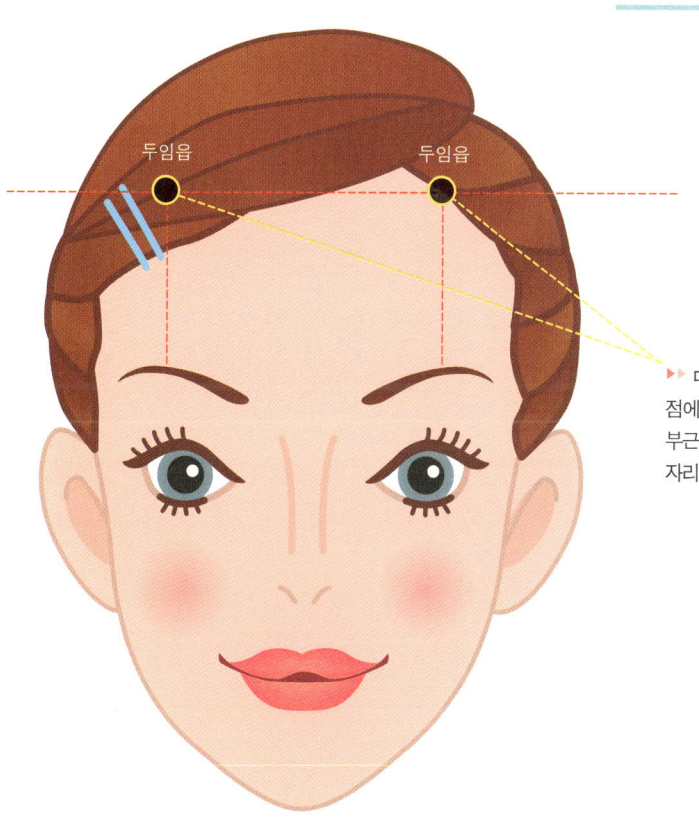

▶▶ 머리칼이 난 언저리와 눈썹의 중심점에서 위로 뻗어 올라간 선의 교점 부근에 위치하며 좌우에 각각 하나씩 자리한다.

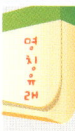

'임臨'은 위에서 아래까지를 가리키며, '읍泣'은 눈물을 흘린다는 뜻이다. 이 혈자리는 눈 위쪽에 위치하며 눈에 관련된 질환을 치료하기 때문에 이와 같은 이름을 얻게 되었다.

양백 陽白 _주로 눈과 관련된 질환을 치료한다

치료 효과   양백혈은 안질환, 편두통, 삼차신경통을 치료한다. 주로 앞이마에 생기는 두통, 눈물이 흐르는 증상, 근시, 결막질환, 야맹증, 각막염 등과 같은 증상을 치료한다.

지압 방법   손가락 끝 혹은 마디를 이용하여 눌러주거나 원을 그리며 마사지해준다

혈자리 찾는 법

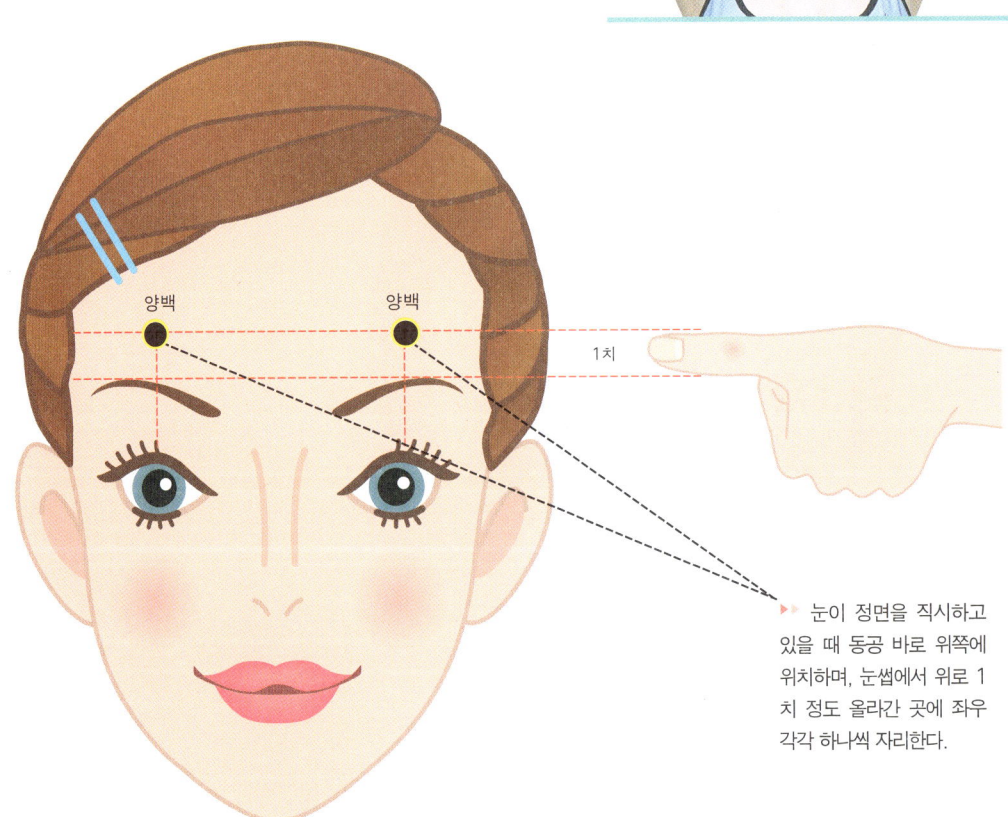

▶▶ 눈이 정면을 직시하고 있을 때 동공 바로 위쪽에 위치하며, 눈썹에서 위로 1치 정도 올라간 곳에 좌우 각각 하나씩 자리한다.

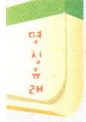

'양陽'은 이마를, '백白'은 밝다는 의미를 갖는다. 양백은 앞이마에 위치하는 혈자리 중 하나이다. 《갑을경甲乙經》에는 "눈을 밝게 만들기 때문에 양백이라고 이름한다"고 기록되어 있다. 양백혈은 시력을 증진시킬 수 있는 혈자리이다

어요 魚腰 _ 눈의 피로를 풀어준다

치료 효과   어요혈은 눈 주위 근육의 피로를 풀어주며 근시, 결막염을 치료한다.

지압 방법   손가락 끝 혹은 마디를 이용하여 눌러주거나 원을 그리며 마사지해준다.

혈자리 찾는 법

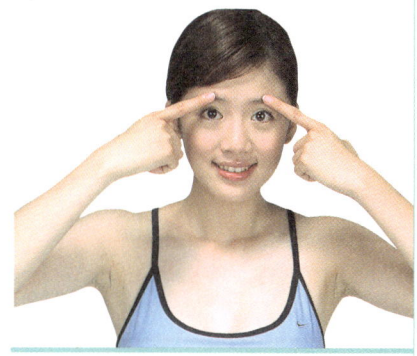

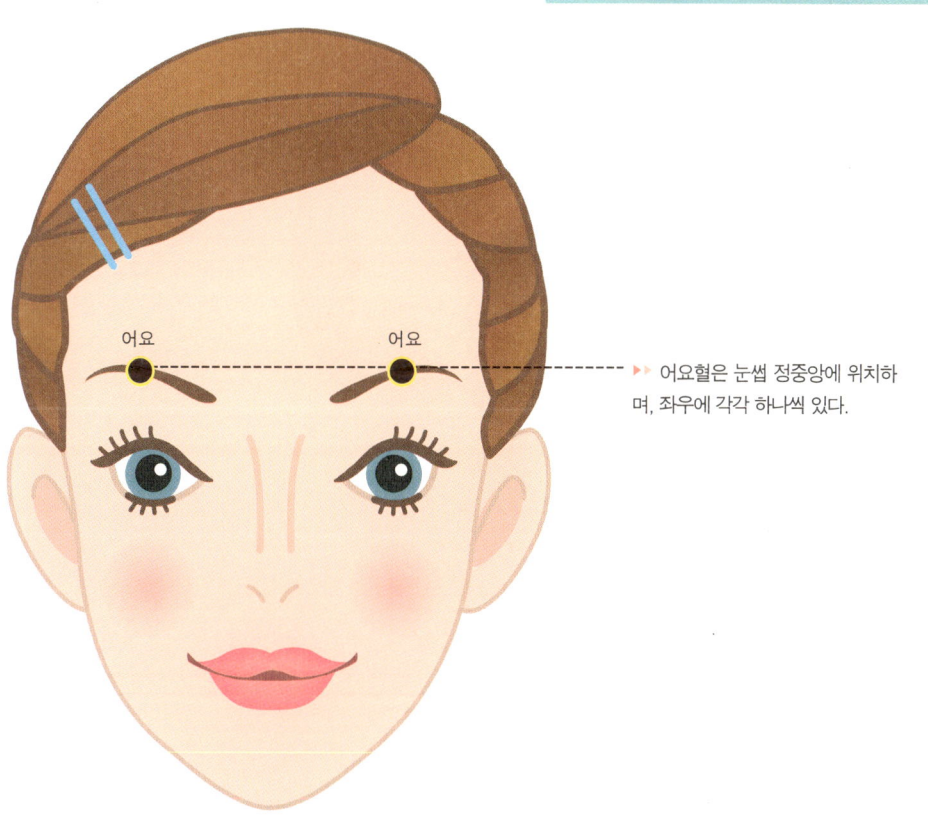

▶▶ 어요혈은 눈썹 정중앙에 위치하며, 좌우에 각각 하나씩 있다.

《기효량방奇效良方》에는 "어요혈은 눈썹 가운데 있다"고 기록되어 있다.

신정 神庭 _주로 코에 관련된 질환을 치료한다

치료 효과 신정혈은 만성비염, 축농증 등 코에 관련된 질환 및 두통, 현기증, 간질 등에 효과가 있다. 눈썹 위쪽으로 통증이 있어서 위를 쳐다볼 수 없는 경우나 의식을 잃었을 때 이곳 혈자리를 자극해주면 효과가 있다.

지압 방법 손가락 끝 혹은 마디를 이용하여 눌러주거나 원을 그리며 마사지해준다.

혈자리 찾는 법

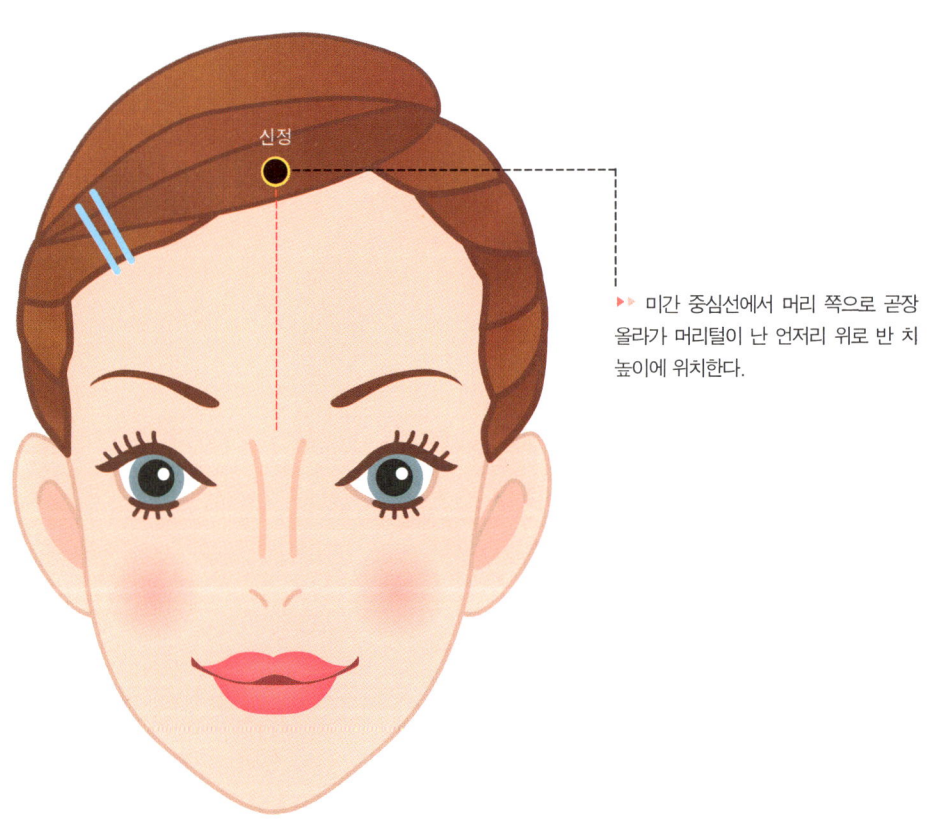

▶▶ 미간 중심선에서 머리 쪽으로 곧장 올라가 머리털이 난 언저리 위로 반 치 높이에 위치한다.

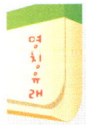
신정의 '신神'은 정신의 신을, '정庭'은 정원을 의미한다. 이마에서 머리털이 난 정원으로 진입한다는 뜻으로, 정신이나 정서안정의 뜻이 포함되어 있다.

사죽공 絲竹空 _눈 부위의 질환을 개선한다

치료 효과 사죽공혈은 눈썹 끝에 위치하며 안질환과 밀접한 관련이 있다. 사죽공혈은 시력을 증진시키고 통증을 멎게 하는 효과가 있으며, 머리가 어지럽고 눈이 침침하거나 편두통, 치통, 눈의 충혈, 눈의 피로, 근시, 속눈썹이 뒤집히는 증상을 완화시켜주고, 안면부종과 눈밑처짐을 예방하는 데도 효과가 있다.

지압 방법 손가락 끝 혹은 손가락 마디를 사용하여 눌러주거나 원을 그리며 마사지해준다.

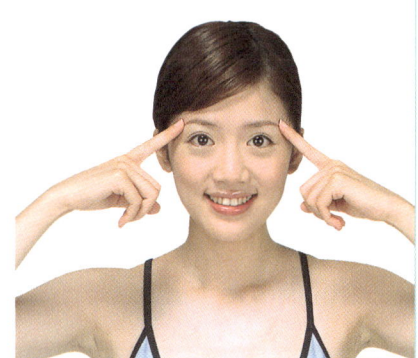

혈자리 찾는 법

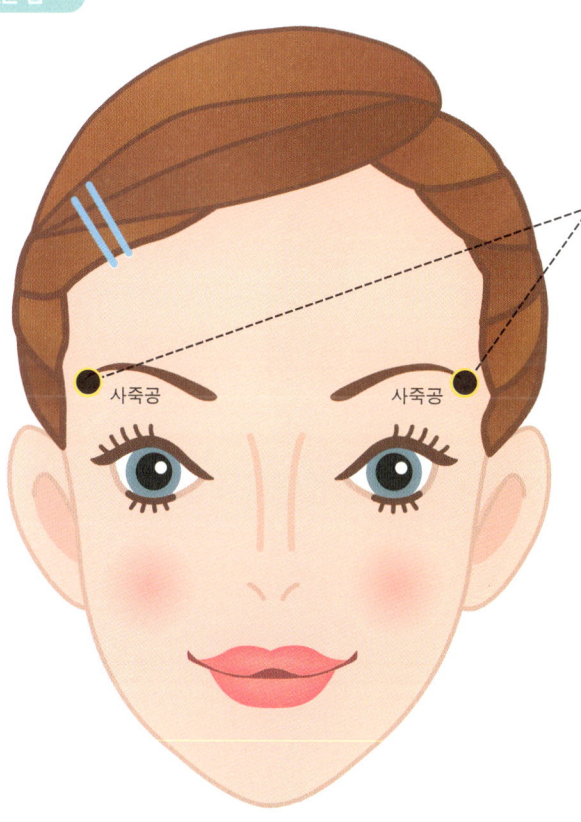

▶▶ 눈썹 끝을 누르면서 위 아래로 움직여주면 바깥쪽에 움푹 들어간 곳이 있다. 사죽공혈은 바로 함몰된 부위, 좌우에 각각 하나씩 있다. 혈자리를 누를 때 통증이 느껴지기도 한다.

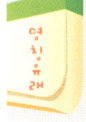

'사絲'는 가는 눈썹을, '죽竹'은 대나무 잎을, '공空'은 움푹 들어갔음을 뜻한다. 《회원침구학》에는 "사죽공은 눈 속에 있는 가느다란 혈관으로, 맑음과 윤기를 감추고 있는 대나무와 같다. 눈과 관련되어 기가 통하는 곳이므로 사죽공이라고 일컫는다"고 적혀 있다. 대나무 뿌리가 뒤얽혀 무성하게 자라는 모양이 눈썹과 비슷해서 이곳 혈자리 이름이 대나무에 비유된다.

인당印堂 _주로 코와 관련된 질환을 치료한다

치료 효과 인당혈은 코와 관련된 각종 질환을 치료할 때 주로 사용하는 상용 혈자리로 만성비염 혹은 비두염으로 인한 코막힘, 두통, 어지러움, 코피, 콧물, 현기증, 천식 등의 질병을 해결해준다. 또한 더러운 손으로 코를 만지면 코 점막이 손상되면서 세균 감염으로 인해 코에 농포와 돌기가 생긴다. 이때 인당혈을 눌러주면 효과가 있다.

지압 방법 손가락 끝 혹은 마디를 이용하여 눌러주거나 원을 그리며 마사지해준다.

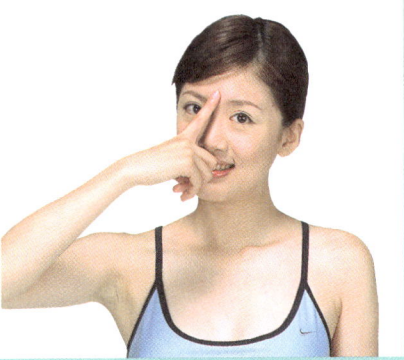

혈자리 찾는 법

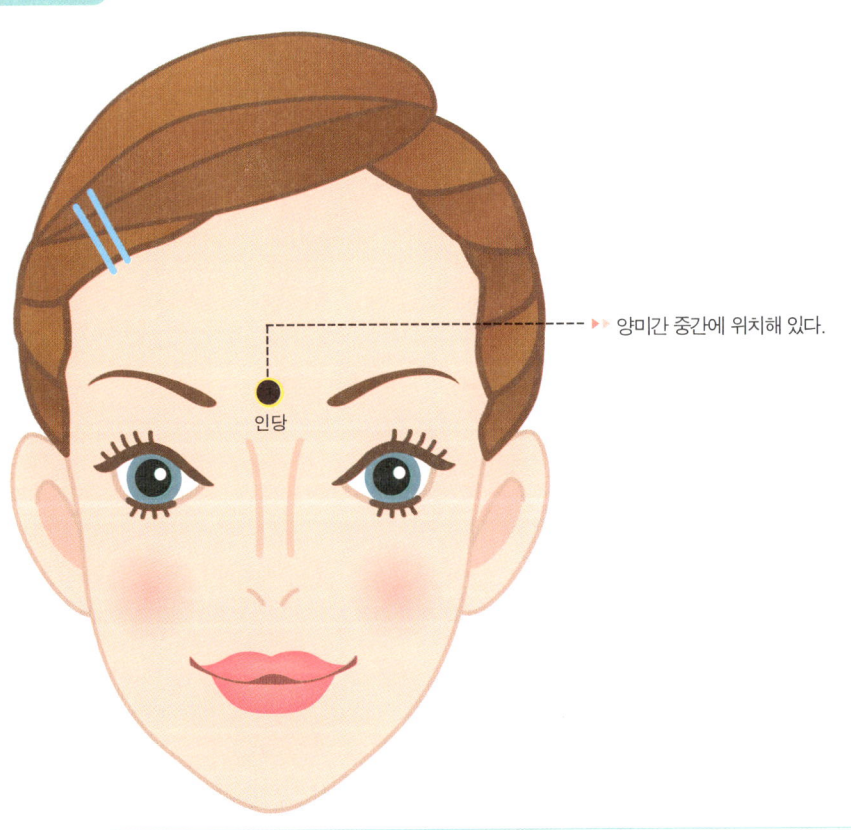

▶ 양미간 중간에 위치해 있다.

인당

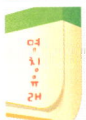

《소문素問·자학편刺瘧篇》에는 "인당은 양 눈썹 사이에 있다"고 적혀 있는데, 이는 혈자리가 양미간을 이은 선 가운데 부분이라는 뜻이다.

정명 睛明 _눈 부위의 질환을 치료한다

치료 효과 정명혈은 눈에 관한 질병을 치료하는 중요한 혈자리이다. 이곳 혈자리를 눌러주면 충혈과 눈의 피로를 없애주며 근시, 야맹증, 사시, 시력감퇴를 치료할 수 있다. 아울러 안면경색, 코막힘, 어린아이 발에 쥐가 나는 증상과 경기 등도 완화시켜준다. 또한 눈가의 주름, 다크서클과 눈꺼풀부종에도 효과가 높다. 이 외에 과민성비염을 치료하는 데에도 도움이 된다.

지압 방법 눈을 감고 엄지와 검지로 동시에 안쪽과 위쪽을 향해 눌러준다.

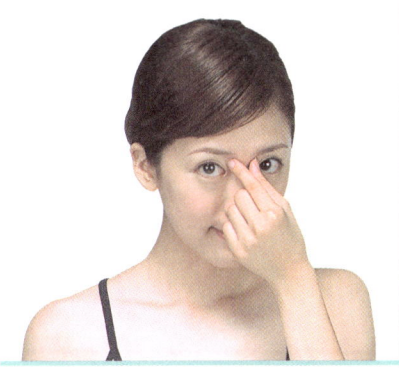

혈자리 찾는 법

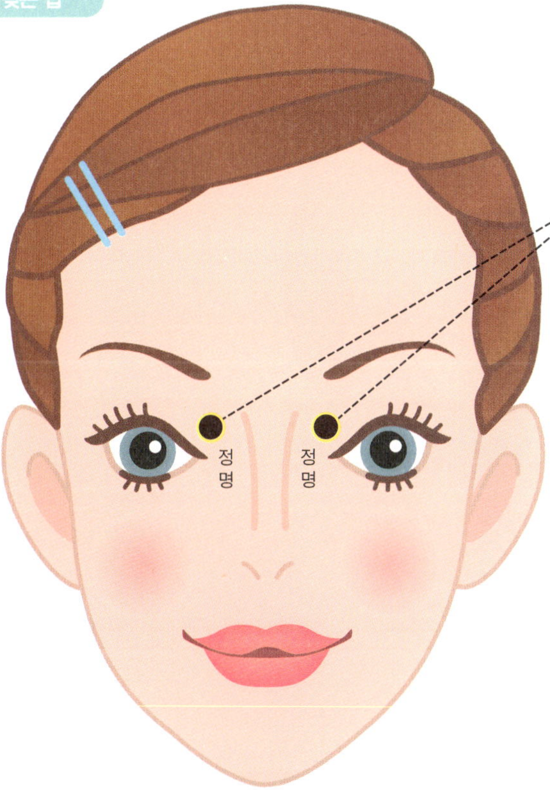

▶▶ 양쪽 눈 안쪽 움푹 파인 곳에 위치하며 양쪽에 각각 하나씩 있다.

정명 정명

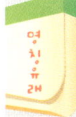

'정명睛'은 눈동자를, '명明'은 빛나고 밝다는 뜻을 내포하고 있다. 따라서 정명은 눈 주위에 위치한 혈자리 중 하나임을 알 수 있다. 《갑을경》에는 "정명은 일명 눈물샘이라고도 하는데 눈 안쪽에 있다"고 적혀 있다. 정명은 눈 안쪽 모서리를 지나는 태양방광경맥太陽膀胱經脈 위에 위치하고 있어 한방의 임상학에서 볼 때 매우 중요한 혈자리 중 하나이다.

찬죽 攢竹
_얼굴 피부와 근육을 아름답게 만들어준다

치료 효과 찬죽혈은 눈 밑 살의 부종을 풀어주고 얼굴 피부와 근육을 아름답게 해줄 뿐 아니라 눈의 피로를 없애주고 두통, 머리 무거움, 코질환, 고혈압, 결막염, 안면통증 등을 치료해준다. 만성적인 눈물흘림, 현기증 등에도 치료 효과가 뛰어나다.

지압 방법 손가락 끝 혹은 마디를 이용하여 누르거나 원을 그리며 마사지해준다.

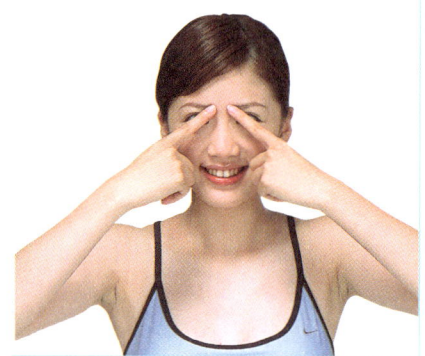

혈자리 찾는 법

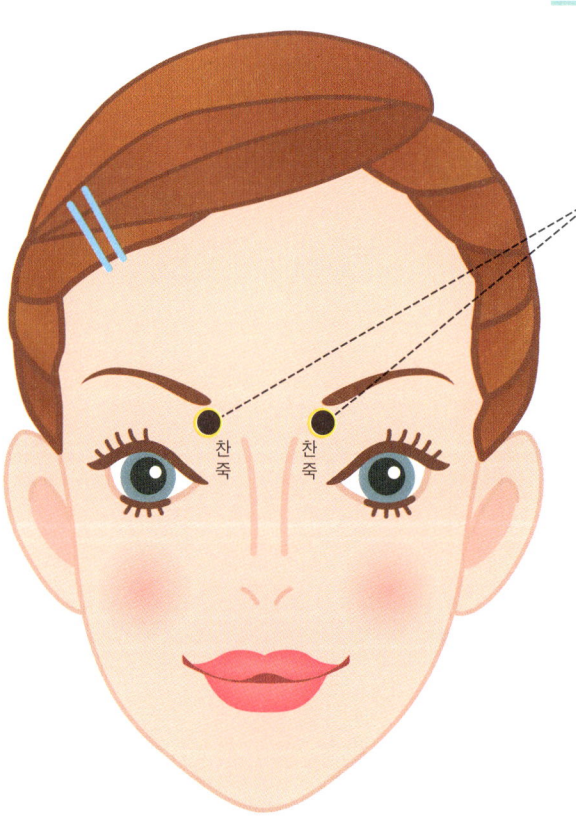

▶▶ 좌우 눈썹의 안쪽, 즉 미간 움푹 파인 곳에 각각 하나씩 있다. 손가락 끝으로 미간을 상하로 움직이면 얇은 근육이 만져지는데 이곳이 바로 찬죽혈이다.

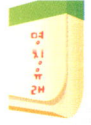

'찬攢'은 모여 있다는 뜻이며, '죽竹'은 눈썹을 묘사하고 있다. 따라서 찬죽혈은 미간 부근에 있는 혈자리임을 알 수 있다. 《회원침구학》에는 "찬죽혈은 모든 양기가 미간에 모여 있는 모양이 마치 대나무 무기진 것과 같다. 또 그 모양이 대나무 향싱파 흡사하여 찬죽혈이라 부른다"고 칙혀 있다. 즉 찬죽혈은 양미간의 함몰된 곳에 위치하고 있는데 눈썹 모양이 마치 대나무가 무성한 모습처럼 보여 찬죽이라 부르는 것이다.

동자료 瞳子髎 _주로 눈 부위의 질환을 치료한다

치료 효과 동자료혈과 정명혈은 눈의 질환을 치료하는 데 자주 사용되는 혈이다. 동자료혈은 눈 부위의 근육피로, 충혈, 안면경련, 두통, 현기증 등을 완화시키며, 눈가 주름을 없애주고 눈의 근육을 풀어준다. 아울러 얼굴 피부를 탄력 있게, 혈색을 보기 좋게 만들어준다.

지압 방법 손가락 끝 혹은 마디를 이용하여 눌러주거나 원을 그리며 마사지해준다.

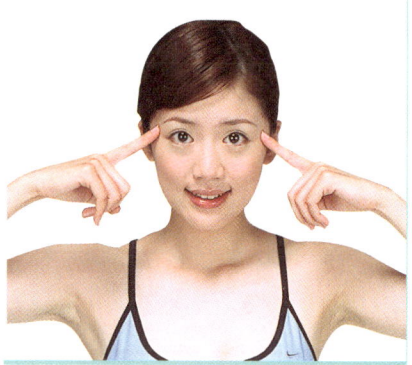

혈자리 찾는 법

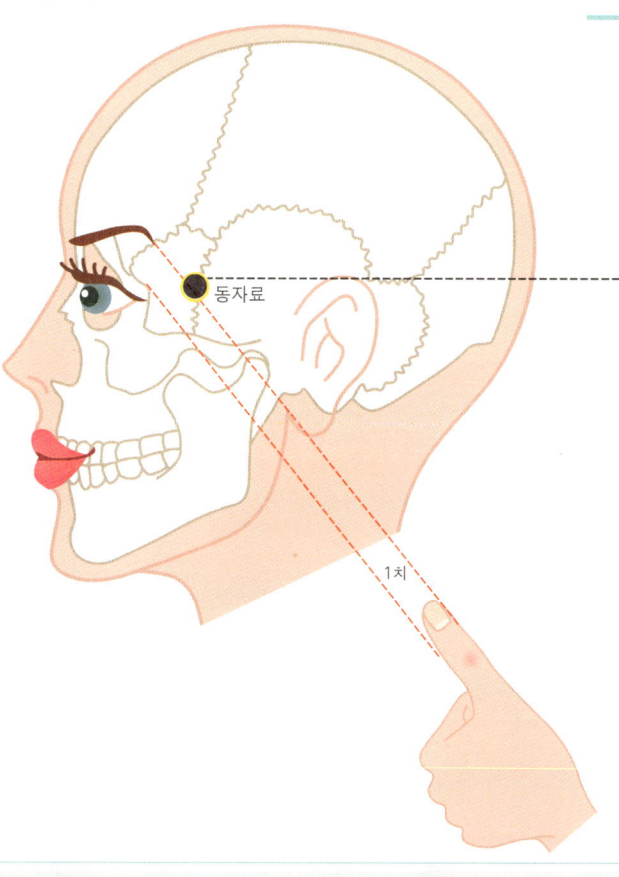

▶▶ 눈썹 끝에서 바깥쪽을 향한다. 눈썹 끝 바깥으로 튀어나온 뼈에서 옆으로 엄지손가락보다 조금 넓은 1치 정도 거리에 움푹 파인 곳이며 좌우에 각각 하나씩 자리한다.

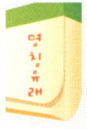

'동자瞳子'는 안구를, '료髎'는 뼈를 의미하므로 동자료혈은 눈 주변에 위치한 혈자리를 가리킨다. 《애편艾編》에는 "수족소양手足少陽이 동자료에서 모이고 삼초(三焦: 오장육부 중 육부의 하나. 운화, 섭식, 배설 작용의 총칭이며 상초, 중초, 하초로 나뉜다)가 이곳에서 교차된다"고 적혀 있다. 동자료혈은 수태양경맥手太陽經脈, 수소양경맥手少陽經脈, 족소양경맥足少陽經脈이 서로 만나는 혈자리이므로 눈 부위에서 가장 중요한 혈자리 중 하나이다.

태양 太陽 _ 눈의 피로를 풀어준다

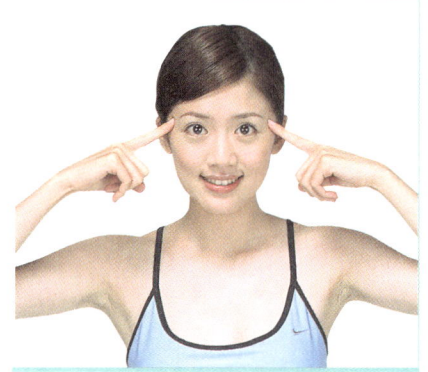

치료 효과 태양혈은 비염, 눈의 피로와 통증을 완화시켜주고 두통 및 감기 증상을 가볍게 해준다. 또한 혈액과 림프구의 순환을 촉진시켜 피부를 아름답게 만들어준다. 이곳을 반복해서 마사지해주면 눈 밑의 통증을 없애주고 시력저하와 수명(羞明:눈이 흐려 밝은 빛을 바로 보지 못하는 병) 등의 증상을 개선시킨다. 이 밖에도 매일 태양혈을 여러 번 마사지해주면 초기 백내장을 치료할 수 있다.

지압 방법 손가락을 이용해 먼저 시계 방향으로 부드럽게 천천히 30초 정도 비벼주고, 다시 시계 반대 방향으로 30초 정도 비벼준다. 처음에는 너무 힘을 주지 않고 가볍게 눌러주다가 점점 힘을 줘서 눌러주고 마지막에는 힘껏 눌러준다.

혈자리 찾는 법

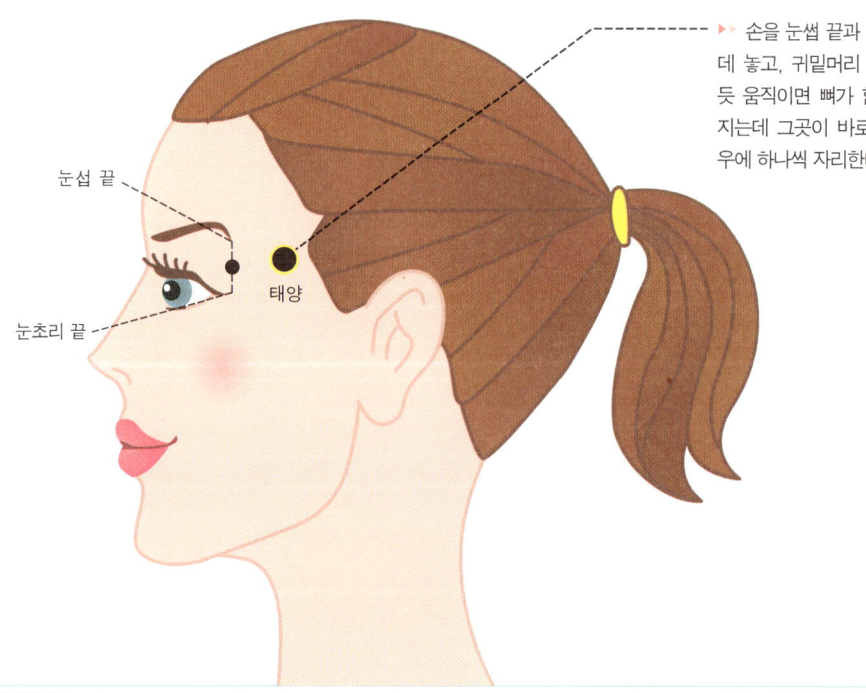

▶ 손을 눈썹 끝과 눈초리 끝의 가운데 놓고, 귀밑머리 쪽으로 미끄러지듯 움직이면 뼈가 함몰된 곳이 만져지는데 그곳이 바로 태양혈이다. 좌우에 하나씩 자리한다.

눈썹 끝
눈초리 끝
태양

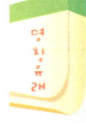

《성혜방聖惠方》에는 "눈 뒤로 반 치 떨어져 있는 혈이다"라고 기록되어 있다. 이는 태양혈 자리가 눈언저리 바깥쪽과 눈썹 끝 중간에서 눈언저리 바깥쪽으로 약 1치 정도 뻗어 1간 움푹 파인 곳임을 나타낸다. 태양혈은 안질환에 치료 효과가 있으며, 이 혈을 자주 마사지해주면 눈에 마치 태양빛을 쐬게 하는 것 같은 효과가 있으므로 눈이 밝아진다.

승읍 承泣 _주로 눈 부위의 질환을 치료한다

치료 효과 승읍혈은 주로 눈 부위의 질환을 치료한다. 시력개선, 눈이 시고 눈물이 흐르는 증상, 야맹증, 충혈 등을 치료하는 데 뛰어난 효과가 있다. 또한 피로를 없애주고, 어지럼증과 눈이 침침한 증상을 가볍게 해주며, 눈꺼풀부종과 다크서클도 없애준다.

지압 방법 손가락 끝 혹은 마디를 이용하여 눌러주거나 원을 그리며 마사지해준다.

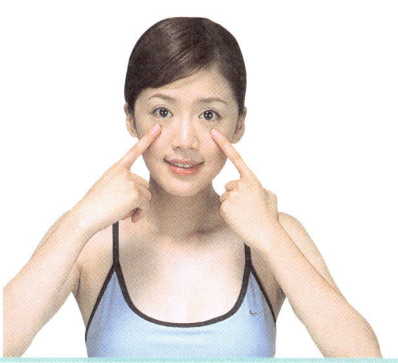

혈자리 찾는 법

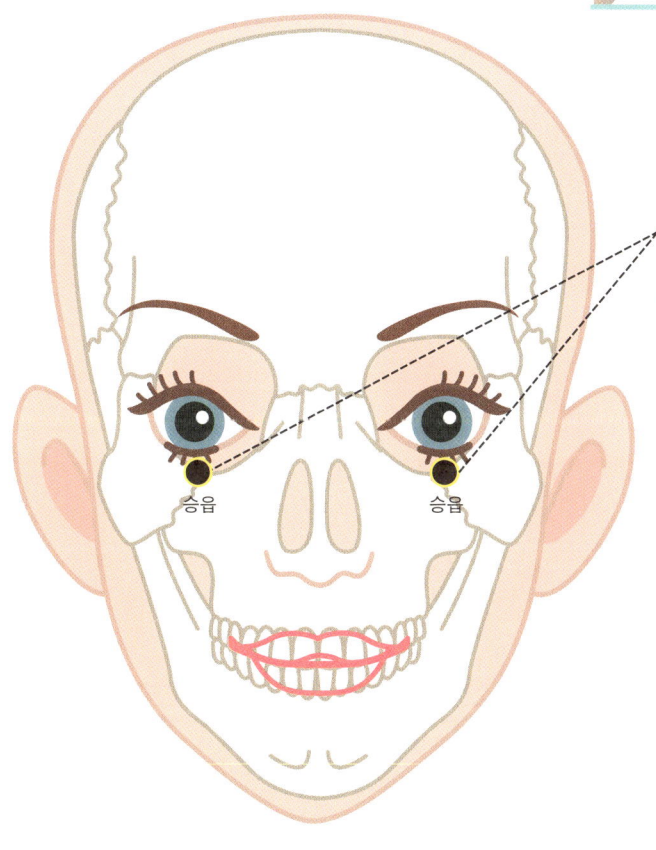

▶▶ 동공 바로 아래인 눈언저리 밑 움푹 파인 곳이다. 좌우에 각각 하나씩 자리한다.

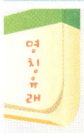

'승承'에는 '받아들인다'는 의미가 있으며, '읍泣'은 '울다, 눈물을 흘리다'는 뜻이다. 《갑을경》에 "승읍은 동공 밑으로 7푼 떨어진 곳에 있다"고 기록되어 있다. 이 혈자리는 눈물을 흘릴 때 눈물을 받아 모으기에 알맞은 곳이라는 의미에서 승읍이라고 불려졌다.

사백 四白 _주로 눈 부위의 질환을 치료한다

치료 효과   사백혈은 삼차신경통과 눈 부위의 질환을 치료할 수 있다. 두통이나 현기증을 완화시켜주고 근시를 예방하며, 눈의 피로와 붓기를 없애준다. 피부 탄력을 증진시켜주며, 얼굴 근육을 탄탄하게 해준다. 또한 얼굴에서 목 부분에 이르는 곡선을 아름답게 만들어준다.

지압 방법   손가락 끝 혹은 마디를 이용하여 눌러주거나 원을 그리며 마사지해준다.

혈자리 찾는 법

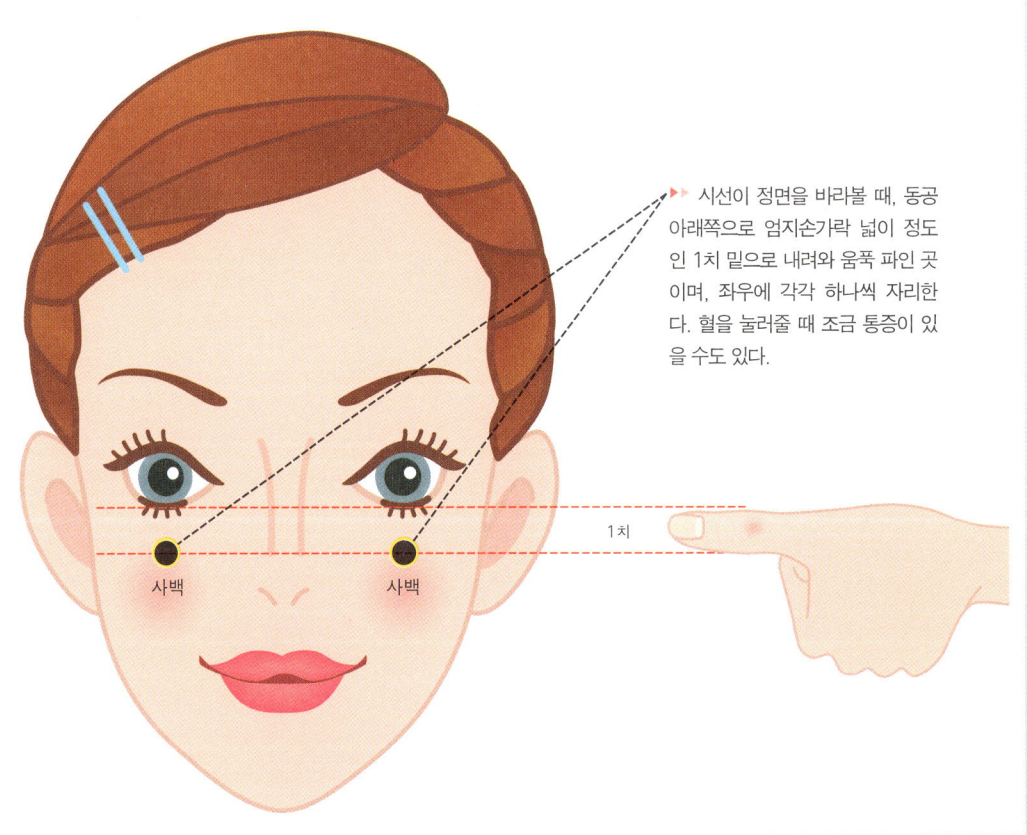

▶▶ 시선이 정면을 바라볼 때, 동공 아래쪽으로 엄지손가락 넓이 정도인 1치 밑으로 내려와 움푹 파인 곳이며, 좌우에 각각 하나씩 자리한다. 혈을 눌러줄 때 조금 통증이 있을 수도 있다.

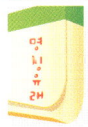

'사四'는 사방이나 주위를, '백白'은 흰색이나 밝음을 가리키므로 사백혈은 함몰된 부위라는 뜻이다. 《회원침구학》에 "사백에는 얼굴을 들면 쉽게 작 부이는 사방이라는 뜻과 명백하다는 뜻이 있다. 아울러 사백은 눈의 유곽과 서로 가깝고 가과 연결되어 있으며, 기무膭門까지 기氣가 이른다. 족양명이 직접 눈 한가운데와 통하고 그 빛이 흰색이므로 사백이라 칭한다"고 기록되어 있다. 눈의 상하좌우를 통칭 사백이라 하는 이유는 이곳 혈자리를 통해 각종 안질환과 눈언저리 사면에 있는 질환을 치료할 수 있기 때문이다.

관료 顴髎 _미용 효과가 뛰어나다

치료 효과 관료혈은 치통을 완화하고 다크서클, 눈의 피로, 안면부종 등을 개선한다. 삼차신경이 통과하기 때문에 안면신경통, 삼차신경통, 비염 치료에도 뛰어난 효과를 발휘한다. 아울러 근육을 탄탄하게 해주고 윤기를 유지시켜주며, 평소에 관료혈을 많이 마사지해주면 눈가의 주름 개선 및 주름이 생기는 것을 막을 수 있다. 미용 효과가 뛰어난 혈자리 중 하나다.

지압 방법 손가락 끝 혹은 마디를 이용하여 눌러주거나 원을 그리며 마사지해준다. 마사지할 때 광대뼈 방향으로 힘 있게 눌러준다.

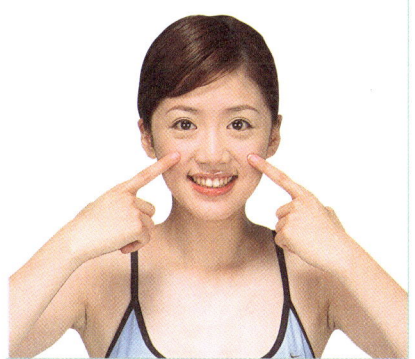

혈자리 찾는 법

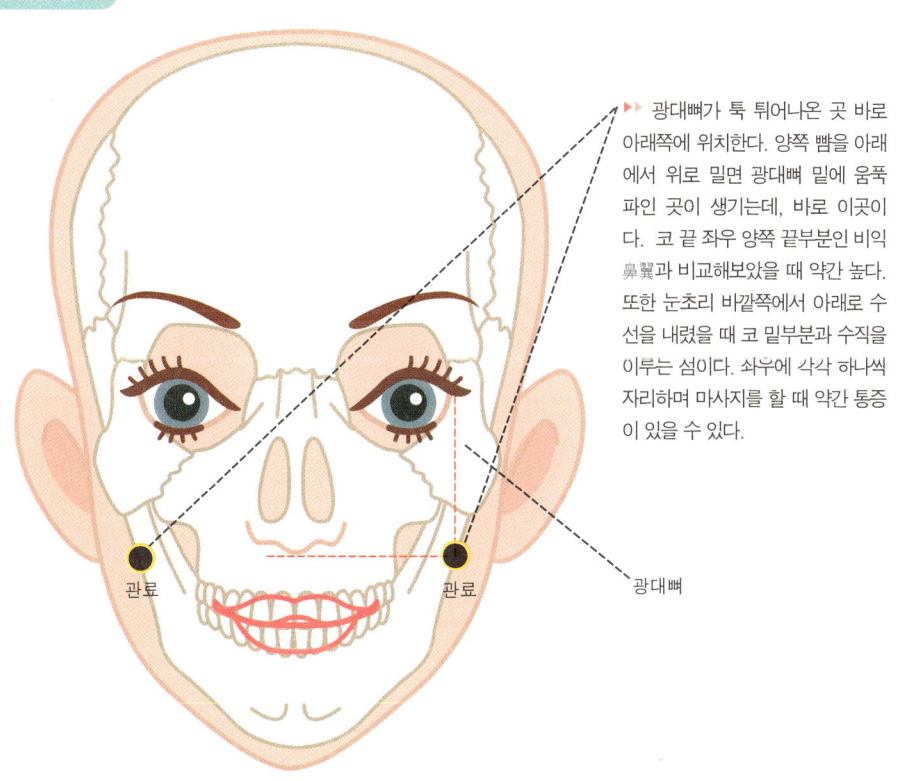

▶▶ 광대뼈가 툭 튀어나온 곳 바로 아래쪽에 위치한다. 양쪽 뺨을 아래에서 위로 밀면 광대뼈 밑에 움푹 파인 곳이 생기는데, 바로 이곳이다. 코 끝 좌우 양쪽 끝부분인 비익 鼻翼과 비교해보았을 때 약간 높다. 또한 눈초리 바깥쪽에서 아래로 수선을 내렸을 때 코 밑부분과 수직을 이루는 섬이다. 좌우에 각각 하나씩 자리하며 마사지를 할 때 약간 통증이 있을 수 있다.

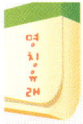

'관顴'은 광대뼈를 가리키며 '료髎'는 뼈의 구멍이나 구석을 의미한다. 따라서 글자 그대로 광대뼈로 인해 함몰된 부분에 위치하기 때문에 관료혈이라 불린다.

거료 巨髎 _주로 코와 관련된 질환을 치료한다

치료 효과 거료혈은 코막힘, 콧물, 비염, 코피, 잇몸염증, 치통, 얼굴마비, 안면경련 등을 완화한다. 안면부종을 없애주고 근육을 탄탄하게 하고 몸의 곡선을 아름답게 만들어준다.

지압 방법 손가락 끝 혹은 마디를 이용하여 눌러주거나 원을 그리며 마사지해준다. 마사지할 때 광대뼈 방향으로 힘 있게 눌러준다.

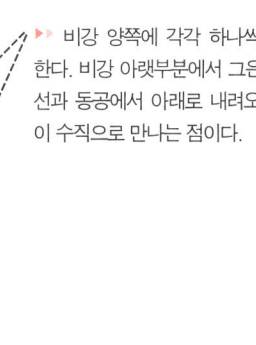

혈자리 찾는 법

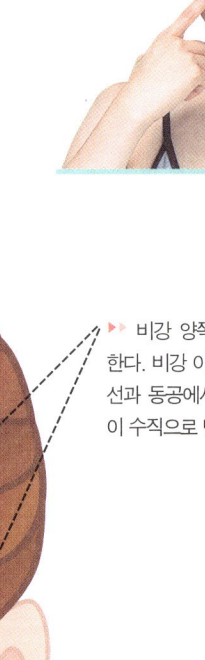

▶▶ 비강 양쪽에 각각 하나씩 위치한다. 비강 아랫부분에서 그은 평행선과 동공에서 아래로 내려오는 선이 수직으로 만나는 점이다.

거료 비강 거료

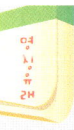

'거巨'는 거대하다, '료髎'는 뼈에 난 구멍을 의미한다. 《회원침구학》에 "광대뼈 밑에 함몰된 부분이므로 거료라고 한다"고 나와 있는데, 이 혈자리는 인중 양쪽에 높이 솟아 광대뼈와 대조를 이루며 깊이 함몰되었기 때문에 거료라고 부른다.

영향 迎香
_주로 코와 관련된 질환을 치료한다

치료 효과 영향혈은 코질환을 치료하는 중요한 혈자리이다. 입가 좌우에 있는 팔자 주름이나 입술 부위가 부어오르는 증상을 없애준다. 코막힘, 콧물, 코피, 후각감퇴, 비염, 비카타르 등 코질환을 치료한다. 아울러 눈의 피로와 눈밑처짐, 다크서클, 나쁜 혈색, 안면부종 등도 없애준다. 얼굴 부위의 신경통과 감기에도 좋다.

지압 방법 손가락 끝 혹은 마디를 이용하여 눌러주거나 원을 그리며 마사지해준다. 가운데 쪽으로 힘을 줘서 눌러준다.

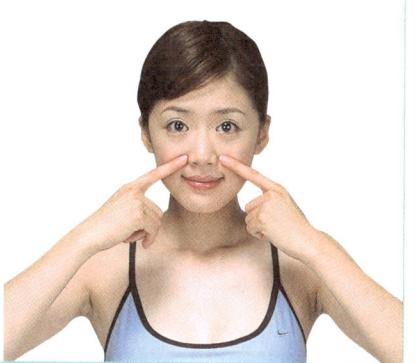

혈자리 찾는 법

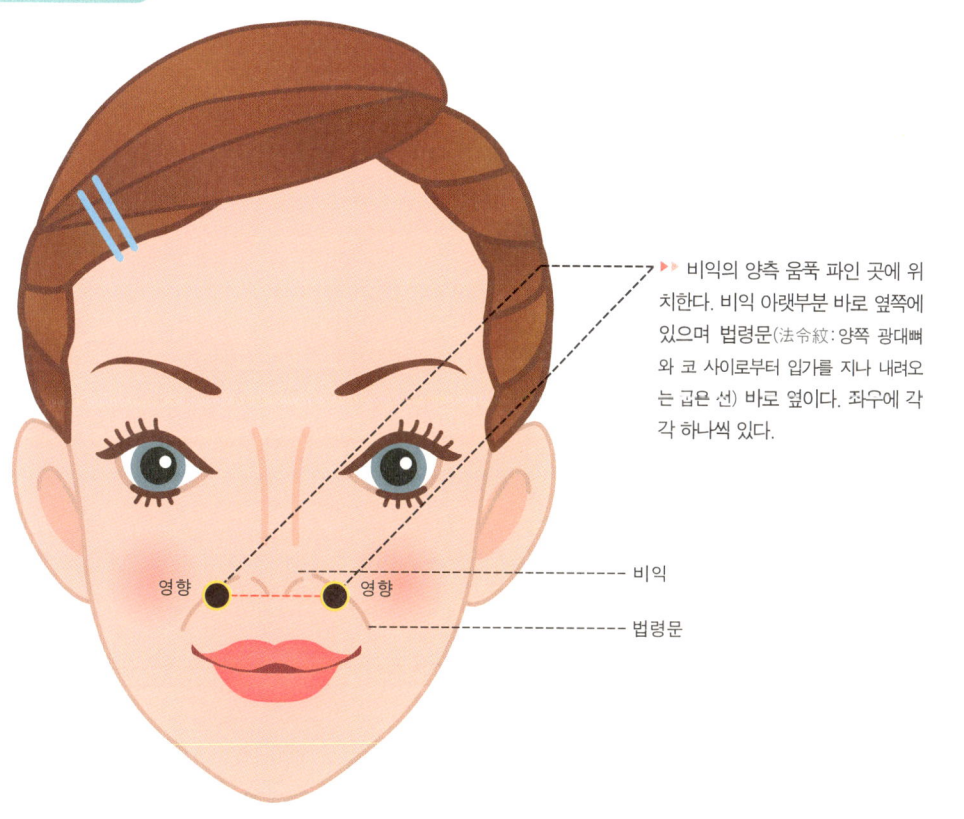

▶▶ 비익의 양측 움푹 파인 곳에 위치한다. 비익 아랫부분 바로 옆쪽에 있으며 법령문(法令紋: 양쪽 광대뼈와 코 사이로부터 입가를 지나 내려오는 굵은 선) 바로 옆이다. 좌우에 각각 하나씩 있다.

영향   영향   비익   법령문

'영迎'은 '영접한다'는 의미와 '어디를 향한다'는 의미가 있으며, '향香'은 향기를 뜻하므로 영향혈이란 향기를 받아들인다는 의미를 가진 혈자리이다. 《회원침구학》에 "영향의 '영'은 맞이한다는 의미가, '향'은 향기가 풍긴다는 의미가 있다. 향기가 코 주위에 맴돌아도 냄새를 맡지 못하면 코를 자극해 냄새를 맡게 한다는 뜻이다"라고 적혀 있다. 영향혈이 비익의 바깥쪽에 위치하고 있어, 코가 막혀 냄새를 맡을 수 없을 때 이 혈을 자극하면 치료가 가능하기 때문에 이와 같은 이름이 붙었다.

화료 禾髎

_주로 코와 관련된 질환을 치료한다

치료 효과   화료혈은 주로 코와 관련된 각종 질환을 치료한다. 과민성 비염, 코막힘, 코피, 콧물, 비카타르나 코막힘으로 인한 두통, 어지럼증과 같은 증상을 완화시킨다. 또 치통, 치조 농루, 안면신경마비, 삼차신경통도 치료할 수 있다.

지압 방법   손가락 끝 혹은 마디를 이용하여 눌러주거나 원을 그리며 마사지해준다.

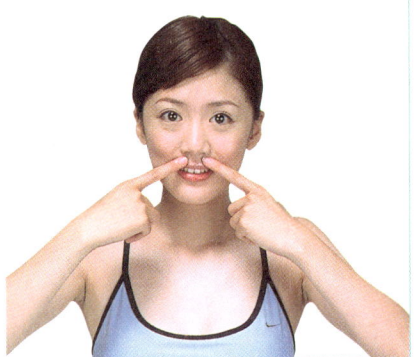

혈자리 찾는 법

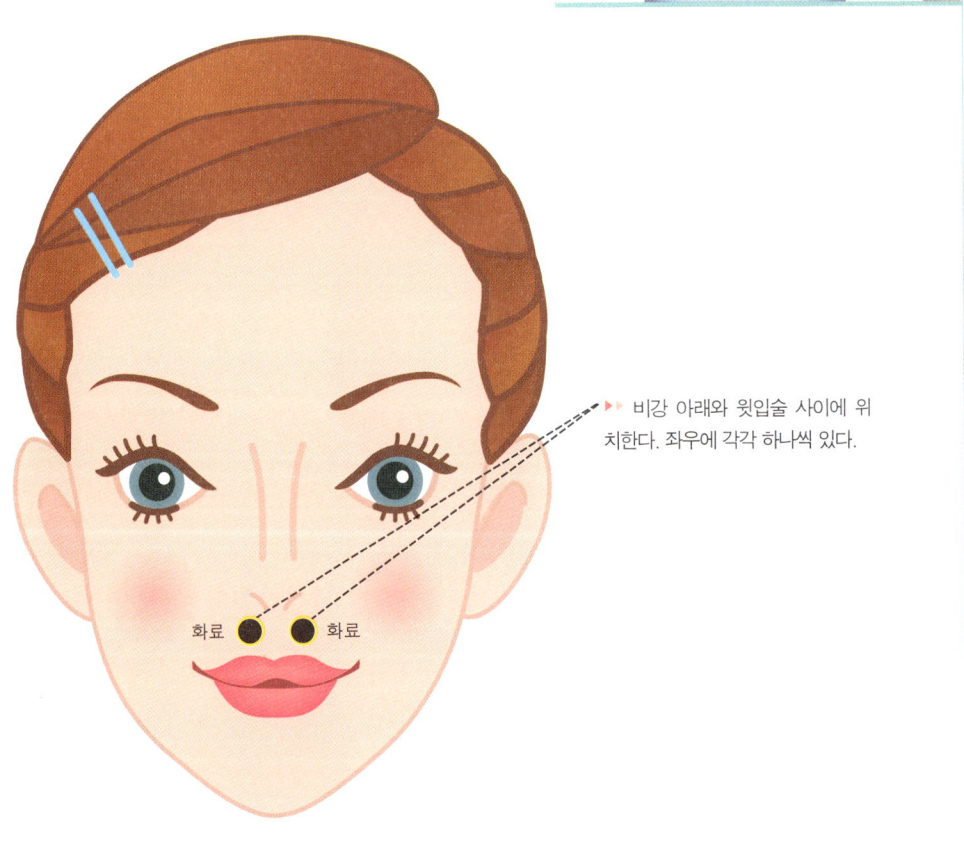

▶▶ 비강 아래와 윗입술 사이에 위치한다. 좌우에 각각 하나씩 있다.

화료   화료

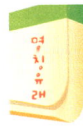

'화禾'는 식량을, '료髎'는 구멍을 뜻한다. 옛 문헌에는 "진秦나라와 한漢나라 이전에 '화'라는 글자는 모두 '좋은 양식'을 가리켰지만 오늘날에는 밀을 의미힌다. 입은 밥을 비롯해 음식문을 받아들이는 곳이기 때문에 혈자리도 당연히 입 위에 있어야 하므로 이와 같이 불렀다"고 기록되어 있다. 음식물이 입으로 들어가므로 혈자리는 입 근처 앞니와 송곳니 사이 잇몸이 약간 들어간 곳에 위치하며 화료혈이라 부른다.

인중 人中

_ 신경을 안정시키고 통증을 멎게 한다

치료 효과 인중혈은 신경을 안정시키고 통증을 멎게 하는 효과가 있다. 특히 중풍으로 의식불명인 환자인 경우 재빨리 이곳 혈을 눌러주면 의식을 되찾을 수 있다. 따라서 응급조치 혈자리이다. 인중혈은 또한 전간癲癇이라고 하는 간질이나 지랄병, 열사병이라고도 하는 중서中暑, 고혈압, 쇼크, 구역질, 구토, 가슴이 답답하고 속이 마르는 증세인 번갈증煩渴症, 턱 근육이 경련을 일으켜 입이 벌어지지 않는 증상인 아관경련증, 코막힘, 복부가 부어오르고 아픈 증상을 치료할 수 있다.

지압 방법 손가락 끝 혹은 마디를 이용하여 눌러주거나 원을 그리며 마사지해준다.

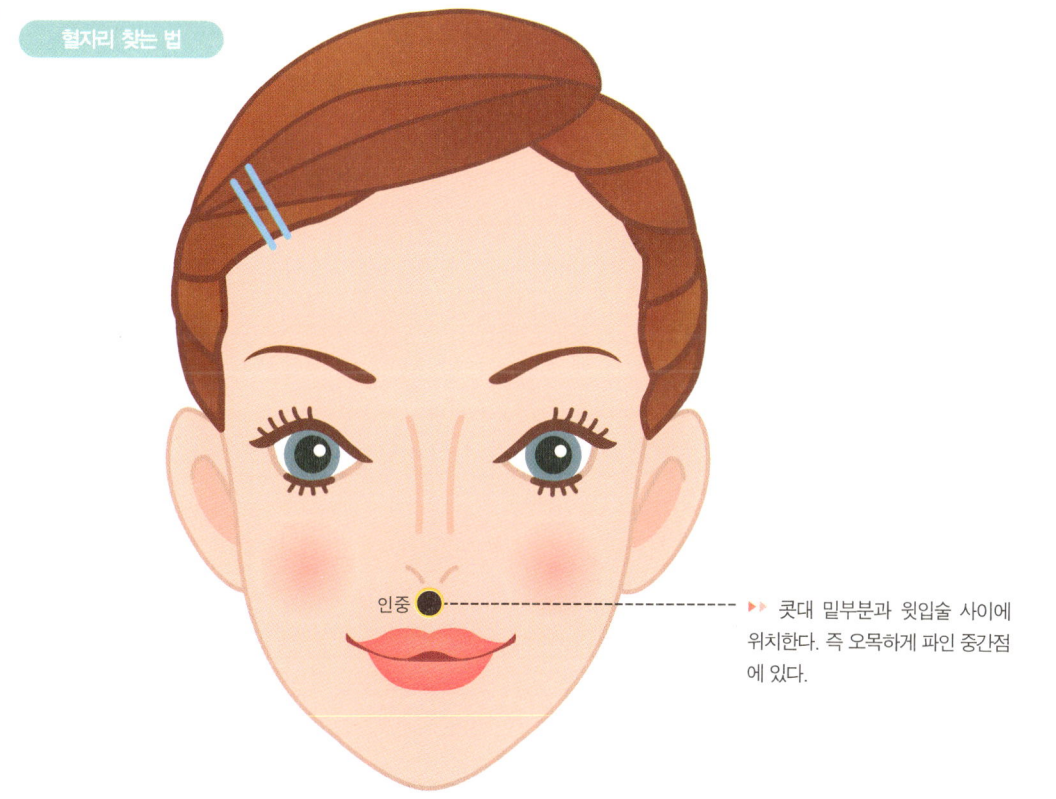

혈자리 찾는 법

인중 ▶▶ 콧대 밑부분과 윗입술 사이에 위치한다. 즉 오목하게 파인 중간점에 있다.

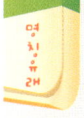

이 혈은 독맥 끝에 위치한다. 옛날 사람들은 하늘의 기운인 천기天氣는 코로 통하고, 땅의 기운인 지기地氣는 입으로 통한다고 생각했다. 때문에 코, 인중, 입, 이 세 가지는 '천지인天地人'을 구성해내는 장소라고 생각했다. 인중혈은 또한 '도랑'이라고도 불리는데, 이는 인중이 오목하게 파인 곳에 위치하기 때문이다.

지창 地倉 _ 안면신경통을 개선해준다

치료 효과 지창혈은 고혈압, 중풍으로 인한 언어장애, 안면신경통, 안면경련, 삼차신경통, 만성위장질환, 습진, 피부염, 구취 등의 증상에 치료 효과가 있다.

지압 방법 손가락 끝 혹은 마디를 이용하여 눌러주거나 원을 그리며 마사지해준다.

혈자리 찾는 법

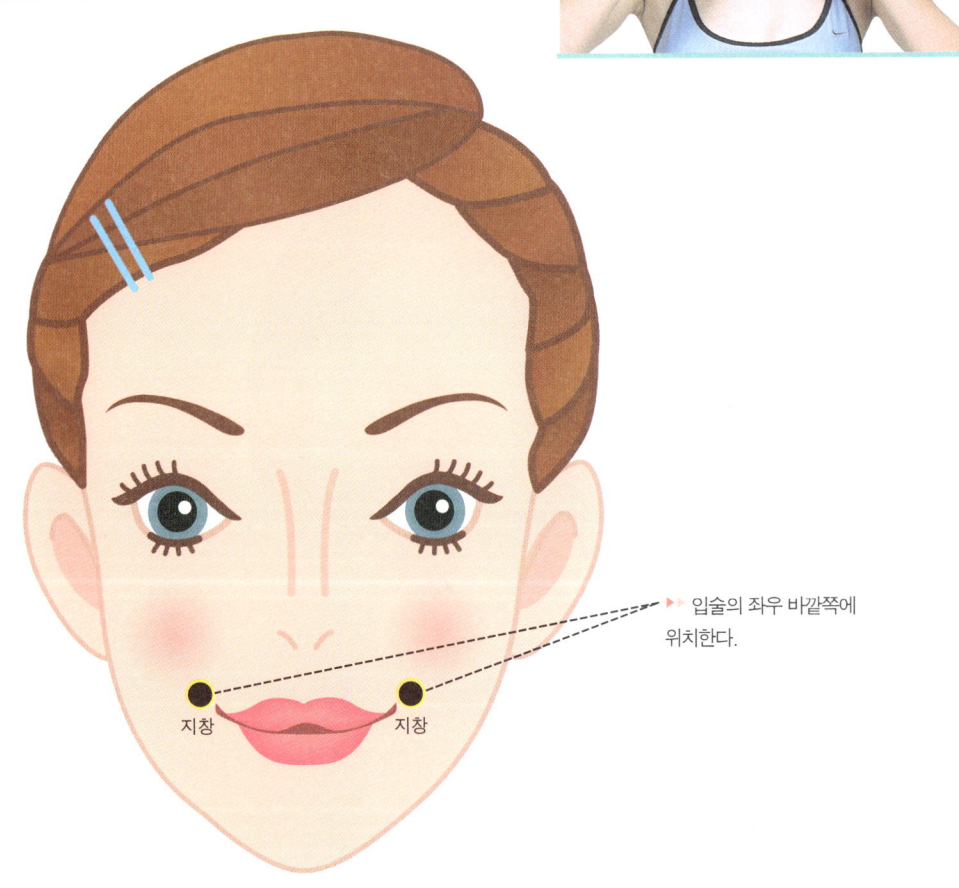

▶▶ 입술의 좌우 바깥쪽에 위치한다.

지창   지창

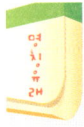

'지地'는 턱을, '창倉'은 벼를 저장하는 장소를 가리킨다. 《의경이해醫經理解》에는 "지창은 입아귀에서 4푼 정도 바깥쪽으로 떨어져 있는 곳에 있으며 동맥이 약하게 뛰는 곳이다. 입으로 양식이 들어가므로 '창'이라 하며 입술 아래쪽에 있으므로 '지'라 한다"고 적혀 있다. 옛 사람들은 얼굴을 '삼정三庭'으로 나누었다. 코 위쪽을 '상정上庭', 코를 '중정中庭', 코 아래쪽을 '하정下庭'이라고 하여 각각 천天, 인人, 지地를 대표한다고 생각했다. 이 혈자리는 코 아래쪽에 위치해 있다. 비장의 기氣가 입으로 통하고, 비장과 위는 땅에 속하므로 마치 창고지기 같아서 지창이라 불렀다.

승장 承漿 _부종을 없애고 통증을 멎게 한다

치료 효과 승장혈은 붓기를 빼주고 통증을 멎게 하며 정신을 맑게 하는 작용을 한다. 안면신경마비, 잇몸이 붓고 아픈 것, 구강궤양 등을 개선하며 중풍으로 인한 의식불명, 경추나 요추의 통증으로 앞뒤로 젖히기 힘든 증상, 쇼크 등을 치료한다. 또한 안면부종을 없애주고 얼굴선을 아름답게 해준다.

지압 방법 손가락 끝 혹은 마디를 이용하여 눌러주거나 원을 그리며 마사지해준다.

혈자리 찾는 법

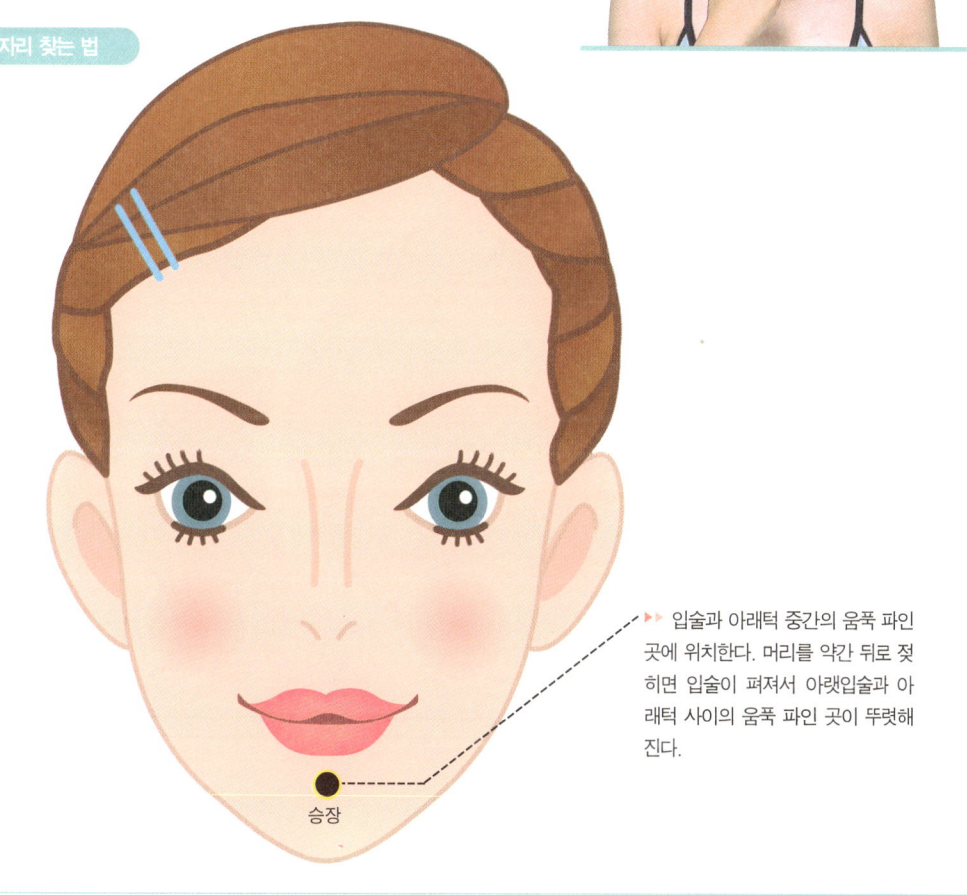

▶▶ 입술과 아래턱 중간의 움푹 파인 곳에 위치한다. 머리를 약간 뒤로 젖히면 입술이 펴져서 아랫입술과 아래턱 사이의 움푹 파인 곳이 뚜렷해진다.

승장

'승承'은 액체를 받는다는 의미가 있고, '장漿'은 입 안의 장액과 타액을 가리킨다. 고서에 "이곳 혈자리를 승장이라고 부르는 까닭은 음식이 입 안으로 들어가 액체로 변했을 때 음식을 담을 수 있다는 의미에서이다"라고 기록되어 있다. 승장혈이 입술 아래 오목한 부분에 위치해 있어 마치 입 속에 있는 타액을 받는 것과 비슷하므로 이와 같이 이름하였다.

함염 頷厭 _ 눈 부위의 질환을 치료한다

치료 효과　함염혈은 비염, 눈의 피로와 통증을 완화시키고 두통 및 감기 증상을 가볍게 해준다. 혈액순환을 촉진시키고 피부를 아름답게 해준다. 이외에도 현기증, 이명, 경련 등을 치료한다. 이곳 혈자리를 자주 눌러주면 눈이 시큰시큰 쑤시고 아픈 증상과 시력저하, 눈이 흐려 밝은 빛을 바로 보지 못하는 수명羞明 등의 증상을 개선시킬 수 있다.

지압 방법　손가락 끝으로 원을 그리는 방식으로 마사지해준다. 우선 시계 방향으로 30초 정도 비벼주고 다시 시계 반대 방향으로 30초 정도 비벼준다. 처음 마사지를 시작할 때 너무 힘을 주지 않도록 한다. 가볍게 눌러주다가 점차 힘을 준다.

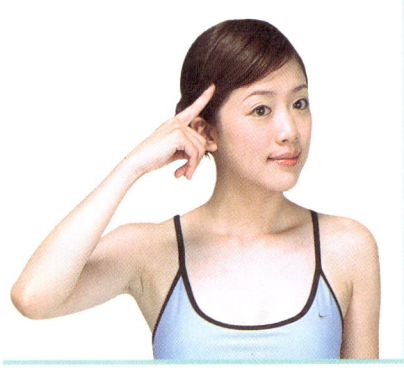

혈자리 찾는 법

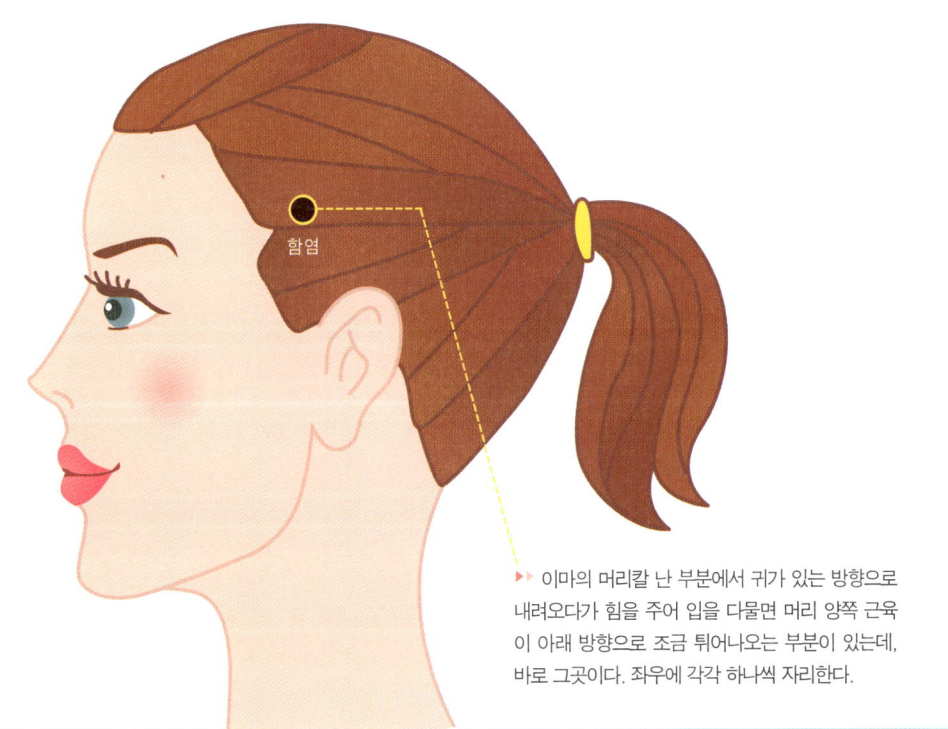

▶▶ 이마의 머리칼 난 부분에서 귀가 있는 방향으로 내려오다가 힘을 주어 입을 다물면 머리 양쪽 근육이 아래 방향으로 조금 튀어나오는 부분이 있는데, 바로 그곳이다. 좌우에 각각 하나씩 자리한다.

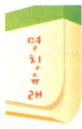

'함頷'은 아래턱을 가리키고, '염厭'은 '합치다' 또는 '위로 밀다'는 뜻이 있다. 《갑을경》에 "함염은 관자놀이 위에 있으며 발과 같이 끌어당겨진다"고 적혀 있다. 음식을 씹을 때 입술이 움직이기 때문에 아래턱과 관자놀이는 모두 이로 인해 끌어당겨지나, 끌어당겨서 나눠어지는 상황이 발생하므로 함염이라고 한다. 또 다른 옛 문헌에는 "함은 고개를 끄덕인다는 뜻, 염은 억제한다는 뜻이 있다. 이 혈은 간의 양기가 거꾸로 치솟아 종종 현기증이 나거나 머리가 흔들리는 증상을 다스려준다"고 해서 붙은 이름이다.

각손 角孫 _ 눈 부위의 질환을 치료한다

치료 효과   각손혈은 주로 눈, 귀, 치아와 관련된 질환을 치료하는 데 사용된다. 눈의 염증, 이명, 중이염, 충치, 치조농루로 인한 불편함을 덜어주는 데 매우 효과적이다. 현기증 혹은 차멀미, 머리가 무거운 증상이 있을 때 이곳 혈자리를 마사지해주면 이와 같은 증상이 개선된다.

지압 방법   손가락 끝 혹은 마디를 이용하여 눌러주거나 원을 그리며 마사지해준다.

혈자리 찾는 법

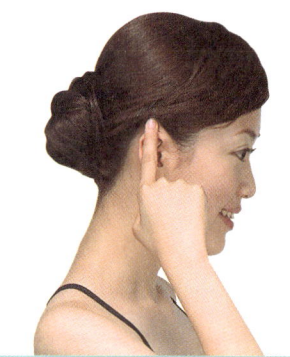

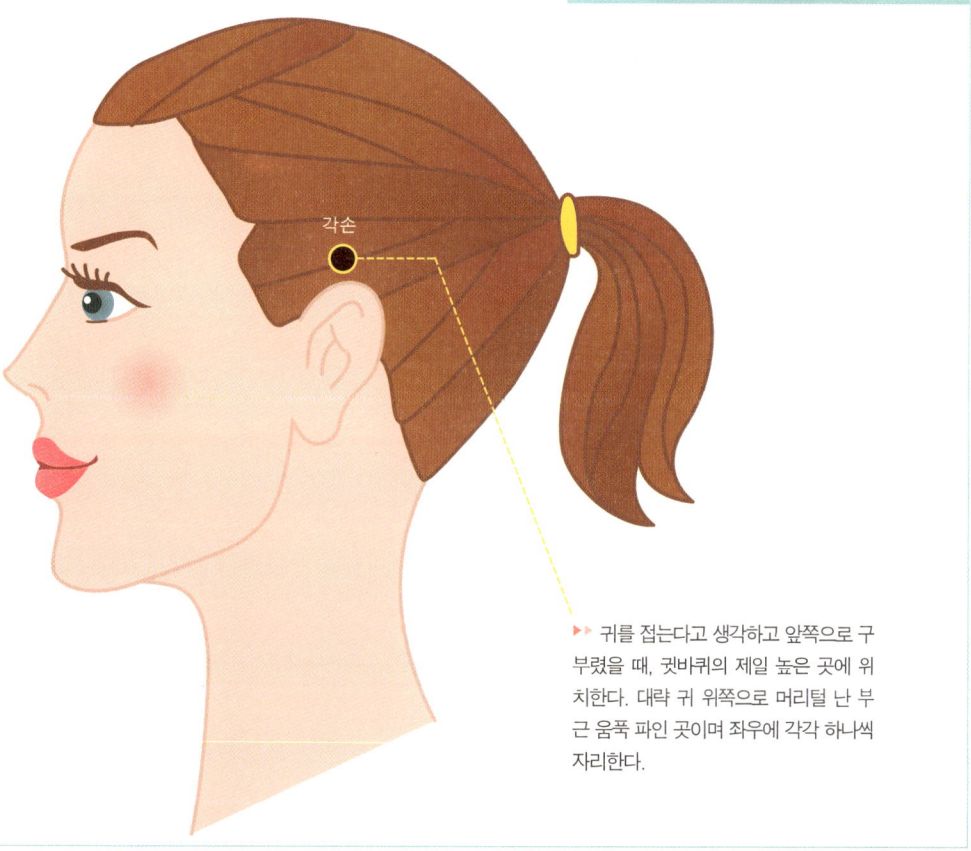

▶▶ 귀를 접는다고 생각하고 앞쪽으로 구부렸을 때, 귓바퀴의 제일 높은 곳에 위치한다. 대략 귀 위쪽으로 머리털 난 부근 움푹 파인 곳이며 좌우에 각각 하나씩 자리한다.

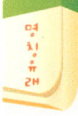
'각角'은 귀 위로 뾰족하게 솟은 부분을, '손孫'은 대단히 많다는 의미를 갖는다. 《회원침구학》에 "각손은 귓바퀴 위에 솟은 뾰족한 부분이고 손은 경락 아래에 위치하며 입을 벌리면 약간 함몰된다"고 적혀 있다. 이는 각손혈이 귓바퀴에서 위쪽 방향으로 있기 때문에 족소양足少陽과 수양명手陽明의 지맥이 서로 교차되므로 '각손'이라 불려졌다.

곡빈 曲鬢 _두통을 완화시켜준다

치료 효과   곡빈혈은 머리의 통증, 특히 혈관성 두통, 머리가 무거운 증상, 편두통 및 귀질환에 효과가 빠르다. 머리의 양쪽에서 아래턱 부위까지 피부가 빨갛게 붓거나 통증이 있을 때 이를 완화시켜주고, 삼차신경통과 눈의 피로도 없애준다.

지압 방법   손가락 끝 혹은 마디를 이용하여 눌러주거나 원을 그리며 마사지해준다.

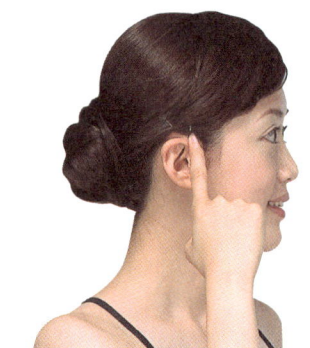

혈자리 찾는 법

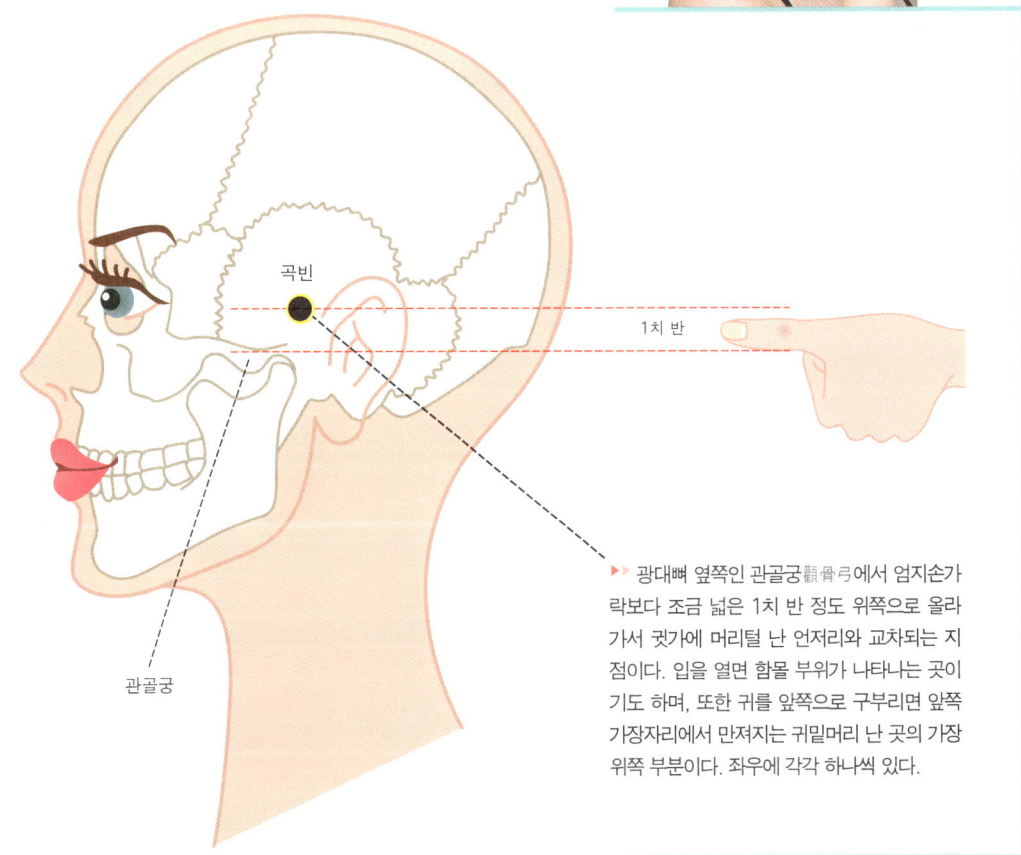

▶▶ 광대뼈 옆쪽인 관골궁(顴骨弓)에서 엄지손가락보다 조금 넓은 1치 반 정도 위쪽으로 올라가서 귓가에 머리털 난 언저리와 교차되는 지점이다. 입을 열면 함몰 부위가 나타나는 곳이기도 하며, 또한 귀를 앞쪽으로 구부리면 앞쪽 가장자리에서 만져지는 귀밑머리 난 곳의 가장 위쪽 부분이다. 좌우에 각각 하나씩 있다.

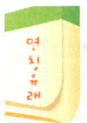
'곡曲'은 구불구불하다는 의미이고, '빈鬢'은 귀밑머리털을 가리키기 때문에 곡빈은 귀밑머리털 난 부근에 위치한 혈자리임을 나타낸다. 《의경이해》에 "곡빈은 귀 위쪽 머리털이 난 언저리로 묶쑥 들어간 곳이다"라고 기록되어 있다.

객주인 客主人 _통증을 감소시킨다

치료 효과 객주인혈은 삼차신경통, 경련, 안면마비, 소아마비, 이명, 난청, 치통 등의 증상을 없애거나 치료하는 데 탁월한 효과가 있다.

지압 방법 손가락 끝 혹은 마디를 이용하여 눌러주거나 원을 그리며 마사지해준다.

혈자리 찾는 법

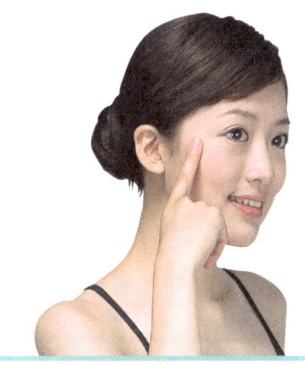

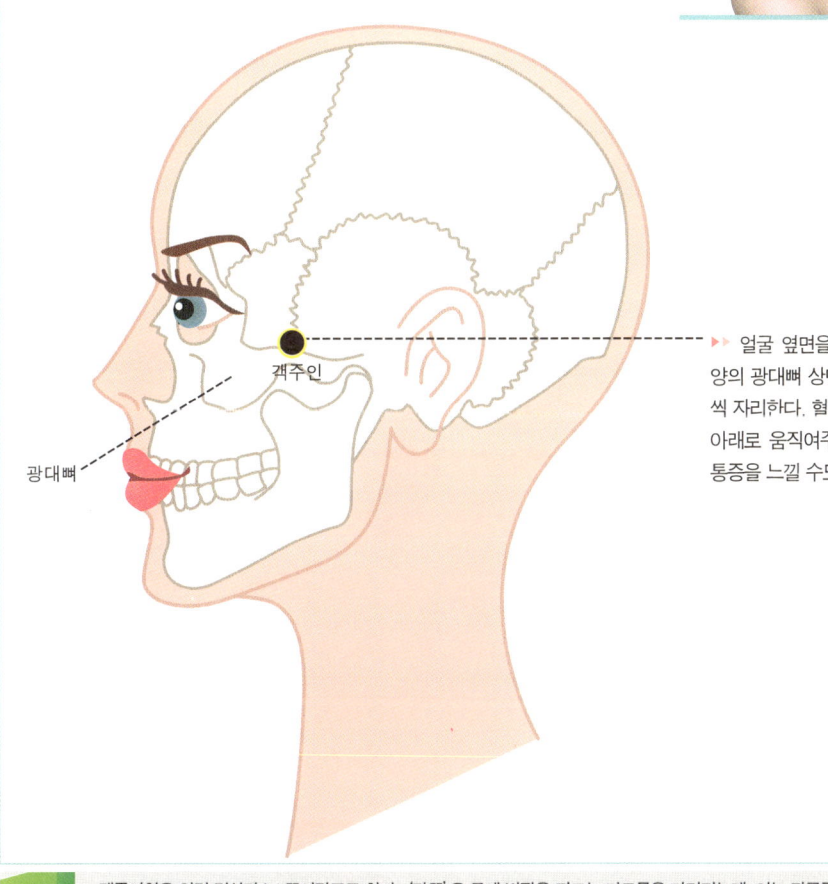

▶▶ 얼굴 옆면을 똑바로 바라보면 활 모양의 광대뼈 상단에 혈자리가 좌우 하나씩 자리한다. 혈자리를 누른 상태에서 위 아래로 움직여주면 바늘로 찌르는 듯한 통증을 느낄 수도 있다.

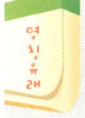

객주인혈은 일명 상관上關이라고도 한다. '관關'은 문에 빗장을 지르는 가로목을 가리키는데, 이는 관골궁의 생김새가 마치 문빗장과 같다는 데서 유래했다. 객주인혈은 광대뼈 위쪽에 자리하고 있으므로 '상관上關'이라 부르게 되었다. 《기부론氣府論》에 "객주인은 수족소양족양명手少陽足陽明 삼맥이 모이는 곳"이라고 언급되어 있다. 족소양足少陽이 주인이고 나머지 두 개의 경맥이 손님이라는 뜻에서 이 혈의 이름을 객주인이라고 부르게 되었다는 뜻이다.

이문耳門 _귀와 관련된 질환을 치료한다

치료 효과   이문혈은 귀와 관계된 질환, 예를 들어 이명, 난청, 중이염, 외이도염 등과 같은 증상에 특히 효과가 있다. 귀 밑 예풍翳風혈과도 함께 사용되는데, 외이도염으로 인한 불편을 감소시킨다. 그 밖에 안면 신경마비, 치통 치료에도 효과적이다.

지압 방법   손가락 끝 혹은 마디를 이용하여 눌러주거나 원을 그리며 마사지해준다.

혈자리 찾는 법

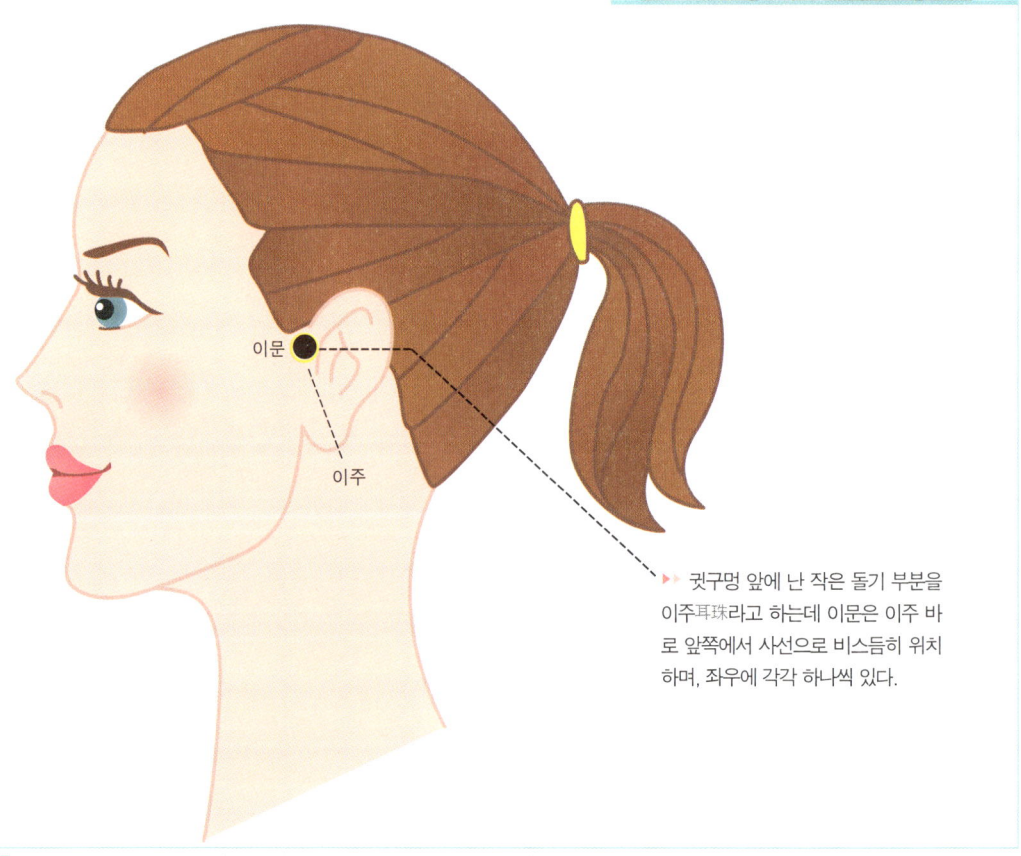

이문

이주

▶▶ 귓구멍 앞에 난 작은 돌기 부분을 이주耳珠라고 하는데 이문은 이주 바로 앞쪽에서 사선으로 비스듬히 위치하며, 좌우에 각각 하나씩 있다.

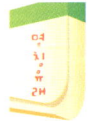

'이耳'는 귀를, '문門'은 출입하는 관문을 의미하므로 이문혈은 귀로 들어가는 중요한 관문임을 나타내고 있다. 《회원침구학》에 "이문은 뇌와 연결되어 있고, 시각과 농하고, 봄성을 인식하며, 선악을 분별한다. 신경과 연결되어 있으며, 음이 나가고 양이 들어오는 곳이고 생사 여부를 알 수 있게 하는 문이다. 귀를 통하여 음양기관에 출입하므로 이문이라 하였다"고 적혀 있다. 이는 이문혈이 귀에서 중요한 기관일 뿐 아니라 콩팥의 기와 소리 등이 귀로 들어오기 전에 반드시 이문혈을 지나야 함을 보여준다.

청궁 聽宮
_주로 귀와 관련된 질환을 치료한다

치료 효과 청궁혈은 귀와 관련된 질환을 치료하는 중요한 혈자리이다. 그 밖에 두통, 머리 무거움, 현기증, 시력감퇴, 기억력감퇴 등에도 효과가 있다. 청궁혈은 이문혈과 함께 귀질환을 치료하는 데 빼놓을 수 없는 혈자리이다.

지압 방법 손가락 끝 혹은 마디를 이용하여 눌러주거나 원을 그리며 마사지해준다.

> 혈자리 찾는 법

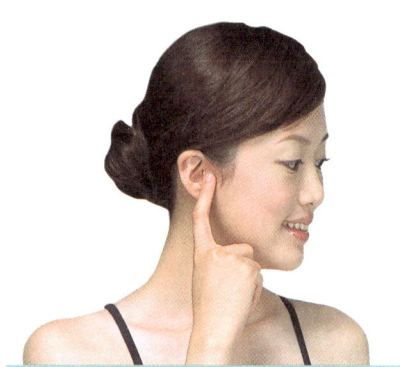

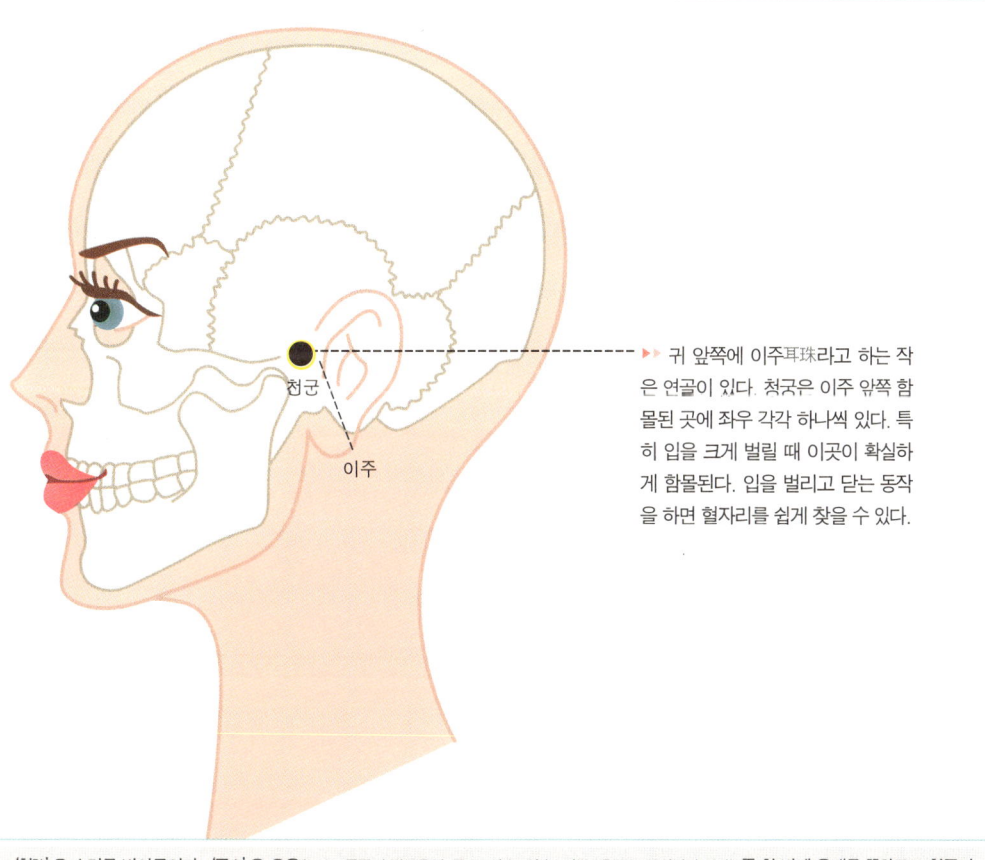

▶▶ 귀 앞쪽에 이주耳珠라고 하는 작은 연골이 있다. 청궁은 이주 앞쪽 함몰된 곳에 좌우 각각 하나씩 있다. 특히 입을 크게 벌릴 때 이곳이 확실하게 함몰된다. 입을 벌리고 닫는 동작을 하면 혈자리를 쉽게 찾을 수 있다.

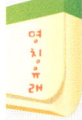

'청聽'은 소리를 받아들인다, '궁宮'은 오음(五音: 중국의 전통음계. 궁宮, 상商, 각角, 치徵, 우羽로 구성되어 있다) 중 첫 번째 음계를 뜻하므로 청궁이 귀에 위치한 혈자리임을 보여준다. 옛 문헌에는 "혈자리가 귀 바로 앞부분에 위치해 있다. 귀가 듣는 것을 전담하는 장소라는 의미에서 청궁이라고 한다. 이때 궁은 규중심처閨中深處를 나타내는데 이는 귓구멍을 비유한 것이다"라고 적고 있다. 《의경이해》에서는 "많이 듣는다는 의미에서 청궁이라 했으며 귀 가운데 위치한 귀구슬 앞쪽에 있다"고 하여 이곳이 귀와 관련된 질병을 치료할 수 있는 혈자리임을 보여준다.

하관 下關 _염증과 통증을 없애준다

치료 효과 하관혈은 이문耳門혈, 청궁聽宮혈 대신 사용할 수 있으며 소염 진통 작용을 한다. 치통, 이명, 삼차신경통을 치료해준다. 특히 충치가 쉽게 생기는 아래 어금니의 통증과 이 때문에 볼이 빨갛게 부어오를 때 이곳 혈자리를 약간만 만져줘도 불편한 증상을 빠르고 쉽게 완화시킬 수 있다. 또한 하관혈은 아래턱 관절염, 아관경련증, 이명, 악관절로 인해 입을 벌리기 어려운 증상의 치료에 자주 사용된다.

지압 방법 손가락 끝 혹은 마디를 이용하여 눌러주거나 원을 그리며 마사지해준다.

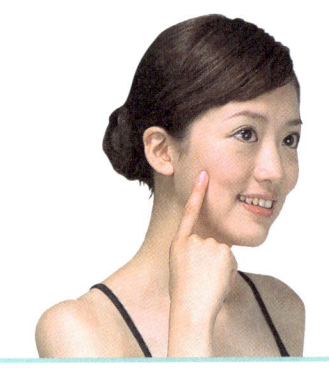

혈자리 찾는 법

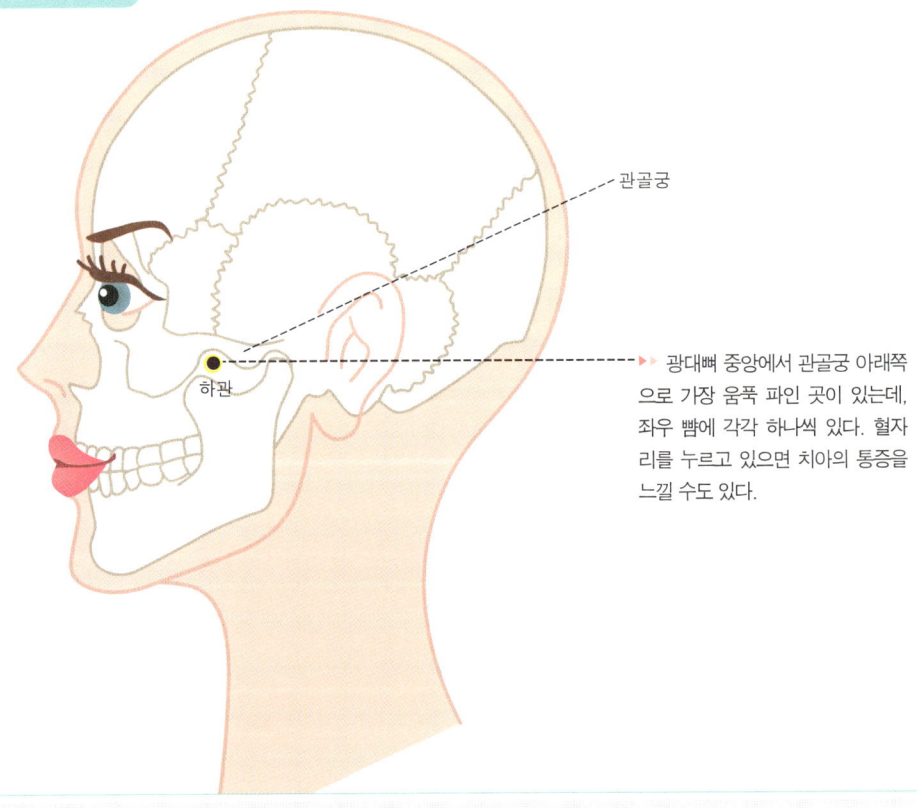

관골궁

하관

▶▶ 광대뼈 중앙에서 관골궁 아래쪽으로 가장 움푹 파인 곳이 있는데, 좌우 뺨에 각각 하나씩 있다. 혈자리를 누르고 있으면 치아의 통증을 느낄 수도 있다.

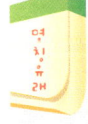

'하下'는 아래, '관關'은 문에 빗장을 거는 가로목을 말한다. 《회원침구학》에서는 "하관은 아관牙關으로 인해 나누어지는 두 곳 가운데 아래쪽에 위치한다. 아관은 입의 개뼈 기관이며 위쪽을 상관上關이라 한다. 상관에는 상관혈, 즉 객주인혈이 있다. 하관은 아관 아래쪽에 있는 혈자리이므로 명칭이 이와 같다"고 했다. 하관혈은 관골궁 아래쪽에 위치하며 아래턱 관절 앞에 붙어 있는 아관이다.

대영 大迎 _ 얼굴 부위의 혈액순환을 촉진시킨다

치료 효과   대영혈은 얼굴 부위의 혈액순환과 피부수축에 도움을 준다. 따라서 얼굴의 지방을 제거해 이중턱도 없앨 수 있다. 그 밖에 냉하고 허한 증상, 목 경련, 혀가 뻣뻣해지는 증상, 치통, 잇몸부종, 눈이 쑤시고 아픈 증상을 개선해주고 안면부종 또한 없애준다.

지압 방법   손가락 끝 혹은 마디를 이용하여 눌러주거나 원을 그리며 마사지해준다.

혈자리 찾는 법

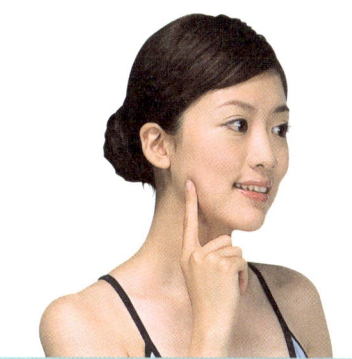

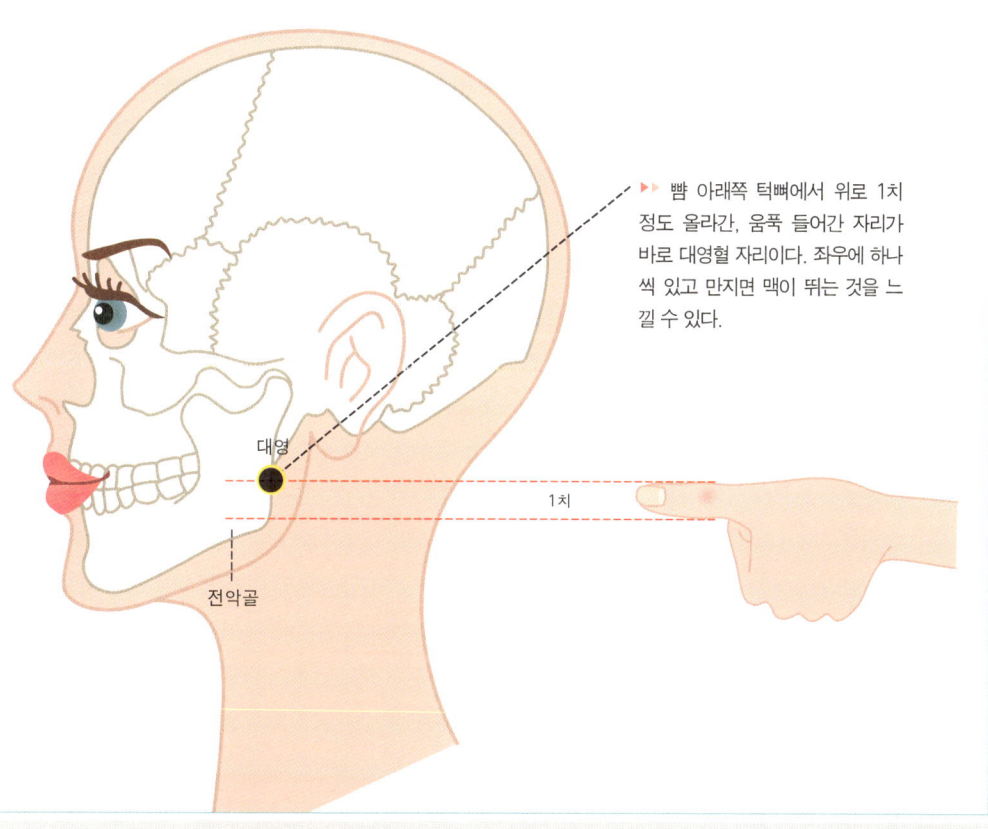

▶▶ 뺨 아래쪽 턱뼈에서 위로 1치 정도 올라간, 움푹 들어간 자리가 바로 대영혈 자리이다. 좌우에 하나씩 있고 만지면 맥이 뛰는 것을 느낄 수 있다.

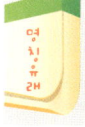

'영迎'은 영합의 의미이다. 《회원침구학》에서 "대는 대충맥大衝脈을, 영은 기혈정액氣血精液이 들어오는 것을 맞이한다는 의미에서 대영이라 하였다"고 했다. 대영은 아래턱 쪽에 있으므로 아래턱을 '대영골'이라고도 불렀다. 또한 얼굴의 동맥이 이 혈을 지나므로 이와 같이 이름하였다.

협거頰車 _ 치통을 치료해준다

치료 효과   협거혈은 풍을 제거하거나 증상을 가볍게 해준다. 따라서 풍으로 인해 생긴 신경마비, 입과 눈이 비뚤어지는 증상을 치료할 수 있다. 또한 아래쪽 치열과 가까이 있기 때문에 아래쪽에 생기는 치통을 치료하는 데에도 효과적이다. 목경련, 안면부종, 잇몸통증, 이하선염 등의 질환에 효과가 높다. 그 밖에 근육과 피부를 탄탄하게 해주고 아래턱살을 빼준다.

지압 방법   손가락 끝 혹은 마디를 이용하여 눌러주거나 원을 그리며 마사지해준다.

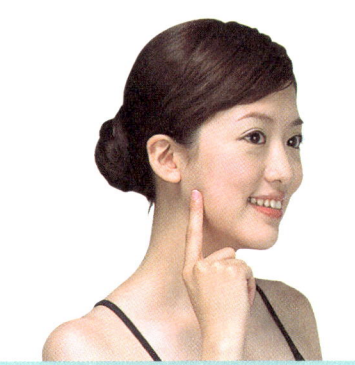

혈자리 찾는 법

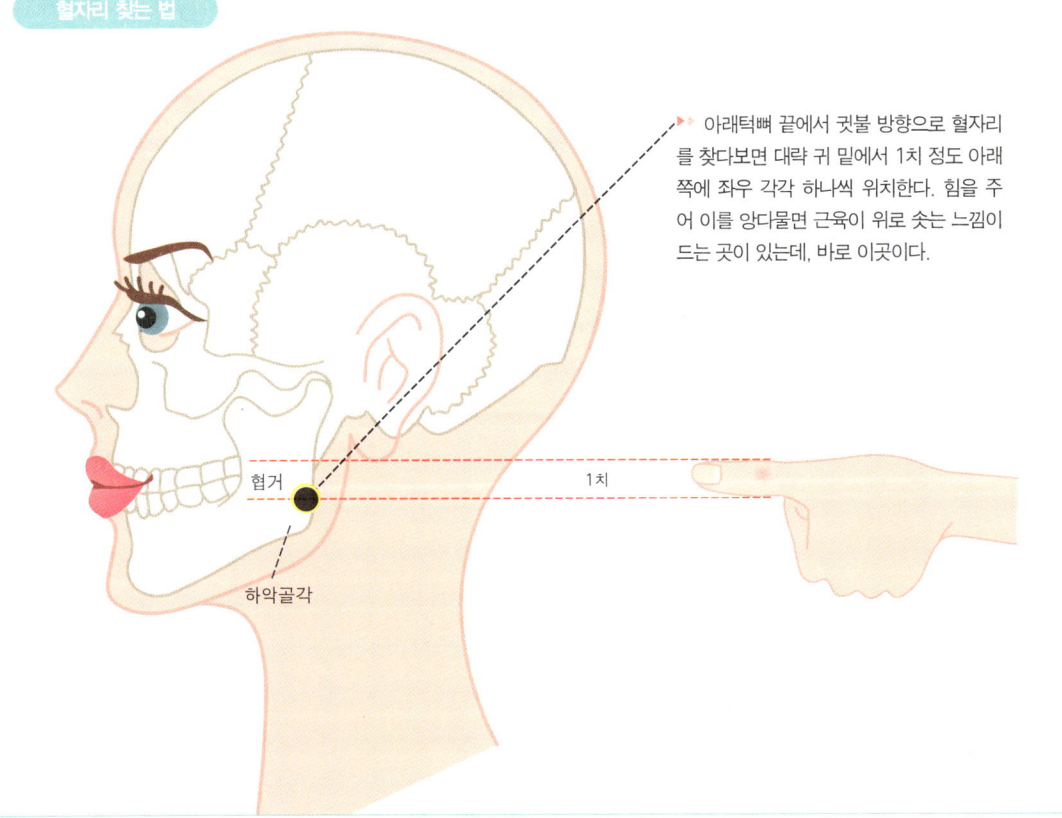

▶▶ 아래턱뼈 끝에서 귓불 방향으로 혈자리를 찾다보면 대략 귀 밑에서 1치 정도 아래쪽에 좌우 각각 하나씩 위치한다. 힘을 주어 이를 앙다물면 근육이 위로 솟는 느낌이 드는 곳이 있는데, 바로 이곳이다.

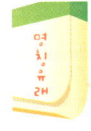

'협頰'은 얼굴 양쪽을 말한다. 양쪽 뺨은 얼굴을 관통하는 차축의 금속 체인과 같다고 하여 아래턱뼈를 '협거골'이라고도 한다. 여기에 혈자리가 있기 때문에 협거혈이라 하였다. 《침구십사경유혈분해鍼灸十四經穴分解》에서는 "협거혈은 양쪽 뺨 잇몸 부근에 있기 때문에 이렇게 명명하였다"고 한다. 잇몸이 아래턱 관절 부분을 가리키는 것이기 때문에 이 혈자리를 협거라 불렀다.

천창 天窓
_귀와 관련된 질환을 치료한다

치료 효과 천창혈은 일반적으로 귀와 관련된 질환을 치료하는 데 효과적이다. 이곳 혈자리를 자주 만져주면 이명, 난청, 중이염과 같은 증상이 개선된다. 아울러 이하선염, 편도선이 빨갛게 붓는 증상, 목과 어깨가 뻣뻣해지는 증상, 팔뚝이 쑤시는 증상, 얼굴이 뻣뻣해지거나 부어오르는 증상, 목이 아픈 증상을 치료하는 데도 효과적이다.

지압 방법 손가락 끝 혹은 마디를 이용하여 눌러주거나 원을 그리며 부드럽게 마사지해준다. 식지 혹은 중지를 사용해서 천천히 힘을 조절해가면서 지압해준다.

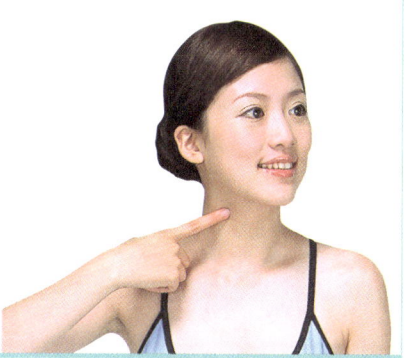

혈자리 찾는 법

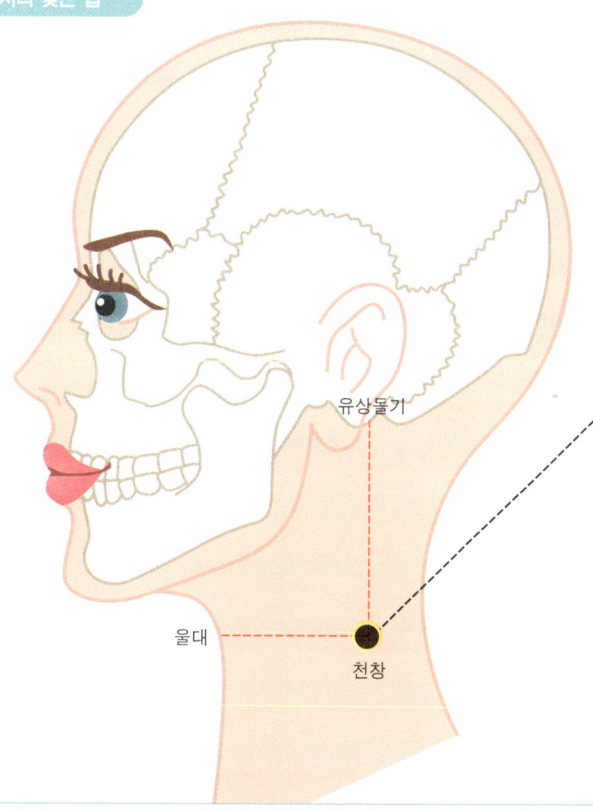

▶ 귀 뒷부분 유상돌기 乳狀突起 부위의 연장선과 Adam's apple이라고 불리는 결후 結喉(이하 울대로 적는다)에서 그은 수평선이 수직으로 만나는 지점에 좌우 하나씩 있다. 천창혈을 만지면 맥이 뛰는 것을 느낄 수 있다.

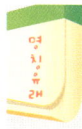

'천天'은 양陽, 머리와 목도 양陽을 뜻한다. 따라서 하늘이 머리와 목으로 확대되었다는 뜻이다. '창窓'은 구멍을 지난다는 뜻으로 천창이 목 부위에 있는 혈자리임을 나타낸다. 《소문素問·오장별론五臟別論》에는 "천창혈은 귀머거리, 인후통, 갑자기 목이 잠겨 목소리가 나오지 않는 증상 등에 주효하므로 천창이라 하였다"고 기록되어 있다. 또한 《회원침구학》에서는 "천창은 목근육 간의 구멍혈로 천부天部 위에 있어 천창이라 하였다"고 하여 천창혈이 완골혈 아래 큰 힘줄과 혈맥 사이의 우묵한 혈이며 경기經氣를 통하게 하는 기능을 갖추고 있음을 알 수 있다.

천용 天容 _목에 관련된 질환을 치료한다

치료 효과 천용혈은 목에 관련된 질환을 치료하는 데 자주 사용된다. 목이 쑤시는 증상, 베개를 잘못 베고 자거나 한기가 들어 목이 뻣뻣해지는 증상, 목을 돌리지 못하는 증상 및 이명, 난청, 가슴이 답답한 증상, 가슴통증, 인후통 등에 효과가 높다. 또한 혈액순환을 조절하고, 목의 근육과 피부를 아름답게 해준다.

지압 방법 손가락 끝 혹은 마디를 이용하여 눌러주거나 원을 그리며 마사지해준다.

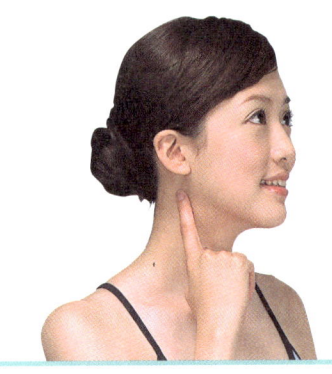

혈자리 찾는 법

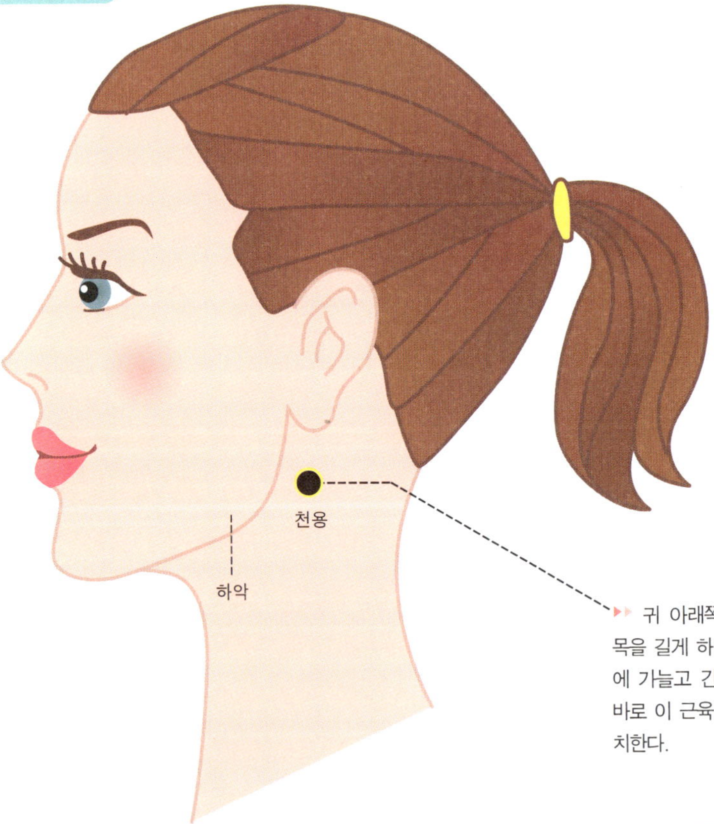

천용 / 하악

▶▶ 귀 아래쪽, 아래턱 뒤에 있다. 목을 길게 하면 귀 아래쪽 목 부위에 가늘고 긴 근육이 느껴지는데, 바로 이 근육 위에 좌우 하나씩 위치한다.

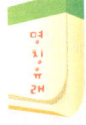

'천天'은 머리 부분을 가리키고 '용容'은 포함한다는 뜻이다. 즉 천용혈은 혈자리가 머리 부분에 있으며 목 뒤쪽 얼굴 부위를 포용하고 있음을 뜻한다. 그 밖에도 많은 경락과 기맥들이 이 혈자리를 통과해야만 얼굴에 이를 수 있기 때문에 천용이다 하였다.

천유 天牖 _ 주로 머리 부위의 질환을 치료한다

치료 효과 천유혈은 두통, 머리 무거움, 치통, 안면부종, 목이 뻣뻣해지는 증상을 치료하는 데 자주 사용된다. 그 밖에 난청, 시력감퇴, 피로, 혈색이 나쁘거나 자주 꿈을 꾸는 증상 또한 개선해준다.

지압 방법 손가락 끝 혹은 마디를 이용하여 눌러주거나 원을 그리며 마사지해준다.

혈자리 찾는 법

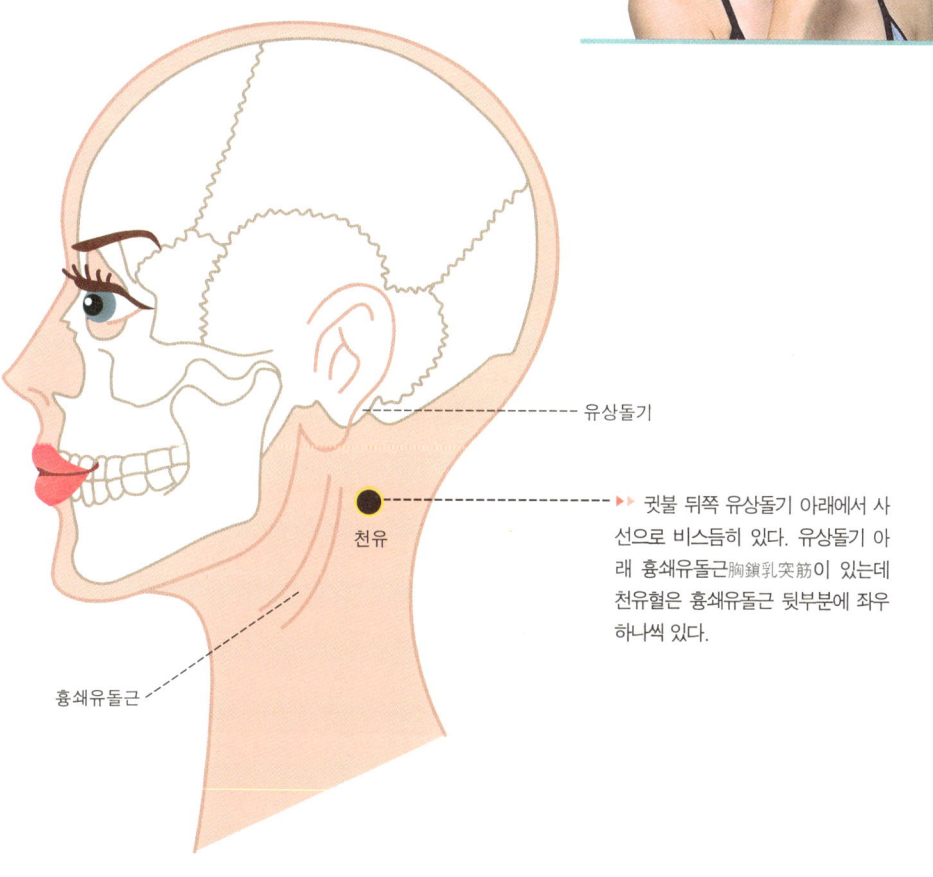

유상돌기

▶▶ 귓불 뒤쪽 유상돌기 아래에서 사선으로 비스듬히 있다. 유상돌기 아래 흉쇄유돌근胸鎖乳突筋이 있는데 천유혈은 흉쇄유돌근 뒷부분에 좌우 하나씩 있다.

천유

흉쇄유돌근

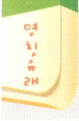

'천天'은 머리를 의미하며, 머리는 하늘에 속하는 건乾으로 되어 있고, 배는 땅에 속하는 곤坤으로 되어 있다. '유牖'는 창문을 가리킨다. 《갑을경》에는 "천유혈은 목 근육 사이 결분缺盆혈 위에 있고 천용天容혈 뒤, 천주天柱혈 앞, 완골完骨혈 뒤, 발제髮際혈 위에 있다"고 적혀 있다. 이는 천유혈이 결분혈 위에 있고, 아울러 천주혈과 완골혈 사이에 있는 발제혈 위에 있어 마치 천주혈의 창문 같다고 해서 붙여진 이름이다.

완골 完骨 _염증과 통증을 없애준다

치료 효과 완골혈은 여러 가지 증상에 효과가 뛰어나다. 특히 편두통, 현기증, 뇌충혈, 안면신경마비, 불면증 등의 증상에 효과가 있다. 앉은 자리에서 일어날 때 느끼는 현기증, 귀질환, 목의 통증, 심계항진心悸亢進, 숨이 차는 증상, 인후통 등의 증상들도 완화시켜준다.

지압 방법 머리를 감싸는 방식으로 머리의 뒷부분을 가볍게 문질러주고 나서 엄지손가락 끝으로 천천히 좌우 혈자리를 눌러준다.

혈자리 찾는 법

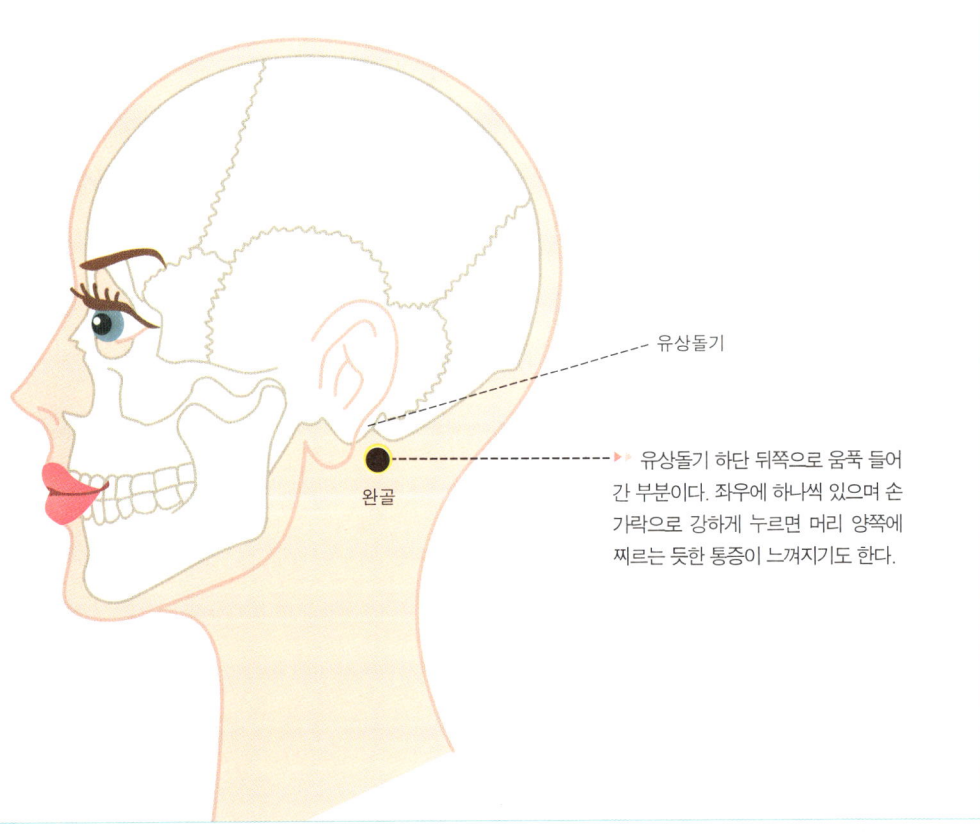

유상돌기

완골

▶▶ 유상돌기 하단 뒤쪽으로 움푹 들어간 부분이다. 좌우에 하나씩 있으며 손가락으로 강하게 누르면 머리 양쪽에 찌르는 듯한 통증이 느껴지기도 한다.

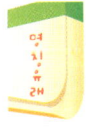

'완完'은 완전하다는 뜻으로, 집의 사면이 울타리로 둘러싸여 있음을 나타낸다. 귀 뒤쪽에 높이 솟은 부분이 마치 울타리가 쳐져 있는 것과 같다고 해서 이름지어졌다. 《회원침구학》에는 "귀 뒤쪽으로 솟은 뼈가 마치 든든한 성벽 같은 모양으로 뇌를 보호하고, 신경계를 감싸고 있으며, 신성계가 눈과 귀에 통해 있기 때문에 완골이라 하였다"고 적혀 있다. 귀 뒤쪽으로 솟은 뼈가 성벽과 비슷하고 머리와 신경을 보호하므로 완골이라고 했음을 알 수 있다.

두규음 頭竅陰 _ 귀와 관련된 질환을 치료한다

치료 효과   두규음혈은 귀질환을 치료하는 데 탁월한 효과를 보인다. 특히 난청 초기 증상일 때 계속해서 이곳을 눌러주면 증세가 호전될 수 있다. 그 밖에 두통, 눈의 염증, 이명, 현기증, 목의 통증, 아랫다리의 경련, 고혈압, 정서불안, 쉽게 피로를 느끼는 증상에 효과가 있다.

지압 방법   상반신을 꼿꼿하게 편 자세에서 손가락 끝 혹은 마디를 이용하여 눌러주거나 원을 그리며 마사지해준다.

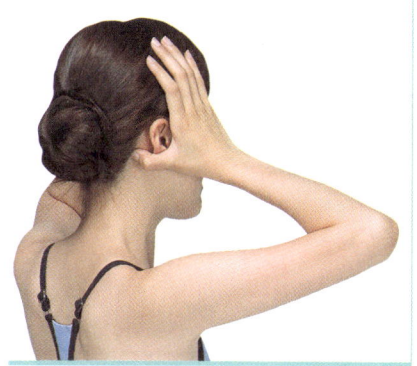

혈자리 찾는 법

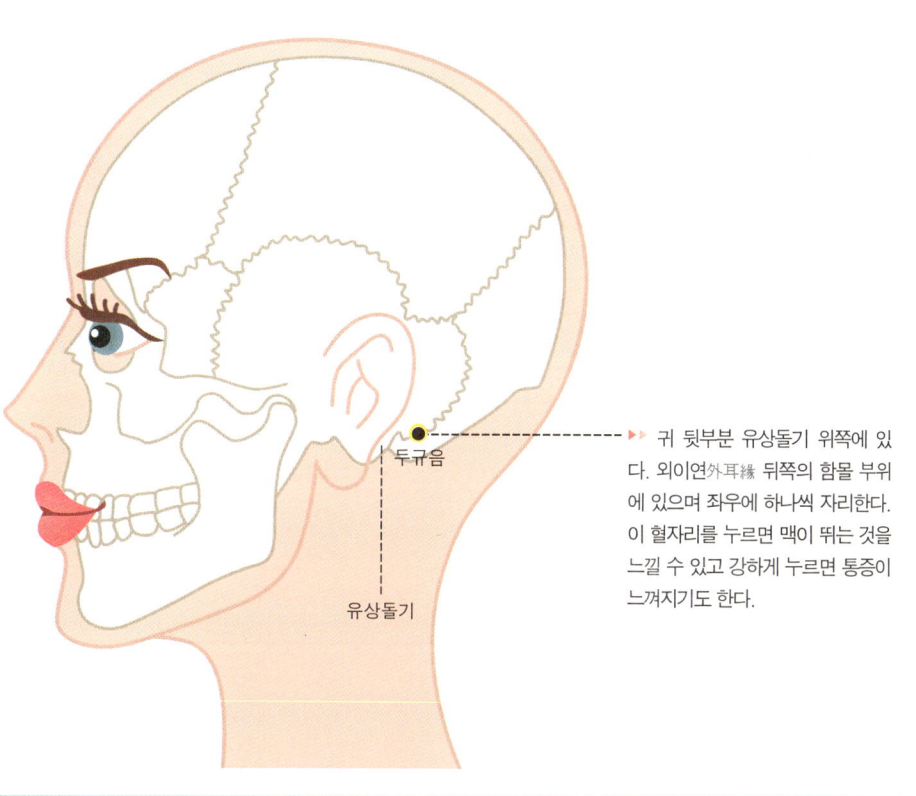

두규음 / 유상돌기

▶▶ 귀 뒷부분 유상돌기 위쪽에 있다. 외이연外耳緣 뒤쪽의 함몰 부위에 있으며 좌우에 하나씩 자리한다. 이 혈자리를 누르면 맥이 뛰는 것을 느낄 수 있고 강하게 누르면 통증이 느껴지기도 한다.

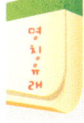

'두頭'는 머리 꼭대기, '규竅'는 구멍과 뼈의 함몰 부위를 나타내고 '음陰'은 이규耳竅 뒤쪽에 있다 하여 명명된 것이다. 머리에 있는 두규음혈과 달리 발에는 족규음足竅陰혈이 있는데 네 번째 발가락 끝에 있으며 족소양맥 맨 마지막 혈자리로, 양기가 다하여 음기에 이르게 되었다는 뜻에서 규음이라 하였다.

예풍 翳風 _ 귀와 관련된 질환을 치료한다

치료 효과 예풍혈은 안면마비, 경련, 치통, 얼굴이 빨갛게 부어오르는 증상에 효과가 있으며 목이나, 어깨가 쑤시는 증상도 완화시켜준다. 그 밖에 이명이나 귀의 통증, 현기증, 차멀미 등에도 효과가 있다. 또한 예풍혈은 삼차신경통에 특히 효과가 있는 혈자리이다. 귀 주변에는 예풍혈을 포함해서 청궁聽宮, 각손角孫, 두규음頭竅陰, 이문耳門 등의 혈자리가 집중되어 있는데 모두 난청과 이명 증상을 치료하는 데 효과가 탁월하다.

지압 방법 엄지손가락을 사용해서 귀 뒤의 움푹 파인 곳을 눌러준다. 만약 환자 스스로 혈자리를 지압할 경우에는 손바닥으로 뺨을 받치고 엄지손가락으로 지압을 해주는데, 같은 방법으로 여러 번 반복한다.

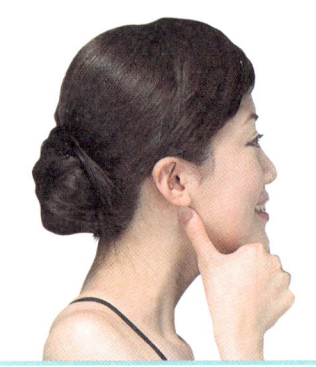

혈자리 찾는 법

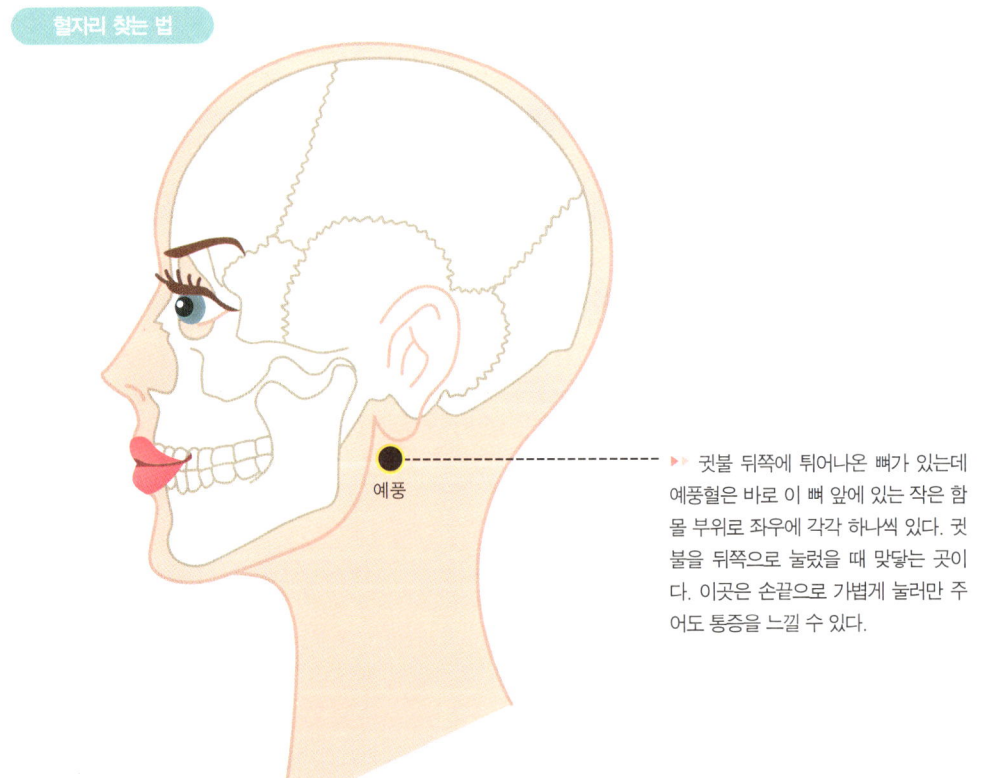

예풍

▶ 귓불 뒤쪽에 튀어나온 뼈가 있는데 예풍혈은 바로 이 뼈 앞에 있는 작은 함몰 부위로 좌우에 각각 하나씩 있다. 귓불을 뒤쪽으로 눌렀을 때 맞닿는 곳이다. 이곳은 손끝으로 가볍게 눌러만 주어도 통증을 느낄 수 있다.

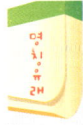

'예翳'는 덮다는 의미이고, '풍風'은 고뿔을 가리킨다. 따라서 예풍은 찬바람이 들어오는 것을 가려주는 혈자리이다. 《회원침구학》에는 "예풍은 양쪽 귀가 양신처럼, 양쪽 인골이 병풍처럼 앞뒤에서 바람을 막아주고 있다. … 사기가 쉽게 들이오지 못하도록 앞에는 귀가 있고 뒤에는 완골이 있다"고 적혀 있다. 귀의 생김새가 마치 양쪽의 병풍 모양을 하고 있어 찬바람이 침입하는 것을 막아줄 뿐 아니라 귀 뒤에 위치하고 귓불과 가까이 있기 때문에 예풍이라는 이름이 붙었음을 알 수 있다.

강간 強間 _ 현기증을 개선한다

치료 효과 강간혈은 주로 어지럼증, 두통, 목이 뻣뻣해지는 증상을 치료한다.

지압 방법 손가락 끝 혹은 마디를 이용하여 눌러주거나 원을 그리며 마사지해준다.

혈자리 찾는 법

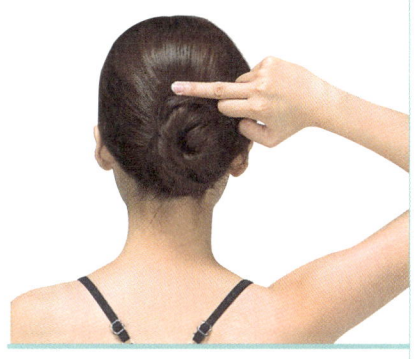

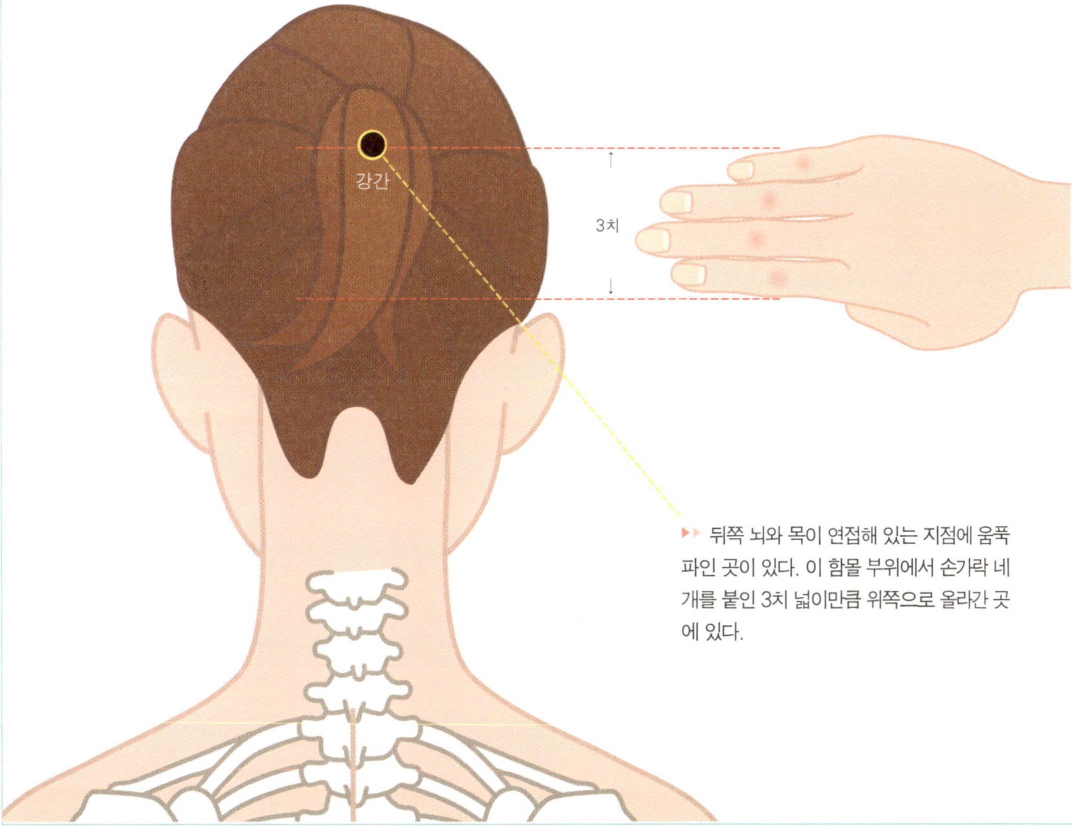

▶▶ 뒤쪽 뇌와 목이 연접해 있는 지점에 움푹 파인 곳이 있다. 이 함몰 부위에서 손가락 네 개를 붙인 3치 넓이만큼 위쪽으로 올라간 곳에 있다.

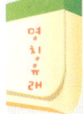
'강强'은 굳세다는 의미의 '강彊' 자와 동의어로 활에 힘이 있음을 표현한다. '간間'은 틈새를 가리키므로 이곳에서 혈자리가 뻗어나왔음을 나타낸다. 《의경이해》에는 "강간은 후정後頂에서 아래로 1치 5푼 떨어져 있으며, 개침골蓋枕骨이 강과 간 사이에 있다"고 기록되어 있다. 강간이 정수리 뒷부분에 있으며 풍부風府혈과 백회百會혈 사이에 있어 3개의 혈자리가 서로 연이어 있는 모양이 마치 활시위를 팽팽하게 당기고 있는 것 같아서 강간이라는 이름이 붙었음을 알 수 있다.

풍지風池 _주로 감기를 치료한다

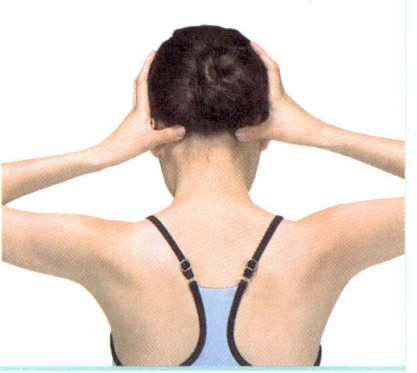

치료 효과 풍지혈은 감기를 치료하는 데 특효가 있으며 두부頭部, 안면질환을 치료하는 데 꼭 필요한 혈자리이다. 따라서 감기로 인한 관절통, 발열, 기침, 피로감을 없애준다. 아울러 불면증, 중풍, 두통, 현기증, 허리와 등이 쑤시는 증상, 눈의 피로, 숙취, 베개를 잘못 베고 자거나 한기가 들어 목이 뻣뻣해지는 증상 등을 개선한다. 이 밖에도 원형탈모증, 앉은 자리에서 일어나면 생기는 현기증, 생리통 등을 치료할 때에도 이 혈자리를 자주 사용한다.

지압 방법 혼자서 지압을 할 경우에는 양손 엄지손가락으로 양쪽 혈자리를 각각 받쳐주고, 나머지 손가락으로 머리를 감싸쥔 후 힘을 주어 4~5차례 눌러준다. 도우미가 있는 경우에는 엄지와 식지로 양쪽 혈자리를 잡고 머리쪽 방향으로 눌러주거나 아래에서 위쪽으로 미끄러지듯 목 부위를 마사지해준다.

혈자리 찾는 법

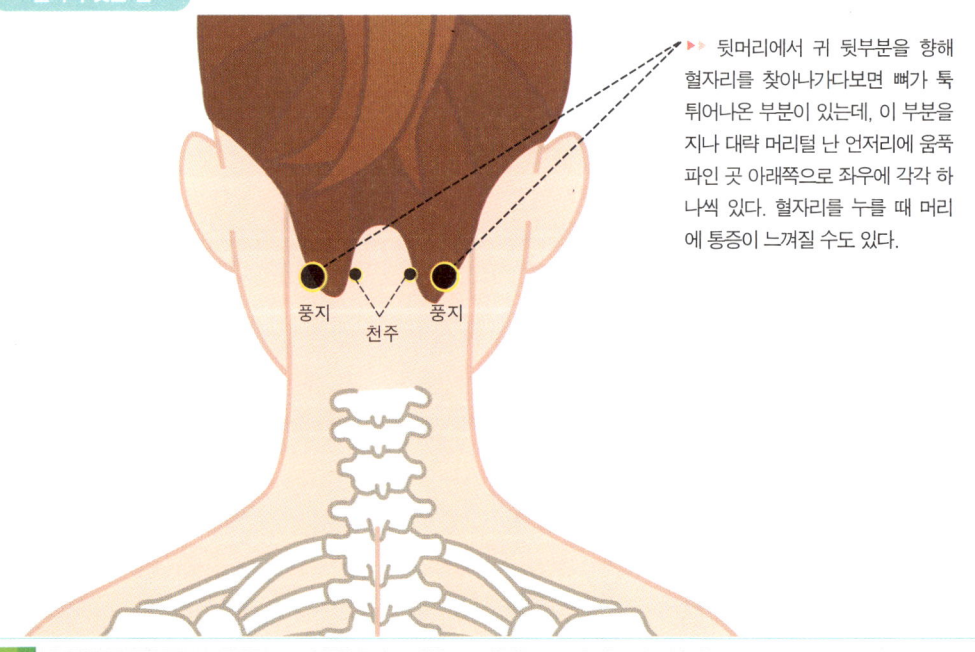

▶ 뒷머리에서 귀 뒷부분을 향해 혈자리를 찾아나가다보면 뼈가 툭 튀어나온 부분이 있는데, 이 부분을 지나 대략 머리털 난 언저리에 움푹 파인 곳 아래쪽으로 좌우에 각각 하나씩 있다. 혈자리를 누를 때 머리에 통증이 느껴질 수도 있다.

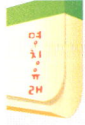

'풍風'은 외감外感을 뜻한다. '지池'는 물을 비축할 수 있을 정도로 움푹 파인 지대를 가리킨다. 글자 그대로 해석하면 풍지는 외감을 비축해놓는 혈자리이다. 옛 문헌에는 "풍은 양사陽邪이니 가벼운 성질을 가시고 있다. 정수리 위에는 오직 충반이 노닐할 수 있는데 풍지혈은 관자놀이 뒤쪽 머리털이 난 언저리에 함몰된 부분이다. 수족소양 양유陽維맥이 모이는 곳이며, 주로 중풍으로 인한 반신불수, 소양少陽두통, 감기가 모여 있는 곳이어서 풍지라고 부른다"고 기록되어 있다. 혈자리가 함몰된 것이 마치 연못과 같아서 풍지혈이라고도 불린다.

풍부 風府 _ 주로 감기를 치료한다

치료 효과 풍부혈은 우리 몸에서 냉기의 응집점이다. 따라서 감기를 치료하는 데 중요한 혈자리이다. 감기에 따른 두통, 머리 무거움, 코막힘, 콧물, 발열 등의 증상을 완화하고 현기증, 정신이 혼미해지는 증상, 목이 쑤시는 증상, 중풍, 고혈압, 불면증, 기억력감퇴, 비염, 자궁이 아래로 처지는 증상에도 효과가 크다.

지압 방법 손가락 끝 혹은 마디를 이용하여 눌러주거나 원을 그리며 마사지해준다.

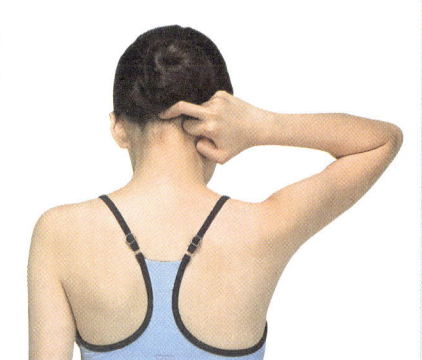

혈자리 찾는 법

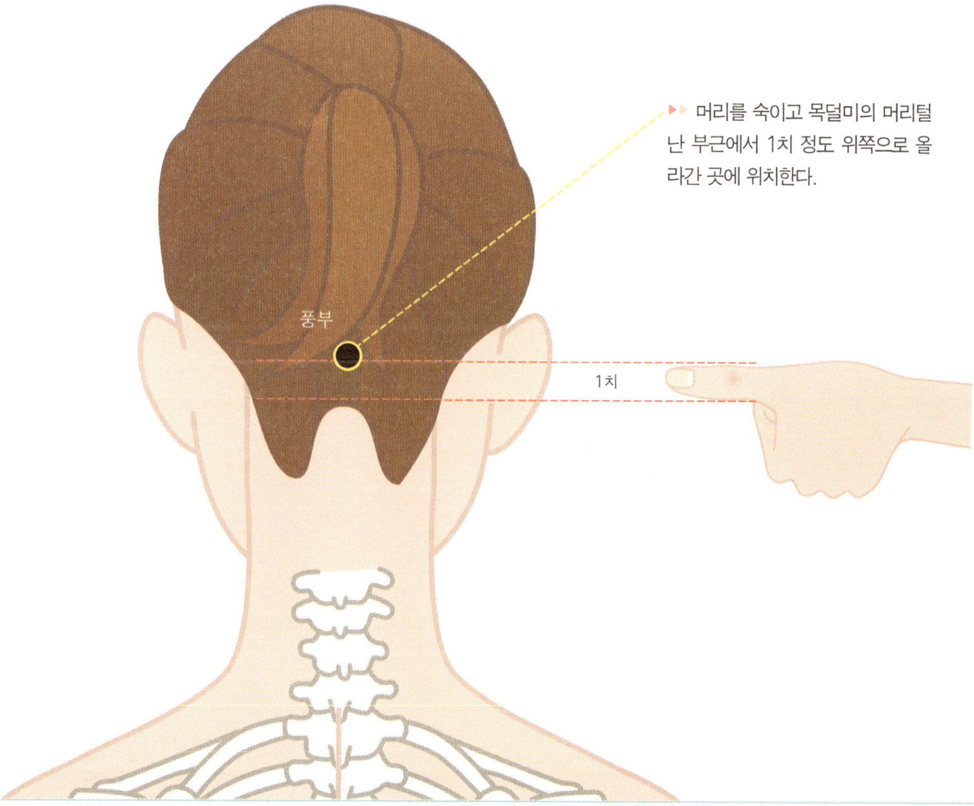

▶ 머리를 숙이고 목덜미의 머리털 난 부근에서 1치 정도 위쪽으로 올라간 곳에 위치한다.

풍부
1치

'풍風'은 감기를, '부府'는 응집의 뜻을 갖는다. 따라서 풍부혈은 감기가 모여 있다는 뜻이다. 《회원침구학》에는 "풍부란 감기가 들어가는 곳으로 뒷머리 쪽에 있는 틈이다.…임균성결막염인 풍안에 많이 걸리는 이유도 …모두 풍한風寒을 받았기 때문인데, 풍부와 풍문風門이 풍한으로 인해 가장 피해를 많이 입는 곳이다. 따라서 그 이름을 풍부라 하였다"고 적혀 있다. 이는 풍부혈이 우리 몸에서 감기의 침입으로 인한 영향을 가장 심하게 받는 혈자리이므로 이렇게 불렀다.

천주 天柱 _주로 머리와 관련된 질환을 치료한다

치료 효과 천주혈을 자극하면 머리 부위의 혈액순환을 촉진시킬 수 있을 뿐 아니라 어지럼증이나 두통 등 각종 머리와 관련된 질환을 없애주고, 혈압을 안정시킬 수 있다. 그 밖에도 천주혈을 마사지해주면 만성 비염, 코막힘, 이명, 잠을 잘못 자거나 한기가 들어 목이 뻣뻣해지는 증상, 경추가 삐었을 때 어깨와 등의 통증, 신장질환 등도 개선해준다. 쉽게 피로해지는 증상, 허하고 냉한 증상, 고혈압, 차멀미, 숙취 등에도 좋다. 기억력을 증진시키고, 아래턱에서 목까지 이르는 얼굴선을 아름답게 해준다.

지압 방법 나머지 네 손가락으로는 머리 부분을 받쳐주고, 양손 엄지손가락으로는 천주혈을 부드럽게 밀어준다. 도우미가 있을 경우에는 엄지와 식지로 천주혈을 잡고 눌러주거나 5~10번 정도 부드럽게 문질러준다. 너무 힘을 주지 않도록 주의한다.

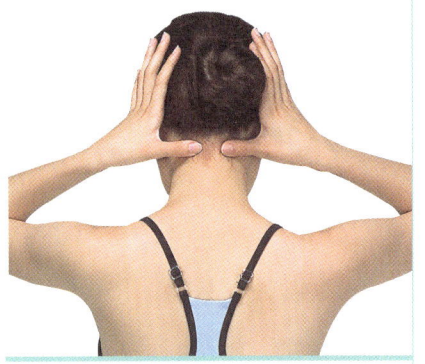

혈자리 찾는 법

▶▶ 뒷머리 정중앙의 머리털 난 언저리에서 목 쪽으로 반 치 정도 올라가서, 좌우로 약 1치 정도 떨어진 곳이다. 목 뒷부분에 있는 풍지혈 아래쪽에 있다. 또한 뒷머리 정가운데 뼈가 움푹 파인 곳에서 세로 방향으로 양쪽에 있는 굵은 근육을 발견할 수 있는데, 천주天柱혈은 이 근육 위쪽에 있다. 좌우에 각각 하나씩 자리한다.

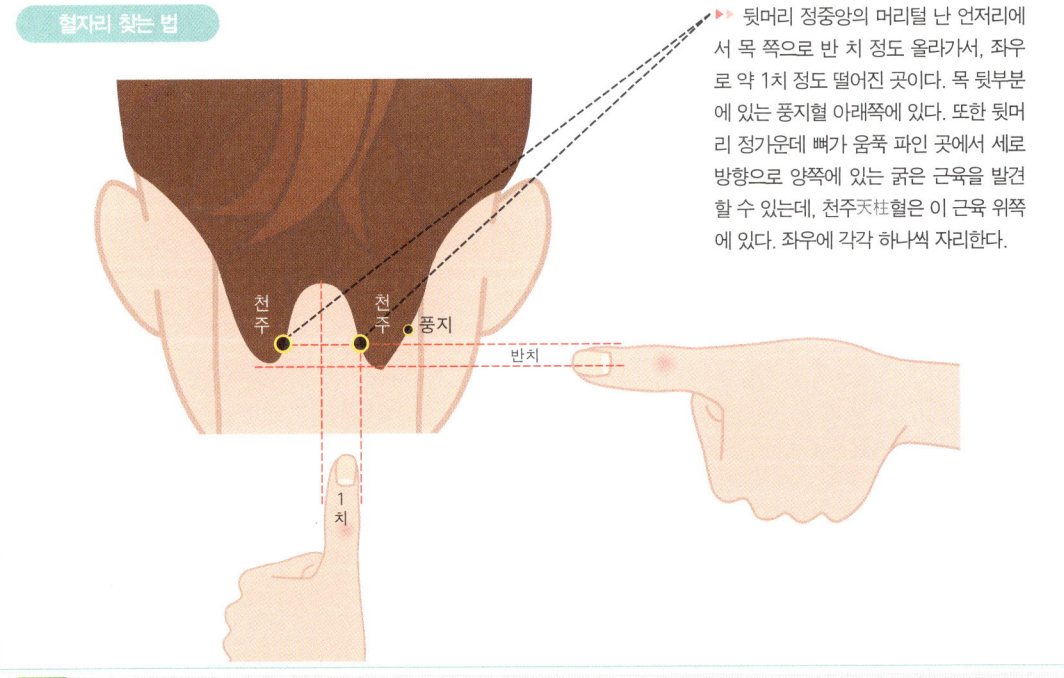

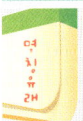

《신이경神異經》에는 "곤륜崑崙산에 동銅으로 만든 기둥이 있는데 그 높이가 하늘까지 닿았기 때문에 천주라고 불렀다"고 기록되어 있다. 천주는 곧 하늘을 떠받들고 있는 기둥이라는 뜻으로, 《신이경》에서는 곤륜산이 우뚝 솟은 모습이 마치 등으로 민든 기둥과 같고, 그 끝에 닿은 모습이 마치 하늘을 지탱해줄 정도로 힘이 있다고 생각했다. 이를 우리 몸에 대입해서 생각해보면, 머리를 만약 하늘이라고 하면 목은 머리를 떠받들고 있는 중요한 역할을 하고 있는 모습이 마치 하늘에 닿아 있는 기둥 같다고 여긴 것이다.

염천 廉泉 _부종을 없애고 통증을 멎게 한다

치료 효과 염천혈은 혀 밑이 부어오르고 아픈 증상, 목이 잠기는 증상, 타액의 과다분비, 구강염, 혀가 뻣뻣해져 말을 할 수 없는 증상, 인후염, 편도선염, 기관지염 등을 치료해준다. 목 부분의 근육과 피부를 탄탄하게 해주는 효과도 있다.

지압 방법 식지 혹은 중지 끝을 사용해서 눌러준다. 환자의 목 상태에 따라 강약을 조절해야 한다.

혈자리 찾는 법

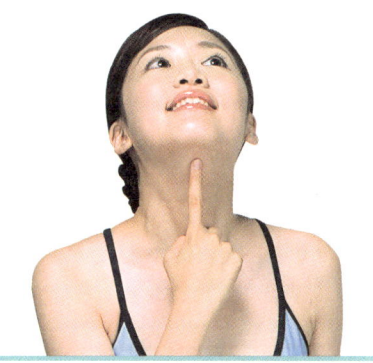

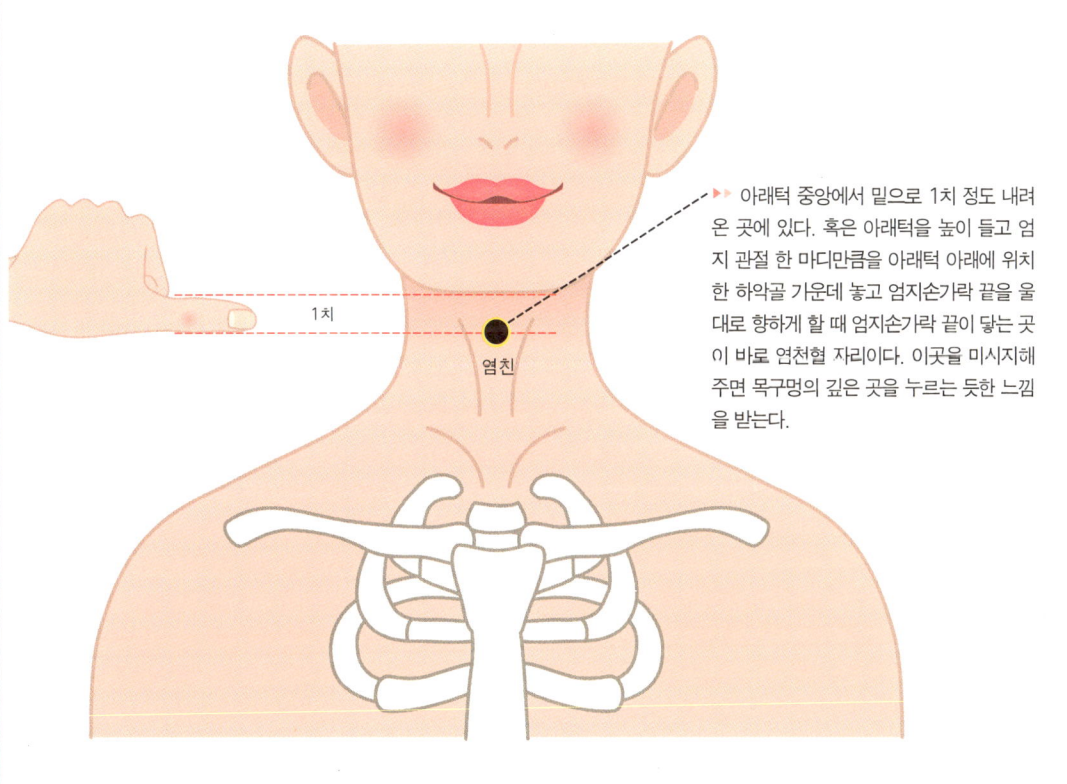

▶▶ 아래턱 중앙에서 밑으로 1치 정도 내려온 곳에 있다. 혹은 아래턱을 높이 들고 엄지 관절 한 마디만큼을 아래턱 아래에 위치한 하악골 가운데 놓고 엄지손가락 끝을 울대로 향하게 할 때 엄지손가락 끝이 닿는 곳이 바로 연천혈 자리이다. 이곳을 미시지헤 주면 목구멍의 깊은 곳을 누르는 듯한 느낌을 받는다.

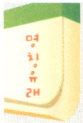

'염廉'은 청렴 또는 구석을 의미하고, '천泉'은 샘물이나 샘의 근원을 뜻한다. 혀 밑 샘에서 만들어내는 타액이 마치 맑은 샘물 같아 이름을 염천이라 했다. 옛 문헌에는 '염'을 모난 귀퉁이로 해석하여 염천혈과 울대의 외형이 마치 모난 귀퉁이와 같아서 염천이라고 했다는 기록도 있다.

인영 人迎 _ 혈액순환을 증진시킨다

치료 효과   인영혈은 숨이 찬 증상, 기관지염, 고혈압, 통풍(痛風: 요산대사尿酸代謝의 이상으로 일어나는 관절염의 한 가지. 주로 엄지발가락에 급성 또는 만성의 염증이 생겨 쑤시고 아픔), 관절염, 류머티즘, 심계항진, 만성위염, 황달, 갑상선기능항진 등의 만성질환 치료에 효과가 있다. 아울러 인영혈을 지압해주면 혈액순환이 잘되고, 얼굴 잔주름이 없어지며, 근육과 피부의 부드러움과 윤기가 회복된다. 그 밖에 인후통, 목이 잠기는 증상 등 목 부위에 관련된 증상을 가볍게 한다.

지압 방법   엄지 및 식지 끝으로 양쪽을 동시에 지압해주는데, 힘을 줄 때 반드시 힘 조절이 필요하다. 과도하게 힘을 주어 기침 혹은 호흡곤란을 일으키지 않도록 주의해야 한다.

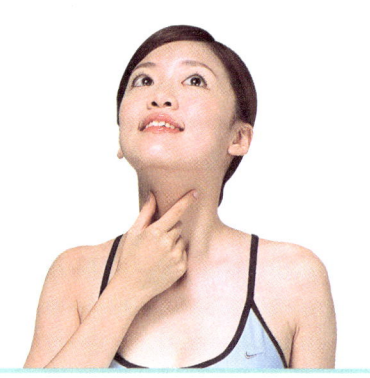

혈자리 찾는 법

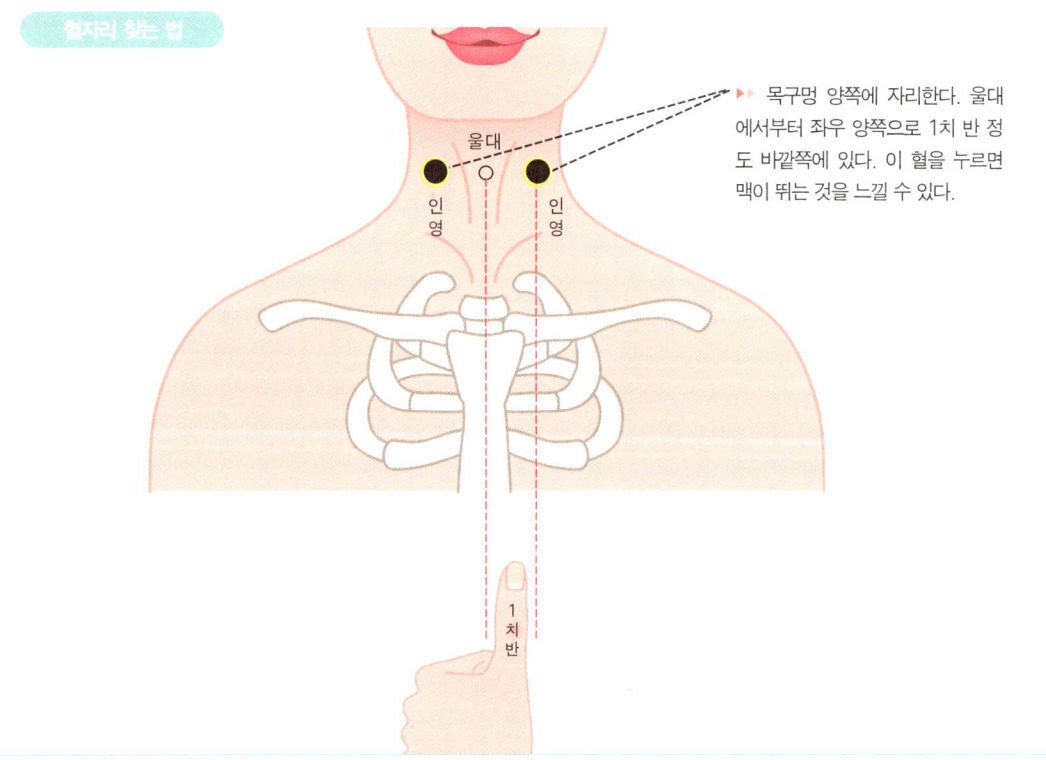

▶ 목구멍 양쪽에 자리한다. 울대에서부터 좌우 양쪽으로 1치 반 정도 바깥쪽에 있다. 이 혈을 누르면 맥이 뛰는 것을 느낄 수 있다.

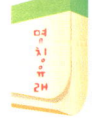

《의경이해》에 "인영은 일명 천오회天五會, 천오天五, 또는 토지土地라고 한다. 위토胃土의 회합가 위에 모이고, …삼양三陽의 기氣가 목에 있다. 따라시 인체의 기를 맞이들이는 장소이므료 이 혈자리를 인영이라 한다"고 적혀 있다. 인영은 목 부위 동맥의 총 집합소이다. 따라서 촉진觸診 부위로 인영맥은 가치가 높은 곳이다. 옛날에는 인영혈을 인체의 삼양의 기를 받아들이는 곳으로 여겼다.

부돌扶突 _부종을 없애고 통증을 멎게 한다

치료 효과 부돌혈은 붓기를 빼주고 통증을 멎게 하는 효과가 있다. 감기, 편도선염, 급성인후염, 림프구결핵, 갑상선이 부어오르는 증상, 두통, 목의 통증, 숨이 차는 증상, 신경성 통증 등을 치료한다.

지압 방법 손가락 끝 혹은 마디를 이용하여 눌러주거나 원을 그리며 마사지해준다.

혈자리 찾는 법

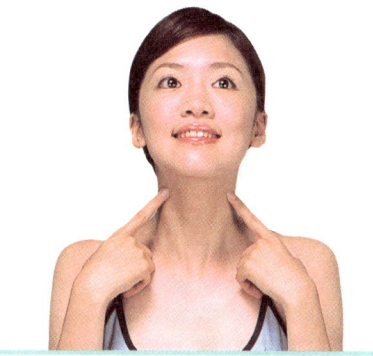

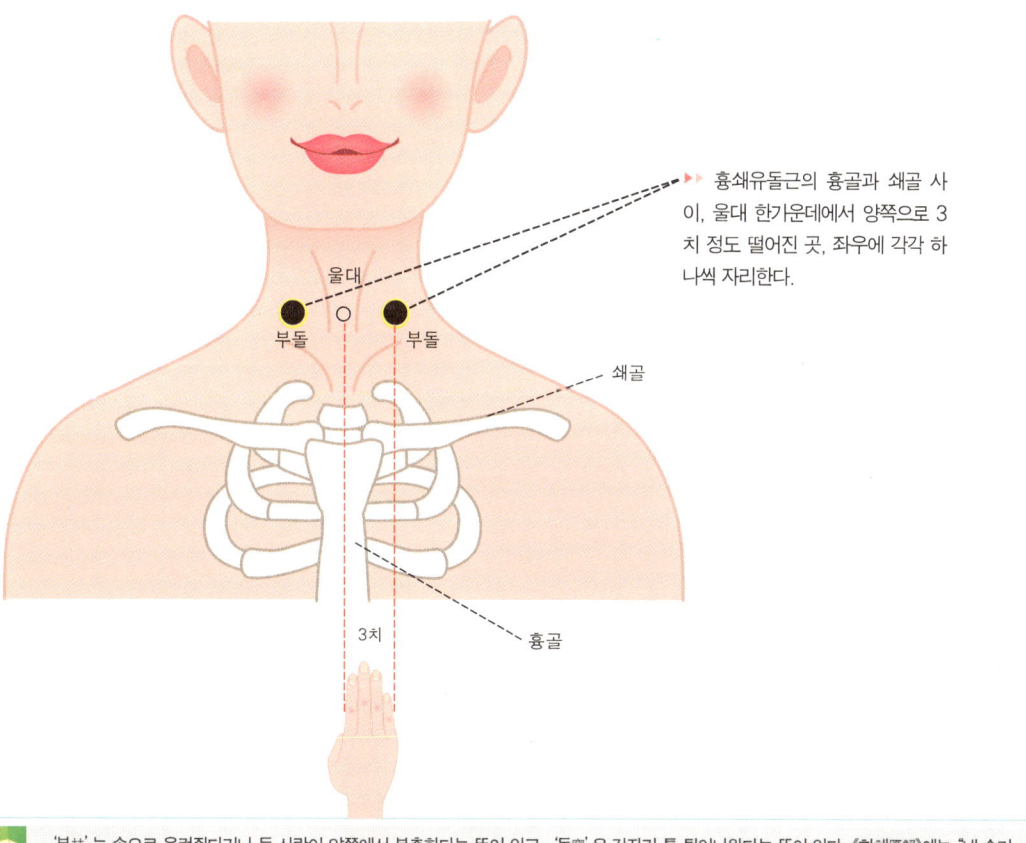

▶▶ 흉쇄유돌근의 흉골과 쇄골 사이, 울대 한가운데에서 양쪽으로 3치 정도 떨어진 곳, 좌우에 각각 하나씩 자리한다.

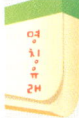

'부扶'는 손으로 움켜쥔다거나 두 사람이 양쪽에서 부축한다는 뜻이 있고, '돌突'은 갑자기 툭 튀어나왔다는 뜻이 있다. 《회해匯解》에는 "네 손가락을 나란히 편 것을 '부'라고 하며 약 3치에 해당된다. 혈자리가 울대 옆으로 3치 떨어진 곳 솟아나온 곳에 있기 때문에 부돌이라 부른다"고 적혀 있다.

천정 天鼎 _혈액순환을 조절한다

치료 효과 천정혈은 혈액순환을 조절한다. 고혈압 환자인 경우 이곳 혈자리를 눌러주면 딱딱한 혹이 만져지는데, 지압을 통해 딱딱한 혹을 없애고 혈액순환을 원활하게 할 수 있다. 그 밖에 편도선으로 인한 통증과 빨갛게 부어오르는 증상, 목소리가 잠기는 증상, 숨이 차는 증상 등을 완화시킨다. 치통, 팔과 어깨결림도 치료할 수 있으며 근육과 피부를 활성화시키는 효능이 있다.

지압 방법 손가락 끝 혹은 마디의 힘을 이용해서 눌러주거나 원을 그리며 마사지해주는데, 지나치게 힘주지 않도록 한다.

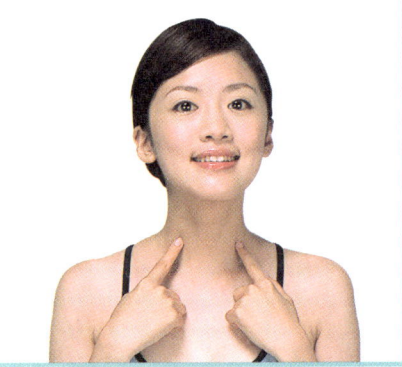

혈자리 찾는 법

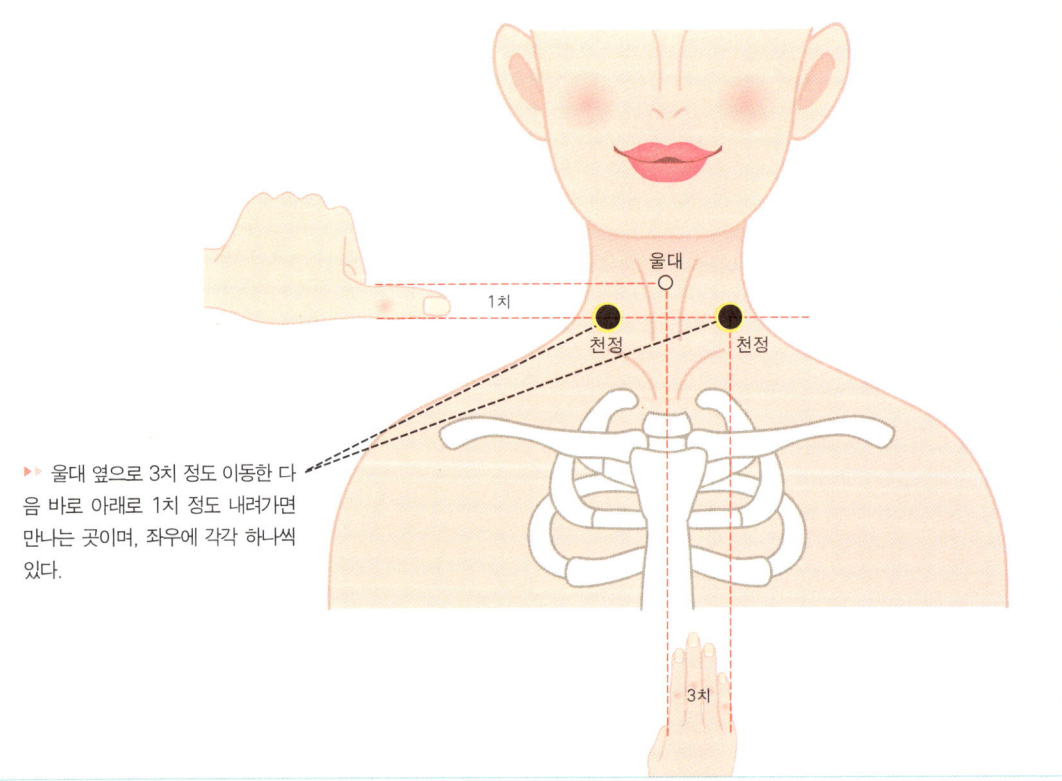

▶▶ 울대 옆으로 3치 정도 이동한 다음 바로 아래로 1치 정도 내려가면 만나는 곳이며, 좌우에 각각 하나씩 있다.

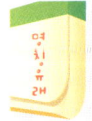

'천天'은 하늘, 높이 솟았다는 뜻이 있다. '정鼎'은 옛날에는 음식물을 끓이는 도구로 삼발이를 가졌다는 것이 외형적인 특징이다.《회원침구학》에는 "어깨 위를 하늘이라 하다 약수약명兩手陽明이 어깨 위에서 머리로 뻗은 모습이 마치 삼발이 솥과 같은 모양이어서 천정이라 한다"고 적혀 있다. 옛날에는 우리 몸의 위쪽을 양陽이라 하였으며, 머리 부위를 천이라 하였다. 이는 머리와 양쪽 귀를 솥의 상부로, 경주와 경부 양쪽을 삼밀이 솥에 달린 세 개의 다리로 보아 천정이라 하였다.

수돌 水突 _ 주로 목구멍에 생긴 질환을 치료한다

치료 효과 수돌혈은 목구멍에 생긴 부종과 통증, 호흡곤란 및 목소리가 잠기는 증상을 가볍게 해준다. 이 외에 기관지염, 인후염, 숨이 차는 증상 등 목에 생긴 질환에도 치료 효과가 있다.

지압 방법 식지 및 엄지로 혈자리를 눌러주는데 반드시 힘 조절이 필요하다.

혈자리 찾는 법

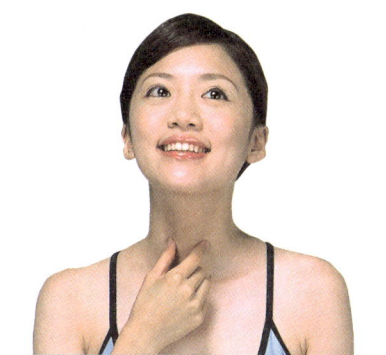

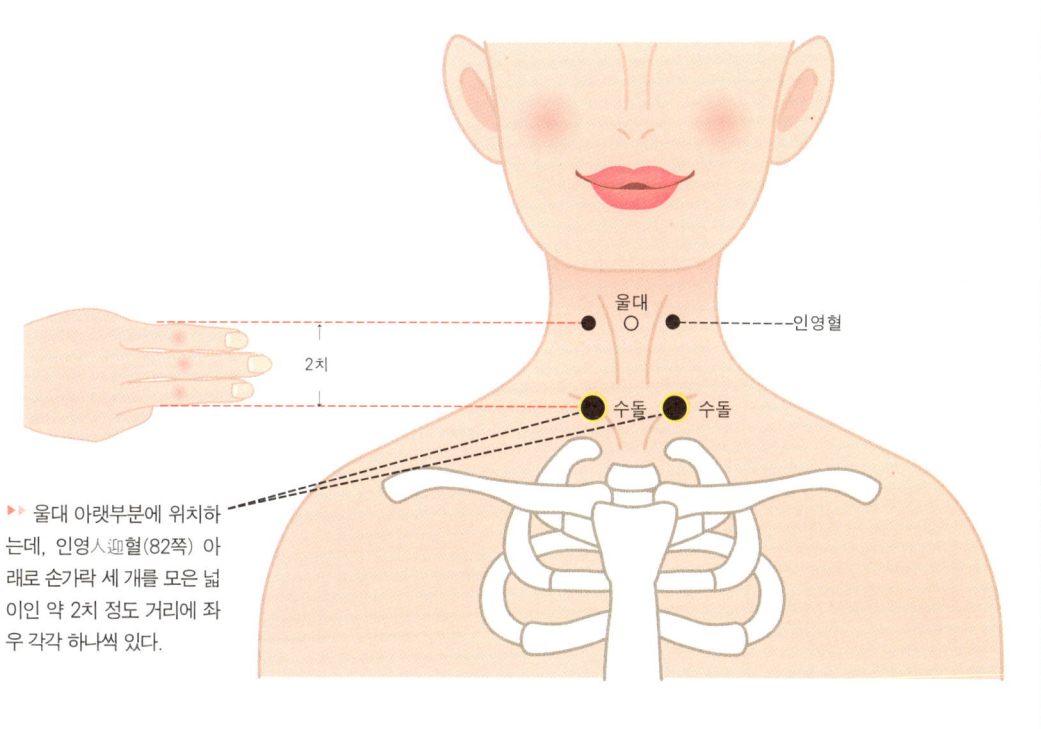

▶▶ 울대 아랫부분에 위치하는데, 인영人迎혈(82쪽) 아래로 손가락 세 개를 모은 넓이인 약 2치 정도 거리에 좌우 각각 하나씩 있다.

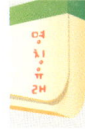

'수水'는 경수와 기혈을 말하며 '돌突'은 목구멍 돌기 부위를 말한다. 《회원침구학》에는 "수돌혈에서 수는 물을 말하며 돌은 갑작스럽게 일어나는 일이다. 음료를 목으로 넘길 때 수돌혈이 갑작스럽게 위로 올라간다. 차가운 물이 위장으로 내려갈 때도 이곳 혈자리가 요동치며 멈추지 않기 때문에 수돌이라 하였다"고 기록되어 있다.

기사 氣舍 _목과 관계된 질환을 개선한다

치료 효과   기사혈은 목구멍의 통증, 목 부위가 부어오르는 증상 및 어깨에서 뒷목에 이르는 부분이 쑤시는 증상에 효과가 있다. 또한 위장 기능과 밀접한 관계가 있는 임파선과 근접해 있기 때문에 위장 기능이 좋지 못해서 생기는 각종 증상의 치료에도 효과적이다. 소화불량, 구역질, 구토, 위가 화끈거릴 때, 딸꾹질을 할 때 이곳 혈자리를 자극해주면 증상을 완화시킬 수 있다.

지압 방법   손가락 끝으로 힘을 조절해서 양측 쇄골 위에 있는 움푹 파인 곳을 눌러준다.

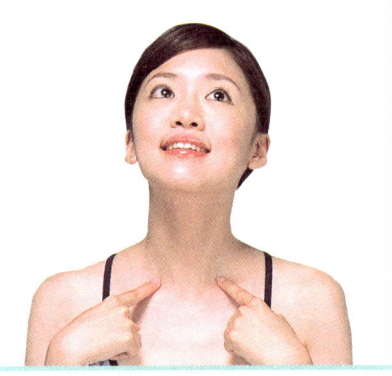

혈자리 찾는 법

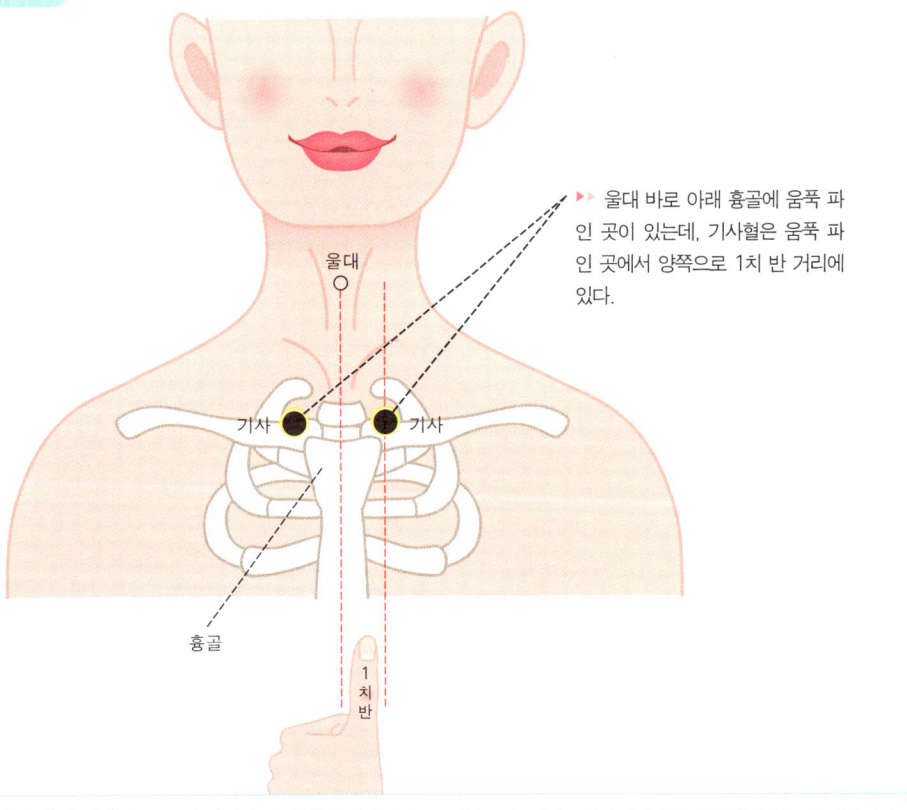

▶▶ 울대 바로 아래 흉골에 움푹 파인 곳이 있는데, 기사혈은 움푹 파인 곳에서 양쪽으로 1치 반 거리에 있다.

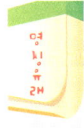

'기氣'는 호흡을, '사舍'는 거처를 뜻한다. 따라서 기사혈은 호흡이 출입하고 지나는 지점이라는 뜻이 있다. 《회원침구학》에 "기는 위기胃氣이며, 이곳에서 모여 경맥으로 올라간다. 따라서 기사라고 명명했다"고 적혀 있다. 기사혈은 족양명위경맥의 기가 운집한 곳에 있다. 호흡을 하기 위해서는 반드시 이 혈자리를 지나야 하므로 이와 같이 이름하였다.

천돌 天突 _목과 관련된 질환을 개선한다

치료 효과 천돌혈은 주로 기관지, 인후, 갑상선을 치료하는 중요한 혈자리이다. 따라서 인후통, 인후가 마르고 껄끄러운 증상, 목소리가 잠기는 증상, 기침, 숨이 차는 증상, 식도염, 구토, 각혈, 흉부통증 등의 증상에 치료 효과가 있다.

지압 방법 손가락을 약간 구부려 지문 부위로 45°방향을 향해 지그시 눌러준다. 이 혈자리는 인후에 가깝기 때문에 지압할 때 과도하게 힘을 줘서 호흡곤란을 일으키지 않도록 주의해야 한다.

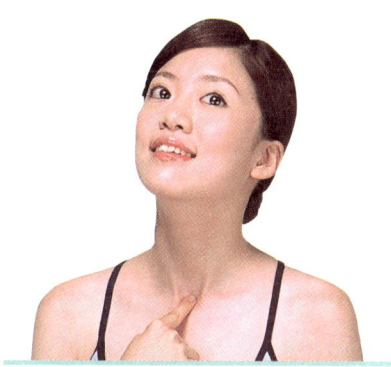

혈자리 찾는 법

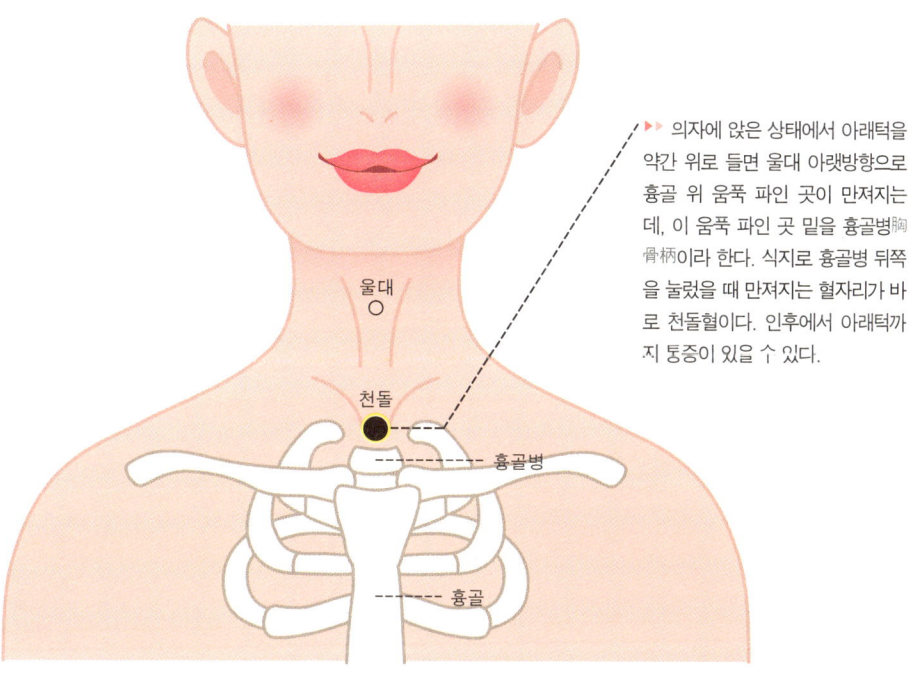

▶▶ 의자에 앉은 상태에서 아래턱을 약간 위로 들면 울대 아랫방향으로 흉골 위 움푹 파인 곳이 만져지는데, 이 움푹 파인 곳 밑을 흉골병 胸骨柄이라 한다. 식지로 흉골병 뒤쪽을 눌렀을 때 만져지는 혈자리가 바로 천돌혈이다. 인후에서 아래턱까지 통증이 있을 수 있다.

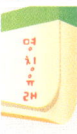

'천天'은 천기로, 우리 몸에서 윗부분을 의미한다. 즉 쇄골 위쪽 부분을 천부天部라고 한다. '돌突'은 갑자기 발생한다는 의미가 있어서 동굴에서 갑자기 용솟음친다는 뜻이다. 이 혈자리는 흉강의 가장 높은 곳에 위치하며 기혈을 통과시키고 조정하여 기혈을 뚫어주고 계속 위로 통하도록 한다. 흉부의 막힌 기를 용솟음치게 만든다고 해서 이러한 이름이 붙었다.

Shoulder & Hand

어깨와 손 | 肩手部 _{견수부}

견정 肩井
_어깨 부위의 질병을 개선한다

치료 효과　견정혈은 어깨와 팔 부위 기혈의 순환을 원활하게 한다. 팔뚝이 쑤시는 증상, 오십견, 목이 뻣뻣한 증상, 어깨와 목이 쑤시는 증상 등의 통증을 완화시켜준다. 또한 여드름, 습진, 두드러기, 피로, 수족냉증, 고혈압, 신경과 관련이 있는 감각기관의 장애 등에 효과적이다. 그 밖에 두통, 치통, 이명, 위장장애, 젖분비 부족, 여성의 이환유선염罹患乳腺炎, 심지어 난산일 경우에도 견정혈을 눌러주면 증상을 완화시킬 수 있다.

지압 방법　손가락 끝 혹은 마디를 이용하여 4~5번 눌러주거나 원을 그리며 마사지해준다.

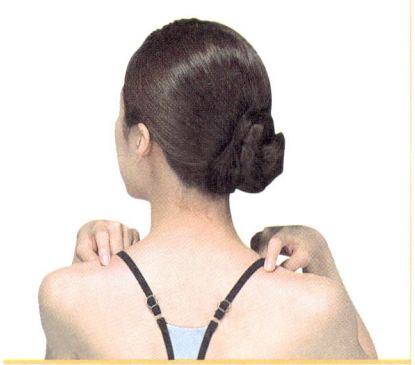

혈자리 찾는 법

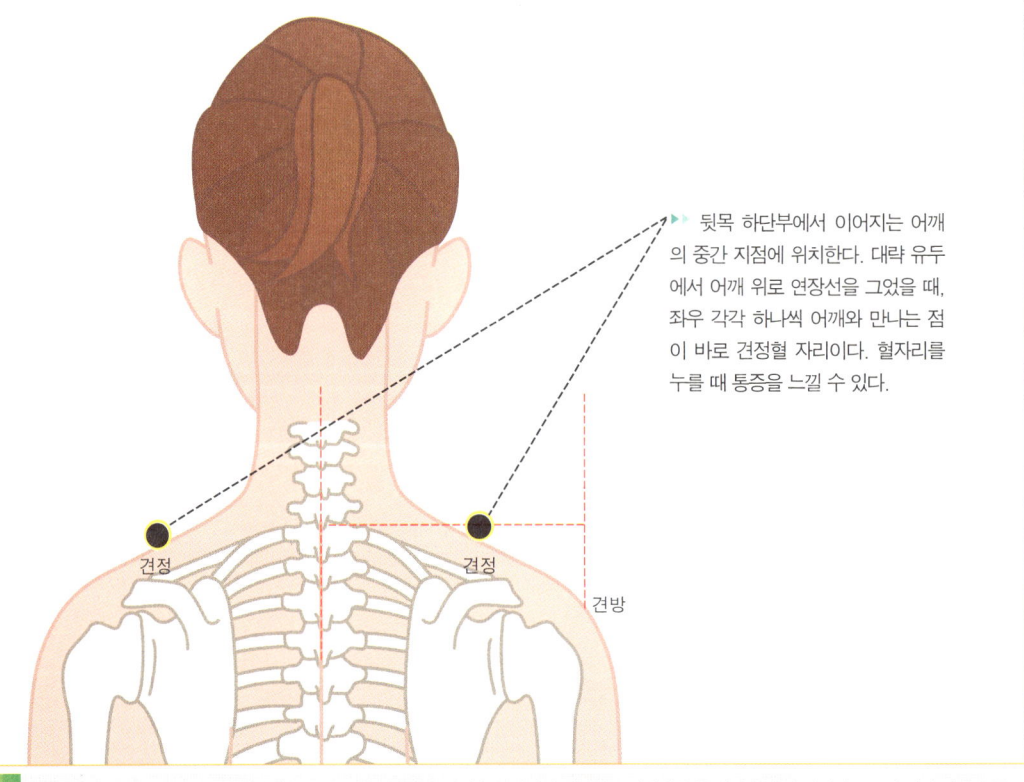

▶▶ 뒷목 하단부에서 이어지는 어깨의 중간 지점에 위치한다. 대략 유두에서 어깨 위로 연장선을 그었을 때, 좌우 각각 하나씩 어깨와 만나는 점이 바로 견정혈 자리이다. 혈자리를 누를 때 통증을 느낄 수 있다.

견정　　견정　　견방

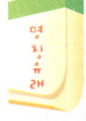
'견肩'은 어깨라는 뜻이 있다. '정井'은 물이 모여드는 샘을 의미한다. 따라서 견정혈은 어깨에 움푹 파인 곳일 뿐 아니라 그곳이 약간 깊어 우물처럼 생겼다 해서 이와 같이 이름하였다. 또한 견정이란 명칭은 혈자리의 쓰임이 넓어서 각종 질병을 치료할 수 있다 하여 붙여진 이름이기도 하다. 옛날에는 시장을 '정井'이라고도 불렀다. 한방에서는 족소양담경이 견정혈을 통과할 뿐 아니라 모든 양경陽經이 모이는 장소이므로 여러 복잡한 증상을 치료할 수 있어서 견정이라 불렀다.

천료 天髎 _ 어깨 부위의 질병을 개선한다

치료 효과   천료혈은 주로 오십견 혹은 목과 어깨 부위의 증상을 치료한다. 아울러 이 혈을 눌러주면 정서를 안정시킬 수 있으며, 초조감, 가슴 졸이는 증상 등 정신적인 질환에 효과적이다.

지압 방법   손가락 끝 혹은 마디를 이용하여 눌러주거나 원을 그리며 마사지해준다.

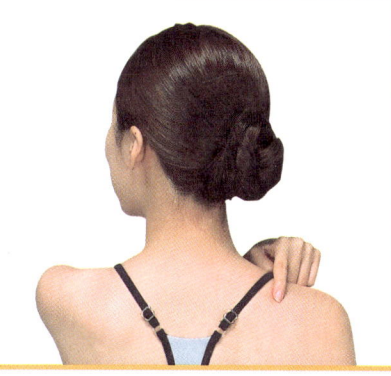

혈자리 찾는 법

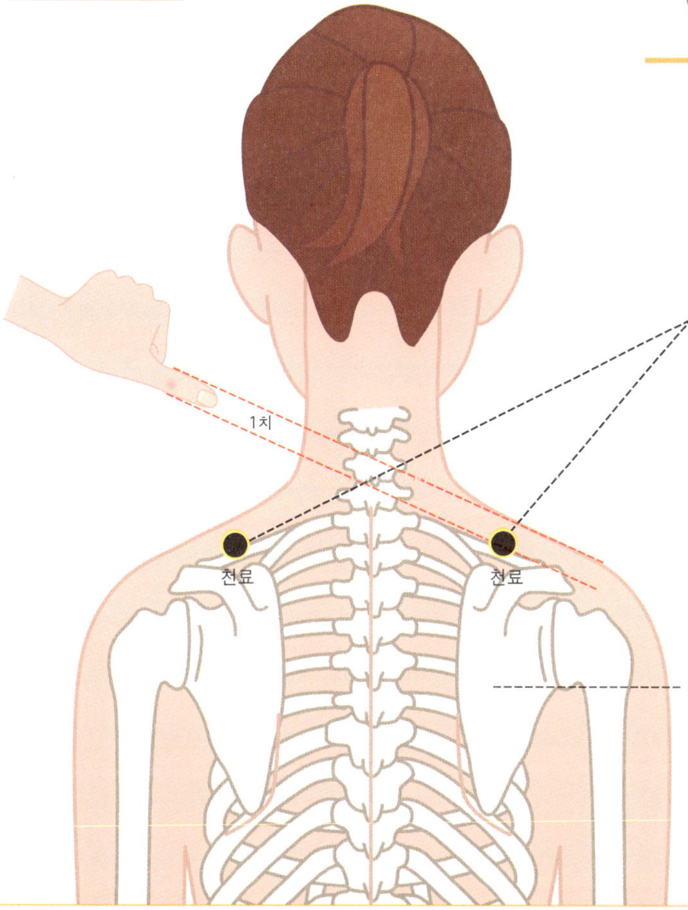

▶▶ 등에 있는 어깨뼈(일명 견갑골 肩胛骨) 위쪽 방향에 위치한다. 어깨 중앙에서 밑으로 약 1치 정도 내려와 움푹 파인 곳이 바로 천료혈이다. 좌우에 각각 하나씩 있다.

1치

천료   천료

견갑골

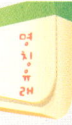

'상上'은 '천天' 즉 하늘을 의미한다. '료髎'는 뼈에 있는 움푹 파인 부분이다. 따라서 천료혈은 우리 몸 상체, 뼈에 있는 움푹 파인 혈자리이다. 한방에서는 천료혈이 어깨뼈 옆쪽에 있고, 우리 몸의 윗부분에 해당하는 천부天部에 있으며, 이곳의 근육이 돌출되어 있으므로 유일하게 천부에 누적된 양기를 얻을 수 있다 하여 천료라고 불렀다.

곡원 曲垣 _주로 팔뚝의 질병을 치료한다

치료 효과 곡원혈은 오십견, 목과 어깨 및 팔뚝 부위의 질병에 효과가 있다. 팔뚝이 쑤시는 증상, 팔뚝의 통증, 목과 어깨가 뻣뻣한 증상, 팔을 위로 올릴 수 없을 때 모두 이곳 혈자리를 통해 증상을 치료할 수 있다. 곡원혈은 또한 비뚤어진 척추를 바로 펴주고 혈액순환을 원활하게 해주는 중요한 혈자리 중 하나이다.

지압 방법 손가락 끝으로 눌러주거나 혹은 손바닥 한가운데로 원을 그리며 마사지해준다. 뜨거운 수건으로 온습포를 해주거나 혹은 드라이기의 더운 바람을 사용해도 효과를 거둘 수 있다.

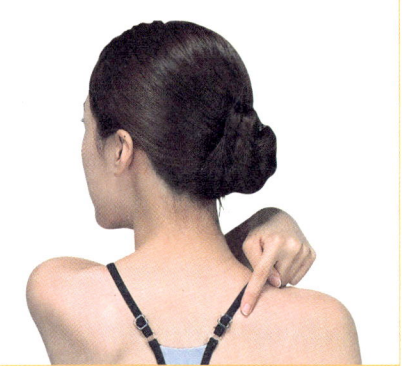

혈자리 찾는 법

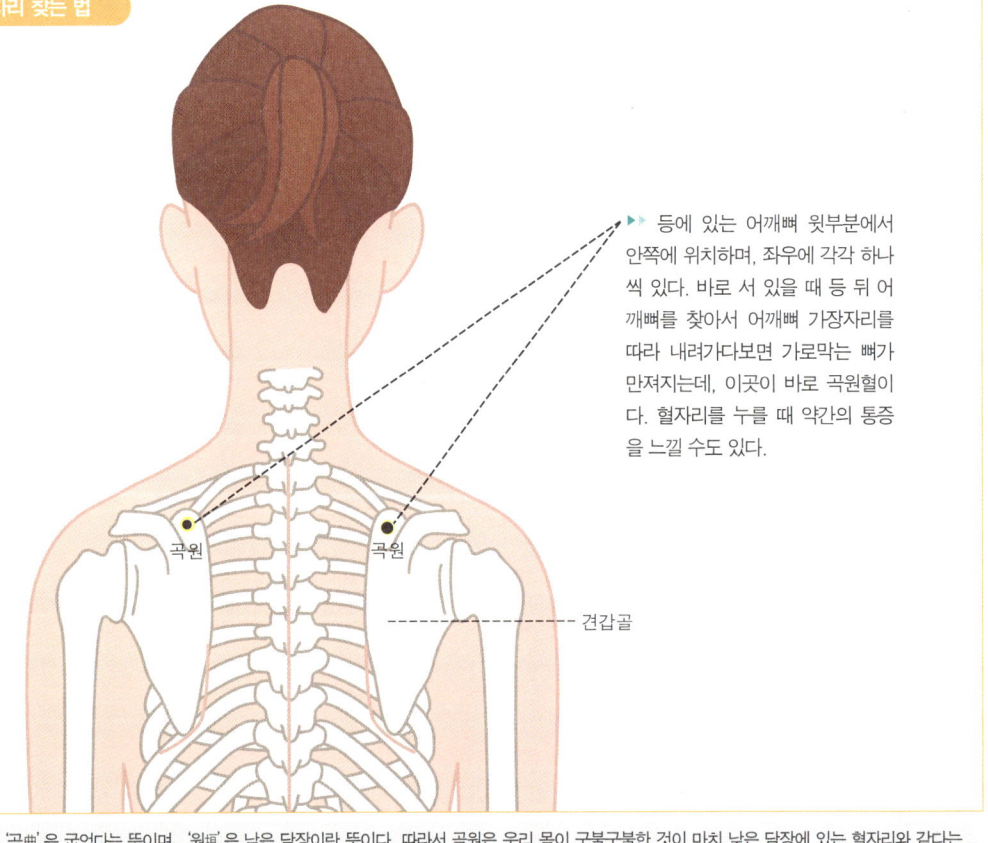

▶▶ 등에 있는 어깨뼈 윗부분에서 안쪽에 위치하며, 좌우에 각각 하나씩 있다. 바로 서 있을 때 등 뒤 어깨뼈를 찾아서 어깨뼈 가장자리를 따라 내려가다보면 가로막는 뼈가 만져지는데, 이곳이 바로 곡원혈이다. 혈자리를 누를 때 약간의 통증을 느낄 수도 있다.

곡원 곡원 견갑골

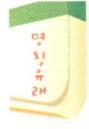

'곡曲'은 굽었다는 뜻이며, '원垣'은 낮은 담장이란 뜻이다. 따라서 곡원은 우리 몸이 구불구불한 것이 마치 낮은 담장에 있는 혈자리와 같다는 의미이다. 한방에서는 곡원혈의 위치가 어깨에서 구부러지 어깨뼈 위에 오목하게 들어간 부분이므로 사방에 있는 뼈가 솟은 것이 낮은 담장 모양을 하고 있다는 뜻에서 이렇게 이름하였다.

견외유 肩外俞

_주로 어깨 부위의 질병을 치료한다

치료 효과 견외유혈을 지압해주면 어깨 및 등의 통증을 완화시킬 수 있다. 그 밖에 몸의 피로, 근육통 등 감기로 인한 급성질환에 이 혈자리를 눌러주면 치료 효과가 뛰어나다.

지압 방법 손가락 끝으로 눌러주거나 원을 그리며 마사지해준다. 도우미가 있을 경우에는 환자가 머리를 숙이고 의자에 앉고 도우미가 양손을 환자의 어깨 위에 올려 손가락 끝으로 부드럽게 눌러준다.

혈자리 찾는 법

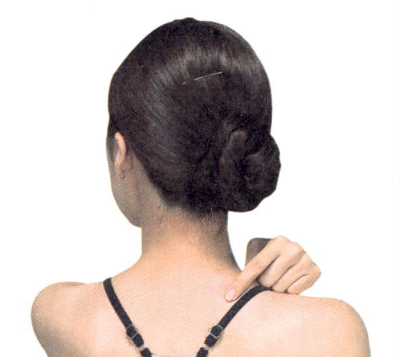

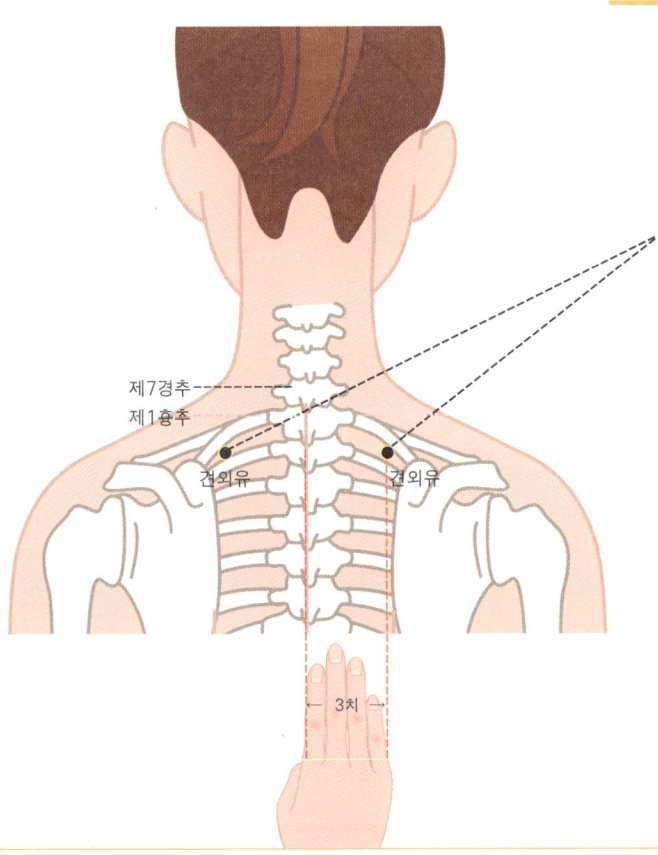

▶▶ 먼저 머리를 숙이고, 뒷머리 가운데에서 아래로 문지르면서 내려가다보면 툭 튀어나온 등뼈가 만져지는데, 이를 일곱 번째 경추라고 한다. 일곱 번째 경추 아래에 첫 번째 흉추胸椎가 있고 그 아래 오목하게 들어간 곳이 있다. 여기에서 양옆으로 약 3치 정도 떨어진 부위가 바로 견외유혈이며 좌우에 각각 하나씩 자리한다.

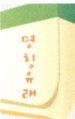

'견肩'은 어깨를, '외外'는 바깥쪽을, '유俞'는 유입을 의미한다. 따라서 견외유는 어깨 부위의 바깥쪽에서 기맥이 유입되는 혈자리라는 뜻이다. 한방에서는 이 혈자리가 어깨뼈 바깥쪽이면서 아래쪽에 있어 소양경맥의 기氣가 유입되는 혈자리라고 보았다.

견중유 肩中俞 _ 주로 눈과 관련된 질병을 치료한다

치료 효과 견중유혈은 눈의 피로감, 통증, 시력이 흐려지는 증상을 완화시켜준다. 아울러 목과 어깨가 쑤실 때에도 이곳 혈자리를 눌러준다.

지압 방법 손가락 끝으로 눌러주거나 원을 그리며 마사지해준다. 도우미가 있을 경우, 머리를 숙이고 의자에 앉아 있으면 도우미가 양손을 어깨 위에 올려 손가락 끝으로 부드럽게 눌러준다.

혈자리 찾는 법

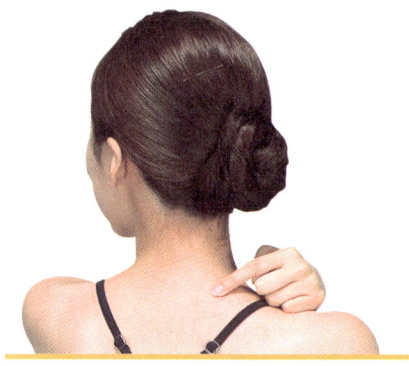

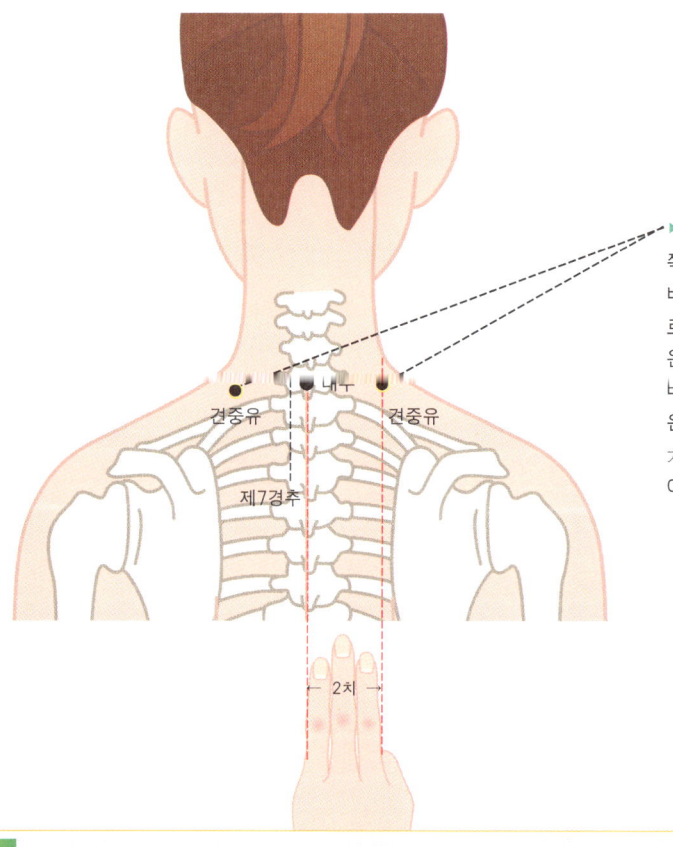

▶ 견외유 肩外俞 혈 자리보다 더 안쪽에 위치한다. 머리를 숙여 발밑을 바라보면서 뒷목 가운데에서 아래로 짚어 내려오면 가장 많이 튀어나온 등뼈가 만져지는데, 이 등뼈가 바로 일곱 번째 경추이다. 견외유혈은 바로 일곱 번째 경추 아래 대추 大椎 혈에서 양옆으로 2치 정도 떨어진 곳에 있다.

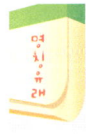

'견肩'은 어깨를, '중中'은 중간을, '유俞'는 전송하다는 뜻이 있다. 따라서 견중유는 어깨 가운데에서 기맥을 전송하는 혈자리라는 뜻이다. 한방에서는 견중유혈 자리가 견정肩井혈과 견외유肩外俞혈 안쪽, 등에 있는 중안선 부근에 위치해 있을 뿐 아니라 수태양소장경이 통과하는 혈자리이므로 이와 같이 이름하였다.

견료 肩髎 _ 주로 오십견을 치료한다

치료 효과 견료혈은 주로 삼각근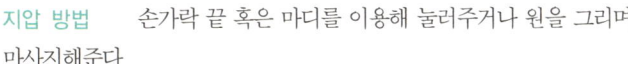三角筋을 조정하는 기능을 갖는데, 삼각근은 팔뚝을 올릴 때 중요한 역할을 하는 근육이다. 격렬하게 운동하거나 무거운 물건을 들고 난 후 어깨에 생기는 통증이나 팔을 들어올릴 수 없을 때 견료혈을 눌러주면 이와 같은 증상을 완화시킬 수 있다. 심지어 팔꿈치를 펼 수 없을 정도로 심각한 증상도 이곳 혈자리를 통해 증세를 호전시킬 수 있다. 팔꿈치와 어깨 앞쪽 부위를 동시에 자극하면 치료 효과가 배가된다.

지압 방법 손가락 끝 혹은 마디를 이용해 눌러주거나 원을 그리며 마사지해준다.

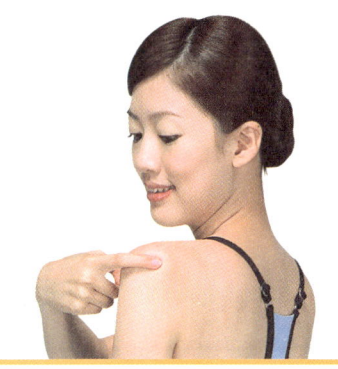

혈자리 찾는 법

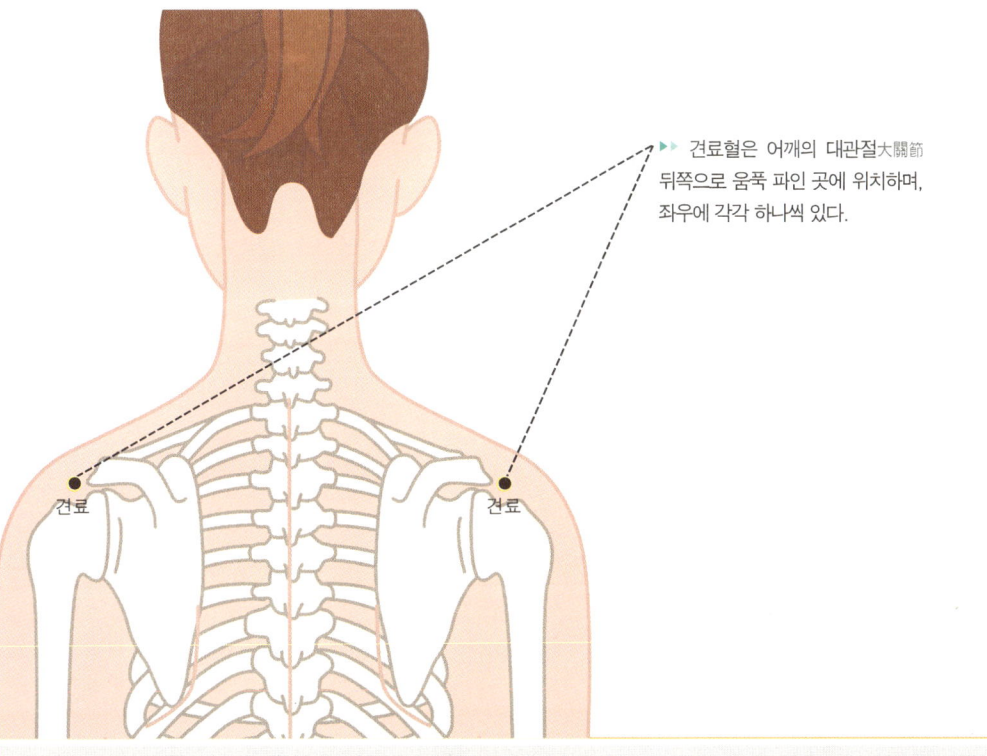

▶▶ 견료혈은 어깨의 대관절大關節 뒤쪽으로 움푹 파인 곳에 위치하며, 좌우에 각각 하나씩 있다.

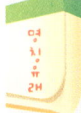

'견肩'은 어깨를, '료髎'는 뼈에 있는 구멍을 뜻한다. 따라서 견료혈은 어깨뼈 틈새, 즉 어깨 언저리에 있는 뼈에 난 움푹 파인 곳에 위치하는 혈자리임을 알 수 있다.

견정 肩貞

_주로 어깨 부위의 질병을 치료한다

치료 효과 견정혈은 주로 어깨와 팔뚝의 통증을 치료한다. 특히 팔뚝의 통증 때문에 팔을 높이 들어올릴 수 없을 때 견우肩髃혈과 함께 부드럽게 눌러주면 통증이 즉시 경감되는 것을 느낄 수 있다.

지압 방법 손가락 끝 혹은 마디를 이용해서 눌러주거나 원을 그리며 마사지해준다.

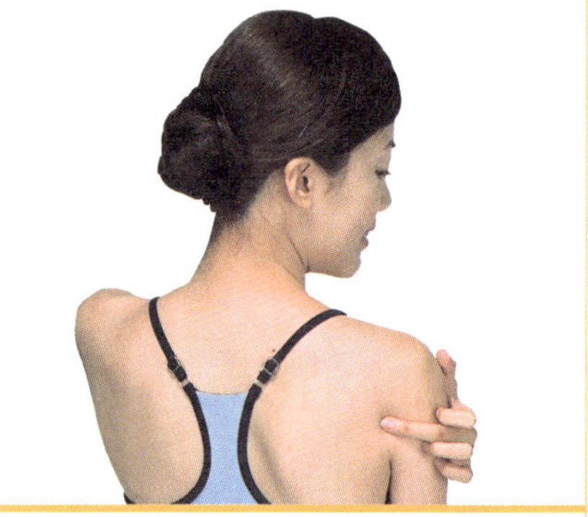

혈자리 찾는 법

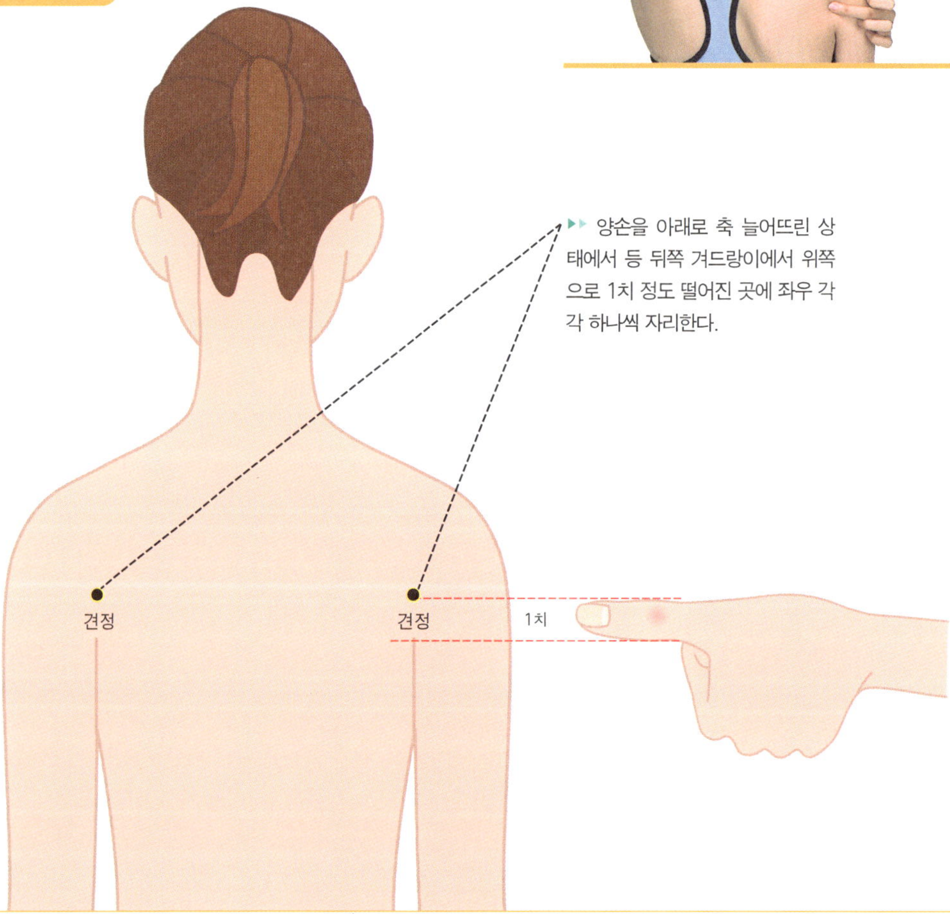

▶▶ 양손을 아래로 축 늘어뜨린 상태에서 등 뒤쪽 겨드랑이에서 위쪽으로 1치 정도 떨어진 곳에 좌우 각각 하나씩 자리한다.

견정 견정 1치

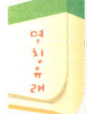

'견肩'은 어깨를, '정貞'은 바르다는 뜻으로 중앙이나 중간이라는 의미가 있다. 때문에 견정은 양쪽 어깨에서 바깥쪽으로 정중앙에 있는 혈자리를 나타낸다. 한방에서는 견정혈 자리가 팔을 들기나 혹은 늘이뜨리거나 상관 없이 혈자리의 위치가 변함 없기 때문에 견정이라 이름하였다.

견우 肩髃 _ 오십견을 치료한다

치료 효과 견우혈을 지압해주면 팔뚝이 쑤시고 아픈 증상, 목이 뻣뻣해지는 증상, 만성관절염, 류머티즘, 어깨가 쑤시는 증상 등 어깨와 목 부위가 좋지 않은 증상을 개선시켜줌과 동시에 요통, 중풍, 치통, 급성열병으로 인한 통증에도 치료 효과가 있다. 특히 오십견 환자는 약간만 힘을 주어 견우혈을 눌러줘도 즉시 통증을 경감시킬 수 있다.

지압 방법 팔꿈치를 가볍게 구부린 다음 팔을 책상 위에 올려놓으면 어깨관절 중간 부위에 약간 우묵하게 들어간 곳이 있다. 이곳을 손가락 끝으로 힘을 줘서 눌러주거나 자극해준다. 식지, 중지, 무명지를 한데 합쳐서 세 손가락 끝으로 왔다 갔다 하면서 마사지해주어도 괜찮다.

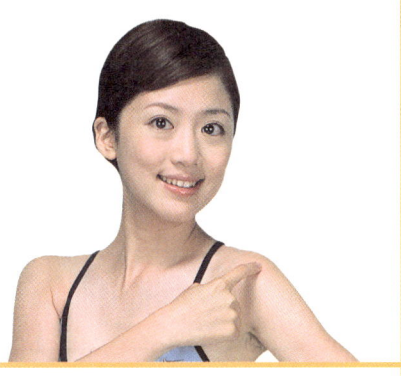

혈자리 찾는 법

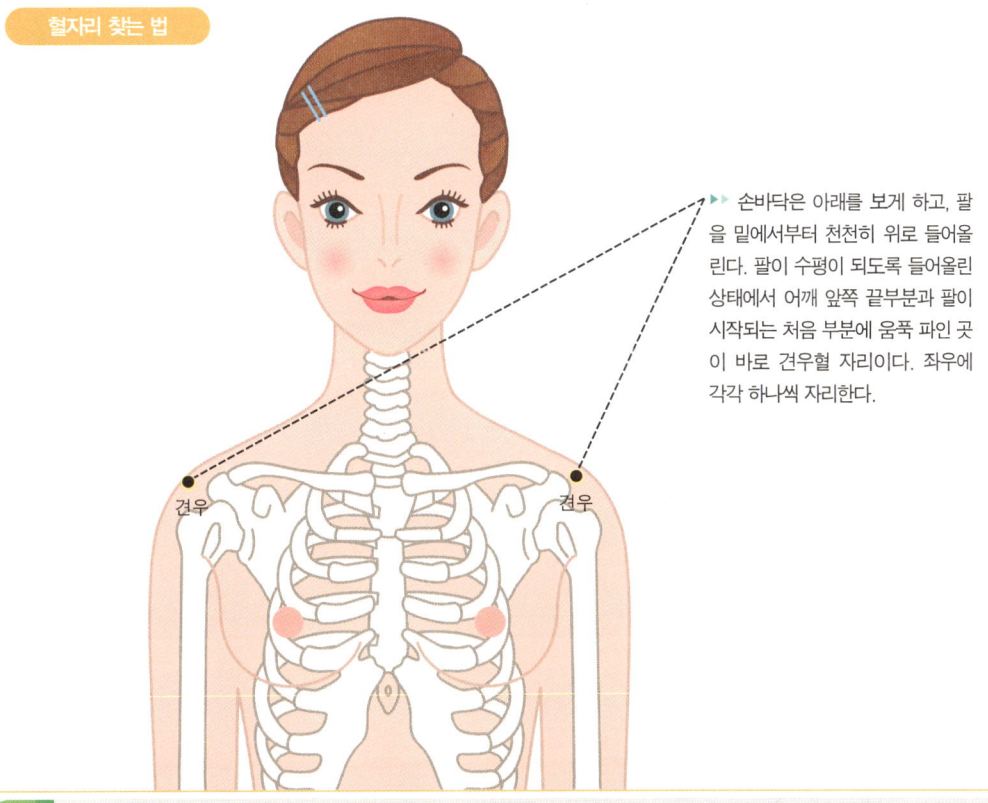

▶▶ 손바닥은 아래를 보게 하고, 팔을 밑에서부터 천천히 위로 들어올린다. 팔이 수평이 되도록 들어올린 상태에서 어깨 앞쪽 끝부분과 팔이 시작되는 처음 부분에 움푹 파인 곳이 바로 견우혈 자리이다. 좌우에 각각 하나씩 자리한다.

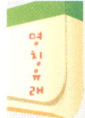

'견肩'은 어깨를, '우髃'는 어깨 앞쪽 모서리를 뜻한다. 따라서 견우혈은 어깨 앞쪽에 있는 뼈 끝에 위치하는 혈자리임을 알 수 있다. 《갑을경》에는 "어깨 끝 양쪽 뼈 사이에 있다"고 기록되어 있다. 또한 한방에서는 팔꿈치를 굽히고 들어올리면 어깨 끝 관절 양쪽에 함몰되는 부위가 나타나므로 견우라 이름하였다.

운문 雲門 _주로 오십견을 치료한다

치료 효과   운문혈을 눌러주면 가슴이 답답한 증상, 기침, 호흡곤란, 어깨가 쑤시는 증상, 오십견과 같은 증상을 완화시킬 수 있다. 특히 팔을 들어올릴 수 없을 때 이곳 혈자리를 눌러주면 어깨의 근골을 풀어주어 통증이 경감된다.

지압 방법   손가락 끝 혹은 마디를 이용해서 눌러주거나 원을 그리며 마사지해준다.

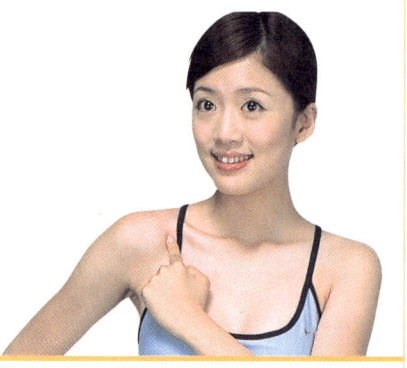

혈자리 찾는 법

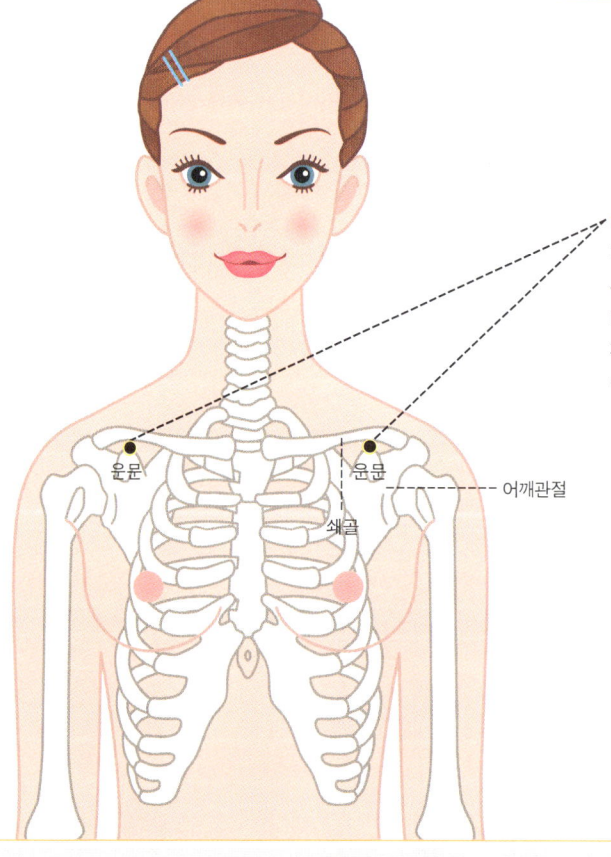

▶▶ 쇄골 바깥쪽 끝과 어깨의 대관절 사이에 오목하게 들어간 곳이 있는데, 운문혈은 바로 이곳에 위치한다. 혈자리를 눌러줄 때 팔 위쪽에 강한 통증을 느낄 수도 있다. 좌우에 각각 하나씩 있다.

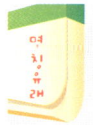

'운雲'은 운무를 가리키며 기맥을 뜻하고, '문門'은 출입문을 뜻한다. 따라서 운문혈은 기맥의 출입을 관장하는 문이라는 뜻이다. 《소문素問 · 음양응상내론陰陽應象大論》에는 "운은 천기가 나가는 곳이며 …천기는 폐로 통한다"고 기록되어 있다. 구름이 찬 기운을 만나면 비가 내리고, 더운 기운을 만나면 증발하듯 이곳에서 표현된 기맥이 폐와 장에 스며든다고 생각했다. 한방에서는 운문혈이 수태음폐경에 속해 있고 폐와 장의 기맥이 구름과 같고, 이곳 혈자리의 위치가 폐의 기가 출입하는 문에 위치하므로 운문이라고 이름하였다.

견전 肩前 _ 주로 오십견을 치료한다

치료 효과 견전혈은 주로 팔뚝이 쑤시고 아픈 증상과 오십견을 치료하는 중요한 혈자리 중 하나이다.

지압 방법 손가락 끝 혹은 마디를 이용하여 눌러주거나 원을 그리며 마사지해준다.

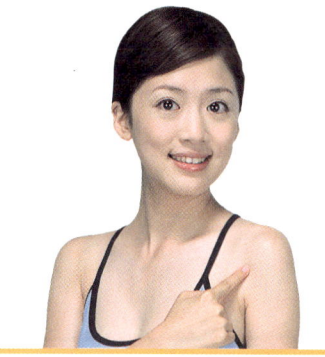

혈자리 찾는 법

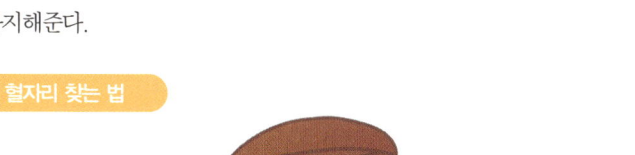

▶▶ 팔을 아래로 축 늘어뜨렸을 때, 겨드랑이 가로무늬 끝과 견우肩髃혈을 연결한 선의 중간 지점이 바로 견전혈 자리로, 좌우에 각각 하나씩 있다.

견우

견전

견전

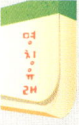

'견肩'은 어깨, '전前'은 앞쪽이라는 뜻이다. 따라서 견전혈은 어깨 전방 부위에 위치하는 혈자리임을 알 수 있다. 한방에서 이 혈자리는 어깨 앞쪽 쇄골 부근에 있기 때문에 견전이라 하며 쇄골이 돌출된 모양이 언덕과 같아서 '견내릉肩內陵'이라고도 하였다.

극천極泉 _ 주로 심장질환을 치료한다

치료 효과 극천혈은 심장 가까이에 있는 심경(心經 : 염통에서 갈라져 나온 경락)에 위치한 혈자리이므로 심장 기능을 향상시킨다. 심장병으로 인해 갑자기 발작을 일으킨 경우 이곳 혈자리를 강하게 눌러줌으로써 응급처치를 할 수 있다. 극천혈은 또한 가슴이 답답한 증상, 팔꿈치가 쑤시는 증상, 암내, 젖분비 부족 등과 같은 증상 개선에도 이용된다.

지압 방법 손가락 끝으로 눌러주거나, 손가락 네 개를 어깨 위에 올려놓고 엄지손가락으로 혈자리를 눌러준다.

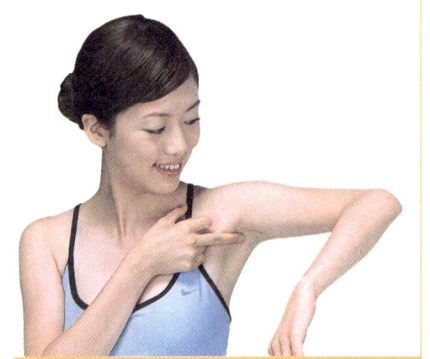

혈자리 찾는 법

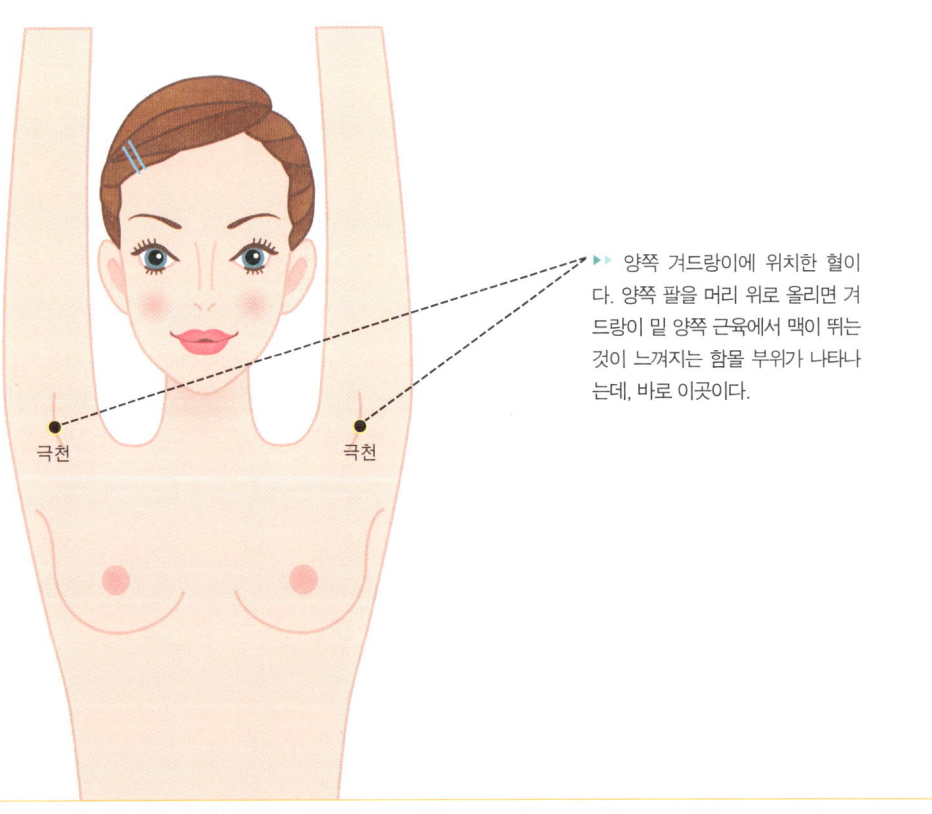

▶▶ 양쪽 겨드랑이에 위치한 혈이다. 양쪽 팔을 머리 위로 올리면 겨드랑이 밑 양쪽 근육에서 맥이 뛰는 것이 느껴지는 함몰 부위가 나타나는데, 바로 이곳이다.

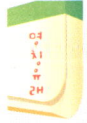

'극極'은 높고 크다는 뜻이며, '천泉'은 샘물이라는 뜻이다. 따라서 극천은 우리 몸 가운데 높은 곳에, 마치 샘물이 아래로 흐르는 것과 같은 곳에 있는 혈자리이다. 한방에서는 극천혈 자리가 수소음심경에 속해 있고 겨드랑이 한가운데 높은 곳에 위치하고 있으며 심경의 가장 높은 곳에 있으므로 '극점極點'에 있다고 하였다. 아울러 심경은 우리 몸의 혈맥을 관장한다. 심경 혈맥의 기는 극천혈에서 출발하여 마치 샘이 높은 곳에서 낮은 곳으로 흐르듯 온몸으로 흘러간다고 보았기 때문에 이와 같이 이름하였다.

노회 臑會 _어깨 부위의 질병을 치료한다

치료 효과   노회혈은 근육통, 상완上腕신경통, 어깨 부위의 관절통, 오십견으로 인한 목, 어깨, 팔 부위의 좋지 않은 증상을 치료한다. 특히 어깨, 팔뚝의 통증으로 팔을 들어올릴 수 없을 때, 이곳 혈자리를 눌러주면 통증이 완화된다. 그 밖에 인후염으로 인한 발열 증상에도 효과가 있다.

지압 방법   손가락 끝 혹은 마디를 이용해서 눌러주거나 원을 그리며 마사지해준다.

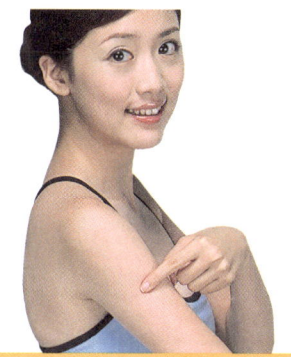

혈자리 찾는 법

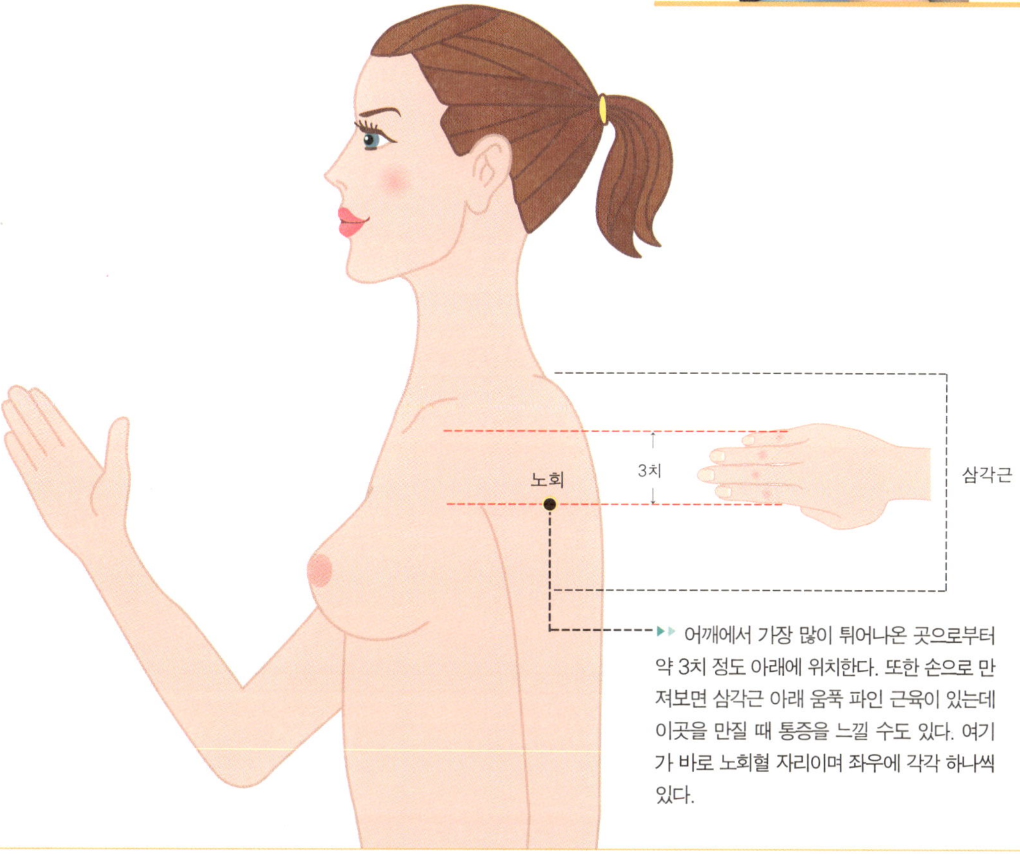

▶▶ 어깨에서 가장 많이 튀어나온 곳으로부터 약 3치 정도 아래에 위치한다. 또한 손으로 만져보면 삼각근 아래 움푹 파인 근육이 있는데 이곳을 만질 때 통증을 느낄 수도 있다. 여기가 바로 노회혈 자리이며 좌우에 각각 하나씩 있다.

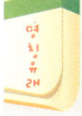

'노臑'는 팔뚝 위쪽에 근육이 솟은 곳이고, '회會'는 모인다는 뜻이다. 따라서 노회혈은 팔뚝 위쪽에 근육이 융기되고 경맥이 모이는 혈자리이므로 이와 같이 이름하였다.

비노 臂臑 _어깨와 팔뚝의 질병을 완화한다

치료 효과 비노혈은 경락이 많이 모이고 교차하는 곳이다. 냉기를 없애고 월경을 순조롭게 할 수 있도록 도와주며 어깨와 팔뚝의 통증을 치료한다. 이곳을 눌러주면 가슴통증, 근육수축과 같은 증상을 개선하고 눈의 피로, 어깨와 팔 근육이 뭉친 것을 풀어준다. 아울러 신진대사를 원활하게 해주므로 팔을 가늘게 만든다.

지압 방법 팔뚝을 잡고 엄지손가락으로 혈자리를 눌러준다.

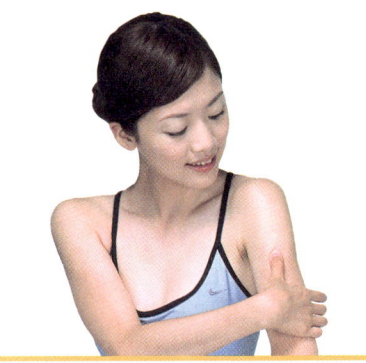

혈자리 찾는 법

▶▶ 팔꿈치에서 위로 손가락을 네 개씩, 모두 여덟 개를 모은 것보다 조금 더 넓은 약 7치 정도 올라가면 곡지曲池혈과 견우肩髃혈이 연결되는 선 위에 위치한다. 좌우에 각각 하나씩 있다. 혈자리를 찾을 때는 어깨 힘을 빼고 팔꿈치를 90도로 굽혀준다. 힘을 주어 주먹을 쥐면 근육이 팽팽해지는데 이때 위쪽 팔 삼각근 밑에 움푹 파인 곳이 나타난다. 이곳이 바로 비노혈 자리이다.

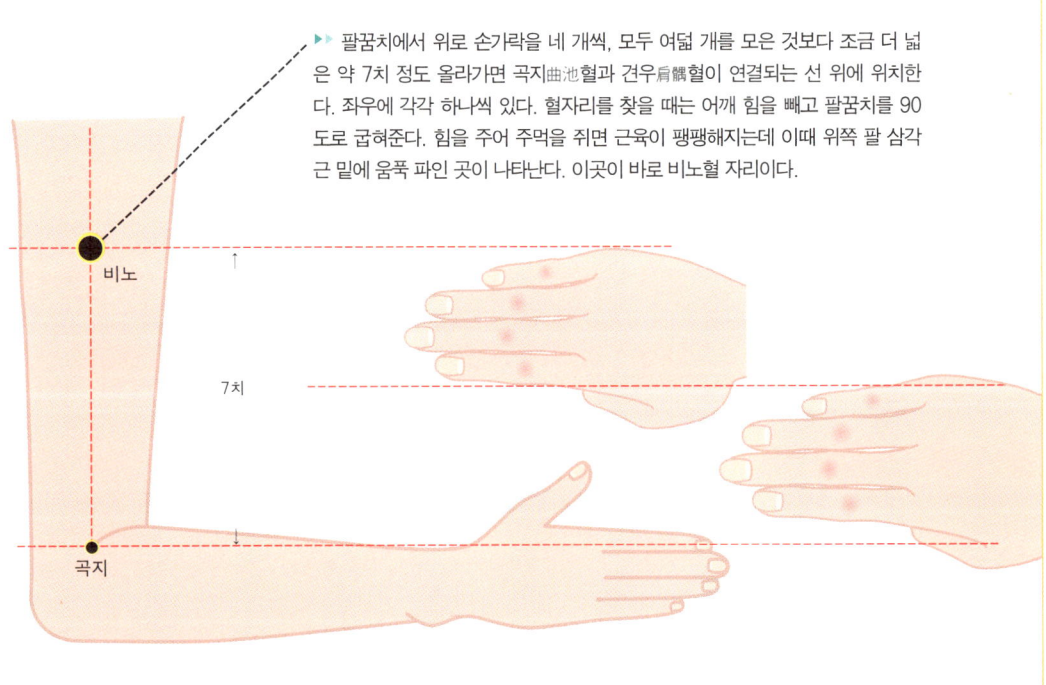

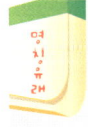

'비臂'는 팔꿈치에서 손목에 이르는 부위를, '노臑'는 팔꿈치에서 어깨에 이르는 부위를 말한다. 따라서 비노는 팔목에서 어깨에 이르는 부위의 통증과 관련이 있는 혈자리이다. 한방에서는 팔뚝 위 안쪽을 '노'라고 한다. 이곳 혈자리가 팔뚝 위 삼각근上膊筋 안쪽에 위치하므로 비노라고 이름하였다.

협백 俠白
_주로 폐와 관련된 질환을 치료한다

치료 효과 협백혈은 호흡기와 관련된 질병을 앓고 있을 때 눌러주면 탁월한 치료 효과를 느낄 수 있다. 가슴이 답답하거나 심장통증, 호흡곤란, 기침, 가래가 많거나 팔뚝이 쑤시는 증상이 있을 때 자주 눌러주면 한층 편안해진다.

지압 방법 먼저 식지와 중지를 모으고, 엄지를 이용해서 혈자리를 눌러준다.

혈자리 찾는 법

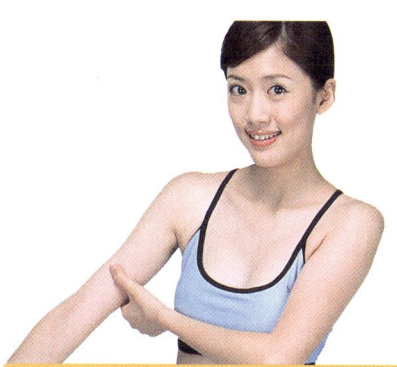

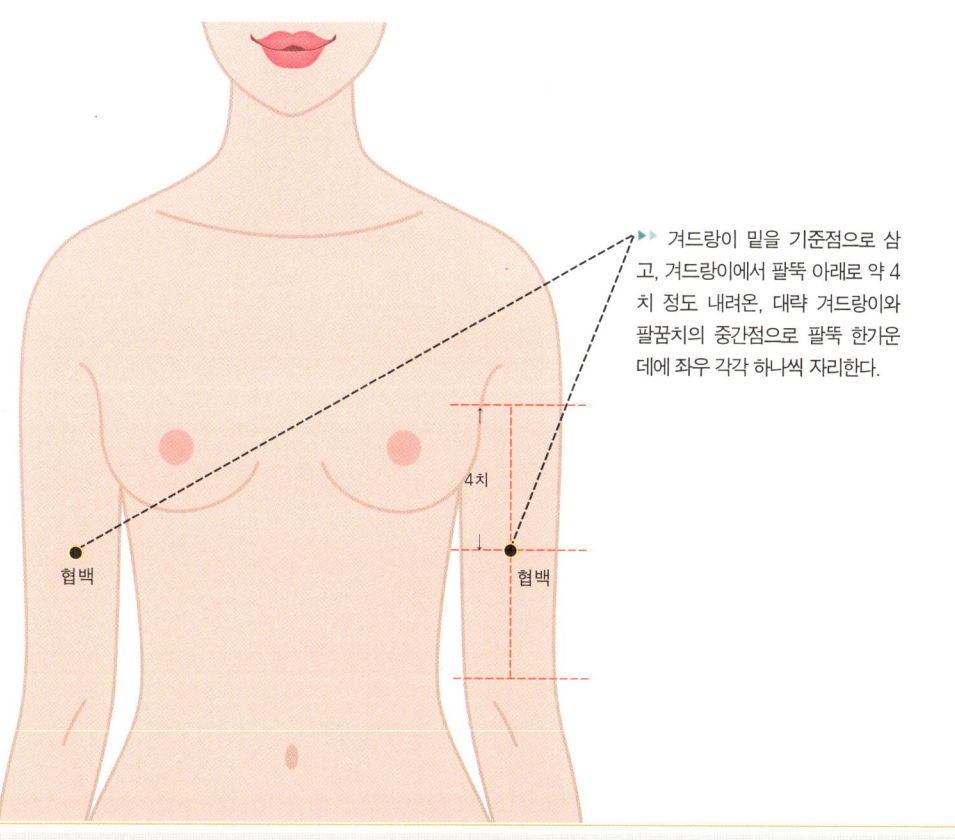

▶▶ 겨드랑이 밑을 기준점으로 삼고, 겨드랑이에서 팔뚝 아래로 약 4치 정도 내려온, 대략 겨드랑이와 팔꿈치의 중간점으로 팔뚝 한가운데에 좌우 각각 하나씩 자리한다.

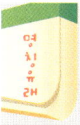

'협俠'은 '협夾'과 통하며 옆이라는 뜻이 있다. '백白'은 백색을 뜻하며 폐肺의 색깔이다. 따라서 협백은 폐의 건강과 관계 있는 혈자리임을 알 수 있다. 《소문·음양응상대론》에는 "장藏에 폐가 있고 흰색이다"라고 기록되어 있다. '백'은 폐의 색깔이 흰색임을 뜻하고 혈자리가 폐 양쪽에 위치하고 있기 때문에 협백이라 불렀다.

천정 天井

목과 어깨의 질병을 개선한다

치료 효과   천정혈은 목, 어깨, 팔 등을 치료하는 데 특효가 있는 혈자리이다. 구체적으로 팔뚝이 쑤시는 증상, 목의 통증, 관절염, 오십견 등의 증상에 효과적이다. 아울러 인후통, 두통, 코막힘, 기침, 가슴이 아프고 답답한 증상, 요통, 심장통증, 경련, 류머티즘, 난청, 식욕부진 등에도 좋다.

지압 방법   손가락 끝 혹은 마디를 이용해서 눌러주거나 원을 그리며 마사지해준다.

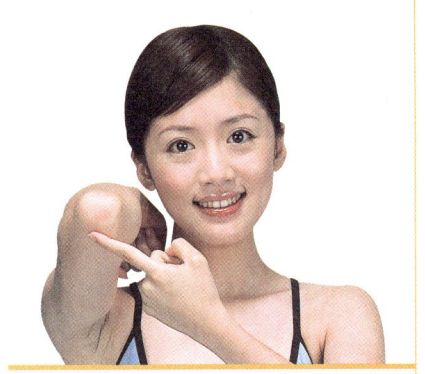

혈자리 찾는 법

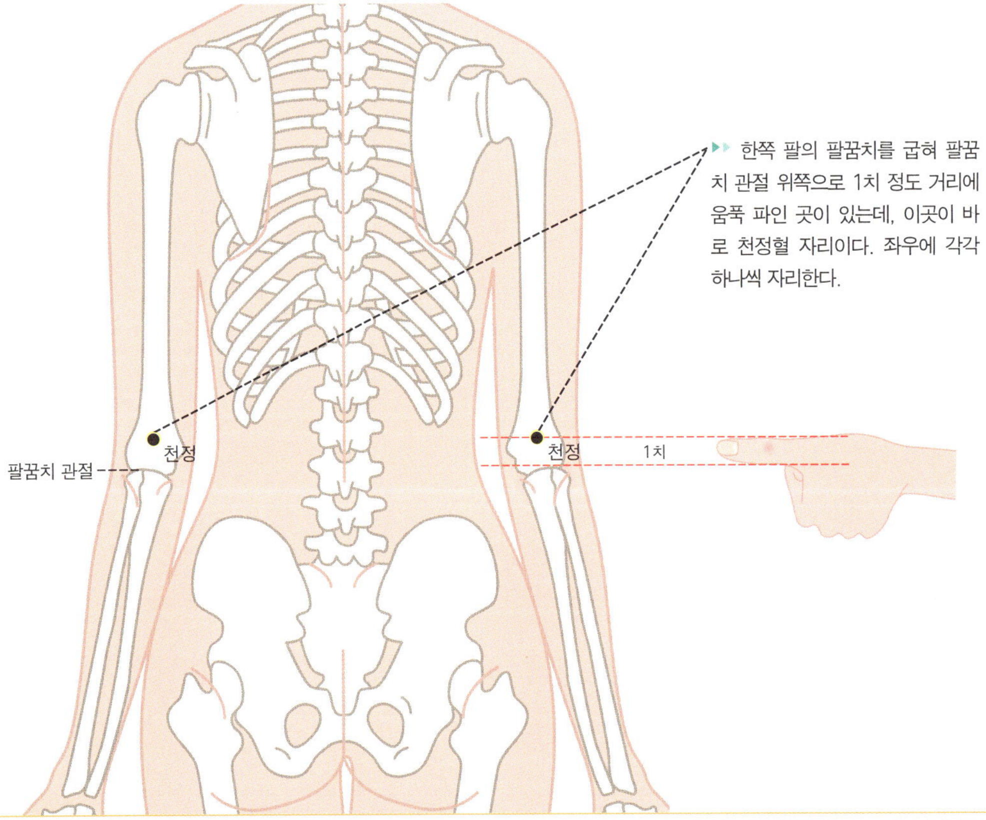

▶▶ 한쪽 팔의 팔꿈치를 굽혀 팔꿈치 관절 위쪽으로 1치 정도 거리에 움푹 파인 곳이 있는데, 이곳이 바로 천정혈 자리이다. 좌우에 각각 하나씩 자리한다.

팔꿈치 관절 --- 천정   천정   1치

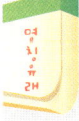

옛날에는 '상上'을 '천天'으로, '정井'을 우물로 생각했다. 따라서 천정은 우리 몸 윗부분에 있는 모양이 우물 같은 혈자리라는 뜻에서 비롯되었다. 한방에서는 천정혈 자리가 팔꿈치 위쪽으로 1치 떨어진 곳에 있으므로 하늘이라 하고, 혈자리가 위치한 팔의 상박골에 매의 부리만한 함몰 부위가 우물 같기 때문에 천정이라고 이름하였다.

곡지 曲池 _ 기혈의 순환을 증진시킨다

치료 효과 곡지혈을 자주 지압해주면 기혈의 순환을 증진시키고, 혈색과 피부 상태를 개선해줄 뿐 아니라 팔뚝의 지방을 제거해준다. 기가 허한 뚱뚱한 체형의 사람들에게 도움이 된다. 아울러 발열과 머리가 무거운 증상, 설사, 관절통, 변비, 기침, 숨이 차는 증상, 코가 과민한 증상, 눈의 피로에 탁월한 효과가 있다.

지압 방법 한 손으로 다른 쪽 팔뚝을 잡고 손가락 끝이나 마디로 눌러주거나 원을 그리며 마사지해준다. 너무 세게 누르면 지압 후에 더 아플 수 있다.

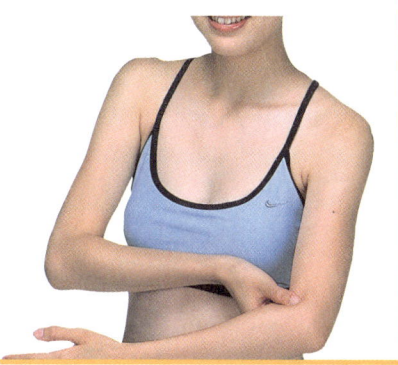

혈자리 찾는 법

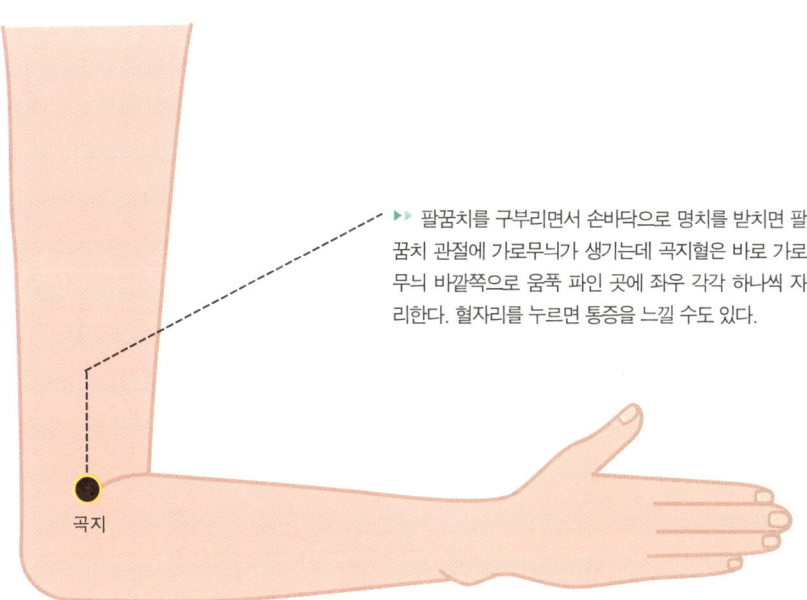

▶▶ 팔꿈치를 구부리면서 손바닥으로 명치를 받치면 팔꿈치 관절에 가로무늬가 생기는데 곡지혈은 바로 가로무늬 바깥쪽으로 움푹 파인 곳에 좌우 각각 하나씩 자리한다. 혈자리를 누르면 통증을 느낄 수도 있다.

곡지

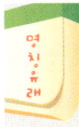

'곡曲'은 굴곡을, '지池'는 연못을 의미한다. 따라서 곡지는 우리 몸에서 구부러지고 함몰된 부위가 마치 연못과 같은 혈자리를 의미한다. 《통현지요부通玄指要賦》에는 "양쪽 팔꿈치에 경련이 일면 곡지혈을 통해 해결해야 한다"고 적혀 있다. 경련은 외부에서 '풍사風邪' 가 인체에 침입하여 경락에 기혈이 쌓이면 근육과 관절이 정상적인 기능을 할 수 없도록 막기 때문에 나타나는 현상이다. 한방에서는 곡지혈의 위치가 양경陽經에 속하고 기맥이 이 혈에 유입될 때 마치 물이 연못으로 들어오는 것과 같다 하여 곡지라 이름하였다.

곡택 曲澤
_팔과 관련된 질환을 치료한다

치료 효과 곡택혈은 주로 팔꿈치와 팔목 관절에 관련된 질환을 치료한다. 팔뚝이 뻣뻣해지는 증상, 팔뚝이 쑤시고 아픈 증상, 류머티즘, 관절염 치료에 효과가 있다. 팔을 삐었을 때 이곳 혈자리를 눌러주면 즉시 증상이 완화된다. 심장과 흉부통증, 위통, 복통, 설사, 가슴이 답답하고 속이 마르는 번갈증煩渴症, 발열, 협심증과 같은 질환에도 치료 효과가 뛰어나다.

지압 방법 네 손가락으로 팔꿈치 관절을 감싸쥐고, 엄지손가락을 수직으로 하여 힘을 주어 이곳 혈자리를 약간 아픈 듯이 눌러준다.

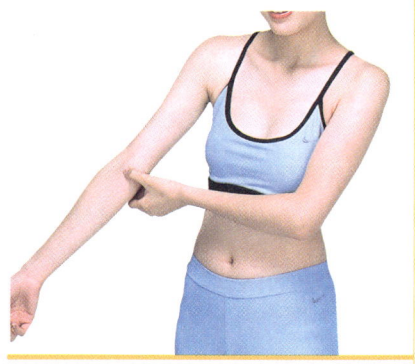

혈자리 찾는 법

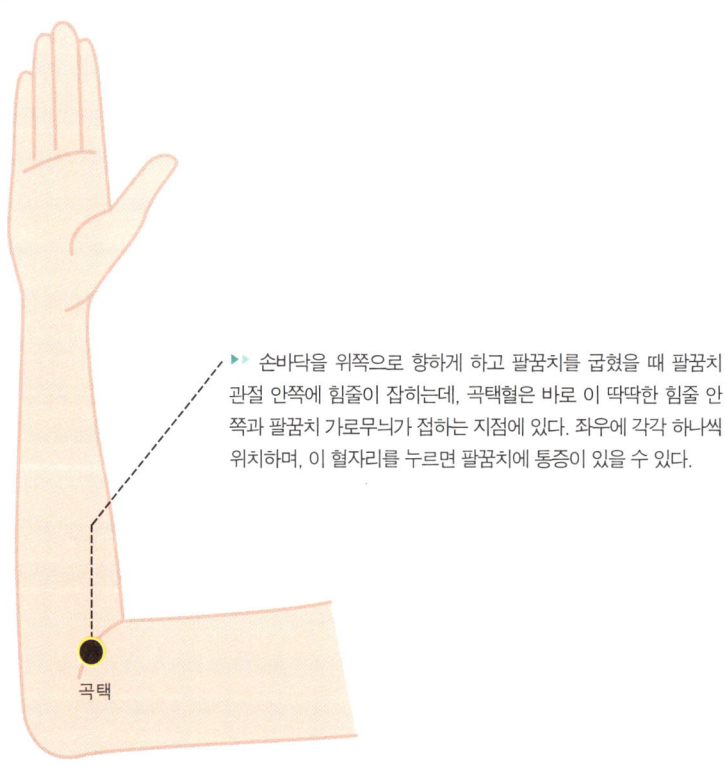

▶▶ 손바닥을 위쪽으로 향하게 하고 팔꿈치를 굽혔을 때 팔꿈치 관절 안쪽에 힘줄이 잡히는데, 곡택혈은 바로 이 딱딱한 힘줄 안쪽과 팔꿈치 가로무늬가 접하는 지점에 있다. 좌우에 각각 하나씩 위치하며, 이 혈자리를 누르면 팔꿈치에 통증이 있을 수 있다.

곡택

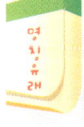

'곡曲'은 완곡의 의미가, '택澤'은 물이 모이는 장소라는 의미가 있다. 연못을 뜻하는 '지池'와 비교해보면 '택'이 '지'보다 얕지만 훨씬 넓은 곳이다. 한방에서는 곡택혈이 팔꿈치 아쪽 움푹 파인 곳에 위치하고 있으며, 수궐음심포경의 합혈合穴이고, '수水'에 속하며, "수水가 모이고 합쳐지는 곳"이라 하여 곡택이라 이름하였다.

척택 尺澤
_주로 손 부위의 질환을 치료한다

치료 효과 척택혈은 팔꿈치가 쑤시고 아픈 증상, 복통, 발열, 인후통, 격렬한 기침, 각혈, 숨이 차는 증상, 민감한 피부, 가슴이 답답하고 아픈 증상, 만성관절염, 류머티즘, 오십견과 같은 질환을 치료하며, 팔뚝의 지방을 제거해 팔뚝이 두꺼워지는 것을 방지해준다.

지압 방법 손가락 끝 혹은 마디를 이용해서 눌러주거나 원을 그리며 마사지해준다.

혈자리 찾는 법

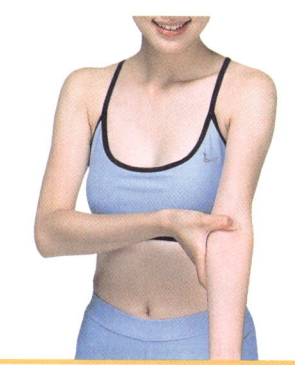

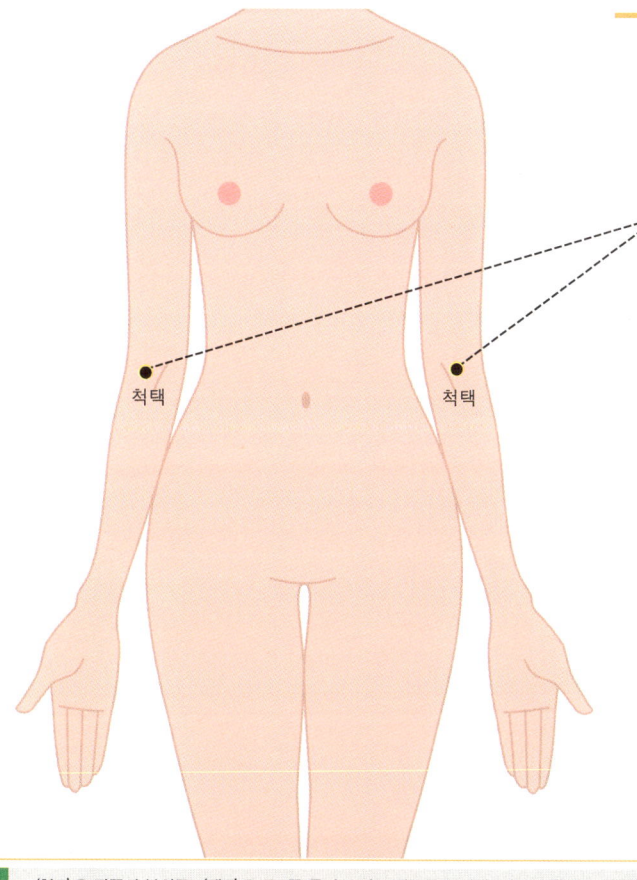

▶ 손바닥을 위로 향하게 하고 팔꿈치를 굽혔을 때 팔꿈치 안쪽 관절에 힘줄이 나타난다. 척택혈은 딱딱한 근육에서 엄지손가락 쪽으로 움푹 파인 곳에 있는데, 팔뚝 가로무늬가 있으며 맥이 잡히는 곳이다. 좌우에 각각 하나씩 있다.

척택   척택

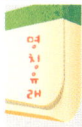

'척尺'은 팔꿈치 부위를, '택澤'은 못, 즉 물이 모이는 장소를 뜻한다. 따라서 척택은 팔꿈치에서 못처럼 움푹한 혈자리라는 의미가 있다. 한방에서는 손목에서 팔꿈치까지를 1척尺이라 하므로 팔 앞쪽을 척이라고 한다. 아울러 척택혈은 앞쪽 팔에 있는 가로무늬 위에 있으며, 수태음기맥이 이곳 혈자리로 흘러들어올 때 마치 물이 흘러들어와 이곳에 모이는 것과 같다 하여 척택이라 이름하였다.

소해 少海
_주로 손 부위의 질환을 치료한다

치료 효과 소해혈은 팔뚝이 저리고 손가락이 부들부들 떨리는 증상, 팔꿈치관절통, 신경쇠약, 머리가 어지럽고 눈이 침침한 증상, 치통, 가슴 통증, 건망증 등을 개선한다. 어깨와 팔뚝의 경맥 흐름을 원활하게 하며 팔뚝 비만도 개선한다.

지압 방법 손가락 끝 혹은 마디를 이용해서 눌러주거나 원을 그리며 마사지해준다.

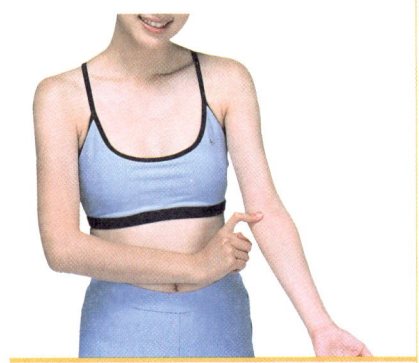

혈자리 찾는 법

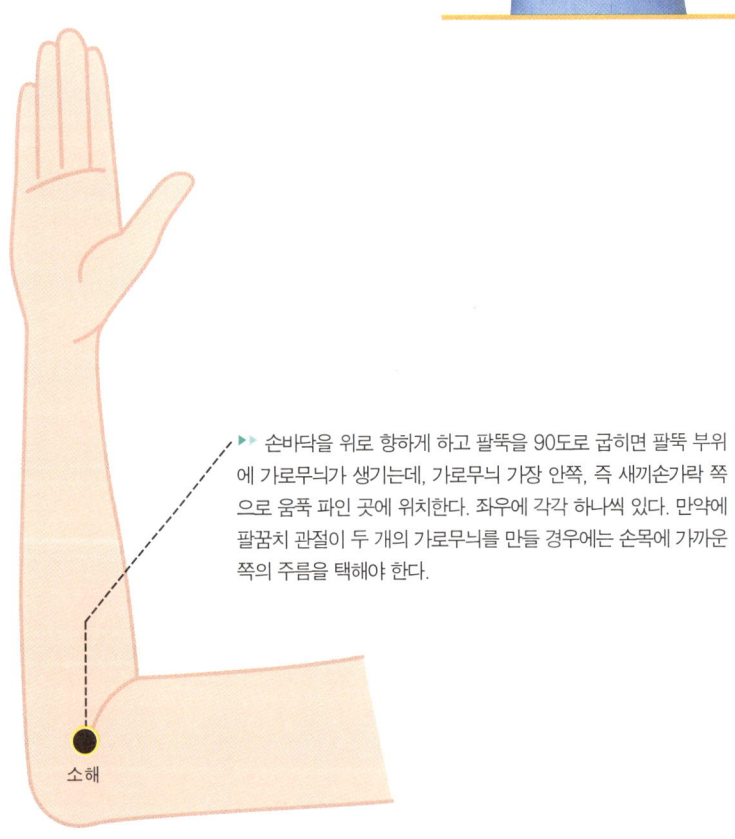

▶▶ 손바닥을 위로 향하게 하고 팔뚝을 90도로 굽히면 팔뚝 부위에 가로무늬가 생기는데, 가로무늬 가장 안쪽, 즉 새끼손가락 쪽으로 움푹 파인 곳에 위치한다. 좌우에 각각 하나씩 있다. 만약에 팔꿈치 관절이 두 개의 가로무늬를 만들 경우에는 손목에 가까운 쪽의 주름을 택해야 한다.

소해

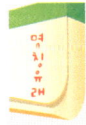

'소少'는 '어리다'는 뜻으로 '소음경'을 가리키고, '해海'는 백 갈래로 난 물길이 모인다는 뜻이다. 따라서 소해는 소음경맥과 관련이 있는 혈자리가 모두 모인 곳이라는 뜻이다. 수소음경맥피 기기 모인 곳이어서 기매가 강선함이 마치 백 갈래 물길이 모두 모인 바다와 같다고 해서 소해라 이름하였다.

수삼리 手三里 _ 주로 복부질환을 치료한다

치료 효과   수삼리혈은 주로 장과 관련이 있는 복통, 설사를 치료할 뿐 아니라 어깨와 등에 관련된 증상을 치료한다. 팔 부위가 쑤시고 아픈 증상, 팔꿈치의 통증, 팔꿈치가 테니스 공만하게 부어오르는 증상, 여드름, 습진, 치통, 어깨가 쑤시고 뻣뻣한 증상, 당뇨병, 콧물, 코막힘 등도 치료한다. 또한 이곳을 자주 눌러주면 신경을 안정시키고, 쉽게 감기에 걸리지 않도록 체질을 개선해주기도 한다.

지압 방법   한손으로 다른 한쪽 팔뚝을 잡고, 손가락 끝으로 4~5번 정도 눌러주거나 원을 그리며 마사지해준다. 하지만 너무 힘을 주면 지압 후에 더 아플 수 있으므로 세게 누르는 것은 삼가야 한다.

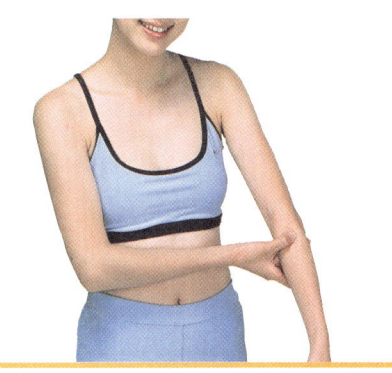

혈자리 찾는 법

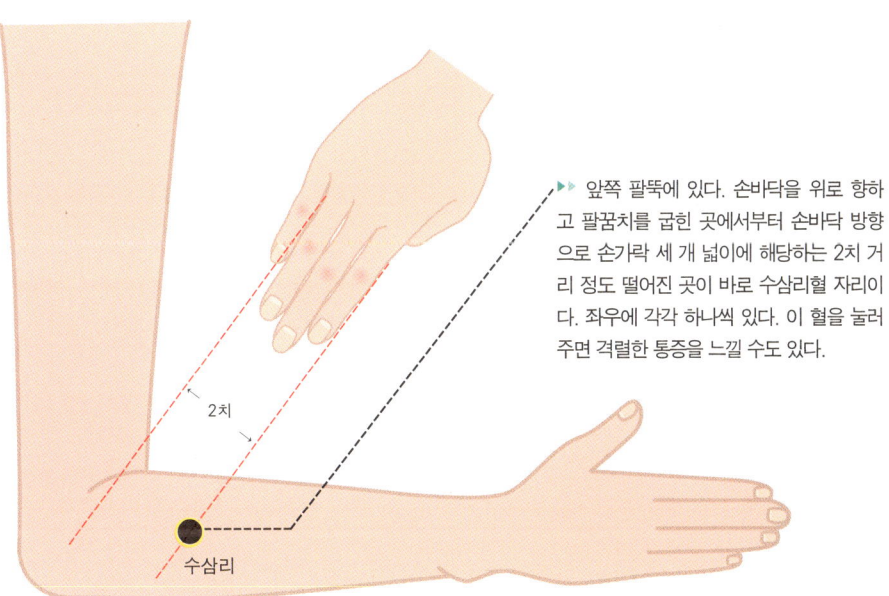

▶▶ 앞쪽 팔뚝에 있다. 손바닥을 위로 향하고 팔꿈치를 굽힌 곳에서부터 손바닥 방향으로 손가락 세 개 넓이에 해당하는 2치 거리 정도 떨어진 곳이 바로 수삼리혈 자리이다. 좌우에 각각 하나씩 있다. 이 혈을 눌러주면 격렬한 통증을 느낄 수도 있다.

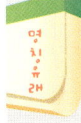

'수手'는 팔을 뜻하고, 옛날에 '리里'는 '촌寸'을 뜻하였다. 따라서 '3리三里'는 '3촌三寸'을 의미하므로 수삼리란 팔에서 3치가 되는 혈자리를 말한다. 한방에서는 이곳 혈자리가 침이나 뜸으로 몸에 스민 사기邪氣를 3리 밖으로 내쫓을 수 있을 뿐 아니라 팔꿈치에서 3치 떨어진 곳에 위치한다 하여 수삼리라 이름하였다.

온류溫溜 _ 주로 위장질환을 치료한다

치료 효과　온류혈은 해열과 해독 작용을 하며 위장을 조절하는 효능이 있다. 위통, 창만(脹滿 : 숨이 가쁘고 입맛은 당기는데 똥오줌은 고르지 않으며 뱃속에 물이 들고 부어오르는 병)과 복명(腹鳴 : 배탈이 나서 뱃속이 꾸르륵거리는 현상), 두통, 인후가 붓고 아픈 증상, 어깨통증, 입아귀염증, 치통 등의 증상을 치료한다.

지압 방법　엄지손가락을 팔 근육과 수직이 되도록 세우고, 나머지 네 개의 손가락으로 팔뚝을 잡는다. 엄지손가락으로 통증이 완화되거나 멎을 때까지 4~5번씩 눌러준다. 손끝으로 원을 그리며 마사지해줄 수도 있다.

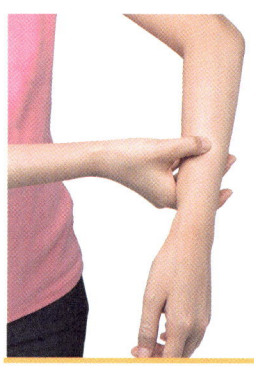

혈자리 찾는 법

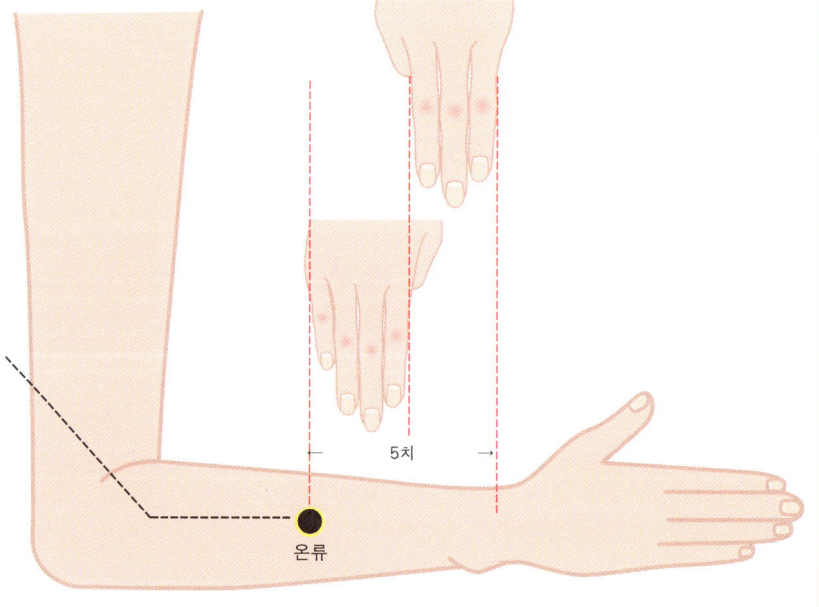

▶▶ 손목 가로무늬에서 팔뚝 쪽으로 손가락 일곱 개 넓이에 해당하는 5치 정도 되는 곳에 위치하며, 좌우에 각각 하나씩 있다. 온류혈은 팔꿈치와 손목의 중간 즈음이며, 이곳을 눌러주면 통증을 느낄 수도 있다.

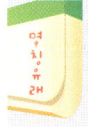

'온溫'은 온열溫熱을 의미하며, '류溜'는 '류溜' 자와 같다. 즉 '머물다'라는 뜻이 있다. 따라서 온류혈은 우리 몸에서 따뜻한 양기가 머무는 혈자리이다. 힌빙에시는 이곳 혈자리가 수양명대장경 극혈孔穴에 속하고 따뜻한 양기가 유입이 되고 머물러 생긴 혈자리다 하여 온류라 이금하였나.

공최 孔最 _주로 폐와 관련된 질환을 치료한다

치료 효과 공최혈은 폐에 있는 기를 조절하는 효능이 있다. 만성기관지염, 숨이 차는 증상, 기침 등 호흡기 계통 질환에 탁월한 효과가 있다. 특히 갑자기 기침이 멈추지 않을 때 이곳 혈자리를 눌러주면 증상이 완화된다. 그 밖에 치질, 탈항, 탈모, 팔뚝의 통증, 치통, 코막힘, 목이 잠기는 증상, 인후가 붓고 아픈 증상을 치료할 수 있다.

지압 방법 엄지손가락 끝 혹은 마디를 이용해서 눌러주거나 원을 그리며 마사지해준다.

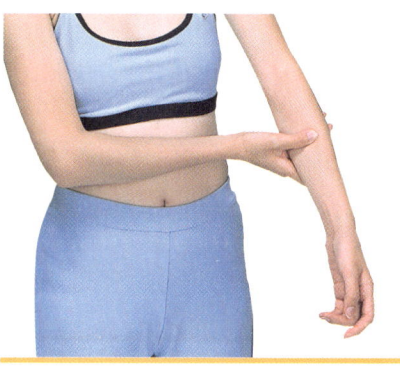

혈자리 찾는 법

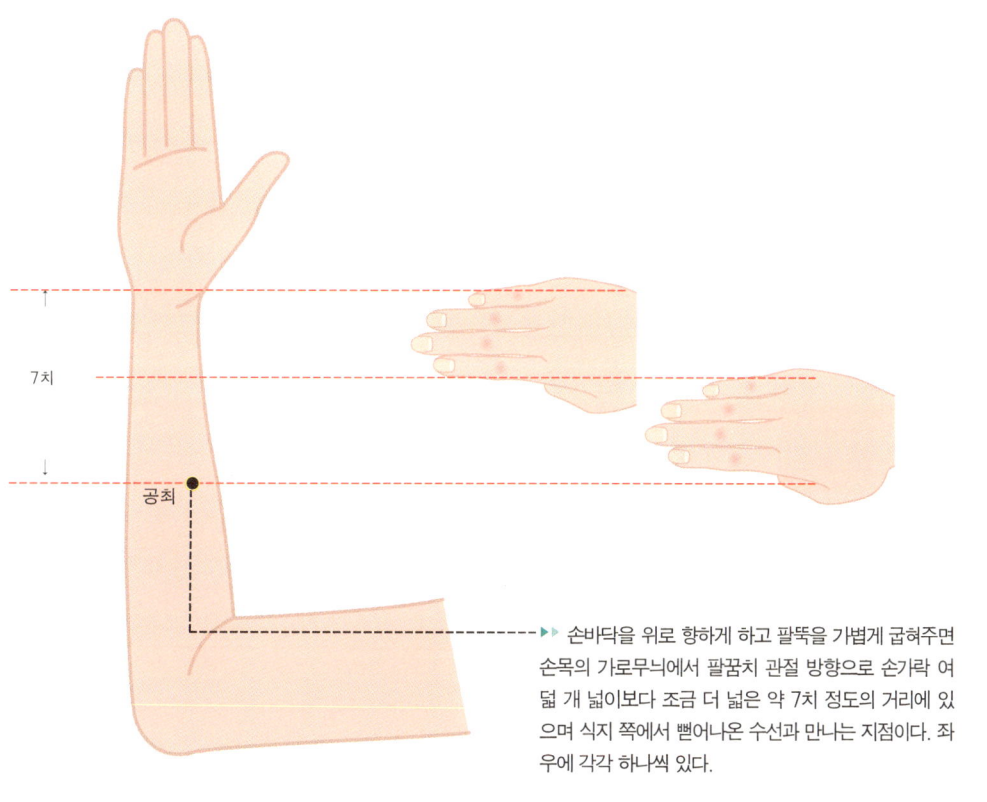

▶▶ 손바닥을 위로 향하게 하고 팔뚝을 가볍게 굽혀주면 손목의 가로무늬에서 팔꿈치 관절 방향으로 손가락 여덟 개 넓이보다 조금 더 넓은 약 7치 정도의 거리에 있으며 식지 쪽에서 뻗어나온 수선과 만나는 지점이다. 좌우에 각각 하나씩 있다.

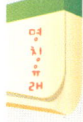
'공최孔'은 틈, '최最'는 가장 깊은 곳이라는 뜻이 있다. 따라서 공최는 우리 몸의 구멍 중에서 가장 깊은 부위에 있는 혈자리라는 뜻이다. 한방에서 공최혈은 수태음폐경수太陰肺經에 속하고 폐장의 기혈이 가장 깊게 모이는 곳이라 하였다. 쌓인 울혈을 풀어주며 폐와 관련된 질병을 치료할 수 있다 하여 이렇게 이름하였다.

지구 支溝 _주로 팔과 관련된 질병을 치료한다

치료 효과 지구혈은 어깨와 목, 팔뚝이 쑤시고 아픈 증상, 손가락이 시큰시큰하고 마비되는 증상, 가슴과 옆구리에 생기는 통증을 개선하고, 팔을 튼튼하게 한다. 그 밖에 복명과 창만, 변비, 배뇨곤란 등의 증상을 치료한다.

지압 방법 손가락 끝 혹은 마디를 이용해서 눌러주거나 원을 그리며 마사지해준다.

혈자리 찾는 법

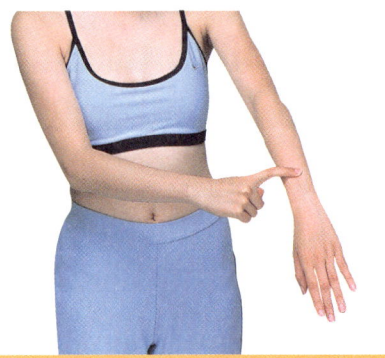

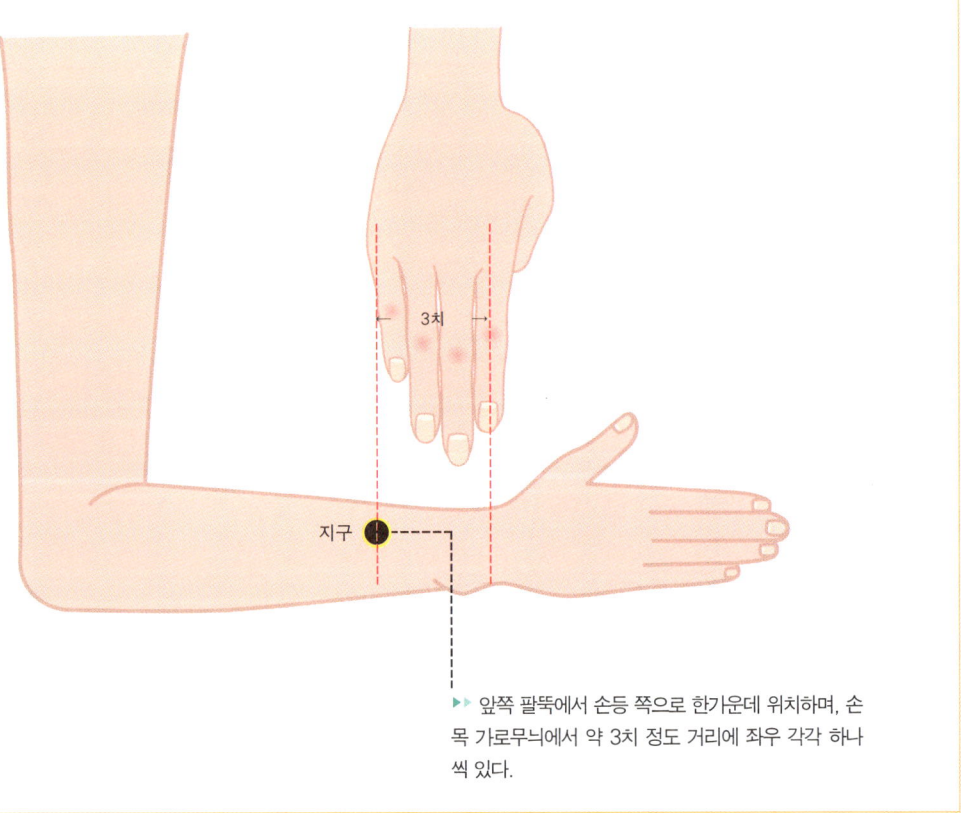

▶▶ 앞쪽 팔뚝에서 손등 쪽으로 한가운데 위치하며, 손목 가로무늬에서 약 3치 정도 거리에 좌우 각각 하나씩 있다.

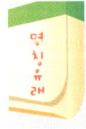
'지支'는 팔뚝이라는 뜻의 '지肢'와 통하는 글자이고, '구溝'는 도랑을 의미한다. 따라서 '지구'는 우리 몸에서 함몰된 부분이 마치 도랑과 같은 혈자리라는 뜻이다. 한방에서는 이곳 혈자리가 손등 쪽에 있는 팔뚝의 양쪽 뼈 사이에 있고 양쪽 근육 사이가 좁고 길게 함몰되어 있는 모양이 마치 도랑과 같다 하여 이와 같이 이름하였다.

외관 外關 _ 소염 진통 작용을 한다

치료 효과 외관혈은 전신의 균형을 조절해주는 효과가 있으며 귀먹음, 편두통, 눈이 붓고 아픈 증상, 이명, 치통, 목이 뻣뻣해지는 증상, 고혈압, 상지관절통, 뇌졸중, 수족마비, 류머티즘과 같은 증상을 개선한다.

지압 방법 손가락 끝으로 눌러주거나 원을 그리며 마사지해준다. 혈자리를 눌러줄 때는 반드시 양손을 동시에 움직여 좌우를 바꿔가면서 하는데, 약 5초씩 열 번 반복해서 눌러준다. 마사지를 하기 전에 뜨거운 찜질을 해주면 치료 효과를 배가시킬 수 있다.

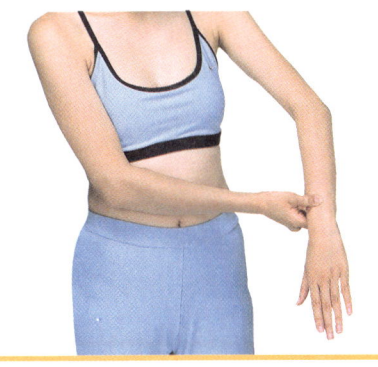

혈자리 찾는 법

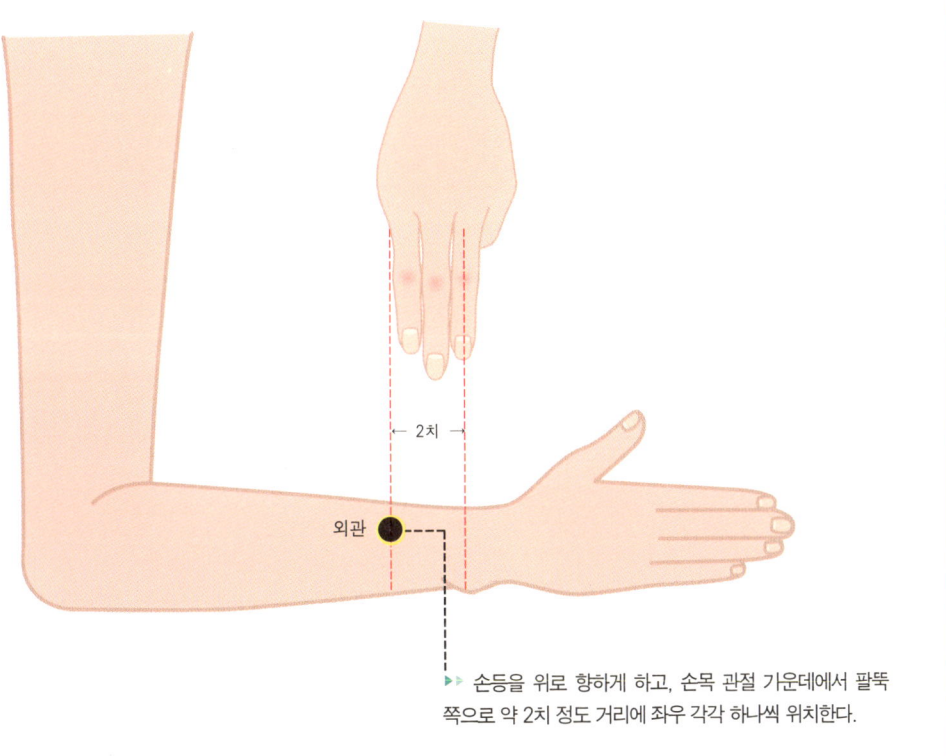

▶▶ 손등을 위로 향하게 하고, 손목 관절 가운데에서 팔뚝 쪽으로 약 2치 정도 거리에 좌우 각각 하나씩 위치한다.

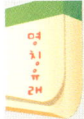
'외外'는 외부를 가리키며 우리 몸 표면인 체표體表를 의미하고, '관關'은 관련이나 연락을 의미한다. 따라서 '외관'은 외부 체표와 관련이 있는 혈자리라는 뜻이다. 한방에서는 이곳 혈자리가 수소양경手少陽經에 속하고, 우리 몸 전체 양경陽經을 연결하는 작용을 하는 양유陽維의 기맥과 서로 통한다고 하여 이름을 외관이라 하였다.

극문 郄門 _ 주로 심장질환을 치료한다

치료 효과   극문혈은 주로 심장질환을 치료한다. 심장과 흉부의 통증, 치솟은 기를 가라앉히지 못할 때 즉시 이곳을 지압해주면 이러한 증상들을 완화시킬 수 있다. 그 밖에 팔뚝이 쑤시고 아픈 때라든지 목이 삐끗했을 때에도 치료 효과가 높다. 극문혈은 자율신경을 억제하고 신경을 안정시키는 효과도 있다.

지압 방법   엄지손가락 끝으로 혈자리를 눌러준다. 힘을 주어 눌러줄 수도 있으며, 혈자리 주위 근육도 같이 마사지해주면 좋다.

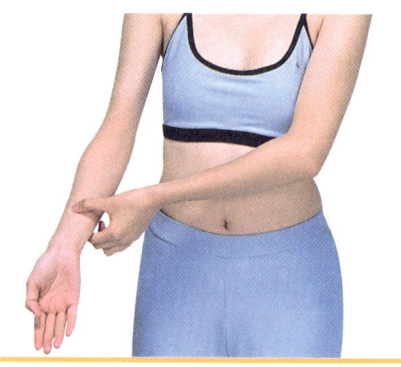

혈자리 찾는 법

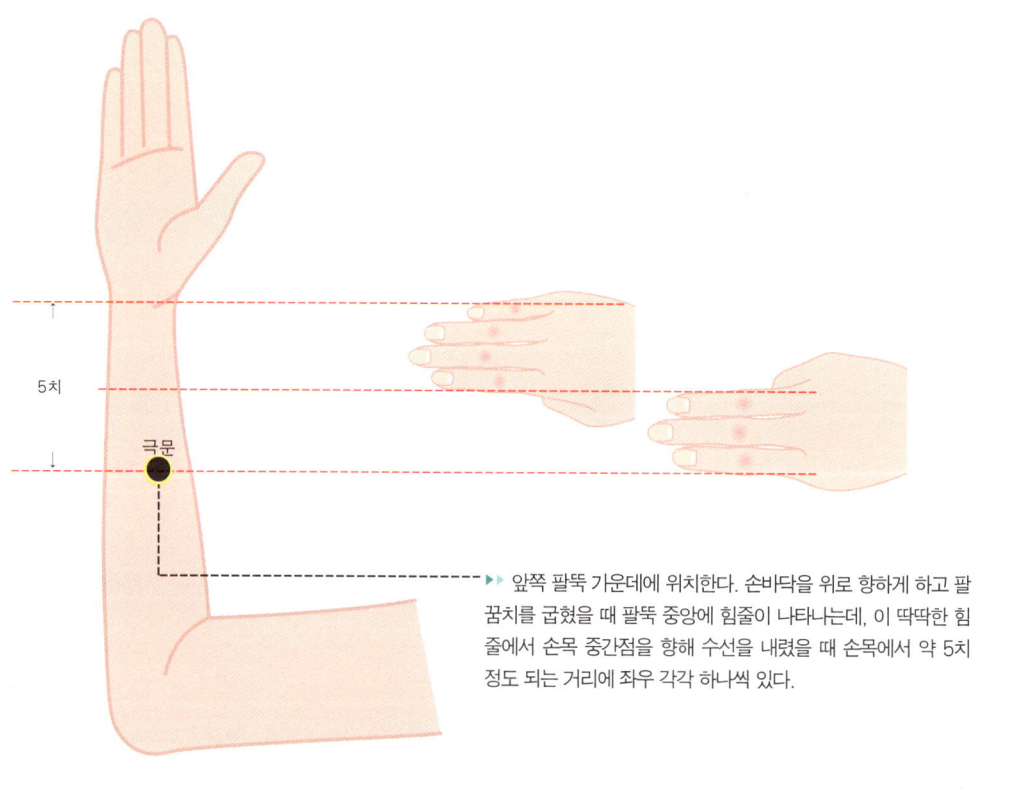

▶▶ 앞쪽 팔뚝 가운데에 위치한다. 손바닥을 위로 향하게 하고 팔꿈치를 굽혔을 때 팔뚝 중앙에 힘줄이 나타나는데, 이 딱딱한 힘줄에서 손목 중간점을 향해 수선을 내렸을 때 손목에서 약 5치 정도 되는 거리에 좌우 각각 하나씩 있다.

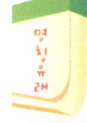

'극郄'은 틈이나 구멍을, '문門'은 출입문을 뜻한다. 따라서 '극문'이란 우리 몸의 정기와 기맥이 출입하는 관문이 되는 혈자리라는 뜻이다. 한방에서는 이곳 혈자리에 수궐음심포경手厥陰心包經의 극혈(郄穴孔穴)이 있으며 기백이 이곳 혈자리를 거쳐 팔 근육으로 늘어간다고 보았다. 그리고 이곳 혈자리의 양쪽 근육 사이가 좁고, 또 근육이 서로 나뉘어 있는 모습이 마치 양쪽 여닫이문과 같아서 이와 같이 이름하였다.

내관 內關

주로 소화기와 관련된 질환을 치료한다

치료 효과 내관혈은 소화기 계통과 위, 입과 목 부위의 질환을 개선한다. 또한 마음을 안정시켜주고 혈압을 조절하는 작용을 한다. 류머티즘, 목 부위가 쑤시고 아픈 증상, 구토, 차멀미, 불면증, 가슴이 답답한 증상, 협심증, 편두통, 위통, 창만과 복명, 감기, 여성 생리질환 등에도 효과가 있다. 긴장과 초조, 히스테리 증세, 손의 통증과 마비 증상에도 효과가 있으며, 흉부의 혈액순환도 촉진시킨다.

지압 방법 엄지손가락 끝으로 움푹 파인 곳에 힘을 줘서 눌러주거나 원을 그리며 마사지해준다.

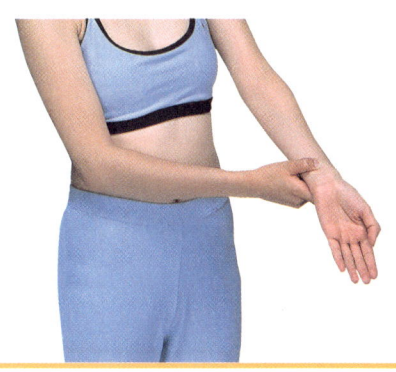

혈자리 찾는 법

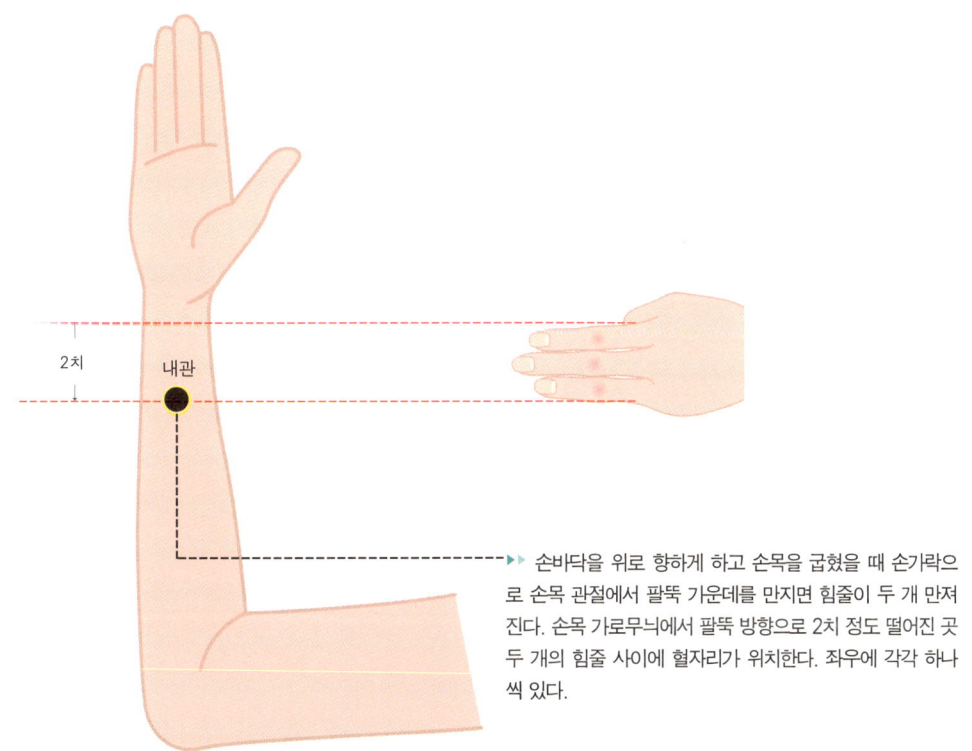

2치 내관

▶▶ 손바닥을 위로 향하게 하고 손목을 굽혔을 때 손가락으로 손목 관절에서 팔뚝 가운데를 만지면 힘줄이 두 개 만져진다. 손목 가로무늬에서 팔뚝 방향으로 2치 정도 떨어진 곳 두 개의 힘줄 사이에 혈자리가 위치한다. 좌우에 각각 하나씩 있다.

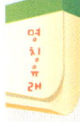

'내內'는 내장을, '관關'은 관련과 연락을 의미한다. 따라서 '내관'은 우리 몸에서 내장과 관계 있는 혈자리이다. 한방에서는 이곳 혈자리가 수심포경手心包經의 주요 낙맥絡脈이며, 몸 전체의 음경陰經을 연결하는 작용을 하는 음유陰維의 출발점이라고 보았다. 아울러 내관혈은 임맥任脈이 내장에 연결되도록 혈맥의 연결을 책임지고 있는 중요한 혈자리이다.

양계 陽谿 _손 부위의 통증을 완화한다

치료 효과 양계혈은 주로 팔꿈치가 쑤시고 아픈 증상, 손목의 통증, 팔뚝마비, 두통, 이명, 귀먹음, 치통, 인후통, 기침, 숨이 차는 증상, 중풍, 허하고 냉한 증상 등을 치료할 뿐 아니라 가슴통증, 부정맥과 같은 증상을 완화시킨다.

지압 방법 엄지나 검지 끝 혹은 마디를 이용해서 눌러주거나 원을 그리며 마사지해준다.

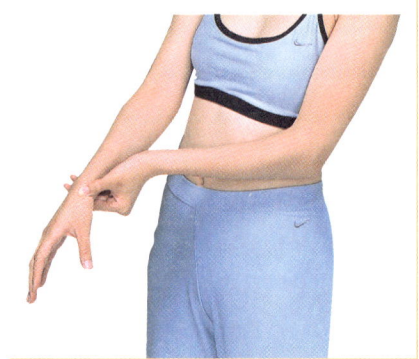

혈자리 찾는 법

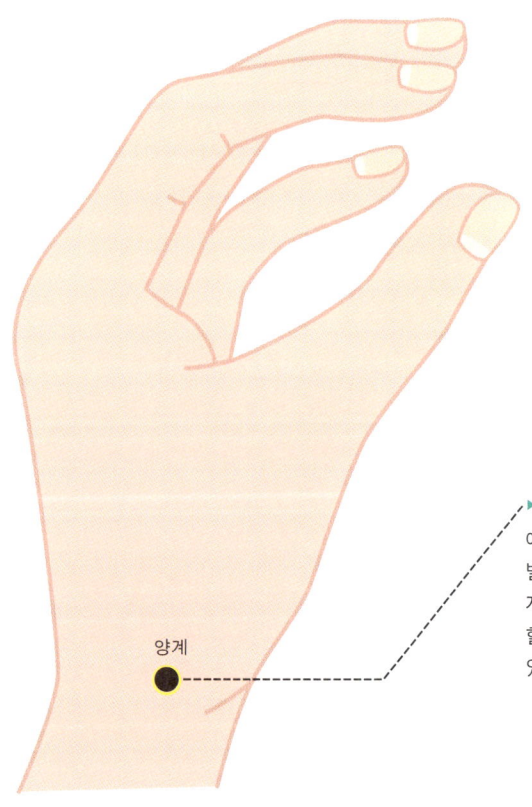

▶▶ 손바닥 끝부분과 앞쪽 팔뚝 골격이 접하는 지점에 좌우 각각 하나씩 위치한다. 만약에 손가락을 다 벌린 상태에서 엄지손가락에 힘을 줘서 올리면 엄지손가락 아랫부분에 힘줄 두 개가 생기는데, 양계혈은 두 개의 힘줄 가운데 손목 관절 가로무늬 위에 있다.

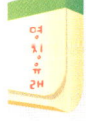

'양陽'은 양기陽氣나 양경陽經을 뜻하고, '계谿'는 시내를 뜻한다. 따라서 양계는 양기가 우리 몸에 모여 마치 산에 흐르는 계곡과 같은 부위에 있는 혈자리라는 뜻이다. 보통 손등은 양에 속하고 손바닥은 음에 속한다고 한다. 따라서 양계라는 이름을 살펴보면 손등에 있는 혈자리임을 알 수 있다. 한방에서는 이곳 혈자리가 양경에 속하며, 손목 위 가로무늬 앞, 양쪽 근육이 함몰된 곳에 있어 겉으로 보기에 마치 계곡과 같다 하여 양계라 이름하였다.

열결 列缺
_ 주로 폐와 관련된 질환을 치료한다

치료 효과 열결혈은 기침, 치통, 만성기관지염, 반신불수, 팔뚝이 쑤시고 아프거나 마비가 오는 증상, 목이 쑤시고 아픈 증상과 코와 관련된 질환에 탁월한 효과가 있다. 이 밖에 류머티즘을 치료하고 혹은 환절기에 고질병이 재발했을 때 이곳 혈자리를 지압해주면 통증을 경감시킬 수 있다.

지압 방법 손가락 끝 혹은 마디를 이용해서 눌러주거나 원을 그리며 마사지해준다.

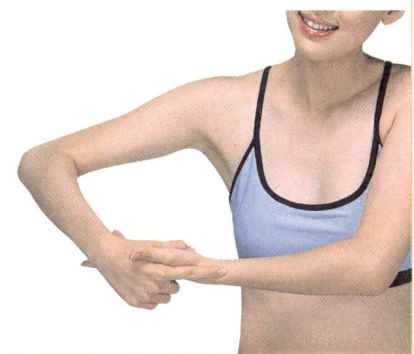

혈자리 찾는 법

▶▶ 손바닥을 위로 향하게 하여 손바닥 가로무늬의 엄지 쪽 방향에서 팔뚝 방향으로 약 1치 반 정도의 거리에 위치한다. 좌우에 각각 하나씩 있다. 양손의 호구虎口를 교차시키고(지압 방법에 나와 있는 그림 참조) 한쪽 식지로 다른 한쪽 손목뼈의 툭 튀어나온 부근에서 안쪽으로 이동하면 맥이 뛰는 곳이 만져지는데, 이곳이 바로 열결혈 자리이다.

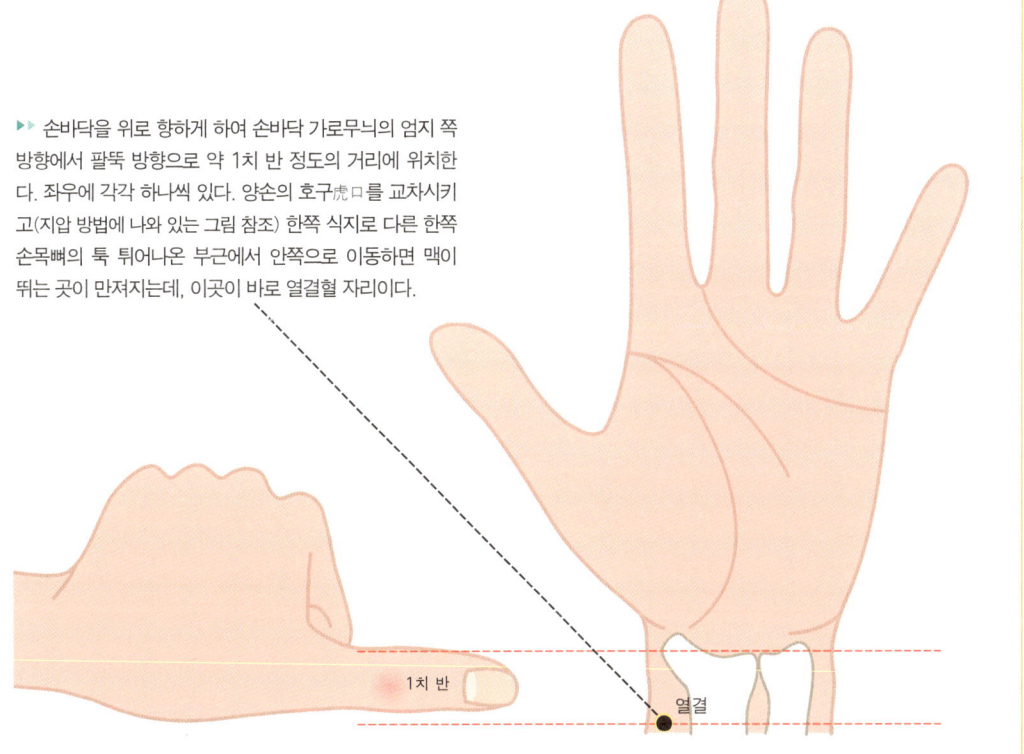

1치 반
열결

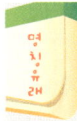

'열列'은 '열裂'자와 통하기에 분열의 뜻이 있고, '결缺'은 파열을 의미한다. 따라서 열결은 경맥과 기맥의 분열 현상이 일어나는 혈자리라는 뜻이다. 한방에서는 이곳을 수태음폐경手太陰肺經의 낙혈絡穴이라 하였다. 폐장은 우리 몸 속에 있는 장기의 위쪽 부분을 점하는데, 폐엽(肺葉: 포유류의 폐를 형성하는 부분) 사방에는 정개頂蓋, 천정天庭 등이 있다. 수태음폐경이 열결혈에 도달하면 수양명대장경手陽明大腸經과 서로 나뉘고, 기맥도 분열이 되어 천정의 파열을 초래하므로 열결이라 이름하였다.

양지 陽池 _주로 손 부위의 질환을 치료한다

치료 효과 양지혈은 손목이 삐거나 팔뚝에 통증이 생겼을 때 눌러준다. 따라서 오십견, 류머티즘, 신경통, 손가락 관절통과 같은 증상에 효과가 빠르다. 또한 만성질염, 빈뇨증, 피로, 습진, 두드러기, 여드름, 검은 반점과 같은 증상도 없앨 수 있다. 여러 가지 만성질환을 치료하는 데 빠질 수 없는 중요한 혈자리이다.

지압 방법 한 손으로 손목 관절을 잡고, 엄지손가락으로 움푹 파인 점을 눌러준다.

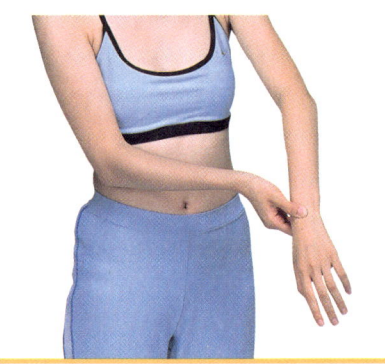

혈자리 찾는 법

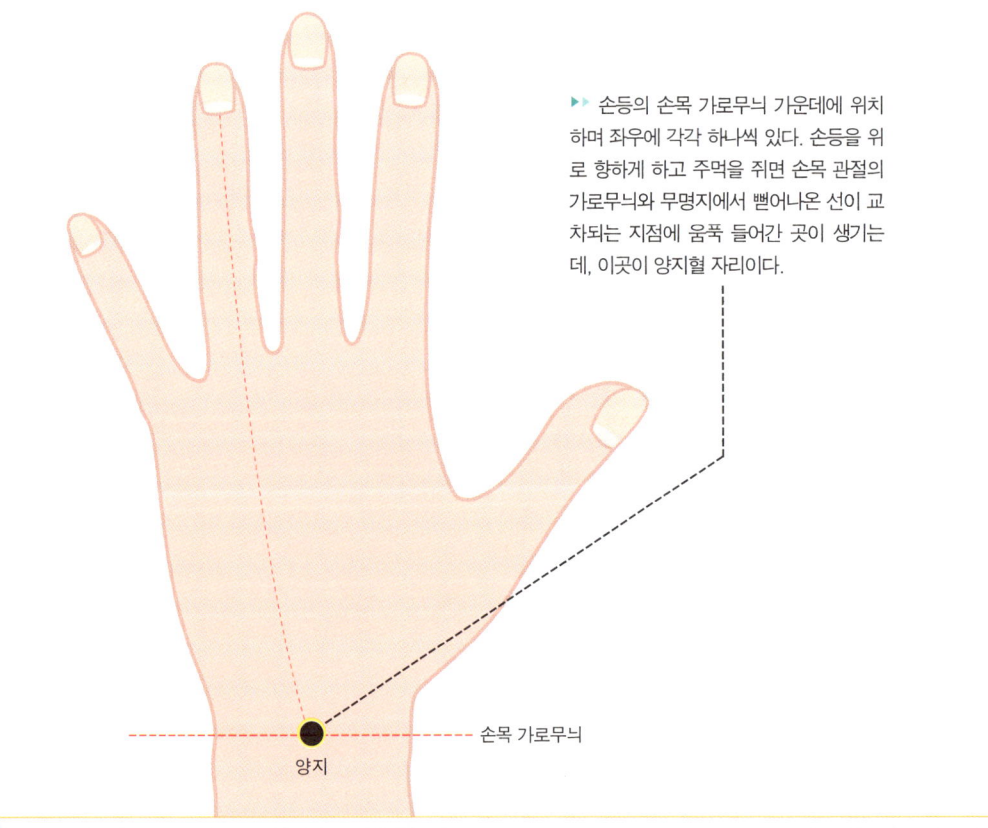

▶▶ 손등의 손목 가로무늬 가운데에 위치하며 좌우에 각각 하나씩 있다. 손등을 위로 향하게 하고 주먹을 쥐면 손목 관절의 가로무늬와 무명지에서 뻗어나온 선이 교차되는 지점에 움푹 들어간 곳이 생기는데, 이곳이 양지혈 자리이다.

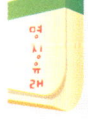

'양陽'은 양경陽經을, '지池'는 연못을 의미하므로 양지는 우리 몸에서 양경맥이자 움푹 파인 모습이 연못과 같은 모양을 하고 있는 혈자리임을 나타낸다.

양로 養老
_양생과 노화방지에 효과가 있다

치료 효과 양로혈은 손가락 및 손목 관절이 붓고 아픈 증상을 치료하는 주요 혈자리이며 미용을 위한 혈자리이다. 주근깨를 없애주고 시력이 흐릿한 증상, 시력감퇴, 목이 뻐근한 증상, 요통, 등과 어깨, 팔꿈치가 쑤시고 아픈 증상, 배뇨곤란 등을 치료하며 노화를 방지하고 경맥순환을 원활하게 한다.

지압 방법 손가락 끝 혹은 마디를 이용해서 눌러주거나 원을 그리며 마사지해준다.

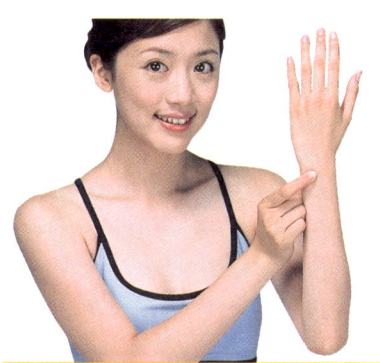

혈자리 찾는 법

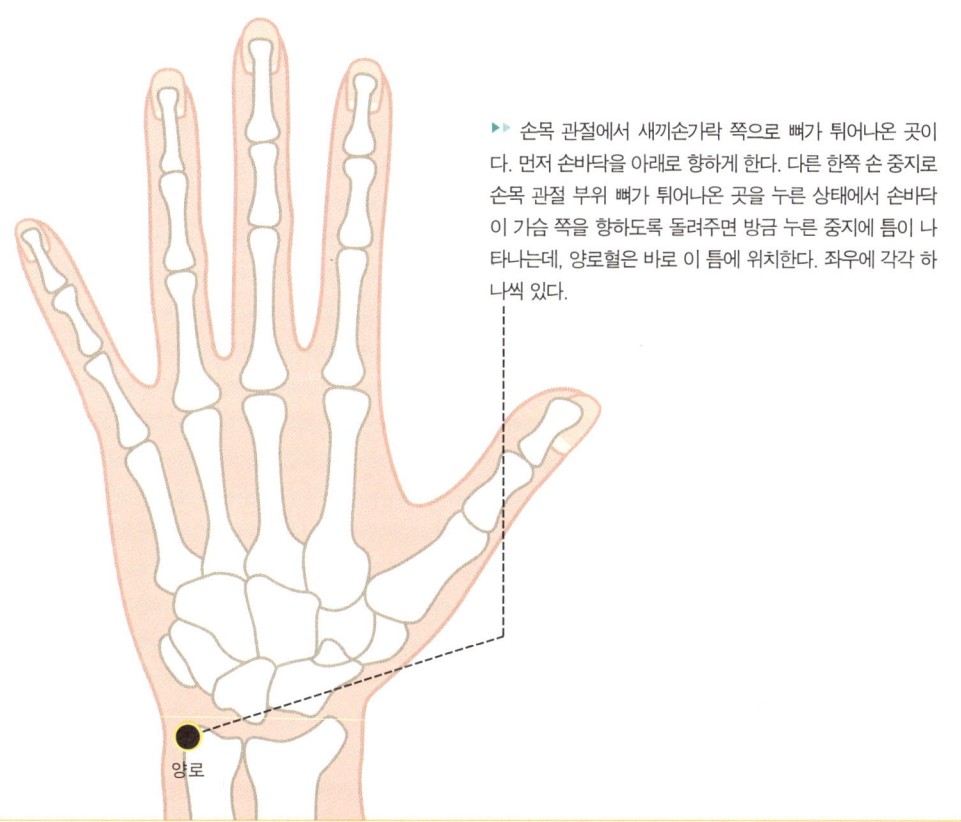

▶▶ 손목 관절에서 새끼손가락 쪽으로 뼈가 튀어나온 곳이다. 먼저 손바닥을 아래로 향하게 한다. 다른 한쪽 손 중지로 손목 관절 부위 뼈가 튀어나온 곳을 누른 상태에서 손바닥이 가슴 쪽을 향하도록 돌려주면 방금 누른 중지에 틈이 나타나는데, 양로혈은 바로 이 틈에 위치한다. 좌우에 각각 하나씩 있다.

양로

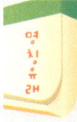

'양養'은 부양하다는 뜻이 있고, '노老'는 노인을 의미한다. 따라서 양로는 노인을 보양하는 혈자리라는 뜻이다. 한방에서는 이곳 혈자리가 소장경小腸經에 속하고 소장은 수분과 곡물을 섭취하여 에너지를 낼 수 있으므로, 몸을 보양하고 노화를 방지할 수 있는 기관으로 여겼다. 아울러 노인병을 조절하고 치료할 수 있는 혈자리라 하여 양로라 이름하였다.

중저 中渚 _ 귀와 관련된 질환을 완화시킨다

치료 효과 중저혈은 열을 내리고 근육을 풀어주는 효능이 있다. 귀질환, 손등이 붓고 아픈 증상, 좌골신경통, 눈이 빨갛게 부어오르는 증상, 두통, 현기증에 모두 효과가 뛰어나다.

지압 방법 손가락 끝 혹은 마디를 이용해서 혈자리를 눌러준다.

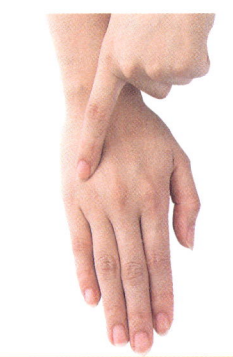

혈자리 찾는 법

▶▶ 손등의 네 번째, 다섯 번째 중수골 사이에 위치한다. 손가락 관절에서 손목 방향으로 약 1치 정도 거리 움푹 파인 곳에 좌우 각각 하나씩 있다. 지압을 할 때에는 손목 방향으로 한다.

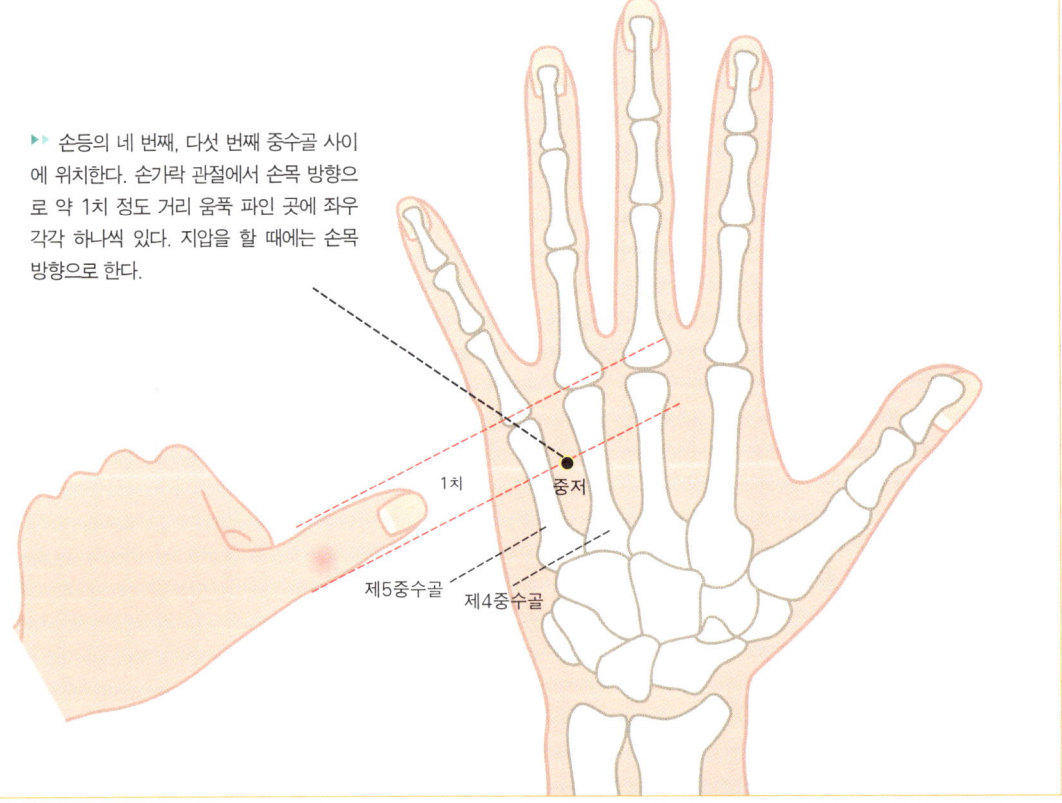

1치 중저
제5중수골 제4중수골

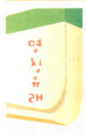

"저渚"에는 물 속에 있는 모래섬이란 뜻이 있다. 《회원침구학》에는 "중저혈은 경피막經皮膜에 모인 양기가 꺾여 돌아서 경맥으로 들어가며, 신원腎原이 왕성함과 중도＋土기 시로 심부싱고힌다. 민물이 생싱하고 경닥이 충실하여 선시의 여기(厲氣: 돌림병을 일으키는 기운)를 방지한다. 중풍과 중서中暑로 인한 병을 막아주므로 중저라고 이름한다"고 적혀 있다. 삼초경수도三焦經水道를 강물에 비유하여 그 기맥이 이곳 혈자리에 계속 머무는 것이 마치 강에 있는 모래섬과 같아서 이러한 이름이 붙었다.

액문 液門
_발열 증상을 완화한다

치료 효과   액문혈은 주로 두통, 눈이 빨갛게 부어오르는 증상, 청력장애, 인후통 등을 치료한다.

지압 방법   손가락 끝 혹은 둥글게 생긴 물건으로 눌러주거나 마사지 해준다.

혈자리 찾는 법

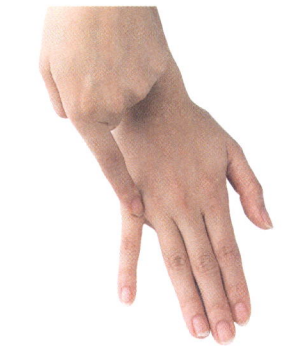

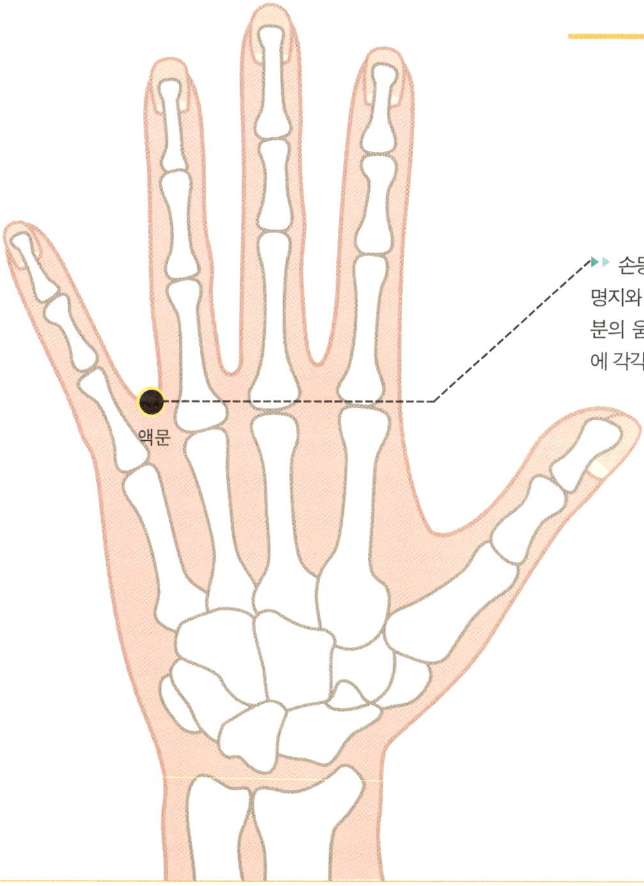

▶▶ 손등을 위로 향하게 하고 주먹을 쥔다. 무명지와 새끼손가락 사이에 손가락 관절 앞부분의 움푹 파인 곳이 액문혈 자리이다. 좌우에 각각 하나씩 있다.

● 액문

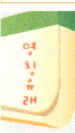

《회원침구학》에는 "양경陽經의 정액精液, 혈진血津이 출입하는 문이므로 액문이라 불렀다"고 기록되어 있다. 액문혈은 삼초경 형혈滎血자리이므로 수水에 속한다. 아울러 액문혈은 새끼손가락과 무명지 사이 오목한 곳에 위치하는데 새끼손가락과 무명지가 갈라진 모습이 마치 여닫이문과 같아서 액문이라 이름하였다.

이간 二間 _통증을 완화한다

치료 효과 이간혈은 주로 치통, 인후통, 현기증, 입 안과 혀가 바싹 타고 마르는 증상, 소화불량, 코피, 변비 등의 증상을 치료한다.

지압 방법 엄지손가락 끝으로 혈자리를 눌러준다.

혈자리 찾는 법

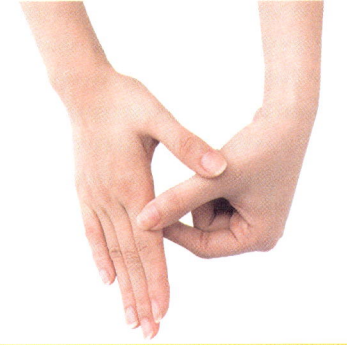

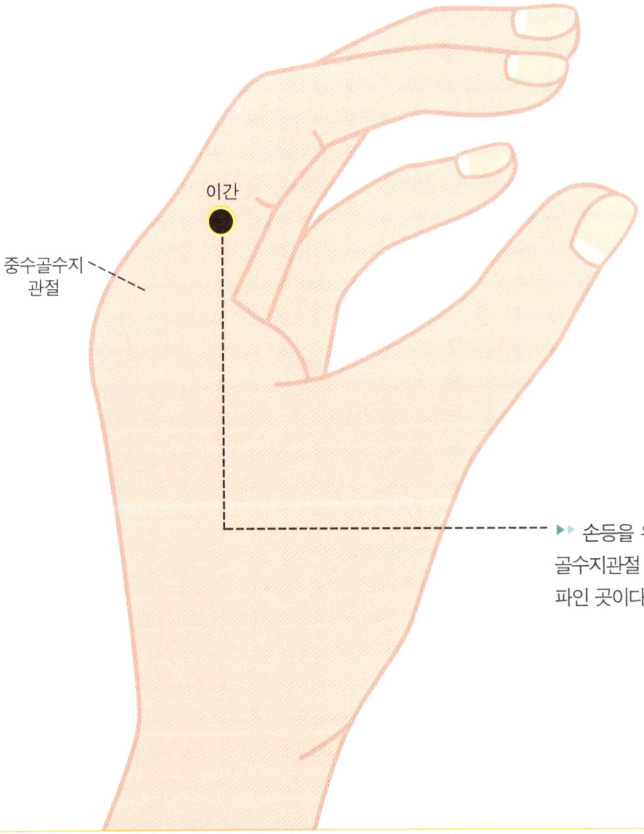

이간

중수골수지
관절

▶▶ 손등을 위로 하여 주먹을 쥐었을 때, 식지 중수골수지관절 앞부분, 즉 손가락 끝 방향으로 움푹 파인 곳이다. 좌우에 각각 하나씩 있다.

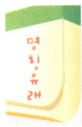
'간間'은 틈새를 뜻한다. 이곳 혈자리의 위치가 두 번째 손가락 관절 앞쪽으로 오목하게 함몰된 곳이며, 수양명경락手陽明經絡이 두 번째로 통과하는 지점이시 이간이라고 한다. 《외원심무의》에는 "이간의 '이二'에 혈사리의 두 번째 부분이라는 뜻이 있으며 식지의 두 번째 손가락 관절 앞쪽에 있는 틈새에 있다 하여 이간이라 부른다"고 적혀 있다.

삼간 三間 _ 발열 증상을 완화한다

치료 효과 삼간혈은 주로 치통, 잇몸이 붓고 아픈 증상, 인후통, 코피, 전신이 바싹 마르고 열이 나는 증상, 눈의 염증, 복통 및 소화불량 등의 증상을 치료한다.

지압 방법 엄지손가락 끝으로 혈자리를 눌러준다.

혈자리 찾는 법

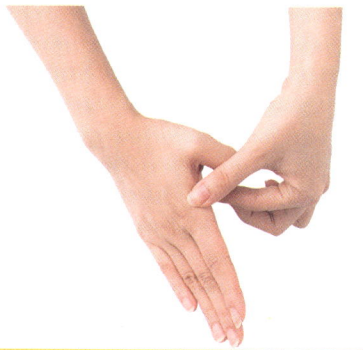

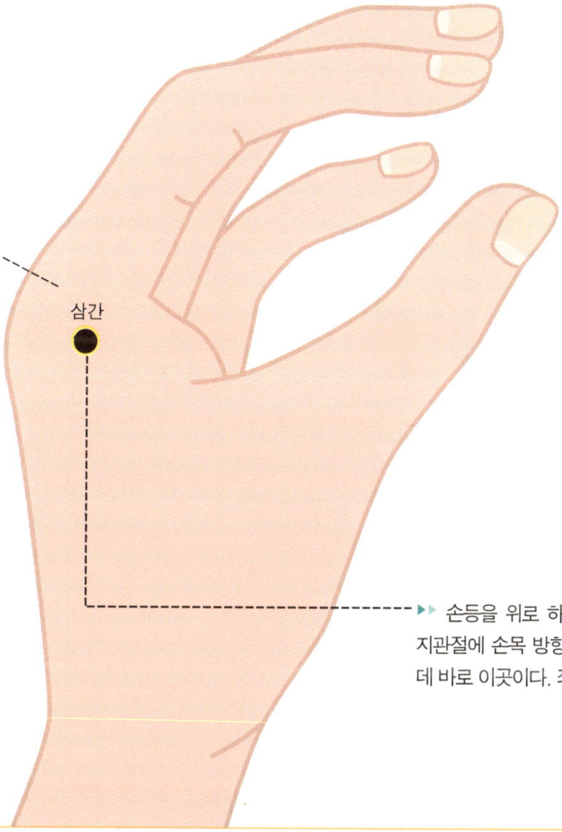

중수골수지 관절

삼간

▶▶ 손등을 위로 하고 주먹을 쥐면 식지 중수골수지관절에 손목 방향으로 움푹 파인 곳이 나타나는데 바로 이곳이다. 좌우에 각각 하나씩 있다.

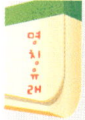

'간間'은 틈새를 가리키므로 '삼간'은 손에 있는 혈자리임을 알 수 있다. 《자오유주설난子午流注說難》에는 "삼간은 수양명맥이 주입되는 곳이다. 식지의 손가락 관절 중 세 번째 관절 뒤쪽에, 대략 손가락 관절이 시작되는 앞쪽에 혈자리가 자리하고 있으므로 삼간이라고 부른다"고 기록되어 있다. 이곳 혈자리가 식지 중수골수지관절 뒤쪽으로 오목한 곳에 위치하고 있을 뿐 아니라 수양명경맥이 통과하는 세 번째 혈자리이기 때문에 삼간이라 이름하였다.

태연 太淵 _관절염을 개선한다

치료 효과 태연혈은 주로 손목 관절의 통증, 기침, 숨이 차는 증상, 흉부통증, 소화불량을 치료한다. 삐었을 때와 피로감을 느낄 때, 눈의 피로, 류머티즘, 관절염에도 효과가 높다. 손이 뻣뻣하거나 팔뚝에 통증이 있을 때 이곳 혈자리를 눌러주면 이와 같은 증상을 완화시킬 수 있다.

지압 방법 손가락 끝 혹은 마디를 이용해서 눌러주거나 원을 그리며 마사지해준다.

혈자리 찾는 법

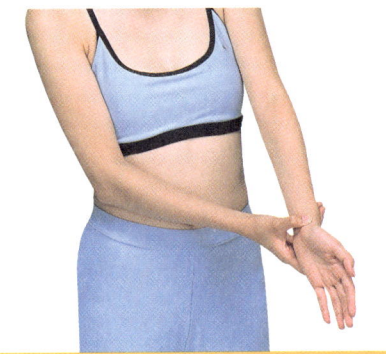

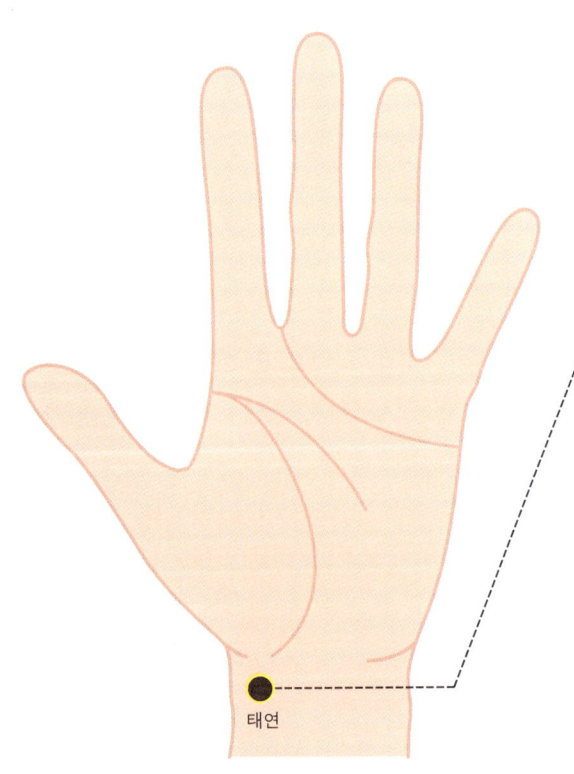

▶▶ 손바닥을 위로 하고 가볍게 손목을 굽혀주면 손목 관절에 가로무늬가 생기면서 힘줄이 두 개 나타나는데, 태연혈은 바로 바깥쪽 힘줄 가로무늬에 위치한다. 좌우에 각각 하나씩 있으며, 이곳 혈자리를 눌러줄 때는 맥이 뛰는 것을 느낄 수도 있다.

태연

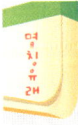

'태太'는 크다, 왕성하다는 뜻이 있으며, '연淵'은 깊은 못이라는 뜻이다. 따라서 태연은 인체 기맥의 왕성함이 마치 깊은 못과 같은 혈자리임을 의미한다. 한방에서는 이곳 혈사리가 손바닥 뒤쪽으로 오목하게 함몰된 부위를 말하며 수태음폐경의 원혈原穴이라 한다. 원혈은 12경락의 근본이므로 이곳 혈자리는 온몸의 백맥이 모이는 곳이며, 기혈의 왕성함이 마치 깊은 못과 같아서 태연이라 이름하였다.

대릉 大陵 _ 심신을 안정시킨다

치료 효과 대릉혈은 심신을 안정시키고, 마음을 홀가분하게 하고, 번민이 없어지게 하는 효능이 있다. 따라서 히스테리, 초조 등의 심리적인 증상에 치료 효과가 있다. 그 밖에 이곳 혈자리는 팔뚝 혹은 팔목이 아프거나 시큰시큰거리는 증상, 가슴이 답답하고 아픈 증상, 위가 아프거나 부어오르는 증상, 두통, 인후통, 구토, 반신불수 등에도 치료 효과가 있다. 한편 자주 이곳 혈자리를 눌러주면 감기를 예방할 수도 있다. 팔뚝을 가늘게 만들고 싶은 사람도 자주 이곳 혈자리를 눌러주면 팔뚝의 지방을 없앨 수 있다.

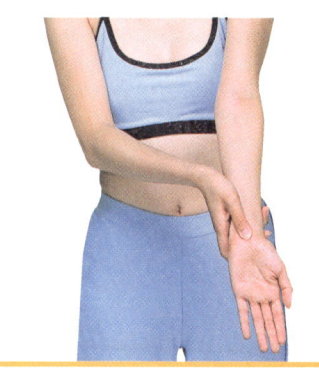

지압 방법 엄지손가락 끝으로 양쪽 근육 사이를 눌러주거나 좌우로 움직이면서 손가락 끝으로 자극을 준다.

혈자리 찾는 법

▶▶ 손바닥을 위로 향하게 하고, 손목을 자기를 향해서 약간 굽혀주면 가로무늬가 생긴다. 이때 다시 힘을 주면 손목 관절 안쪽에 근육이 두 개 나타나는데, 대릉혈은 바로 이 가로무늬와 두 개의 근육 가운뎃점이다. 좌우에 각각 하나씩 자리한다.

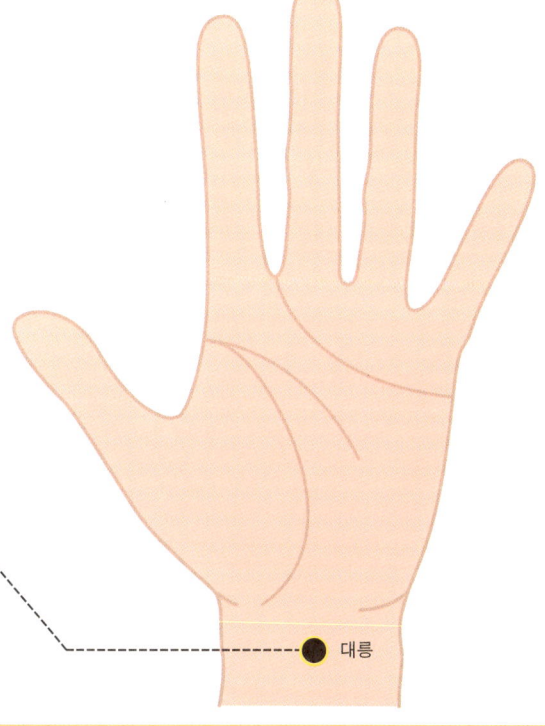

대릉

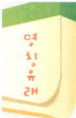

'대大'는 높고 크다는 의미가, '릉陵'은 구릉의 뜻이 있다. 따라서 대릉은 구릉처럼 솟은 혈자리를 의미한다. 한방에서는 혈자리가 손바닥뼈 부근에 있고, 손바닥뼈가 융기된 모양이 마치 구릉 같다고 하여 대릉이라고 이름하였다.

음극 陰郄 _ 주로 심장질환을 치료한다

치료 효과 자주 음극혈을 눌러주면 심장질환을 예방하거나 치료할 수 있다. 협심증, 심박동이 불규칙한 증상, 두부頭部충혈, 가슴이 아픈 증상 등 심장과 관련된 증상에 치료 효과가 뛰어나다. 아울러 코막힘, 눈이 시큰거리는 증상, 소아경련 등과 같은 증상도 완화시킨다.

지압 방법 손가락 끝 혹은 마디를 이용해서 눌러주거나 원을 그리며 마사지해준다.

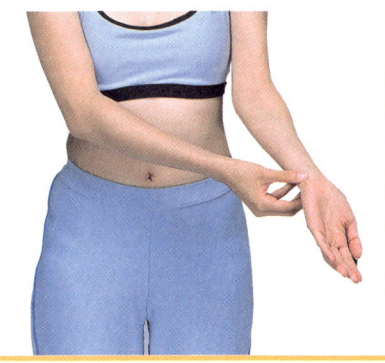

혈자리 찾는 법

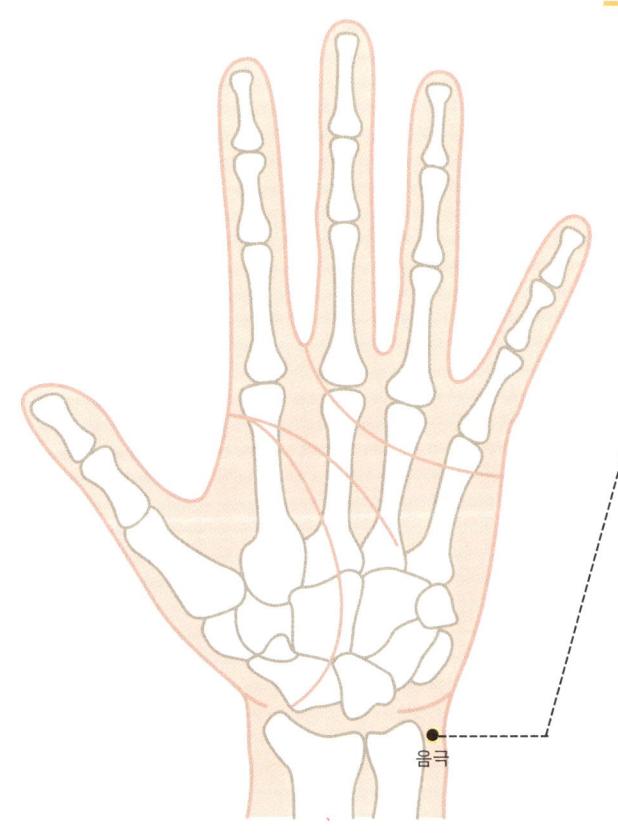

▶▶ 먼저 손바닥을 위로 향하게 하면 손목 관절 옆으로 둥글게 튀어나온 뼈가 만져지는데, 손바닥 쪽으로 손가락 반 개 넓이 정도 떨어진 곳에 혈자리가 위치한다. 좌우에 각각 하나씩 있다.

음극

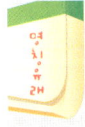

'음陰'은 음경陰經을, '극郄'은 틈새를 의미한다. 따라서 음극은 '경맥과 기맥이 만나는 혈자리'라는 뜻이 있다. 한방에서는 이곳 혈자리가 수소음심경手少陰心經의 극혈郄穴에 속하고 심수혈맥心主血脈이며, 경맥과 기혈이 모이는 곳이라 하여 이와 같이 이름하였다.

신문 神門 _ 심장질환을 치료한다

치료 효과 신문혈은 심장이 격렬하게 뛰는 증상이나 부정맥을 완화시키는 작용을 한다. 심장의 이상 여부를 검사하는 중요한 혈자리이다. 가슴 졸이는 증상, 히스테리 증세로 인한 심계항진에도 효과가 있다. 그 밖에 식욕부진, 협심증, 저혈압, 팔뚝이 쑤시고 아픈 증상, 관절통, 눈의 피로, 피곤하고 졸린 증상, 변비, 불면증, 건망증 등을 치료하는 데에도 사용된다.

지압 방법 엄지손가락 끝으로 약 30초 동안 꾹 눌러준다.

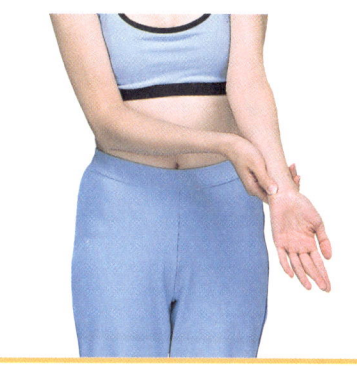

혈자리 찾는 법

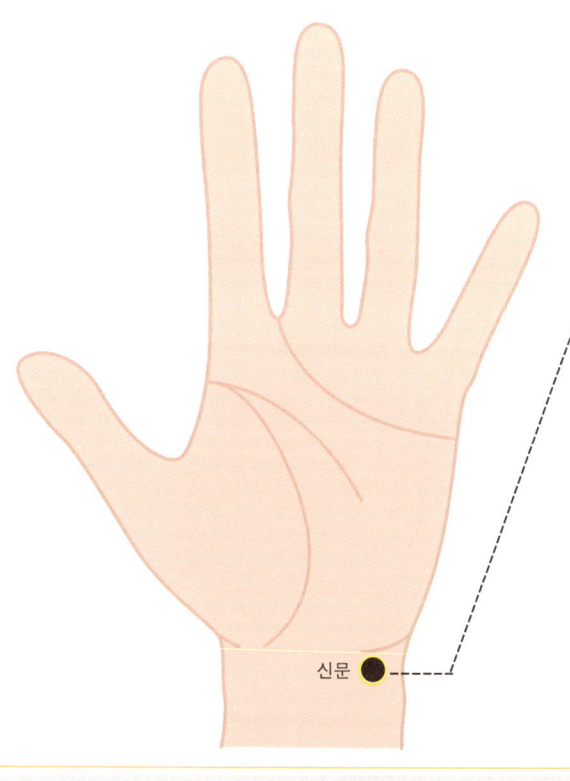

▶▶ 주먹을 쥐고 손목을 가볍게 굽히면 새끼손가락 옆 손목 관절 부근에 힘줄이 만져지는데 신문혈은 바로 이 딱딱한 힘줄과 손목 가로무늬가 만나는 지점에 위치한다. 좌우에 각각 하나씩 있다.

신문

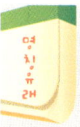

'신神'은 심신을, '문門'은 출입하는 곳을 뜻한다. 따라서 신문이란 심신心神의 출입과 관계가 있는 혈자리이다. 한방에서는 이곳 혈자리가 수소음심경에 속하고 심장과 정신, 심맥에 관련된 기운을 보호한다고 보았다. 아울러 심장이나 정신, 심맥의 기가 출입하므로 신문이라 이름하였다.

양곡 陽谷 _주로 손 부위의 질환을 치료한다

치료 효과 양곡혈을 눌러주면 손목이 삐었을 때와 두통, 치통, 팔뚝에 힘이 없는 증상, 현기증, 이명 등을 치료할 수 있다. 그 밖에 위장 계통의 질환에도 치료 효과가 있다.

지압 방법 손가락 끝 혹은 마디를 이용해서 눌러주거나 원을 그리며 마사지해준다.

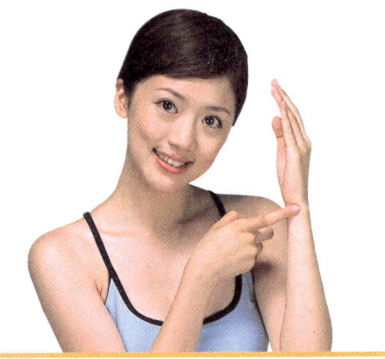

혈자리 찾는 법

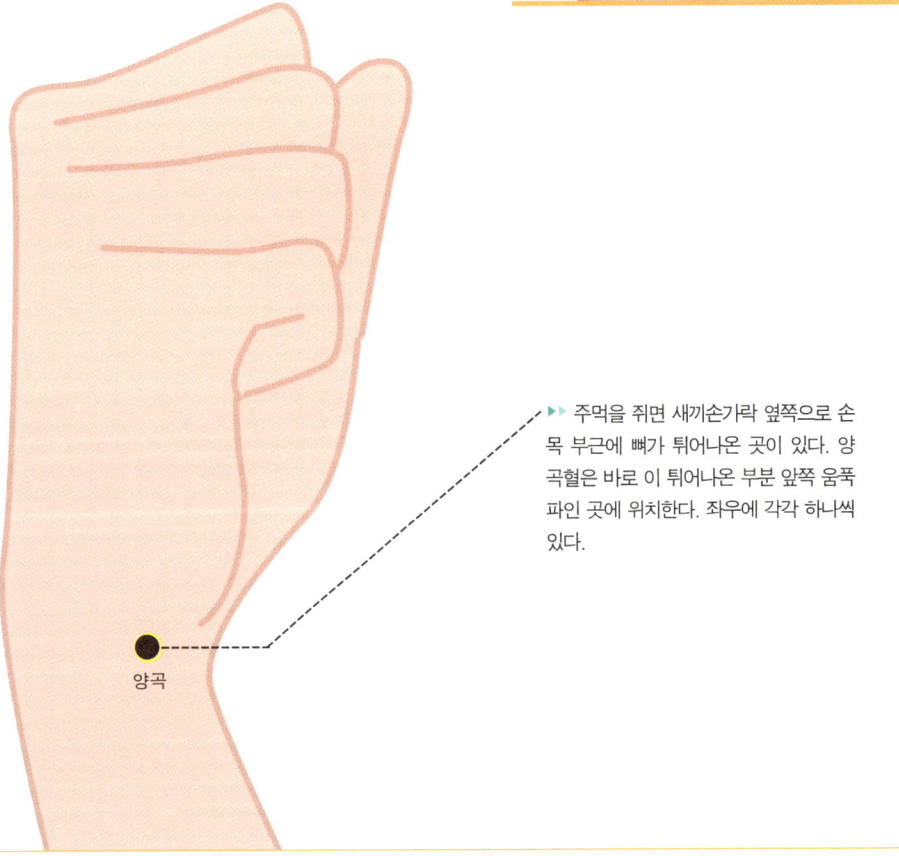

▶▶ 주먹을 쥐면 새끼손가락 옆쪽으로 손목 부근에 뼈가 튀어나온 곳이 있다. 양곡혈은 바로 이 튀어나온 부분 앞쪽 움푹 파인 곳에 위치한다. 좌우에 각각 하나씩 있다.

양곡

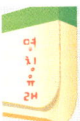

'양陽'은 양경을 의미하며, '곡谷'은 골짜기를 뜻한다. 따라서 양곡혈은 우리 몸에서 약경에 위치하며 모양이 마치 골짜기와 같은 곳에 위치하는 혈자리임을 알 수 있다. 한방에서는 이곳 혈자리가 손목 바깥쪽은 양경에 속하고 그 위치가 골짜기처럼 생겼다 해서 양경이라 부른다.

완골腕骨 _ 위장을 조절해주고 목이 쑤시고 아픈 증상을 치료한다

치료 효과 완골혈은 해열과 습윤 작용을 하며, 근육을 풀어주고 혈액 순환을 원활하게 해주는 효능이 있기 때문에 영양실조, 소화불량, 팔꿈치가 쑤시고 아픈 증상, 목과 어깨가 뻣뻣한 증상, 이명, 손목의 통증, 눈이 피로할 때 이곳 혈자리를 눌러주면 증상을 완화시켜주는 효과가 있다.

지압 방법 엄지손가락 끝으로 혈자리를 눌러준다.

혈자리 찾는 법

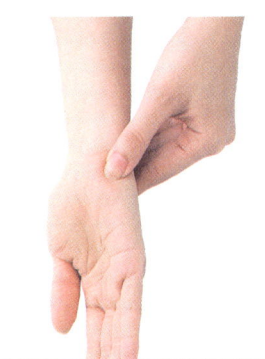

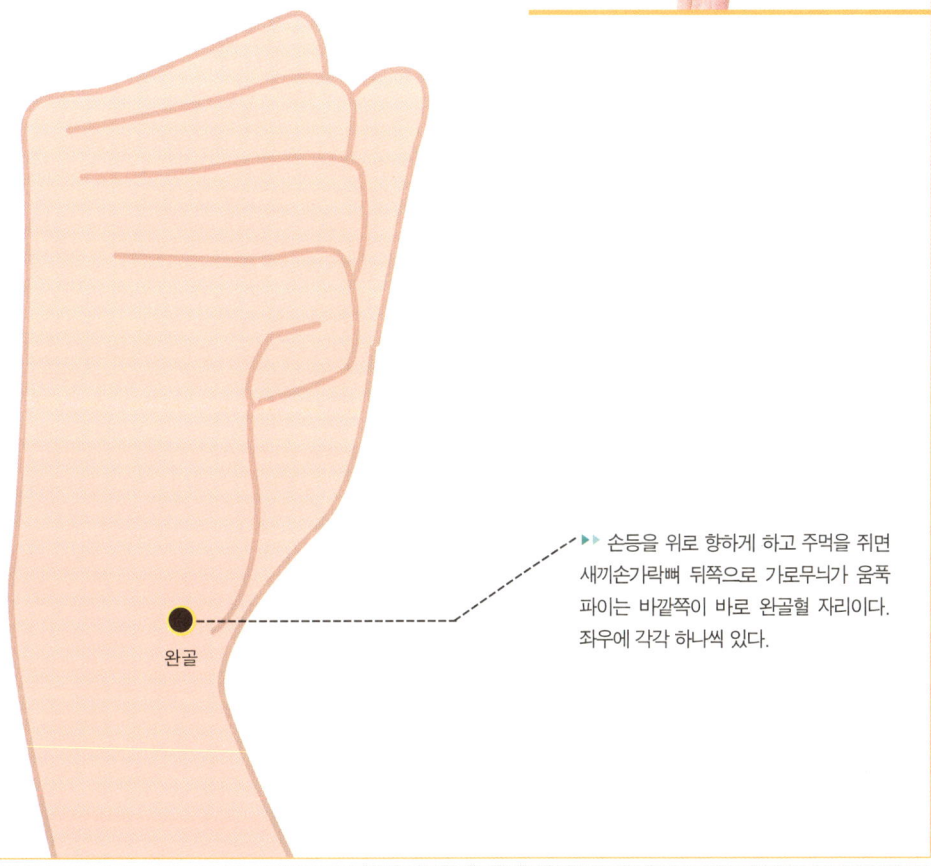

▶▶ 손등을 위로 향하게 하고 주먹을 쥐면 새끼손가락뼈 뒤쪽으로 가로무늬가 움푹 파이는 바깥쪽이 바로 완골혈 자리이다. 좌우에 각각 하나씩 있다.

완골

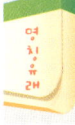

'완腕'은 손목이라는 뜻이 있다. 《회원침구학》에서는 "완골은 팔뚝뼈와 손목뼈가 서로 교차하는 지점에 있으며 '골骨'이 손목 앞쪽에 있는 뼈다. 손목 뒤쪽에 있는 뼈를 말할 때는 수과골手髁骨이라 하며 손목 앞쪽에서 손 아래쪽으로 함몰된 부분이 나타나므로 완골이라 부른다"고 기록되어 있다.

합곡 合谷 _주로 안면 부위의 질환을 치료한다

치료 효과 합곡혈은 주로 입과 얼굴 부위 오관의 질환을 치료한다. 두통, 구강염, 목이 붓고 아픈 증상, 발열, 눈의 피로, 신경통 및 위장이 좋지 못해 생기는 각종 증상 및 뇌신경계와 관련된 증상, 고혈압, 저혈압, 과민성비염, 위통, 치통, 생리통, 감기에도 효과가 있다. 또한 여드름을 없애주고, 눈 밑 주름과 거칠어진 피부를 개선해주는 등 활용 범위가 넓은 혈자리이다.

지압 방법 엄지손가락으로 혈자리를 4~5번 힘 있게 눌러주거나 원을 그리며 마사지해준다.

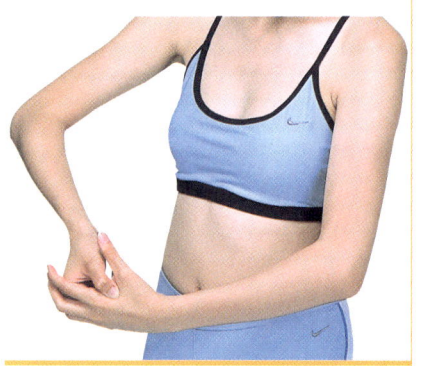

혈자리 찾는 법

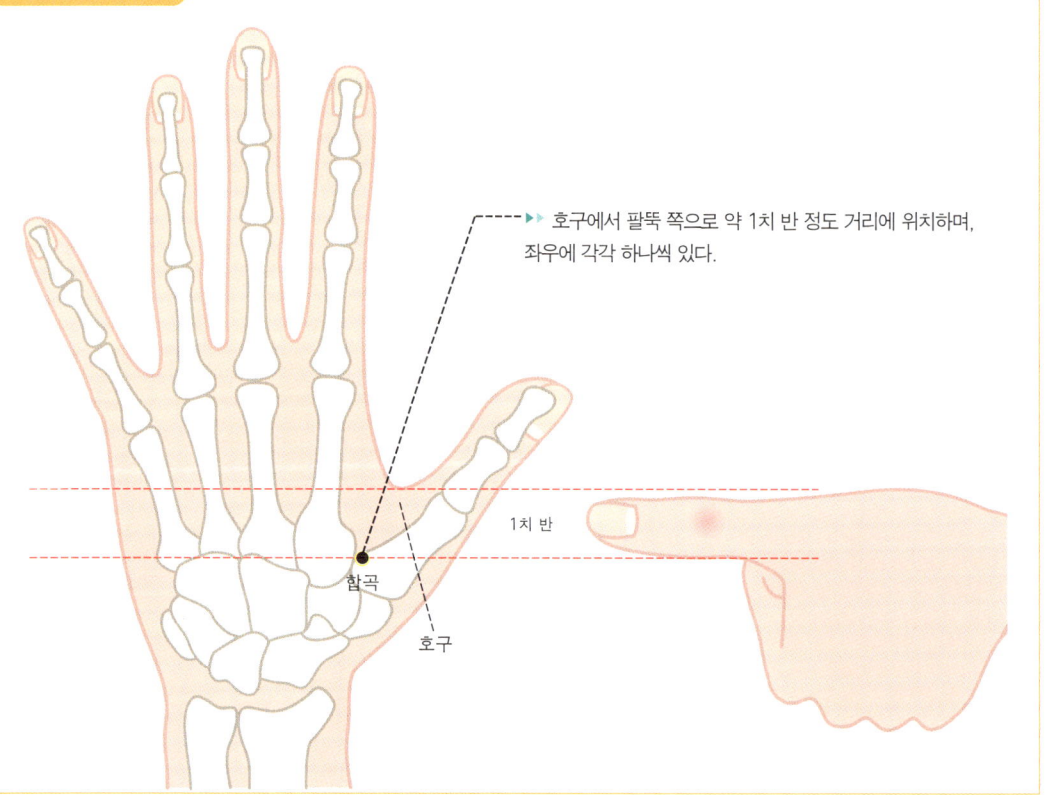

▶▶ 호구에서 팔뚝 쪽으로 약 1치 반 정도 거리에 위치하며, 좌우에 각각 하나씩 있다.

1치 반

합곡

호구

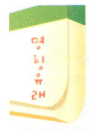

'합合'은 한데 합친다는 뜻을, '곡谷'은 산골짜기를 말한다. 따라서 합곡혈은 낮아서 우묵하게 빠진 모양이 마치 골짜기와 같은 모양을 하고 있는 혈자리임을 나타낸다. 한방에서는 이곳 혈자리가 임시와 식시 사이 함몰된 부위, 즉 호구에 위치해 있으며 그곳이 마치 양쪽 산 사이에 우묵하게 들어간 골짜기 같아서 합곡이라 이름하였다. 합곡혈은 '호구虎口'라고도 부른다.

후계後谿 _ 심신을 안정시킨다

치료 효과 후계혈은 심신을 안정시키고 경락의 소통을 원활하게 하는 효능이 있다. 또한 머리와 목의 통증, 인후통, 목이 뻐근한 증상, 팔뚝이 쑤시고 아픈 증상, 손가락과 팔꿈치, 팔뚝의 경련, 허리가 삐끗한 경우, 이명, 귀의 통증, 시력개선에도 효과가 있다.

지압 방법 엄지손가락 끝 혹은 둥근 모양의 물건으로 눌러준다. 마사지를 해줄 때에는 새끼손가락 뿌리가 있는 관절을 향한다.

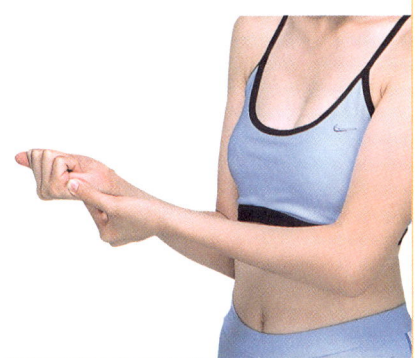

혈자리 찾는 법

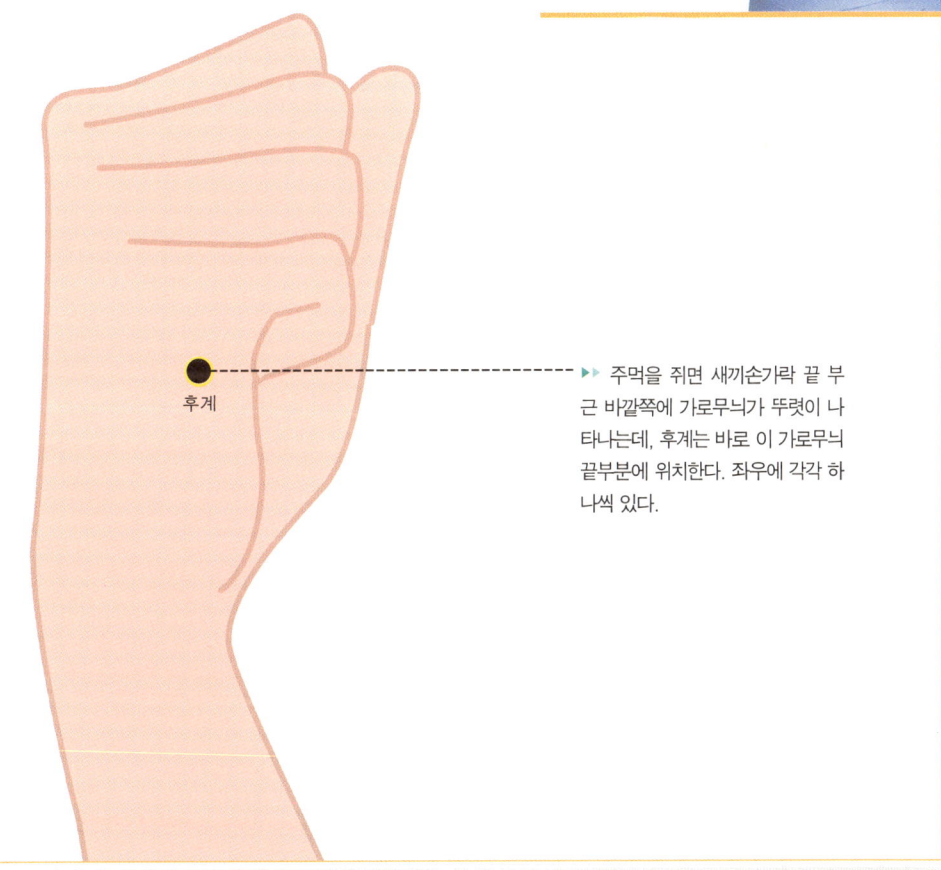

후계

▶▶ 주먹을 쥐면 새끼손가락 끝 부근 바깥쪽에 가로무늬가 뚜렷이 나타나는데, 후계는 바로 이 가로무늬 끝부분에 위치한다. 좌우에 각각 하나씩 있다.

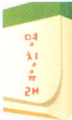

'후後'는 뒤쪽을, '계谿'는 시내를 말한다. 따라서 후계란 우리 몸 낮은 곳 중에 시내와 같은 혈자리라는 뜻이다. 한방에서는 이곳 혈자리가 새끼손가락 관절 뒤쪽에 있어서 주먹을 쥐었을 때 근육이 마치 산봉우리와 같이 솟고, 피부 표면에 나타나는 가로무늬는 그 모양이 꼭 시내와 같아서 후계라고 하였다.

어제魚際 _주로 위장질환을 치료한다

치료 효과   어제혈 자리의 피부색을 보고 위장과 간장의 건강 상태를 판단할 수 있다. 예를 들어 설사를 할 때는 엄지손가락 끝부분에 핏줄이 보이고, 간장에 이상이 있을 때는 엄지손가락 끝부분에 빨간색의 반점이 나타나며, 만성질환을 앓고 있는 환자의 근맥 색깔이 검은색으로 변하는 것 등이다. 따라서 어제혈을 계속해서 눌러주면 육체피로 및 만성질환으로 인한 불쾌감을 완화시켜주며 기침, 인후통, 목이 잠기는 증상, 콧물, 가슴과 팔뚝의 통증도 치료한다.

지압 방법   손가락 끝 혹은 마디를 이용해서 눌러주거나 원을 그리며 마사지해준다.

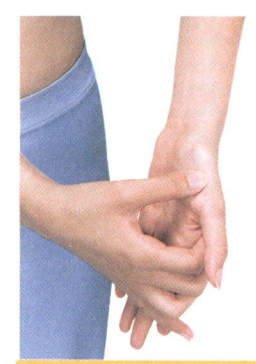

혈자리 찾는 법

▶▶ 엄지손가락 끝부분 융기된 곳에서 손목 방향으로 혈자리를 찾아가다보면 손바닥과 손등 아랫부분에서 만난다. 좌우에 각각 하나씩 있다.

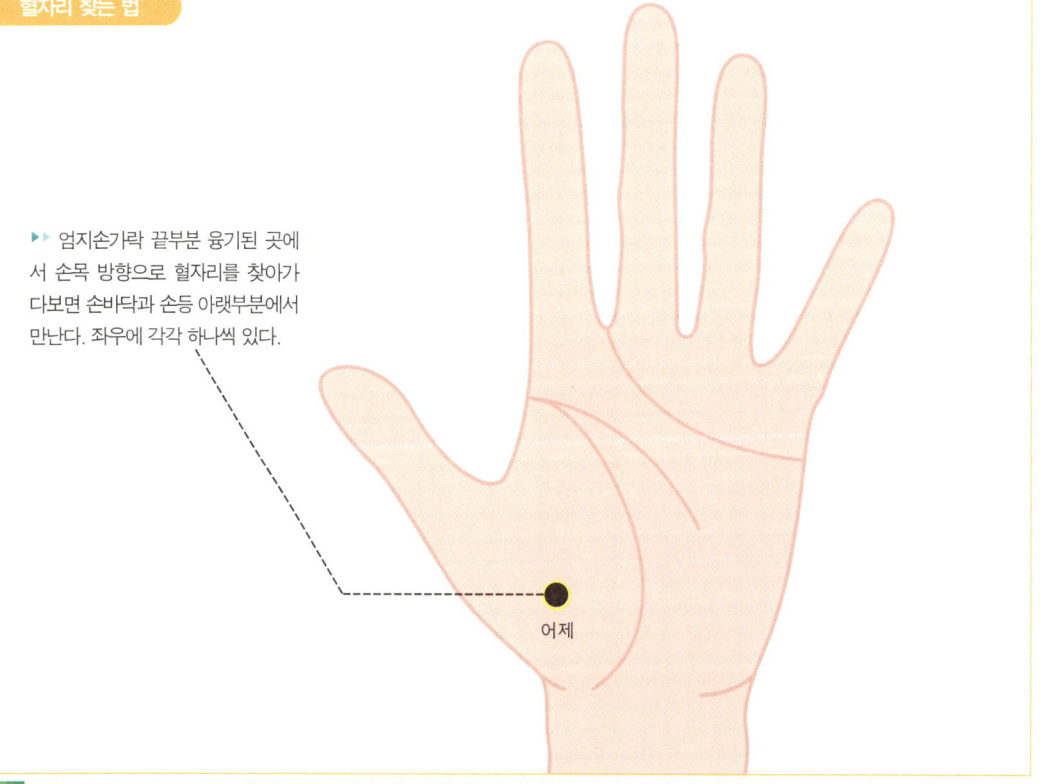

어제

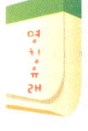

'어魚'는 어복魚腹, '제際'는 언저리란 뜻이다. 따라서 어제혈은 우리 몸에서 돌출된 부위가 마치 어복의 옆 모양을 하고 있는 혈자리임을 나타낸다. 한방에서는 엄지 뒤쪽, 손바닥 안쪽의 근육이 풍성하고 두껍게 융기된 부분이 마치 어복과 같으며, 이곳 혈자리가 어복 부위의 가장자리에 있기 때문에 이와 같이 이름하였다.

노궁 勞宮 _정신과 뇌를 맑게 해준다

치료 효과 노궁혈은 마음을 홀가분하게 하고 육체와 정신의 피로로 인한 열熱과 화火를 가라앉히며, 뇌를 맑게 하는 효능이 있다. 따라서 화기火氣로 인해 입술이 찢어졌다거나 구취 등에 효과가 있다. 그 밖에 가슴통증, 위통, 손바닥에 땀이 많이 나는 증상, 구토, 의식이 혼미한 증상 등에도 치료 효과가 뛰어나다.

지압 방법 엄지손가락 끝으로 혈자리를 눌러준다.

혈자리 찾는 법

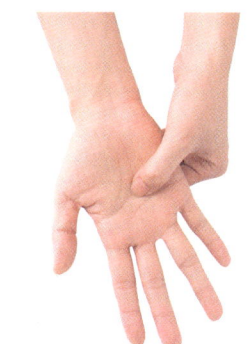

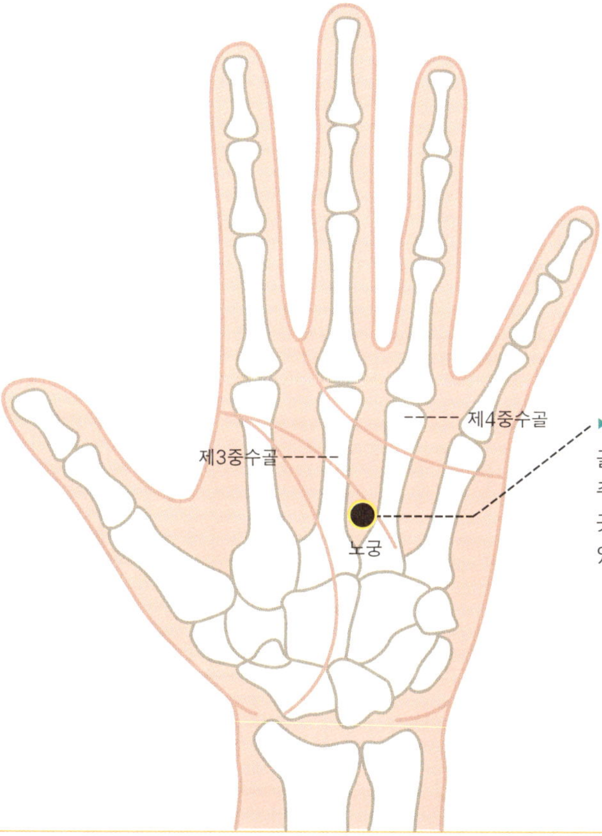

제4중수골
제3중수골
노궁

▶▶ 손바닥 한가운데, 중지와 무명지 중수골 사이에 위치한다. 손바닥을 위로 하고 주먹을 쥐었을 때 중지와 무명지가 누르는 곳이 바로 노궁혈이다. 좌우에 각각 하나씩 있다.

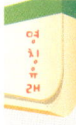

'노勞'는 노동의 의미가, '궁宮'은 중실中室을 뜻한다. 《갑을경》에는 "노궁혈은 손바닥 한가운데 동맥이 있는 곳에 있다"고 적혀 있다. 또한 《채애편》에는 "노동을 할 때 힘을 가장 많이 주는 곳을 궁이라 한다"고 적혀 있다. 즉 노궁혈 자리는 손바닥에 위치하며 일할 때 가장 많이 사용하는 부위이므로 이와 같이 이름하였다.

소부 少府 _흉부의 통증을 완화한다

치료 효과   소부혈은 노궁勞宮혈과 같은 효능이 있으며 주로 심계항진과 흉부의 창만, 야뇨증, 소변 보기가 어려운 증상 및 손가락이 쑤시고 아픈 증상을 치료한다.

지압 방법   엄지손가락 끝으로 혈자리를 눌러준다.

혈자리 찾는 법

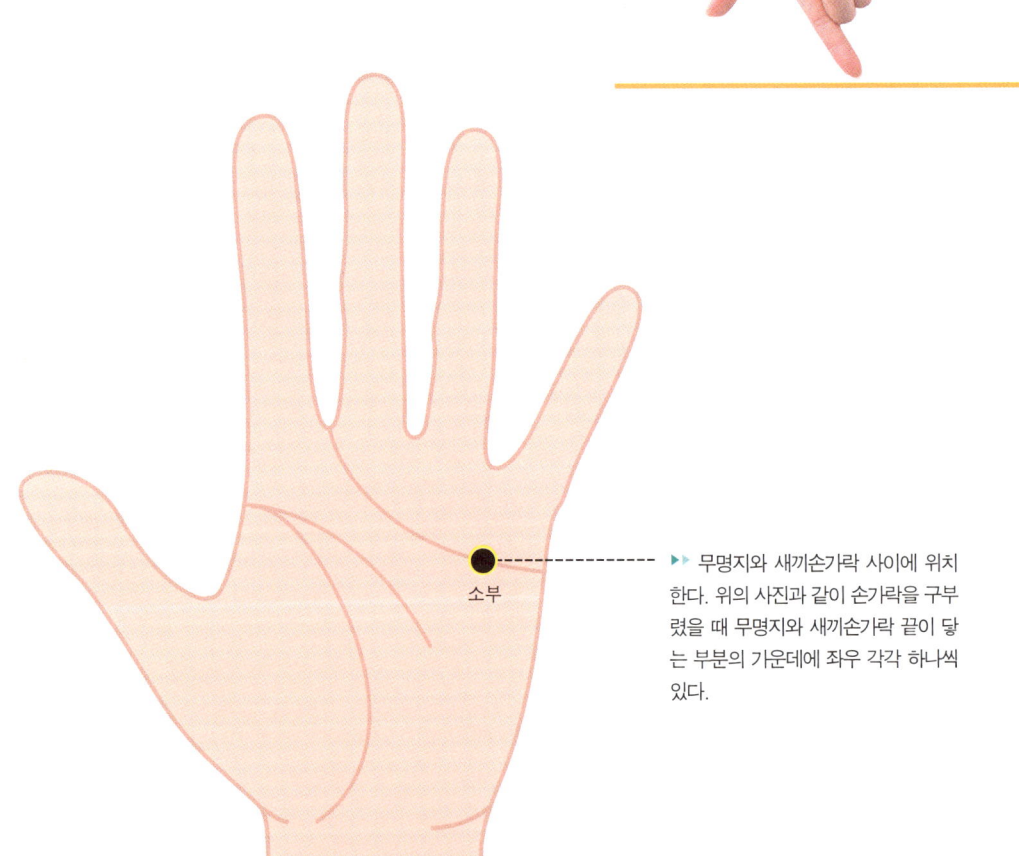

소부

▶▶ 무명지와 새끼손가락 사이에 위치한다. 위의 사진과 같이 손가락을 구부렸을 때 무명지와 새끼손가락 끝이 닿는 부분의 가운데에 좌우 각각 하나씩 있다.

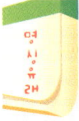
'소少'는 소음경을, '부府'는 모인다는 뜻이다. 《회원침구학》에서는 "수소음심맥手少陰心脈이 겨드랑이에서 출발하여 새끼손가락으로 향하며 수부를 교접으로 심장과 소장에 연결되어 있으므로 이와 같이 이름하였다"고 한다.

전곡 前谷 _두통을 경감시킨다

치료 효과   전곡혈은 두통, 눈이 쑤시고 아픈 증상, 이명, 손에 마비가 오는 증상, 인후통 및 여성의 유즙 분비가 부족한 증상을 치료한다.

지압 방법   엄지손가락 끝으로 혈자리를 눌러준다.

혈자리 찾는 법

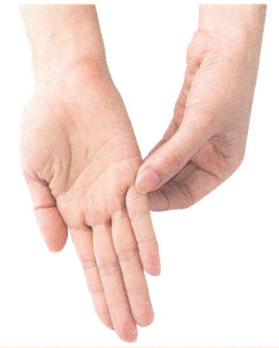

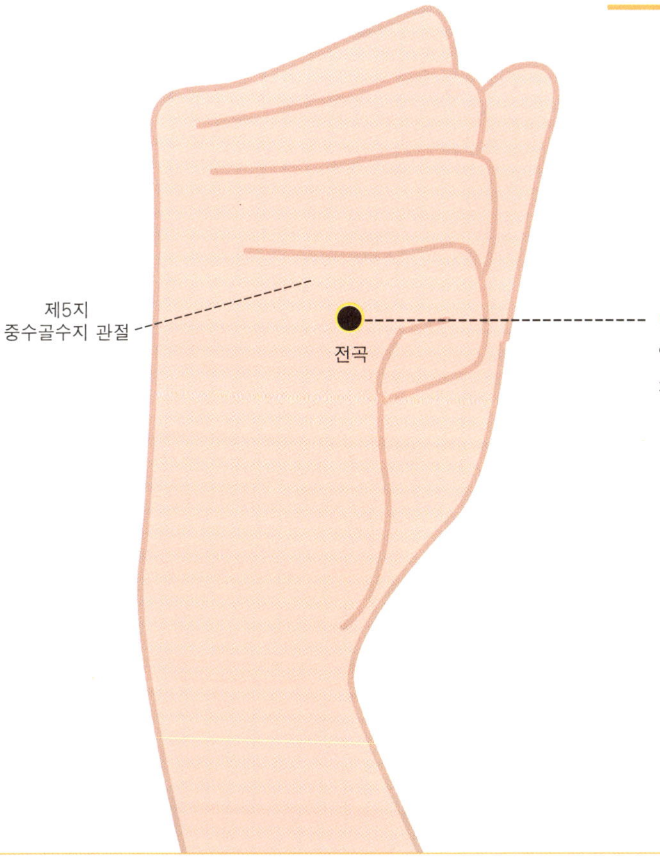

제5지 중수골수지 관절

전곡

▶▶ 새끼손가락 중수골수지관절에서 약간 비스듬히 앞으로 기운 곳에 위치한다. 좌우에 각각 하나씩 있다.

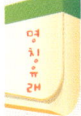

《회원침구학》에는 "전곡에서 '전前'은 마디 앞부분에 있다는 뜻이고, '곡谷'은 공동空洞이라는 뜻이다. 따라서 새끼손가락 아랫마디 앞, 뼈가 없어 경공經孔과 분비샘의 공규孔竅로 통하기 때문에 전곡이라는 이름이 붙었다"고 기록되어 있다. 이는 혈자리가 새끼손가락 관절의 오목한 부위에 있으며, 오목한 곳이 마치 골짜기와 같기 때문이다.

소상 少商
_중풍, 쇼크 등 응급처치혈이다

치료 효과   소상혈은 기氣의 정체로 인한 졸도, 중풍, 중서 등 응급처치 혈자리이자 정신질환을 치료하는 혈자리이다. 아울러 소상혈은 급체, 인후통, 기침, 손에 마비가 오는 증상을 치료하는 데도 사용된다.

지압 방법   손가락 끝 혹은 둥글게 생긴 물건으로 눌러주거나, 엄지와 식지로 다른 한쪽 손 엄지 양쪽을 잡고 부드럽게 눌러주는 방식으로 이곳 혈자리를 간접적으로 자극해준다.

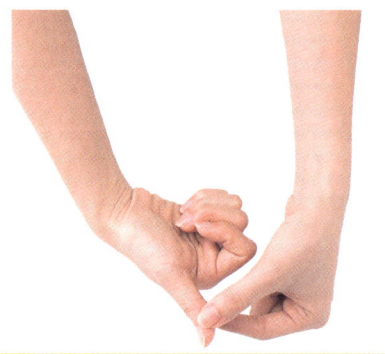

혈자리 찾는 법

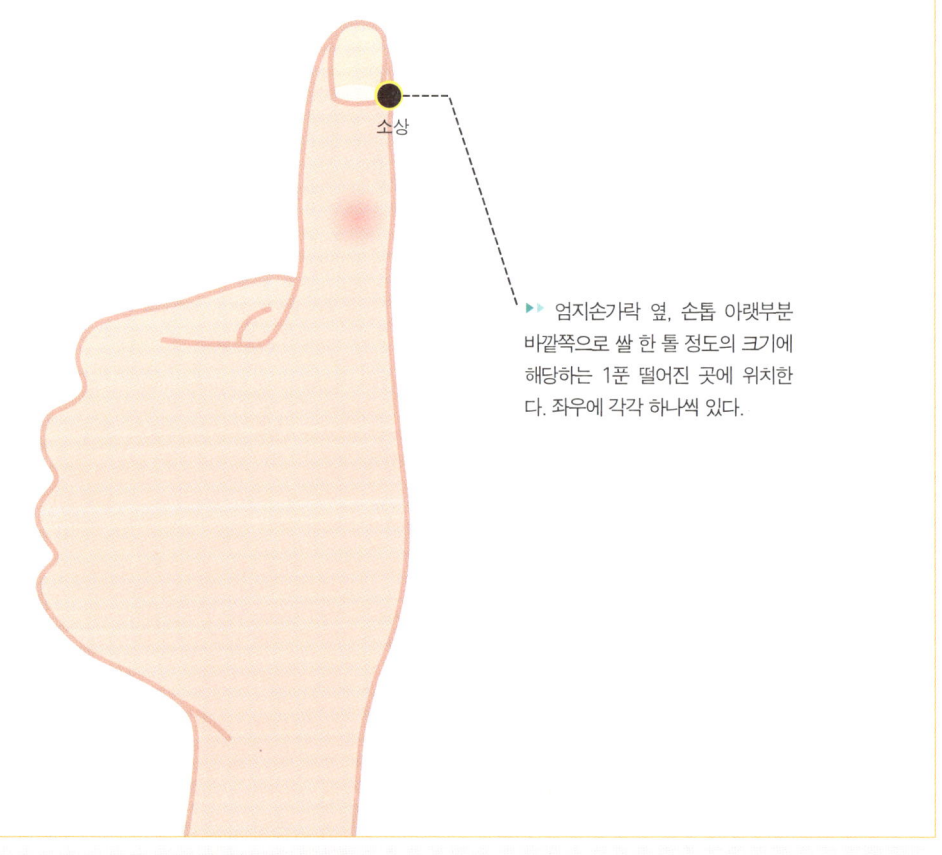

소상

▶▶ 엄지손가락 옆, 손톱 아랫부분 바깥쪽으로 쌀 한 톨 정도의 크기에 해당하는 1푼 떨어진 곳에 위치한다. 좌우에 각각 하나씩 있다.

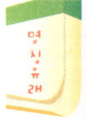

'소少'는 적다, 왜소하다는 뜻이 있고, '상商'은 오행五行 중에서 금金에 속하며 오음五音 중 두 번째 음이다, 폐경의 기는 폐부에서 손으로 운행하는데, 엄지손가락 끝부분인 소상혈까지 이르며 이곳 혈자리에서는 이미 기맥이 미약하므로 소상이라 한다.

상양 商陽 _ 치통을 완화한다

치료 효과 상양혈은 치통, 복통, 구토와 설사, 중풍, 의식이 혼미할 때, 인후통, 기침, 갈증, 눈의 피로 및 명치의 통증에 효과가 있다.

지압 방법 손가락 끝을 누르기란 쉽지 않기 때문에 둥글게 생긴 물건으로 이 혈을 직접 자극해주거나 다른 한쪽 손의 엄지와 식지로 손가락 양쪽 끝을 잡고 부드럽게 눌러준다.

혈자리 찾는 법

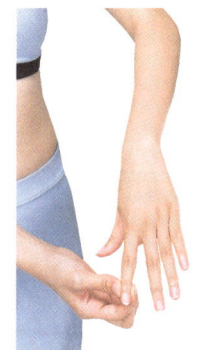

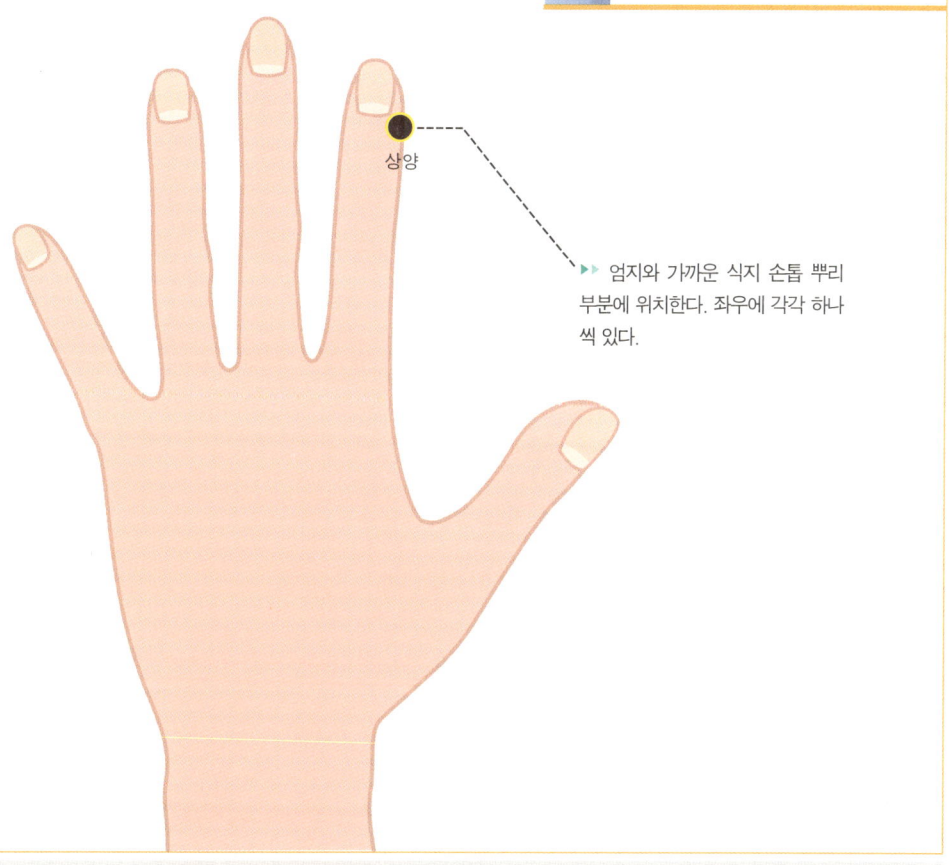

상양

▶▶ 엄지와 가까운 식지 손톱 뿌리 부분에 위치한다. 좌우에 각각 하나씩 있다.

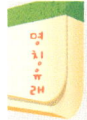

'상商'은 오음五音 중 하나이며 금金에 속한다. 대장大腸도 금에 속하고, 대장경大腸經이라는 의미가 있다. '양陽'은 양기를 뜻하므로 상양은 대장경 양기陽氣가 출발하는 혈자리라는 뜻이다. 한방에서는 이곳이 수양명대장경手陽明大腸經이 시작되는 혈자리이며, 대장은 금에 속하고 음은 상이라 하였다. 또한 대장은 육부六腑 중 하나이며 양경에 속하므로 상양이라 이름하였다.

중충 中衝

_정신을 잃었을 때 눌러주는 응급처치혈이다

치료 효과 중충혈은 열고 닫는 작용을 하기 때문에 응급처치 효과가 탁월한 혈자리이다. 주로 중풍, 심장통증, 졸도, 쇼크, 중서, 혀가 붓고 아픈 증상을 치료한다.

지압 방법 엄지손가락 끝 혹은 둥글게 생긴 물건으로 혈자리를 눌러

혈자리 찾는 법

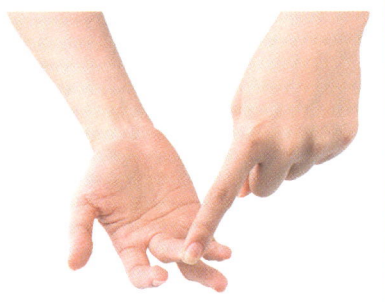

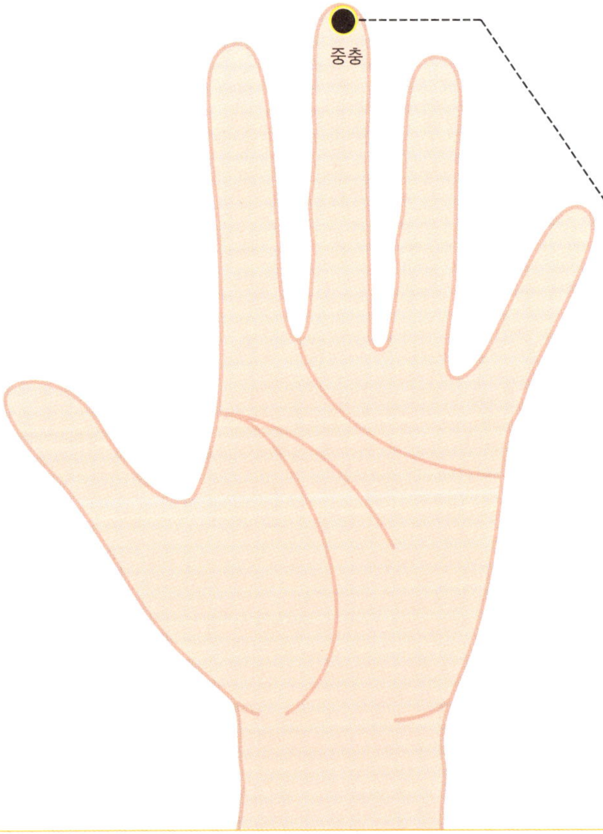

▶▶ 중지 끝 가운데에 위치하며, 손톱에서 약 쌀 한 톨 크기인 1푼 정도 떨어진 거리에 위치한다. 좌우에 각각 하나씩 있다.

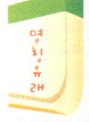
'중中'은 가운데, 중간을 뜻하며, '충衝'은 심장에 혈액을 보내기 위해 되풀이하는 수축운동인 심장박동의 뜻이 있다 《회월침구학》에서는 "심양心陽이 뭉쳐서 뚫고 나가기 때문에 중충이라 한다"고 했다. 이곳 혈자리가 중지 끝 한가운데 있는 혈자리이며 다른 한쪽 손으로 이곳 혈자리를 누를 때 손가락 아래에 있는 정맥이 심박동의 느낌을 주기 때문에 중충이라 이름하였다.

관충 關衝 _ 정신과 뇌를 맑게 한다

치료 효과 관충혈은 열을 식히고 화를 가라앉혀 정신과 뇌를 맑게 하는 작용을 하기 때문에 정신을 잃었을 때 응급처치혈로 자주 사용된다. 그 밖에 두통, 눈이 빨갛게 부어오르는 증상, 인후통 등도 완화시켜준다.

지압 방법 엄지손가락 끝 혹은 둥글게 생긴 물건으로 눌러주거나 엄지와 식지로 무명지의 양쪽을 부드럽게 눌러서 혈자리를 간접적으로 자극한다.

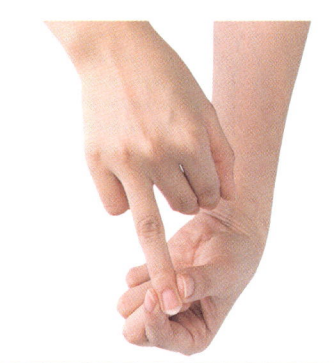

혈자리 찾는 법

▶▶ 무명지 손톱 뿌리에서 바깥쪽으로 1푼 정도 떨어진 거리에 위치한다. 좌우에 각각 하나씩 있다.

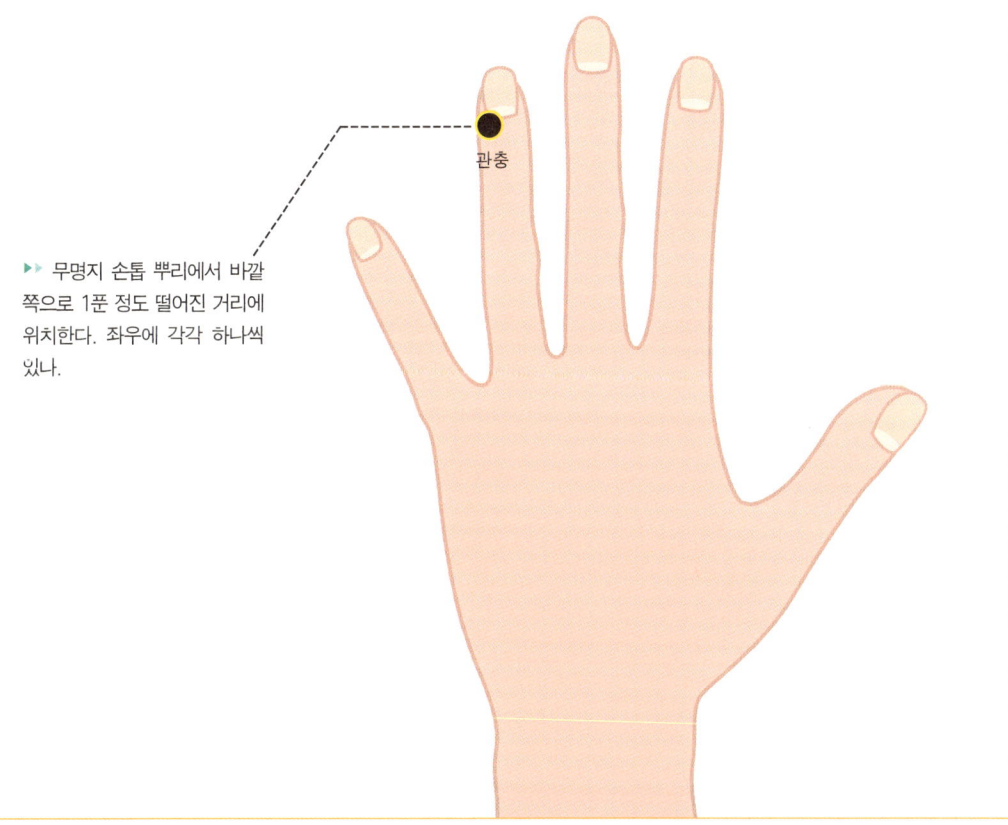

관충

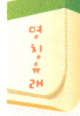

'관關'은 출입을 위한 요충지이다. 《회원침구학》에서는 "관은 위를 이야기하고 아래로 통하며 상, 중, 하, 즉 머리, 허리, 다리에 이른다. 내관內關은 뇌와 가슴에 관련이 있고, 외관外關은 지체肢體에 관련이 있으며 삼초경락은 사지四肢 바깥쪽에서 근본이 시작되므로 관충이라 부른다"고 했다. 즉 관충혈은 수소양手少陽과 수소음手少陰이 출입하는 요충지이며 이곳 혈자리가 소충少衝과 중충中衝 사이에 위치하므로 관충이라 이름한 것이다.

소충 少衝 _ 심장질환을 치료한다

치료 효과 소충혈은 심장질환을 치료하는 효과가 있으며, 정신을 맑게 하고 신경을 안정시키는 작용을 한다. 호흡곤란, 가슴이 답답한 증상, 두부頭部 충혈, 입이 건조하고 혀가 바싹 마르는 증상, 팔뚝의 통증 등을 치료하는 데 효과가 뛰어나다.

지압 방법 손가락 끝 혹은 둥글게 생긴 물건으로 눌러주거나 엄지와 식지로 새끼손가락 양쪽을 잡고 손톱 쪽으로 힘을 줘서 부드럽게 눌러준다.

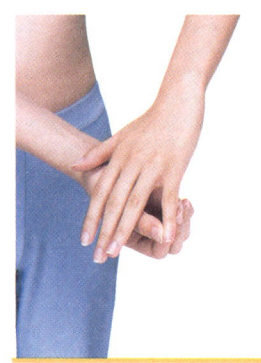

혈자리 찾는 법

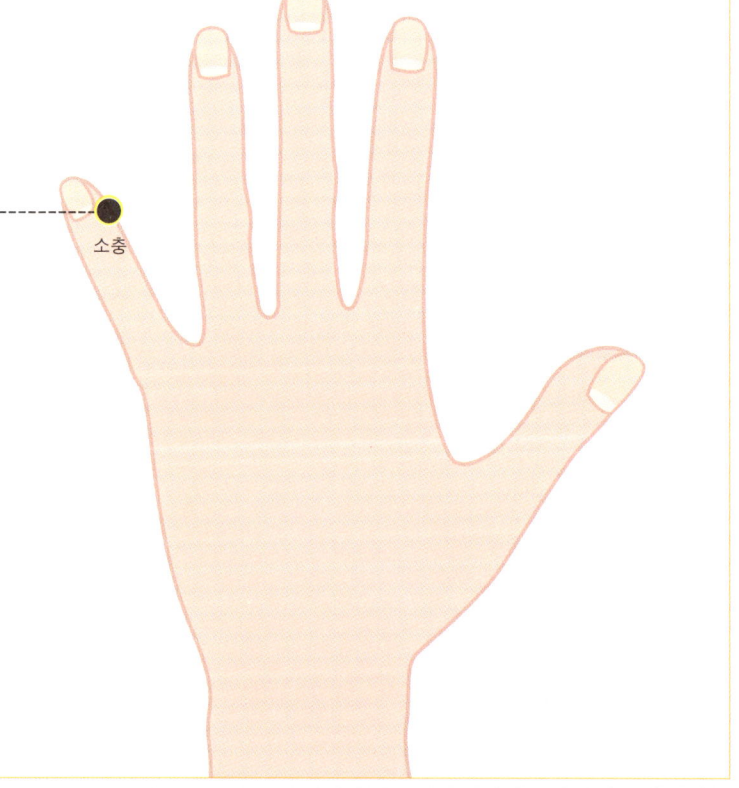

▶▶ 무명지 쪽에 있는 새끼손가락 손톱 뿌리 부근 안쪽에 위치한다. 새끼손가락 손톱 아랫부분과 안쪽 선이 만나는 지점에 좌우 각각 하나씩 있다.

소충

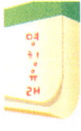

'소少'는 '소小'를 뜻하며 새끼손가락을 가리키고, '충衝'은 요충지라는 뜻이다. 따라서 소충이란 새끼손가락 끝에 위치한 중요한 혈자리임을 나타낸다. 합방에서는 이곳 혈자리가 수소음심경의 정혈#穴이며, 기맥이 처음 시작하여 뻗어나가는 곳이고, 또 수소음경과 수태양경맥의 기氣가 서로 만나서 통하는 요충지이므로 이와 같이 이름하였다.

소택 少澤 _ 전신을 윤택하게 한다

치료 효과   소택혈은 소장경小腸經의 출발점이다. 소장은 인체의 수분 및 양분 흡수를 관리하기 때문에 전신을 윤택하게 하는 효능이 있다. 주로 두통, 녹내장, 백내장, 인후통, 심장통증, 가슴이 답답하고 아픈 증상, 중풍으로 인해 혼미한 증상, 목 부분이 쑤시고 아픈 증상, 머리 무거움, 반신불수 등을 치료한다. 산후 젖분비가 잘 되지 않을 때, 유선염에 노출되었을 때 이를 개선하고 가슴을 풍만하게 하는 효과가 있다.

지압 방법   손가락 끝 혹은 둥글게 생긴 물건으로 눌러주거나 엄지와 식지로 새끼손가락 양쪽을 잡고 부드럽게 눌러서 혈을 간접적으로 자극한다.

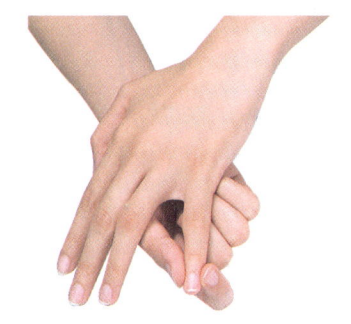

혈자리 찾는 법

▶▶ 새끼손가락 손톱 뿌리 부근 바깥쪽이다. 새끼손가락 손톱 아랫부분과 바깥쪽 선이 만나는 지점이며 좌우에 각각 하나씩 있다.

소택

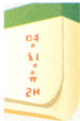

'소少'는 작다는 의미의 '소小', '택澤'은 못, 물이 모인 곳이라는 뜻이다. 따라서 소택혈은 작은 물웅덩이 같은 혈자리임을 뜻한다. 한방에서는 이곳 혈자리가 소장경小腸經에 속해 있고 소장경맥이 운행하는 출발점이라고 한다. 막 기맥이 출발했기 때문에 약하지만 우리 몸의 수분 흡수를 관장하는 소장의 주요 기능을 담당하기 때문에 소택이라 하였다.

Chest & Belly

가슴과 배 | 胸腹部 _{흉복부}

결분 缺盆 _기혈을 조절한다

치료 효과   결분혈은 우리 몸 전체의 기와 혈을 조절하고 흉부 및 팔뚝 신경을 원활하게 해준다. 숨이 차는 증상, 호흡곤란, 흉부통증, 인후통, 기침, 목과 어깨가 쑤시고 아픈 증상, 육체피로 등에 효과가 있다.

지압 방법   손가락 끝 혹은 마디를 이용해서 눌러주거나 원을 그리며 마사지해준다.

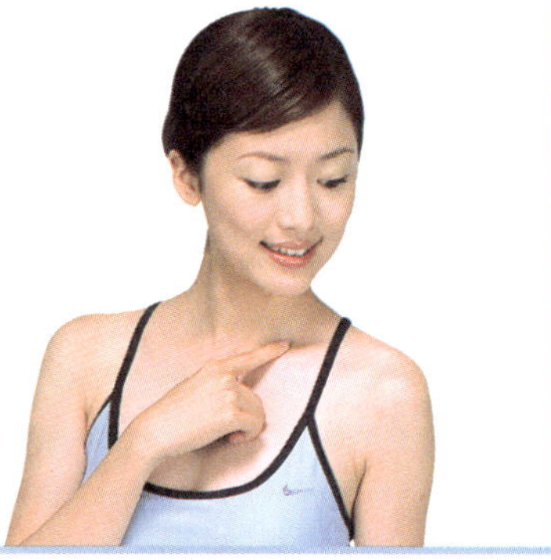

혈자리 찾는 법

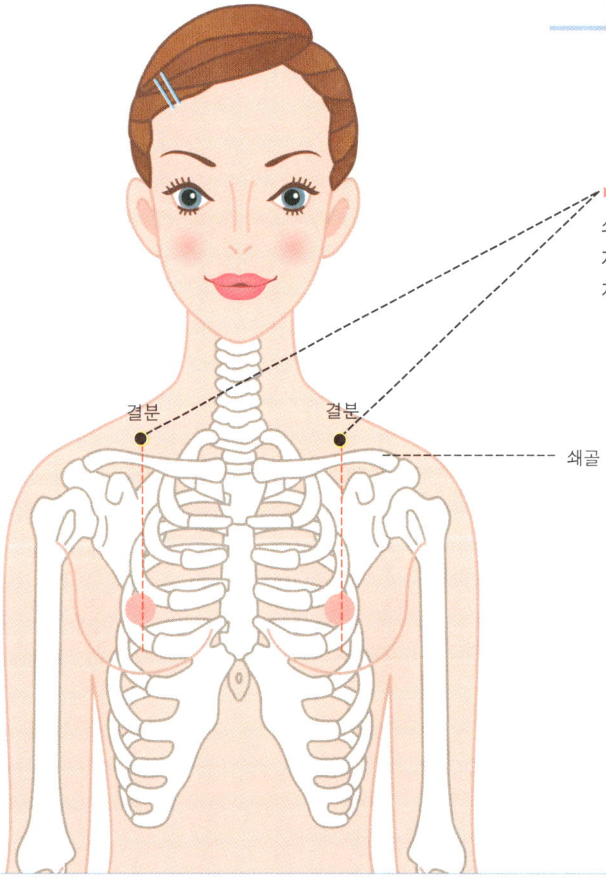

▶▶ 좌우 유두에서 위로 뻗어 올라가면 쇄골 위쪽에 깊이 함몰된 곳이 바로 혈자리이다. 지압을 했을 때 통증이 느껴지기도 한다. 좌우에 각각 하나씩 있다.

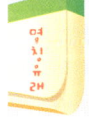

《회원침구학》에서는 "분골盆骨 아래 움푹 들어간 곳이므로 결분이라 한다. 또 천개天蓋라고도 부른다. 어깨뼈 모양이 마치 하늘을 덮고 있는 것과 같다. 아울러 기와 성백이 이쯤 혈사리에 이르러 여닫음의 작용을 하므로 천개라 한다"고 기록되어 있다. 결분혈은 어깨에 있는 횡골橫骨 위 움푹 파인 곳에 위치하므로 쇄골의 모양이 마치 이가 빠진 대야와 같아서 결분이라 불렀다.

중부 中府
_주로 폐와 관련된 질환을 치료한다

치료 효과   중부혈은 폐의 기를 조절하고 헐떡이거나 기침을 하는 증상을 치료하는 효능이 있다. 또한 이곳은 폐장에 질환이 있는지 없는지를 가늠하는 데 사용되는 혈자리이다. 기침, 숨이 차는 증상, 가래 제거, 흉부통증, 기관지염, 어깨와 등의 통증을 치료할 뿐 아니라 여드름과 탈모도 치료한다.

지압 방법   손가락 끝 혹은 마디를 이용해서 눌러주거나 원을 그리며 마사지해준다.

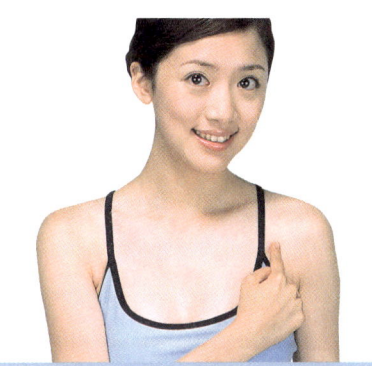

혈자리 찾는 법

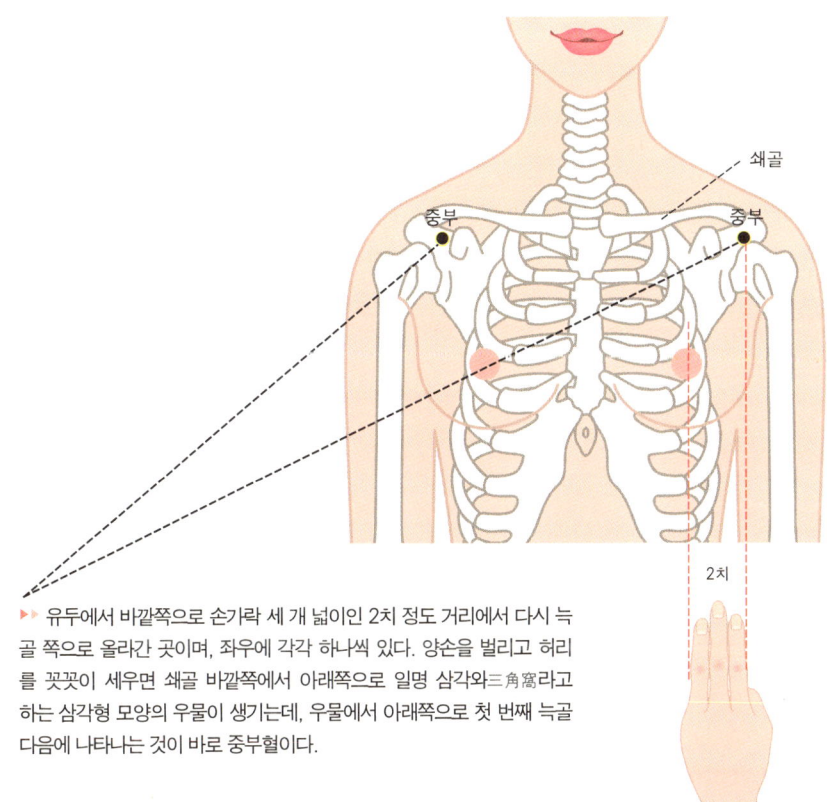

▶▶ 유두에서 바깥쪽으로 손가락 세 개 넓이인 2치 정도 거리에서 다시 늑골 쪽으로 올라간 곳이며, 좌우에 각각 하나씩 있다. 양손을 벌리고 허리를 꼿꼿이 세우면 쇄골 바깥쪽에서 아래쪽으로 일명 삼각와三角窩라고 하는 삼각형 모양의 우물이 생기는데, 우물에서 아래쪽으로 첫 번째 늑골 다음에 나타나는 것이 바로 중부혈이다.

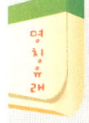
'중中'은 중초中焦라는 뜻이 있고, '부府'는 모인다는 뜻이 있다. 《회원침구학》에 "중부는 폐로 연결되는 낙맥絡脈이며, 부府는 양陽을 따르고 안쪽에서 바깥쪽으로 흐른다. 따라서 응유膺兪혈이라고도 하며, 가슴과 위쪽 팔뚝에 있으며 기氣가 지나가는 유혈兪穴이다"라고 적혀 있다. 중부혈은 수태음경맥이 시작되는 중초에 있으므로 중기中氣가 모이는 곳이다. 비脾, 위胃, 폐肺의 기가 이곳 중부혈에서 모이기 때문에 이와 같이 이름하였다.

유부 俞府 _주로 폐와 관련된 질환을 치료한다

치료 효과 유부혈은 주로 폐질환을 치료한다. 가슴이 답답한 증상, 흉부통증, 식욕부진, 숨이 차는 증상, 기관지염, 기침, 구토 및 심장병 등의 질환에 치료 효과가 뛰어나며 흉쇄관절의 이상, 어깨통증, 임파순환에 문제가 있을 때 이를 해결할 수 있다.

지압 방법 손가락 끝 혹은 마디를 이용해서 눌러주거나 원을 그리며 마사지해준다.

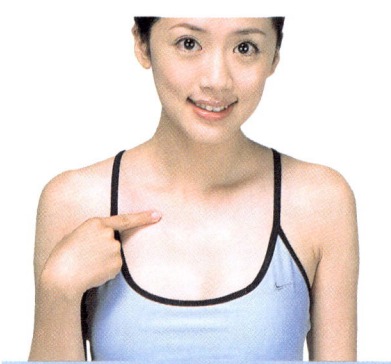

혈자리 찾는 법

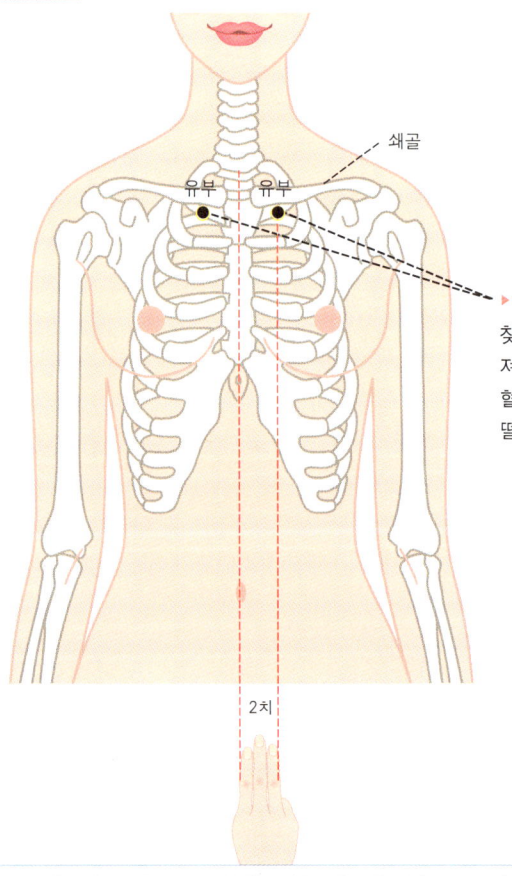

▶▶ 쇄골 아래 바깥쪽에서 안쪽으로 혈자리를 찾아가다보면 쇄골 안쪽에 솟아오른 부분이 만져진다. 이곳 아래에 움푹 파인 곳이 바로 유부 혈 자리이다. 우리 몸 중심선에서 약 2치 정도 떨어진 거리에 좌우 각각 하나씩 있다.

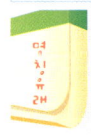

'유俞'는 기맥이 유입되는 곳이며, '부府'는 모인다는 뜻이다. 따라서 유부는 기맥이 모이고 통과하는 중요한 혈자리임을 나타낸다. 《회원침구학》에서는 "유는 통과한다는 뜻이고, 부는 모인다는 뜻이다. 유부혈은 족소음足少陰이 수궐음手厥陰과 만나는 곳이다. 즉 발에서 가슴까지 족소음기맥이 모두 모이는 혈자리이므로 유부혈이라 한다"고 했다.

천지 天池 _ 유방의 혈액순환을 개선한다

치료 효과 천지혈은 유방의 혈액순환을 개선하는 효과가 있다. 또한 가슴을 풍만하게 해주며 오장육부를 조절하는 효능이 있다.

지압 방법 손가락 끝 혹은 마디를 이용해서 눌러주거나 원을 그리며 마사지해준다.

혈자리 찾는 법

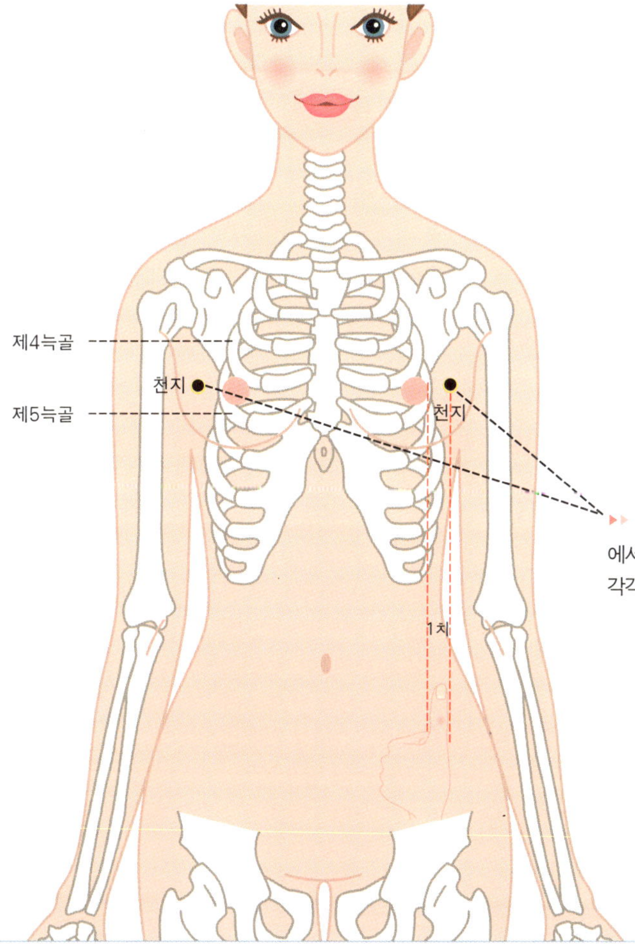

- 제4늑골
- 제5늑골
- 천지
- 천지
- 1치

▶▶ 네 번째와 다섯 번째 늑골 사이인데, 유방에서 바깥쪽으로 1치 정도 되는 거리에 좌우 각각 하나씩 있다.

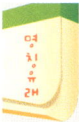
'천天'은 높은 곳을 가리키고, '지池'는 물이 모이는 곳이다. 혈자리가 흉곽胸廓에 있고, 늑골의 함몰 부위에 있기 때문에 천지라 이름하였다.

욱중 彧中 _숨이 차는 증상을 개선한다

치료 효과 욱중혈은 흉부통증, 가슴이 답답한 증상, 기관지염, 구토, 기침, 심장병, 식욕부진 등의 증상에 치료 효과가 있다. 갑자기 숨이 찰 것 같을 때 재빨리 이곳 혈자리를 눌러주면 이를 막을 수 있다.

지압 방법 손가락 끝 혹은 마디를 이용해서 눌러주거나 원을 그리며 마사지해준다.

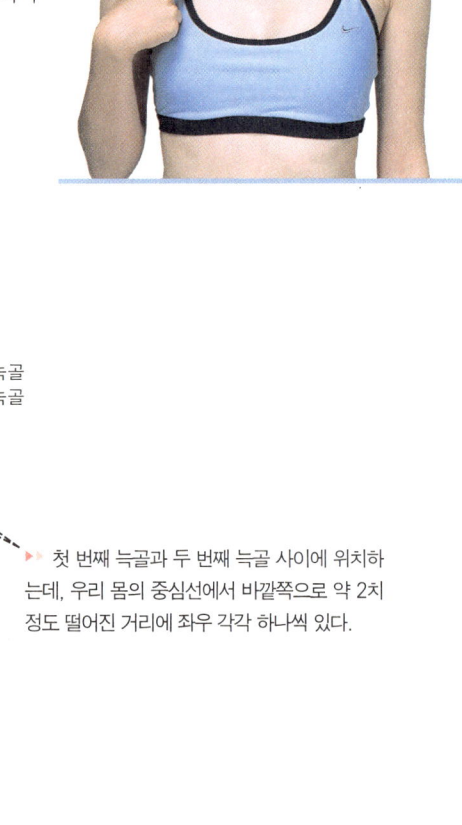

혈자리 찾는 법

▶ 첫 번째 늑골과 두 번째 늑골 사이에 위치하는데, 우리 몸의 중심선에서 바깥쪽으로 약 2치 정도 떨어진 거리에 좌우 각각 하나씩 있다.

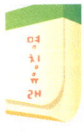

'욱彧'은 화려하고 아름다운 모양을 가리킨다. 《수혈명명회해腧穴名匯解》에 "욱중혈은 신경기맥腎經氣脈이 이곳 혈자리에서 꽃피었다 하여 이와 같은 이름을 얻었다"고 기록되어 있다. 이는 욱중혈이 폐장肺臟이 있는 곳에 있으며, 폐장은 예부터 우리 몸에서 가장 뛰어나면서 중요한 부위로 여겨졌다. 따라서 화려하고 아름다운 것이 모인 창고로 이곳을 비유했기에 욱중이라 이름하였다.

응창 膺窓 _ 흉부통증을 완화한다

치료 효과 응창혈은 유방과 가슴의 통증을 완화한다. 유즙 분비가 부족한 경우나 유선염과 같은 증상의 치료에 효과가 있다. 호흡기 계통 및 심장질환을 치료하는 데도 사용되는 혈자리이다.

지압 방법 손가락 끝 혹은 마디를 이용해서 눌러주거나 원을 그리며 마사지해준다.

혈자리 찾는 법

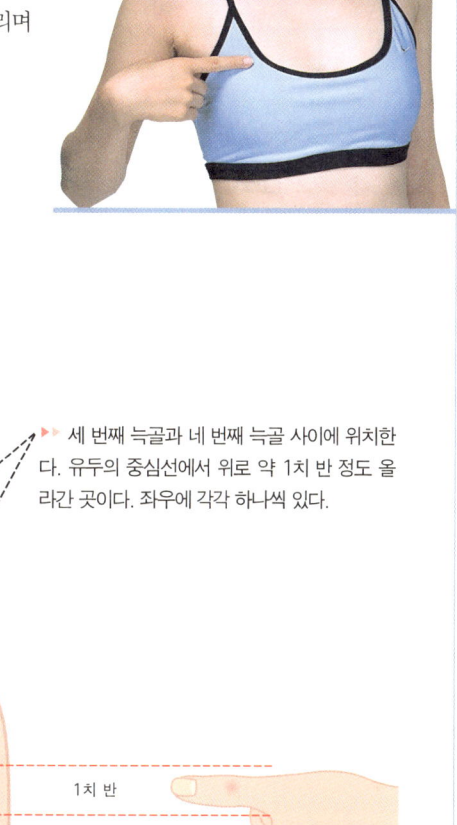

▶▶ 세 번째 늑골과 네 번째 늑골 사이에 위치한다. 유두의 중심선에서 위로 약 1치 반 정도 올라간 곳이다. 좌우에 각각 하나씩 있다.

제3늑골
제4늑골
응창
1치 반

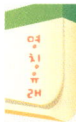

'응膺'은 가슴을, '창窓'은 창문, 구멍을 뜻한다. 따라서 응창은 흉부에 있는 혈자리이다. 《의경해리醫經解理》에는 "폐 아래쪽은 연밥이 들어 있는 송이와 같은 모양을 하고 있는데, 그 구멍이 마치 창문과 같아서 응창이라 한다"고 기록되어 있다. 이는 응창혈이 폐 아래쪽에 위치하며 폐포肺胞, 즉 허파꽈리 부근임을 가리킨다. 또한 《회원침구학》에는 "응이란 어깨에서 폐로 연결되는 가슴이란 뜻을 가지고 있고, 창은 구멍이란 뜻이 있다. 족삼음足三陰은 폐에서부터 손의 경맥인 공혈孔穴로 들어가며, 유즙 공규孔竅와 관련이 있기 때문에 응창이라 한다"고 적혀 있다.

단중 膻中
_주로 호흡기 계통의 질환을 치료한다

치료 효과 단중혈은 주로 호흡기 계통 및 혈액순환과 관련된 질환을 치료한다. 가슴이 답답하고 우울한 증상, 심장통증, 기침, 숨이 차는 증상, 만성기관지염, 초조, 히스테리 증세 등을 개선한다. 가슴을 편하게 해주고, 유선이 잘 통하게 하는 효능도 있다. 따라서 소화불량 등으로 인해 생기는 흉부의 창만통증, 젖 분비가 부족한 여성에게 효능이 뛰어난 혈자리이다.

지압 방법 중지 혹은 엄지 끝으로 혈자리를 눌러주거나 원을 그리며 마사지해준다. 통증이 너무 심하면 뜸을 뜨는 것도 효과적인 방법이다.

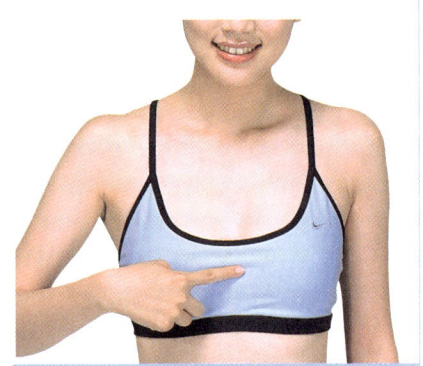

혈자리 찾는 법

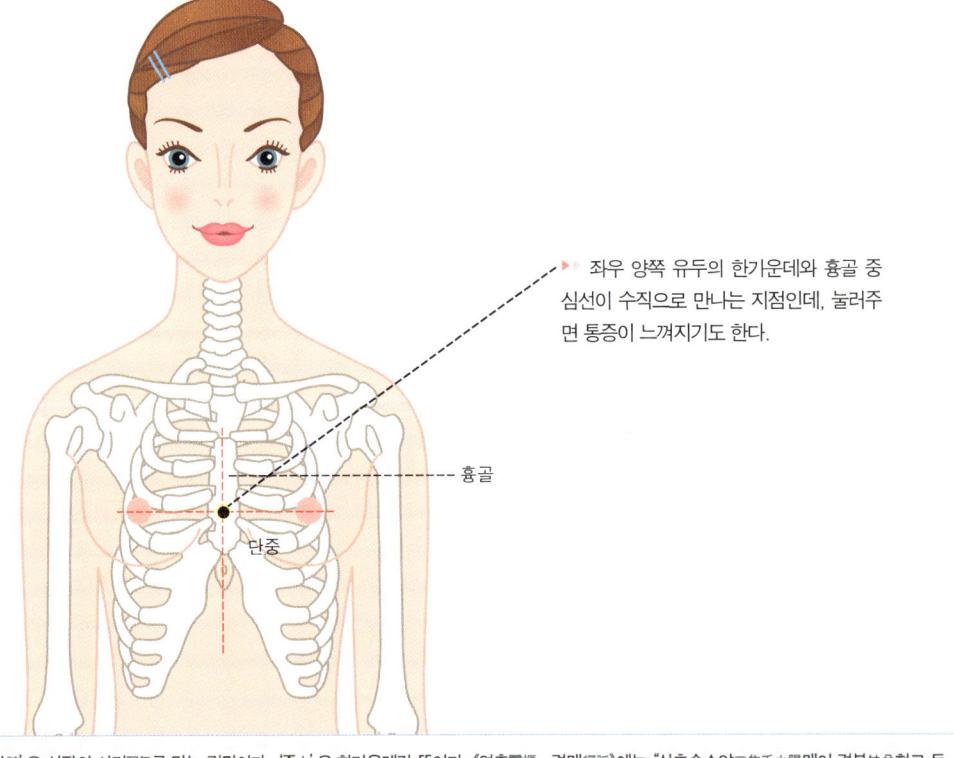

▶▶ 좌우 양쪽 유두의 한가운데와 흉골 중심선이 수직으로 만나는 지점인데, 눌러주면 통증이 느껴지기도 한다.

흉골

단중

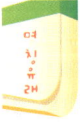

'단膻'은 심장의 사기邪氣를 막는 격막이다. '중中'은 한가운데란 뜻이다. 《영추靈樞‧경맥經脈》에는 "삼초수소양三焦手少陽 맥이 결분缺盆 혈로 들어와 단중에 포진하고, 심낭에서 흩어진다"고 적혀 있다. 이로써 혈자리가 심낭이 있는 장소에 있음을 알 수 있다.

신봉神封 _주로 심장병을 치료한다

치료 효과 신봉혈은 심장병을 치료하는 주요 혈자리이다. 협심증으로 인한 각종 불편한 증상, 예를 들어 가슴이 답답한 증상, 흉부의 발열, 두통, 구역질, 구토, 호흡곤란, 기침 등을 완화시킬 수 있다. 그 밖에 유즙 분비가 부족한 경우, 풍만한 가슴을 원할 경우 모두 이곳 혈자리를 눌러준다.

지압 방법 손가락 끝으로 혈자리를 눌러주거나 원을 그리며 마사지 해준다.

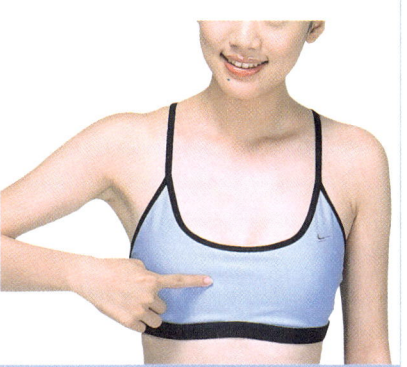

혈자리 찾는 법

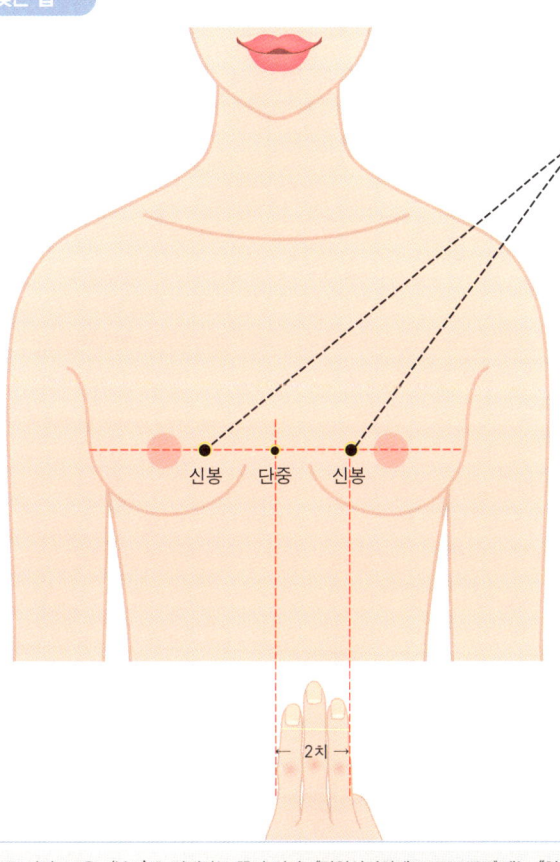

▶ 좌우 유두를 연결하는 연결선의 중심에서 다시 유두 쪽으로 약 2치 정도 떨어진 거리에 위치하며, 좌우에 각각 하나씩 있다. 또한 단중혈 옆으로 약 2치 정도 떨어진 곳에 있다.

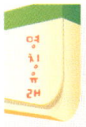
'신神'은 신명神明을, '봉封'은 경계라는 뜻이 있다. 《경혈석의회해經穴釋義匯解》에는 "혈穴이 신맥腎脈의 경혈이다. '신腎'이란 봉장封藏의 근본이다. 혈자리가 심장 가까이 있기 때문에 주로 심장질환을 치료한다. '심心'이란 '신神'의 또다른 모습이다. 신神을 숨기고 있으므로 신봉이라 명한다"고 기록되어 있다. 따라서 신봉혈은 혈자리가 심장 가까이에, 심장의 경계에 있으며, 심장을 신명神明에 비유하므로 신봉이라고 이름하였다.

유중 乳中 _ 불감증을 개선한다

치료 효과 유중혈을 지압해주면 불감증을 개선하고, 월경을 조절하고, 가슴을 풍만하게 만들어주고, 유방을 봉긋하게 해준다. 유즙 분비가 부족한 여성은 손가락으로 유두를 부드럽게 눌러주거나 아니면 유방을 전체적으로 마사지함으로써 유중혈을 자극할 수 있다.

지압 방법 손가락 끝 혹은 손바닥을 이용해서 눌러주거나 원을 그리며 마사지해준다.

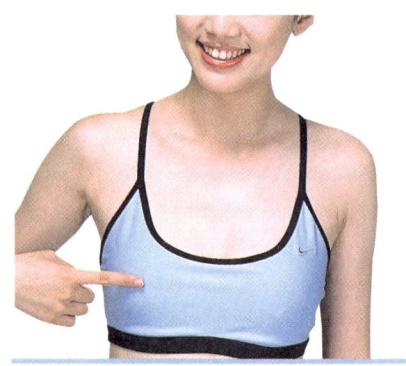

혈자리 찾는 법

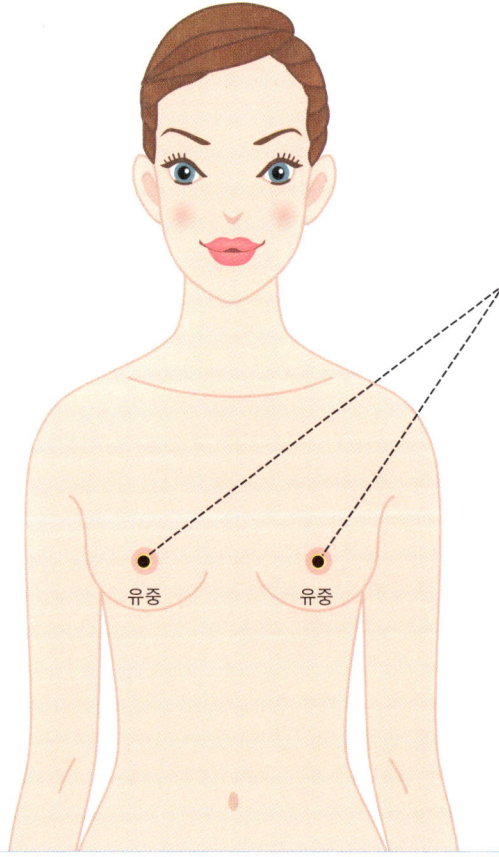

▶▶ 반듯이 누운 상태에서 유두의 중앙에 위치한다. 네 번째 늑골과 다섯 번째 늑골 사이에 좌우 각각 하나씩 있다.

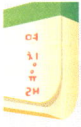

'유乳'는 유방을, '중中'은 한가운데를 뜻한다. 유중은 유방의 한가운데에 위치하고 있으므로 유중이라 한다.

천계 天谿 _ 통증을 완화시킨다

치료 효과 천계혈은 흉부통증, 가슴이 답답한 증상을 치료하는 데 자주 사용된다. 유방이 붓고 통증이 심하거나 혹은 유선염이 있을 때 이곳 혈자리를 마사지해주면 통증을 감소시킬 수 있다.

지압 방법 손가락 끝 혹은 마디를 이용해서 눌러주거나 원을 그리며 마사지해준다.

혈자리 찾는 법

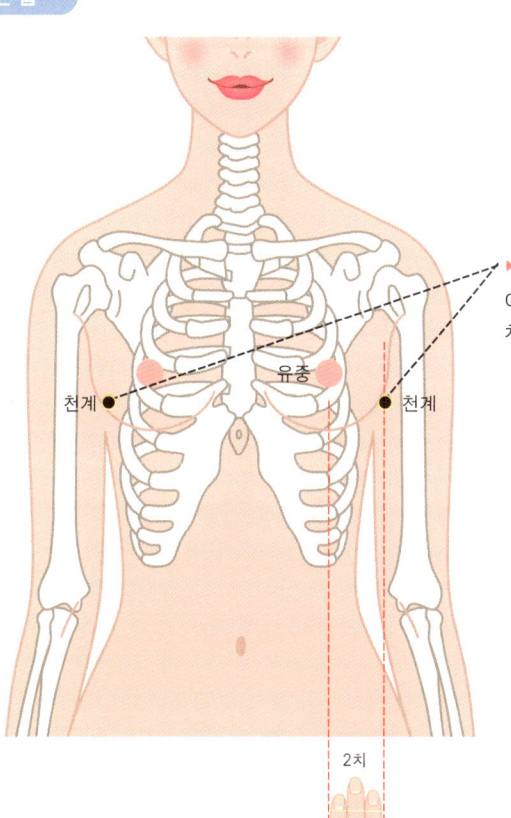

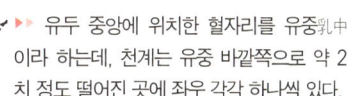

▶▶ 유두 중앙에 위치한 혈자리를 유중乳中이라 하는데, 천계는 유중 바깥쪽으로 약 2치 정도 떨어진 곳에 좌우 각각 하나씩 있다.

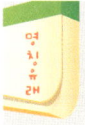

'심心'을 신명神明의 주主이므로 '천天'이라 부른다. 따라서 천계天谿혈, 천지天池혈, 그리고 팔회八會혈에 있는 경맥과 기가 모두 단중혈에서 모인다. '계谿'는 '빠지다'라는 의미가 있으므로 기혈을 모으는 곳이라는 뜻에서 천계라 하였다.

유근乳根 _가슴 모양이 아름다워진다

치료 효과 유근혈을 지압하면 유즙 분비 부족을 해소할 수 있다. 유선염, 창만, 흉부통증, 기침, 숨이 차는 증상, 아랫다리가 부어오르는 증상, 심근경색, 늑막염 등에 효과적이며 아울러 치료하는 효능이 있다. 유근혈은 또한 가슴을 건강하게 하고 유방을 봉긋하게 한다.

지압 방법 손가락 끝 혹은 마디를 이용해서 눌러주거나 원을 그리며 마사지해준다.

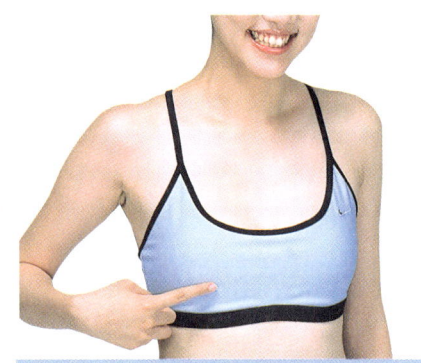

혈자리 찾는 법

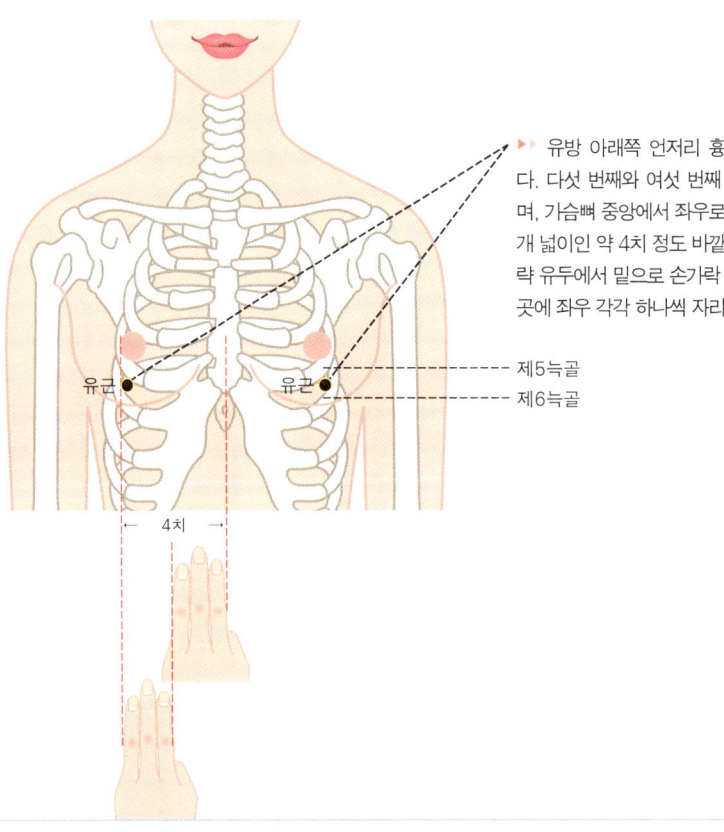

▶ 유방 아래쪽 언저리 흉부 양쪽에 위치한다. 다섯 번째와 여섯 번째 늑골 사이에 있으며, 가슴뼈 중앙에서 좌우로 각각 손가락 여섯 개 넓이인 약 4치 정도 바깥쪽에 위치한다. 대략 유두에서 밑으로 손가락 두 개 정도 떨어진 곳에 좌우 각각 하나씩 자리한다.

- 제5늑골
- 제6늑골

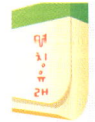

'유乳'는 유방을, '근根'은 뿌리를 뜻한다. 유방 아래쪽에 위치하는 혈자리이므로 유근이라는 이름이 붙었다 《회원침구학》에도 "유근을 유방 아래쪽에 있는 근결根結이므로 유근이라 한다"고 기록되어 있다.

구미鳩尾 _ 정서를 안정시킨다

치료 효과 구미혈은 정서불안으로 인한 생리 증상, 예를 들어 심장의 통증, 숨이 차는 증상, 손발이 차가워지는 증상, 설사, 위통, 식욕부진, 불면증 등을 치료할 수 있다. 또한 구미혈은 혈액순환을 촉진시키기 때문에 우리 몸의 기관을 활성화하여 신체의 이상 징후와 증상을 약을 사용하지 않고 자연스럽게 치료하는 효능이 있다.

지압 방법 손가락을 이용해서 눌러주는데, 두 사람이 같이 할 경우에는 양손으로 눌러줄 수도 있다.

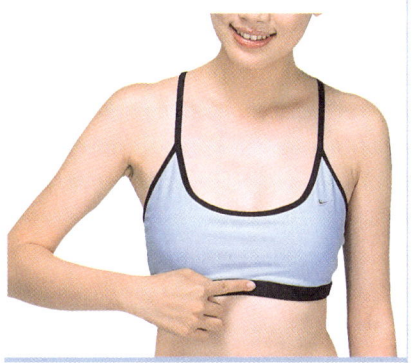

혈자리 찾는 법

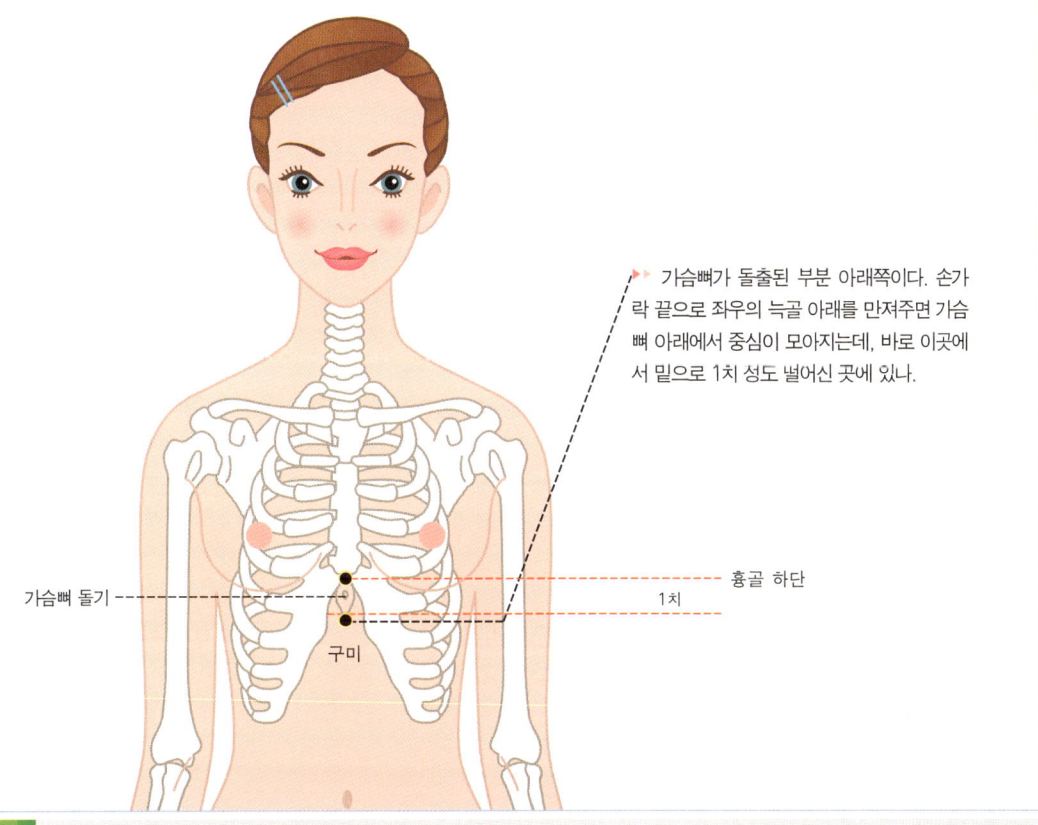

▶ 가슴뼈가 돌출된 부분 아래쪽이다. 손가락 끝으로 좌우의 늑골 아래를 만져주면 가슴뼈 아래에서 중심이 모아지는데, 바로 이곳에서 밑으로 1치 정도 벌어신 곳에 있나.

가슴뼈 돌기 · · · · ·
구미
흉골 하단
1치

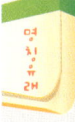

'구미鳩'는 조류를 가리키며 산비둘기라는 뜻이 있다. 《회원침구학》에는 "뼈가 아래로 처진 모양이 산비둘기 꼬리와 같다. 그래서 구미혈을 미예尾翳라고도 한다. 또 양쪽 옆구리는 좌우로 음陰, 양陽이 나뉜다. 마치 산비둘기의 양쪽 날개와 같다. 구미혈은 심장 바깥쪽을 우산처럼 덮고 있다"고 기록되어 있다. 구미혈이 흉부 앞쪽에 위치하며, 흉골이 튀어나와 있기 때문에 그 모양이 마치 산비둘기의 꼬리와 같다고 해서 구미라 이름 붙인 것이다.

통곡 通谷 _비장과 위를 건강하게 해준다

치료 효과 통곡혈은 비장과 위를 건강하게 만드는 효능이 있다. 주로 위통, 창만, 소화불량, 구토, 가슴이 답답한 증상, 심장의 통증, 숨이 차는 증상, 기침 등을 치료한다.

지압 방법 손가락 끝 혹은 마디를 이용해서 눌러주거나 원을 그리며 마사지해준다.

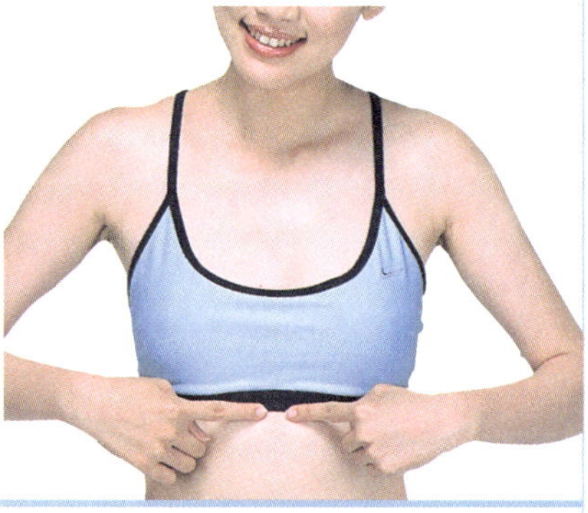

혈자리 찾는 법

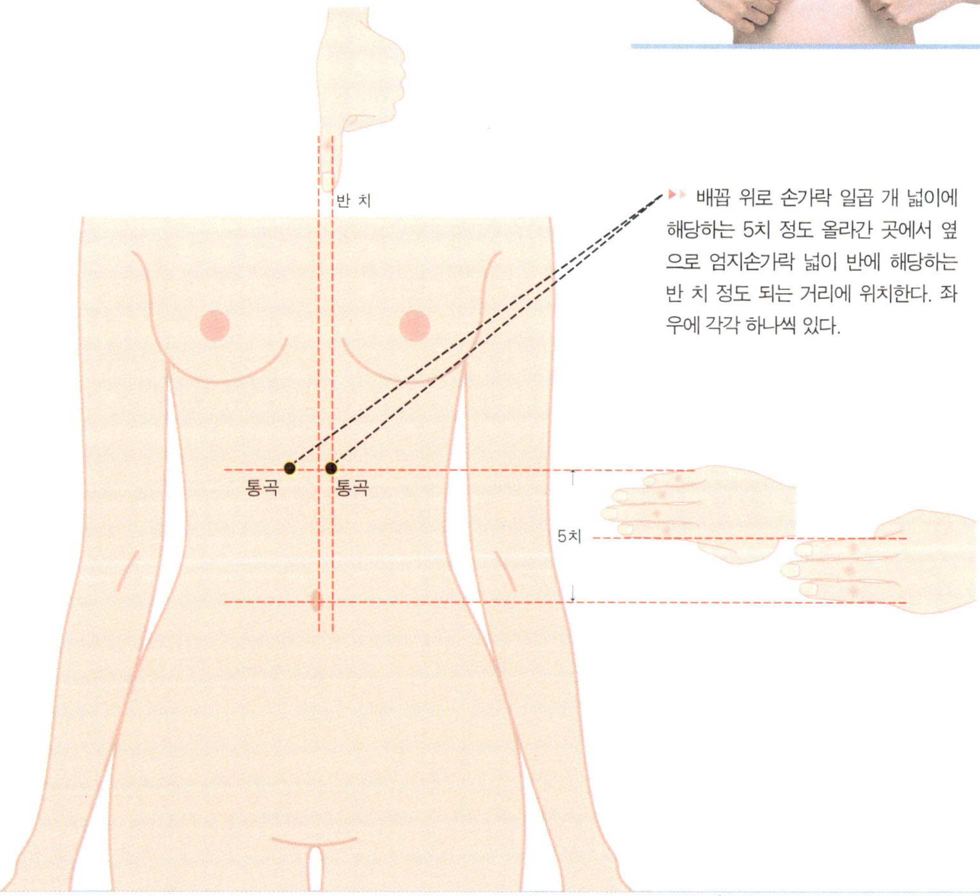

▶▶ 배꼽 위로 손가락 일곱 개 넓이에 해당하는 5치 정도 올라간 곳에서 옆으로 엄지손가락 넓이 반에 해당하는 반 치 정도 되는 거리에 위치한다. 좌우에 각각 하나씩 있다.

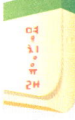

'통通'은 통달하다, 막힘이 없다, '곡谷'은 움푹 파인 곳을 뜻한다. 따라서 통곡혈은 기맥이 우리 몸에서 계곡처럼 우묵하게 들어가 있는 곳을 통과하고 있음을 알 수 있다. 《갑을경》에는 "통곡혈은 유문幽門 아래에서 1치 정도 떨어져서 움푹 파인 곳에 위치해 있다"고 기록되어 있다. 이 혈자리는 신경腎經에 속하고 족태양방광경의 표리경表裏經이며 이곳 뼈 사이에 틈이 있어 서로 통하고, 그 모양이 마치 높은 산 아래 있는 인적이 드문 산골짜기 같다. 방광경의 기맥이 이곳 인적이 드문 산골짜기 같은 곳을 통과하면서 정기精氣가 함양·누적되므로 통곡이라 이름하였다.

기문期門

_간에 기를 불어넣어주고 혈액순환을 도우며 어혈을 풀어준다

치료 효과   기문혈은 간에 기를 불어넣어 편안하게 해주고, 혈액순환을 도와 막힌 기와 어혈을 풀어주는 효능이 있다. 유방의 통증, 생리불순, 흉부창만으로 인한 통증, 늑간신경통, 간염, 식욕부진, 구역질, 구토, 위통, 설사, 복통, 당뇨병, 숨이 차는 증상, 딸꾹질, 호흡곤란 등을 치료할 수 있다.

지압 방법   손가락 끝 혹은 마디를 이용해서 눌러주거나 원을 그리며 마사지해준다. 눌러줄 때 반드시 힘 조절이 필요하다.

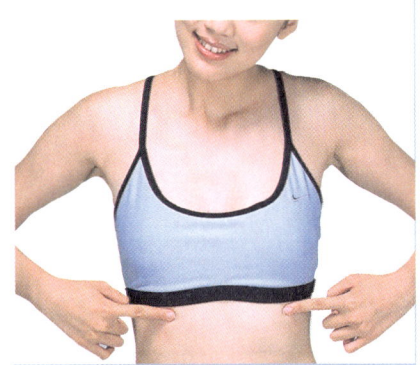

혈자리 찾는 법

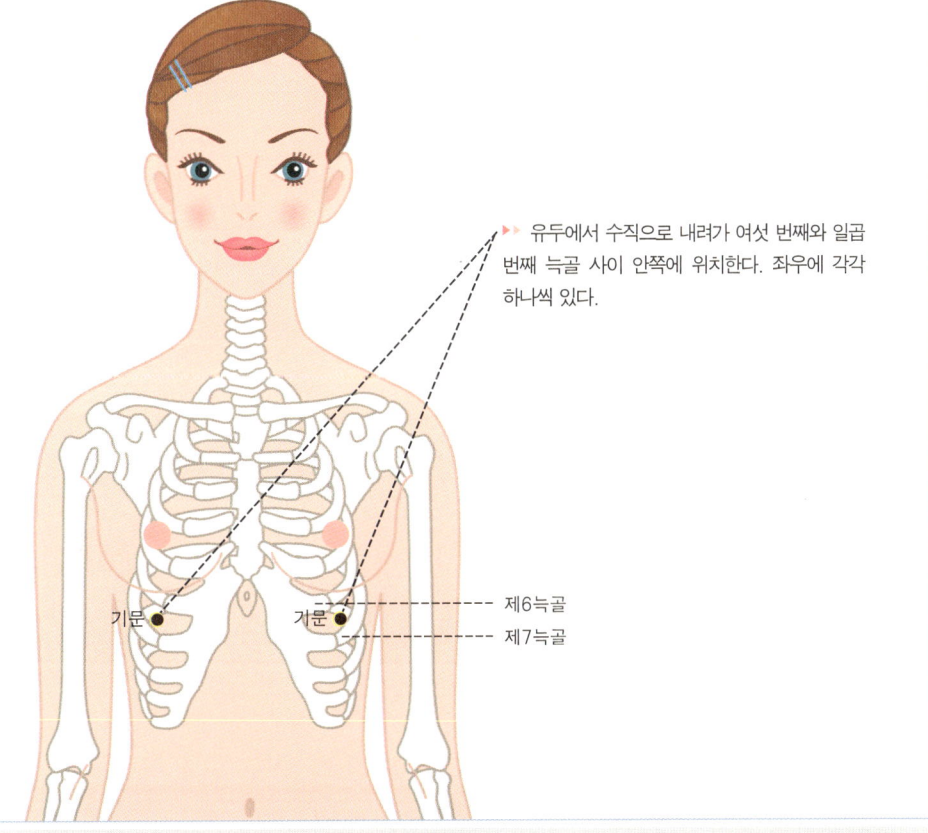

▶▶ 유두에서 수직으로 내려가 여섯 번째와 일곱 번째 늑골 사이 안쪽에 위치한다. 좌우에 각각 하나씩 있다.

기문 ● 　 기문 ●　──── 제6늑골
　　　　　　　　　──── 제7늑골

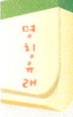
'기期'는 주기, '문門'은 출입의 요지라는 뜻이 있다. 12경혈의 운행은 수태음폐경手太陰肺經 운문雲門혈에서 시작해 맨 마지막에는 족궐음간경足厥陰肝經 기문期門혈에 이른다. 이와 같은 순환이 주기적으로 반복되므로 기문이라고 한다.

대포 大包

통증을 완화시키고 경락을 조절하며 활성화한다

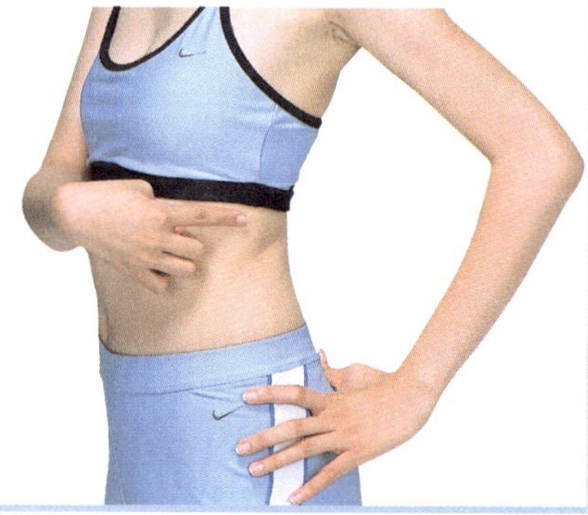

치료 효과 대포혈은 경락을 조절하고 활성화하며, 통증을 멎게 하는 효능이 있다. 전신피로, 사지무력, 소화불량, 흉부가 답답하고 아픈 증상, 숨이 차는 증상, 기침, 전신근육통 등을 개선할 수 있다.

지압 방법 손가락 끝 혹은 마디를 이용해서 눌러주거나 원을 그리며 마사지해준다.

혈자리 찾는 법

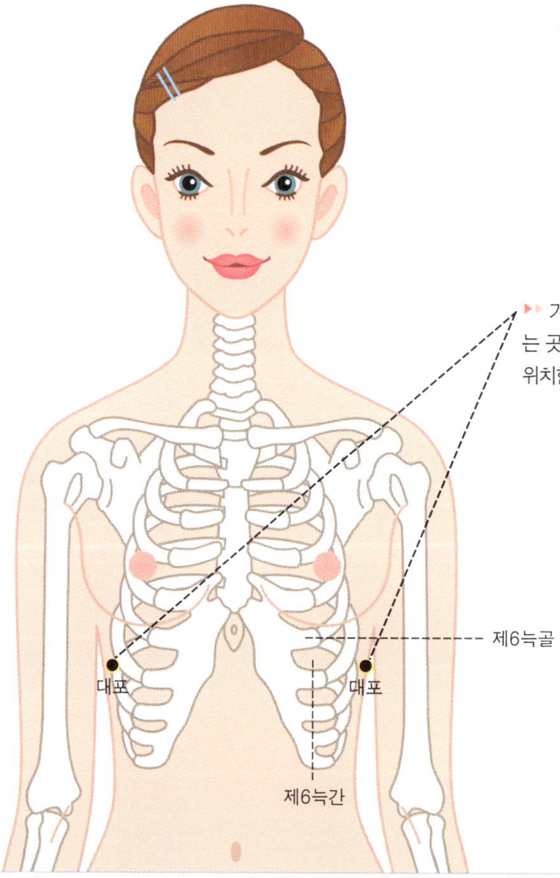

▶▶ 겨드랑이 바로 아래와 여섯 번째 늑간이 만나는 곳, 즉 겨드랑이에서 6치 정도 떨어진 거리에 위치한다. 좌우에 각각 하나씩 있다.

- 제6늑골
- 대포
- 제6늑간

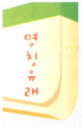

《태소太素》에 "비脾는 중토中土이고 네 가지 장기 중에서 주가 되며, 이를 감싸고 있기 때문에 대포라고 한다"고 적혀 있다. 비장이 우리 몸에서 중요한 부위이며 대포혈이 비장의 주요 경락에 위치해 있고, 흉냉의 모든 정맥과 농하는 보낭이 마치 비상을 싸고 있는 것과 같아 대포라 이름하였다.

거궐 巨闕 _ 위와 관련된 질환을 좋아지게 한다

치료 효과 거궐혈은 위산과다, 위경련, 흉부에 열이 있는 증상, 딸꾹질, 창만, 설사, 구역질, 구토, 위하수, 소화불량 등에 치료 효과가 있다. 아울러 심장질환에도 효과가 뛰어나다.

지압 방법 손가락 끝 혹은 마디를 이용해서 눌러주거나 원을 그리며 마사지해준다.

혈자리 찾는 법

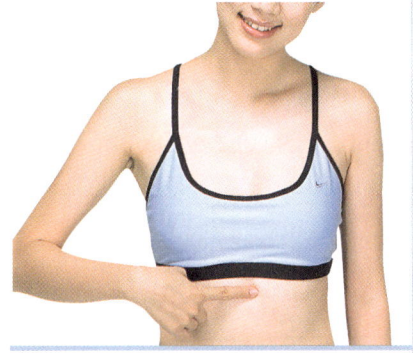

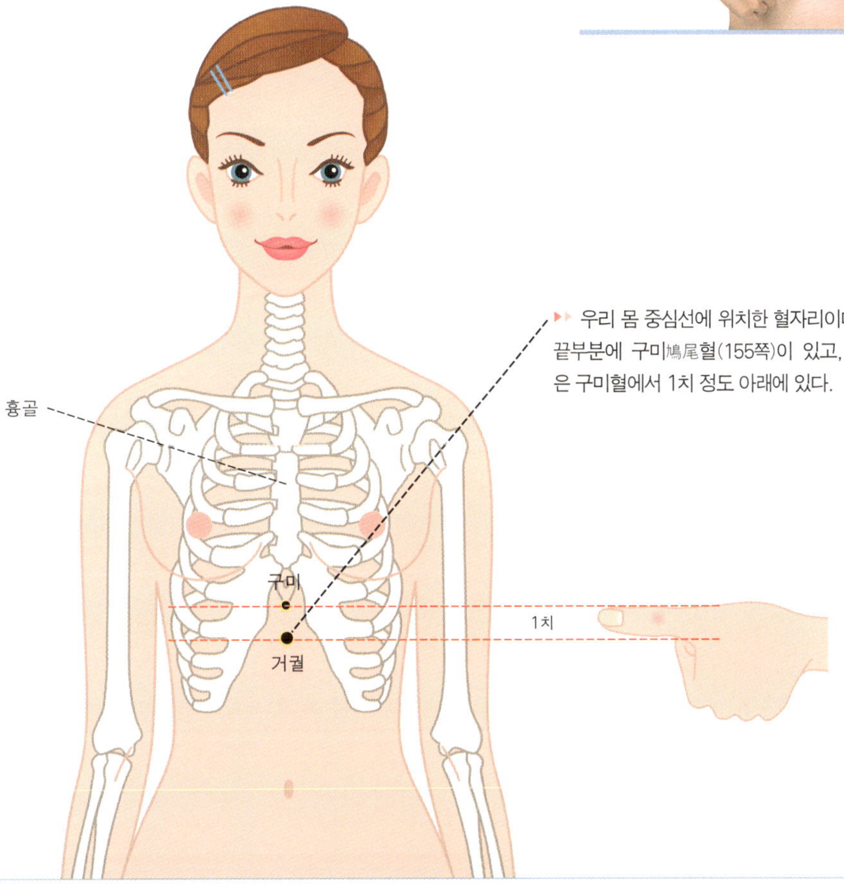

▶▶ 우리 몸 중심선에 위치한 혈자리이다. 흉골 끝부분에 구미鳩尾혈(155쪽)이 있고, 거궐혈은 구미혈에서 1치 정도 아래에 있다.

흉골

구미

거궐

1치

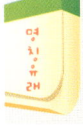

'거巨'는 거대하다는 뜻으로 그 위치가 존귀함을 나타내고, '궐闕'은 군주君主가 거하는 곳이라는 뜻이 있다. 옛 문헌에는 "경락과 기맥이 흘러들어가고 깊숙이 거하는 혈자리가 있는데 이를 당堂이나 궐厥이라고 하며, 심기心氣가 모이는 곳을 거궐이라 한다"고 적혀 있다. 옛날에는 심장을 군주에 해당하는 기관으로 보았다. 따라서 심장의 기와 맥이 모이는 곳을 거궐이라 하였다.

불용 不容 _ 위와 관련된 질환을 개선한다

치료 효과 불용혈을 지압해주면 위와 관련된 부분의 각종 질환을 개선할 수 있다. 또한 흉부에서 위에 이르는 통증, 내장 부위의 격렬한 통증, 딸꾹질, 흉부에 열이 있는 증상, 소화불량, 만성위염, 위산과다, 위하수 등에 효과적이다. 창만과 구토에도 효과가 있다.

지압 방법 손가락 끝 혹은 마디를 이용해서 눌러주거나 원을 그리며 마사지해준다.

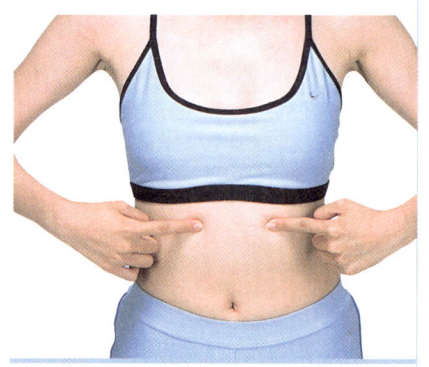

혈자리 찾는 법

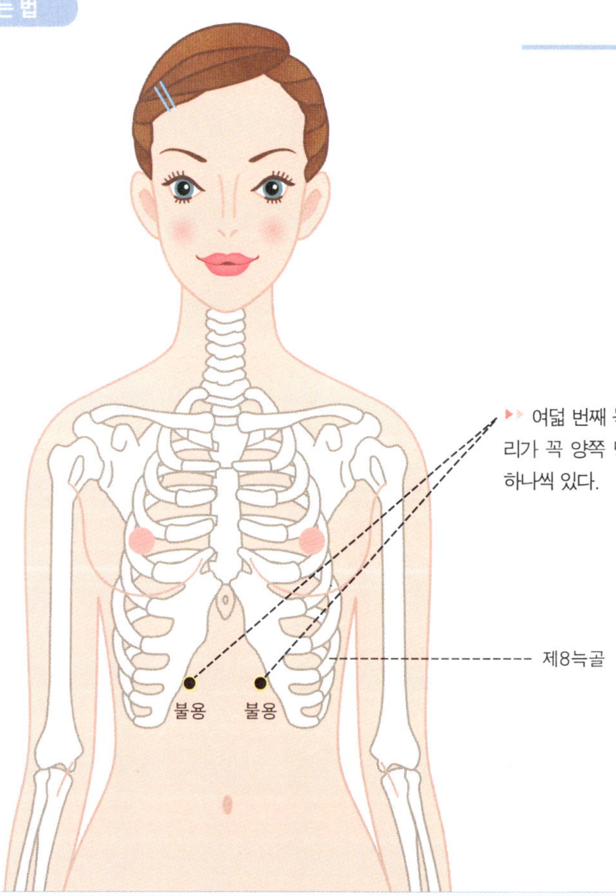

▶▶ 여덟 번째 늑골 안쪽에 위치하는데, 그 자리가 꼭 양쪽 명치에 해당된다. 좌우에 각각 하나씩 있다.

제8늑골

불용   불용

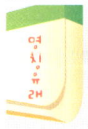

'불不'은 이곳에서 시작된다, '용容'은 용납하다는 뜻이 있다. 따라서 '불용不容'이란 음식물이 들어가는 곳이며, 위의 입구임을 강조했다. 《회원침구학》에는 "불용혈은 횡격막 아래에 있으며, 위에 기가 가득 차 있다면 혼탁한 기운이 오장에 스며드는 걸 용납하지 않는다. 따라서 이를 불용이라 한다"고 적혀 있다. 불용혈은 횡격막 아래, 위부胃部 위쪽에 있다.

일월 日月

_위와 관련된 질병을 조절한다

치료 효과 일월혈은 간과 위를 편안하게 해주는 효능이 있다. 흉부통증, 흉부에 열이 있는 증상, 호흡곤란, 구토, 간염, 담낭염 등에 효과적이다. 일월혈을 자주 눌러주면 기와 혈을 조절할 수 있고, 근육과 피부를 부드럽고 탄력 있게, 그리고 매끄럽게 만들어준다.

지압 방법 손가락 끝 혹은 마디를 이용해서 눌러주거나 원을 그리며 마사지해준다.

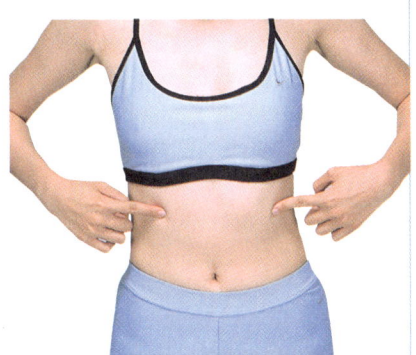

혈자리 찾는 법

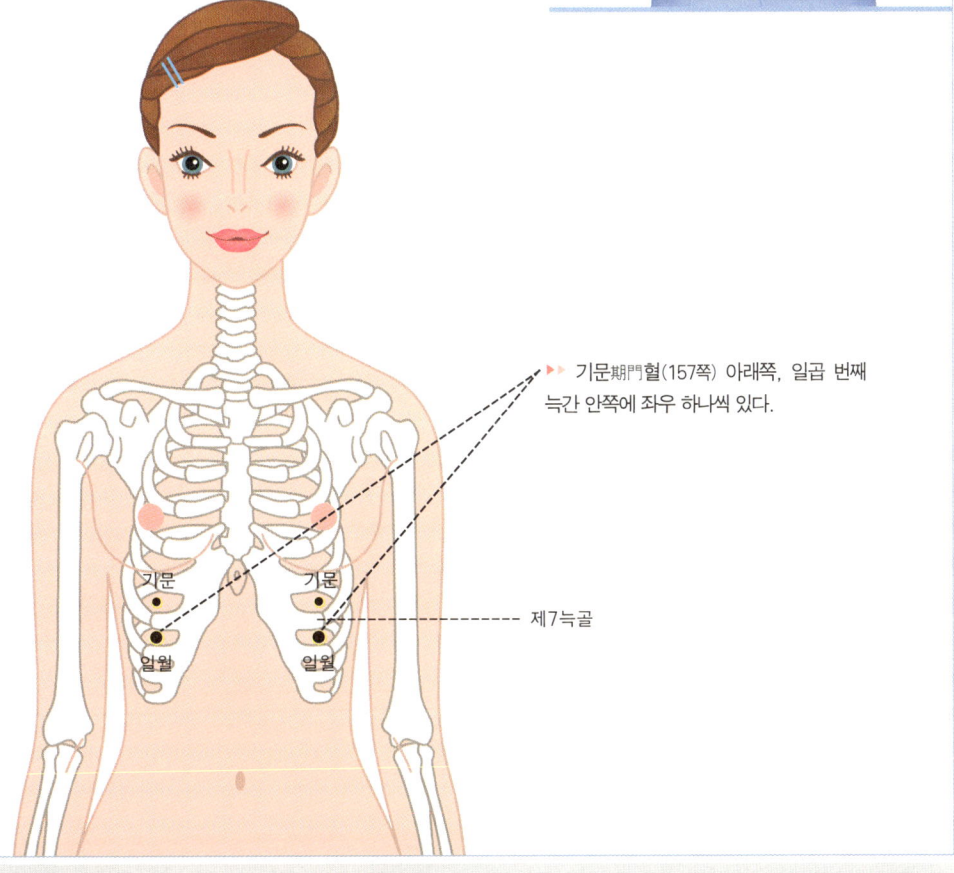

▶▶ 기문期門혈(157쪽) 아래쪽, 일곱 번째 늑간 안쪽에 좌우 하나씩 있다.

기문 · 기문 · 일월 · 일월 · 제7늑골

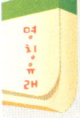

《의경해리》에는 "'일日'은 태양, 하루, 대낮 등을, '월月'은 밤을 뜻하므로 일월은 음양을 가리킨다. 음양은 우리 몸의 기능을 주관하고 조화를 담당하며 건강을 유지시켜주는 중요한 혈자리이다. '신광神光'이라고도 한다. 유방 아래에서 곧장 내려가 세 번째 늑간에 있다"고 적혀 있다.

중완 中脘 _ 소화기 계통의 질환을 개선한다

치료 효과 중완혈은 소화기 계통의 질환을 치료하는 데 많이 사용된다. 특히 위와 십이지장질환에 효과가 뛰어나다. 위통, 위산과다, 구역질과 구토, 소화불량, 복부창만 등을 치료할 수 있다. 식욕부진, 위와 비장이 허약한 증상, 변비, 설사에도 효과가 뛰어나다. 또한 식욕을 감소시켜 우리 몸을 정상으로 회복시켜준다. 따라서 아랫배의 군살이 자연스럽게 없어진다.

지압 방법 손가락 끝 혹은 마디를 이용해서 눌러주거나 원을 그리며 마사지해주는데, 복부와 내장을 압박하지 않도록 힘 조절이 필요하다.

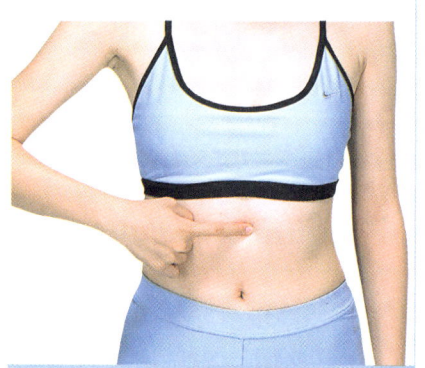

혈자리 찾는 법

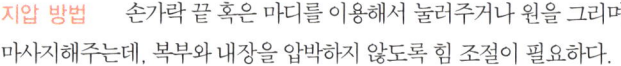

▶ 우리 몸 중심선에 위치한다. 배꼽에서 위로 손가락 여섯 개 넓이인 4치 정도 올라간 곳에 있다.

중완

4치

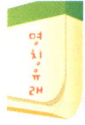

'중中'은 중간을, '완脘'은 위를 뜻한다. 따라서 '중완'은 위부胃部 가운데 위치하는 혈자리임을 나타낸다. 《회원침구학》에는 "중완은 선천적으로 증기中氣와 영기營氣가 나오는 곳이다 …사계절에서 여름에 해당되고, 비脾와 위胃는 폐와 간, 심장과 신장 사이에 있으며 위강胃腔을 상, 중, 하로 나누었을 때 중간에 위치하므로 중완이라 부른다"고 적혀 있다. 위가 우리 몸의 폐장과 간장, 심장 중간에 위치하며, 위 한가운데 있는 혈자리이므로 이와 같이 이름하였다.

양문 梁門

_위와 관련된 질병을 개선한다

치료 효과 양문혈은 위와 관련된 질병의 치료에 탁월하다. 위염, 위하수, 위궤양, 소화불량, 신경성위염으로 인한 위경련, 급성위염, 식욕부진 등에 효과가 뛰어나다. 그 밖에 황달과 담석증 치료에도 효과가 있다.

지압 방법 손가락 끝 혹은 마디를 이용해서 눌러주거나 원을 그리며 마사지해준다.

혈자리 찾는 법

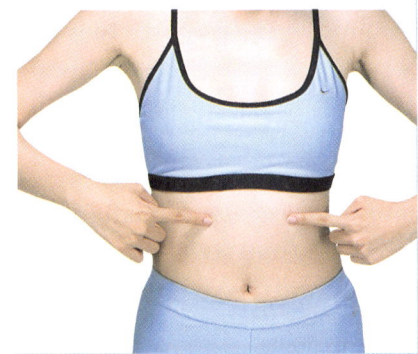

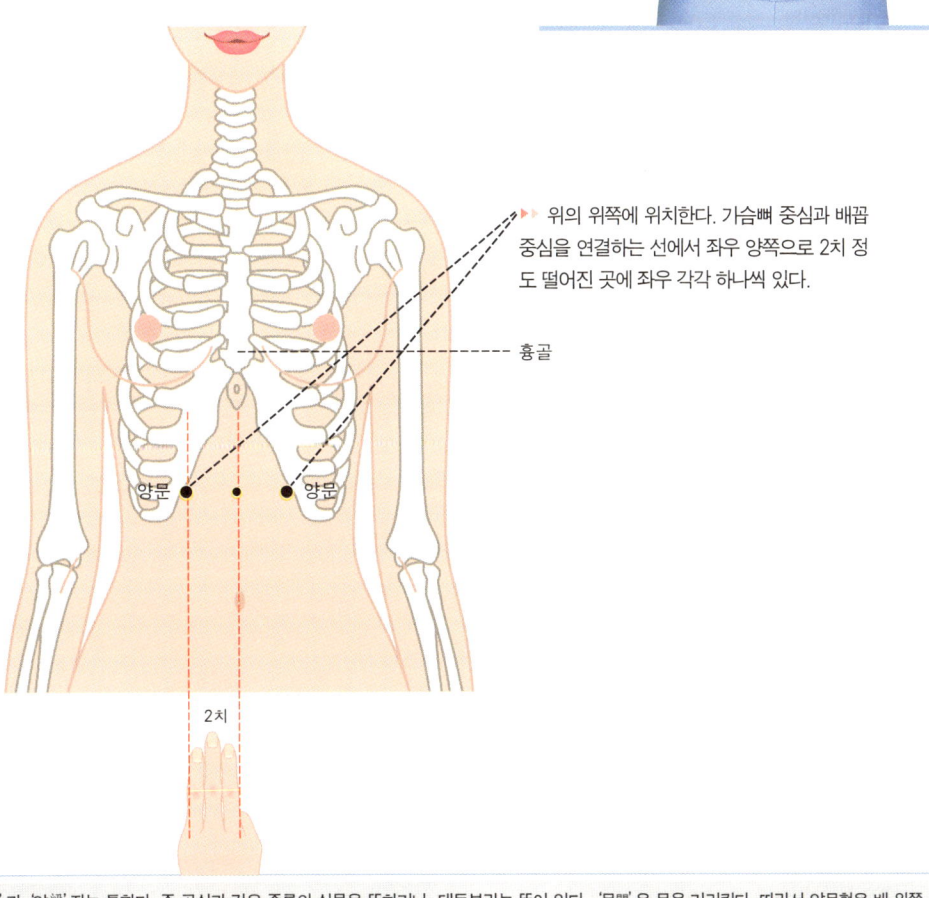

▶▶ 위의 위쪽에 위치한다. 가슴뼈 중심과 배꼽 중심을 연결하는 선에서 좌우 양쪽으로 2치 정도 떨어진 곳에 좌우 각각 하나씩 있다.

흉골

양문 양문

2치

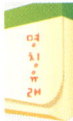

'양梁'과 '양樑' 자는 통한다. 즉 곡식과 같은 종류의 식물을 뜻하거나, 대들보라는 뜻이 있다. '문門'은 문을 가리킨다. 따라서 양문혈은 배 위쪽에 위치하며, 안쪽으로는 위장이 있다. 위는 곡물, 즉 음식물이 모이는 곳이므로 기름진 음식이 들어오는 곳에 혈자리가 위치하고 있음을 뜻한다. 배꼽과 심장 사이에 모여 있는 것이 가로로 놓인 기둥과 같고 적체된 것을 해소시킬 수 있다. 또 '양'은 기름진 음식을 뜻하며, 교량과 같은 역할을 하는 중요한 관문임을 나타내므로 이와 같이 이름하였다.

장문 章門
_주로 소화기 계통의 질환을 치료한다

치료 효과 장문혈은 소화기관의 질병을 치료한다. 위통, 위하수, 소화불량, 간장과 비장질환 치료에 효과가 높다. 황달, 구토, 부종, 배뇨곤란, 변비, 등이 뻐근한 증상, 창만, 설사, 부종을 치료한다.

지압 방법 손가락 끝 혹은 마디를 이용해서 눌러주거나 원을 그리며 마사지해준다. 눌러줄 때 위쪽에 있는 뼈를 향해서 힘을 준다.

혈자리 찾는 법

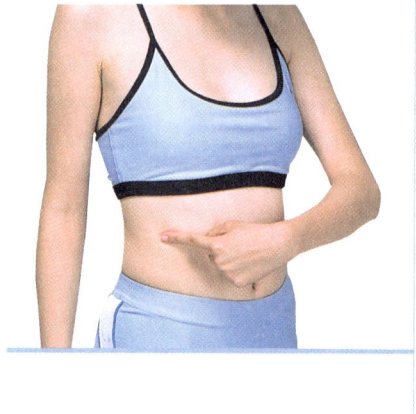

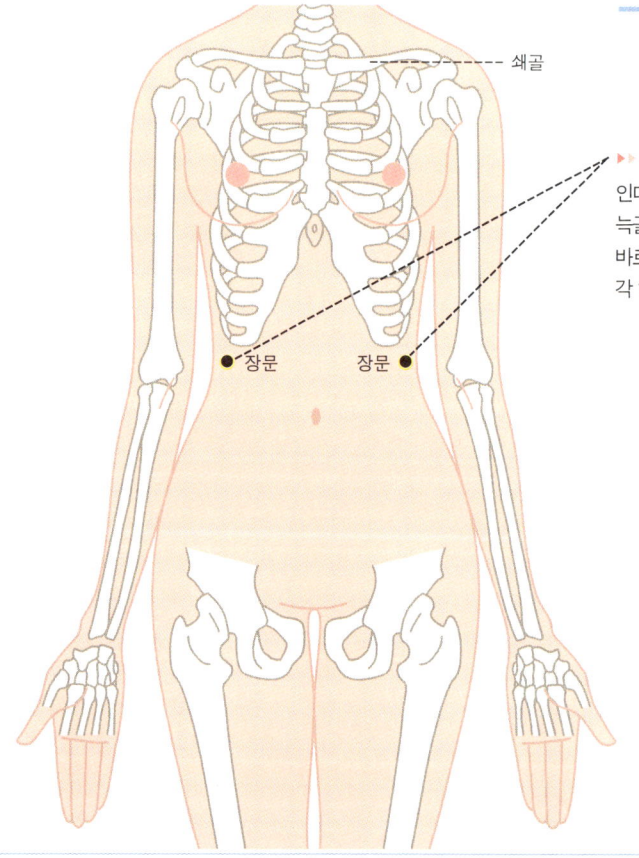

▶▶ 상체를 꼿꼿이 세우고 팔뚝은 허리 옆에 붙인다. 그리고 팔꿈치를 굽혀서 손가락 끝으로 늑골을 만지면 반대편 팔뚝 끝이 닿는 위치가 바로 장문혈(늑골 11번째 끝단선상)로 좌우에 각각 하나씩 있다.

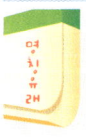

'장章'은 풍성하다는 뜻이고, '문門'은 출입의 요지라는 뜻이 있다. 《초사楚辭·구가九歌·운중군雲中君》에 "장문혈은 족궐음간경에 속하며, 12경맥의 흐름이 이곳 혈자리에 이르면 거의 한 바퀴를 도는 셈이다. 따라서 장문이라는 뜻은 경락과 기맥이 마지막을 향해 흐르고, 이곳이 출입문이라는 뜻이 있다"고 적혀 있다. 족궐음맥이 이곳에서 행하여 오장의 경맥과 기가 서로 만나고 장기臟器가 출입하는 곳이므로 장기의 병을 치료하는 중요한 혈자리라 하여 장문혈이라 이름하였다.

수분 水分 _ 부종을 없애준다

치료 효과 수분혈은 체내 여분의 수분을 제거하여, 균형을 이루도록 조절하는 일을 한다. 체형을 더 아름답게 만들어줄 뿐 아니라 몸의 건강을 증진시켜준다. 따라서 이곳 혈자리를 지압해주면 신진대사가 활발해지고, 아랫배를 없애주며, 복근이 단련되고 부종을 없애준다. 또한 허하고 냉해서 허리와 등이 쑤시고 아픈 증상, 가슴이 답답한 증상, 창만, 위하수, 배뇨곤란, 신장병, 빈뇨 등과 같은 증상을 개선한다.

지압 방법 손가락 끝으로 여러 차례 반복해서 혈자리를 가볍게 눌러준다.

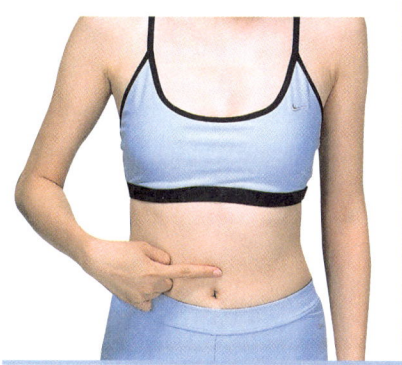

혈자리 찾는 법

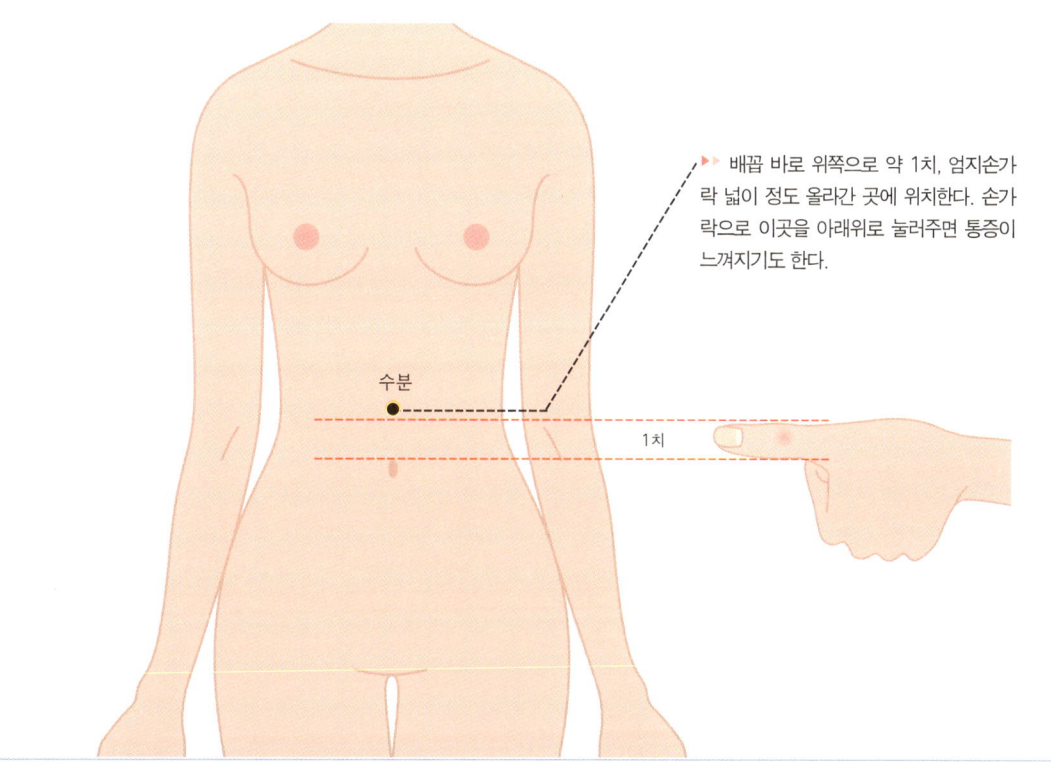

▶ 배꼽 바로 위쪽으로 약 1치, 엄지손가락 넓이 정도 올라간 곳에 위치한다. 손가락으로 이곳을 아래위로 눌러주면 통증이 느껴지기도 한다.

수분

1치

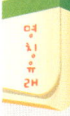

'수분'은 '분수分水'라는 뜻이 있다. 《취영취英》에 "분수혈은 하완下脘혈 아래, 배꼽 위 각각 1치씩 떨어진 곳에 있다. 소장이 시작되는 부분에 혈자리가 있는 이유는 이곳 혈자리에서 수분의 맑고 혼탁함이 가려져 수액은 방광으로 들어가고, 찌꺼기는 대장으로 들어가므로 수분이라 이름한다"고 기록되어 있다. 체내의 수분이 이곳 혈자리에서 체내 수분과 체외로 배출되는 수분이 나뉘어져, 체내의 수분은 혈액순환과 더불어 순환을 하고, 체외의 수분은 방광을 통해 배출되므로 수분혈이라 이름하였다.

활육문 滑肉門 _비장과 위를 건강하게 한다

치료 효과 활육문혈은 비장을 건강하게, 위를 이롭게 하는 효능이 있다. 구토를 멈추게 하고 만성위장병, 위하수, 설사와 같은 증상을 호전시키고, 소화를 돕고, 생리불순과 변비를 치료한다.

지압 방법 손가락 끝 혹은 마디를 이용해서 눌러주거나 원을 그리며 마사지해준다.

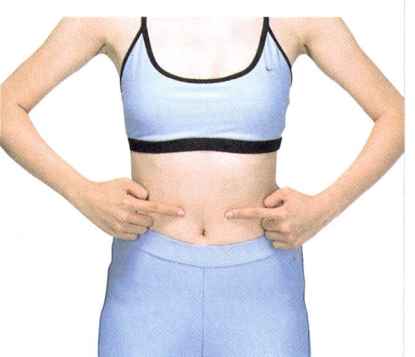

혈자리 찾는 법

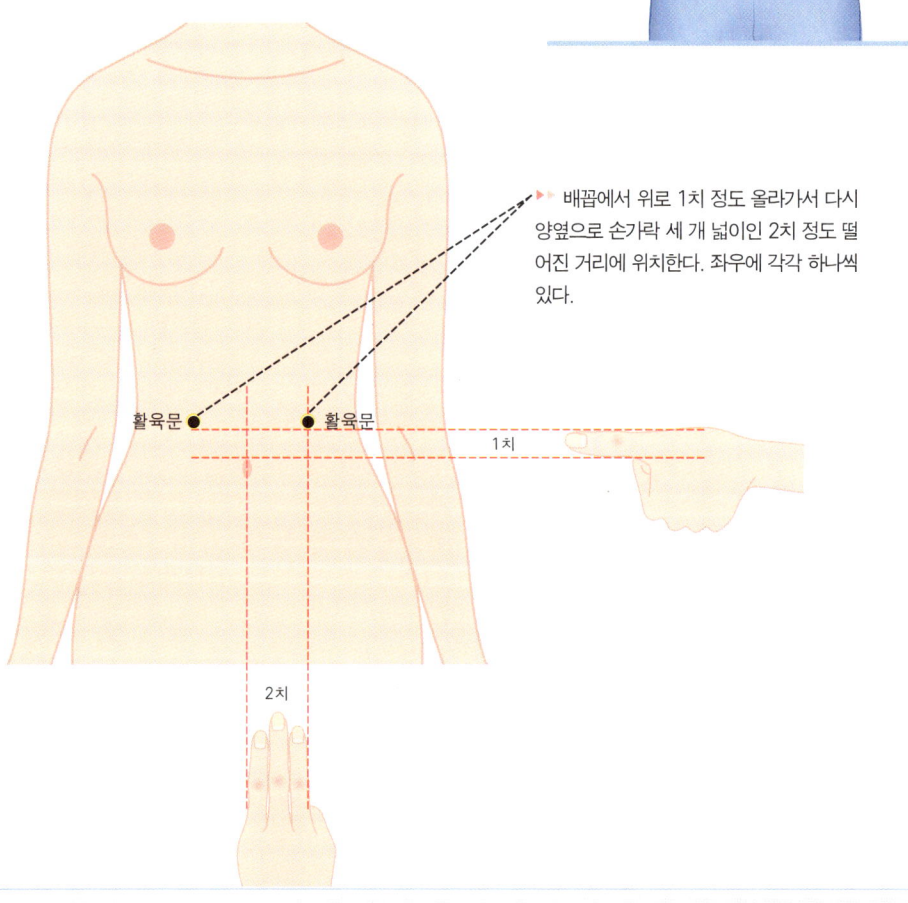

▶▶ 배꼽에서 위로 1치 정도 올라가서 다시 양옆으로 손가락 세 개 넓이인 2치 정도 떨어진 거리에 위치한다. 좌우에 각각 하나씩 있다.

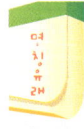

《회원침구학》에는 "활滑은 매끄럽다는 뜻을, 육肉은 근육을, 문門은 출입문을 의미한다. 위胃 아래 딸린 장은 부드러운 근육으로 형성되었으며 위 상 입구를 부드럽게 해주므로 활육문이라 한다"고 적혀 있다. 활육문은 위장을 매끄럽게 하는 기능을 갖추고 있으며 위장의 주요한 입구임을 나타내므로 이와 같이 이름하였다.

천추 天樞 _ 주로 대장질환을 치료한다

치료 효과   천추혈은 대장질환을 치료하는 중요한 혈자리이다. 위와 장운동을 촉진시키며, 소화기 계통과 관련된 질환을 치료한다. 그 밖에 변비, 설사, 소화불량, 충수염, 중서, 구토, 감기, 식욕부진, 생리통, 생리불순 등과 같은 증상을 개선해주며, 허리를 가늘게 하고 아랫배의 군살을 없애는 효능이 있다.

지압 방법   손가락 끝 혹은 마디를 이용해서 눌러주거나 원을 그리며 마사지해준다.

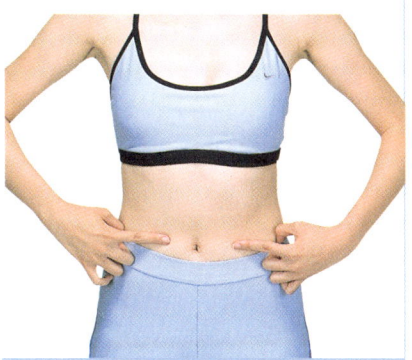

혈자리 찾는 법

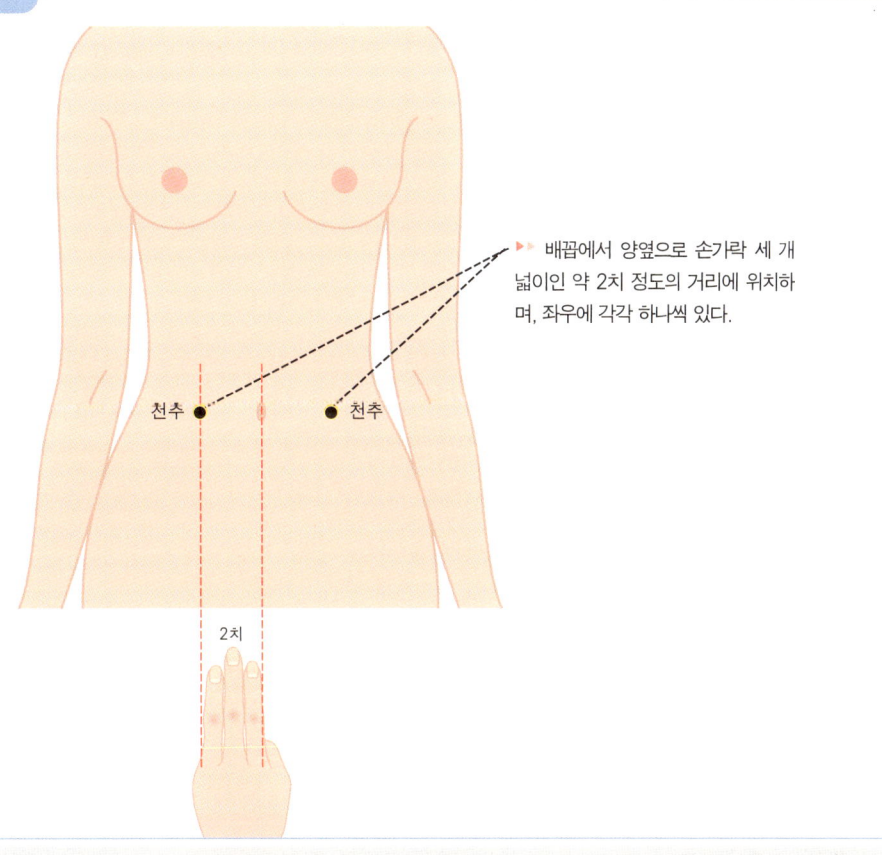

▶ 배꼽에서 양옆으로 손가락 세 개 넓이인 약 2치 정도의 거리에 위치하며, 좌우에 각각 하나씩 있다.

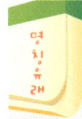

《회원침구학》에는 "천天은 위에 있는 기를 말한다. 추樞는 전환의 중추라는 뜻이 있다. 맑은 기운이 위부胃府에 도달하여 위에서 폐로 통하면 기가 흐려지고, 흐려진 기가 기氣가 장으로 나오기 때문에 천추라 한다"고 기록되어 있다. 천추혈은 배꼽 옆에 위치하며, 복부를 상하로 나누는 분기점이 된다. 아울러 이곳 혈자리는 우리 몸의 기氣가 정상적으로 운행하도록 하는 중요한 기제를 갖추고 있어 천추라 이름하였다.

대맥 帶脈 _ 여성질환을 개선한다

치료 효과 대맥혈은 주로 여성질환을 개선한다. 생리불순, 냉대하, 만성질염, 자궁과 난소, 나팔관에 생긴 질환을 치료한다. 허리나 등이 쑤시고 아픈 증상 또한 완화시킨다. 아울러 설사, 소변량이 적은 증상, 배뇨곤란, 탈장, 소아만성위장질환 등도 치료한다.

지압 방법 엄지손가락 또는 양손의 식지, 무명지, 중지를 한데 모아서 혈자리를 지압해주는데, 과도하게 힘주는 것을 피해야 한다.

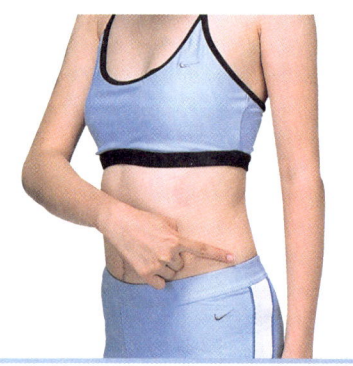

혈자리 찾는 법

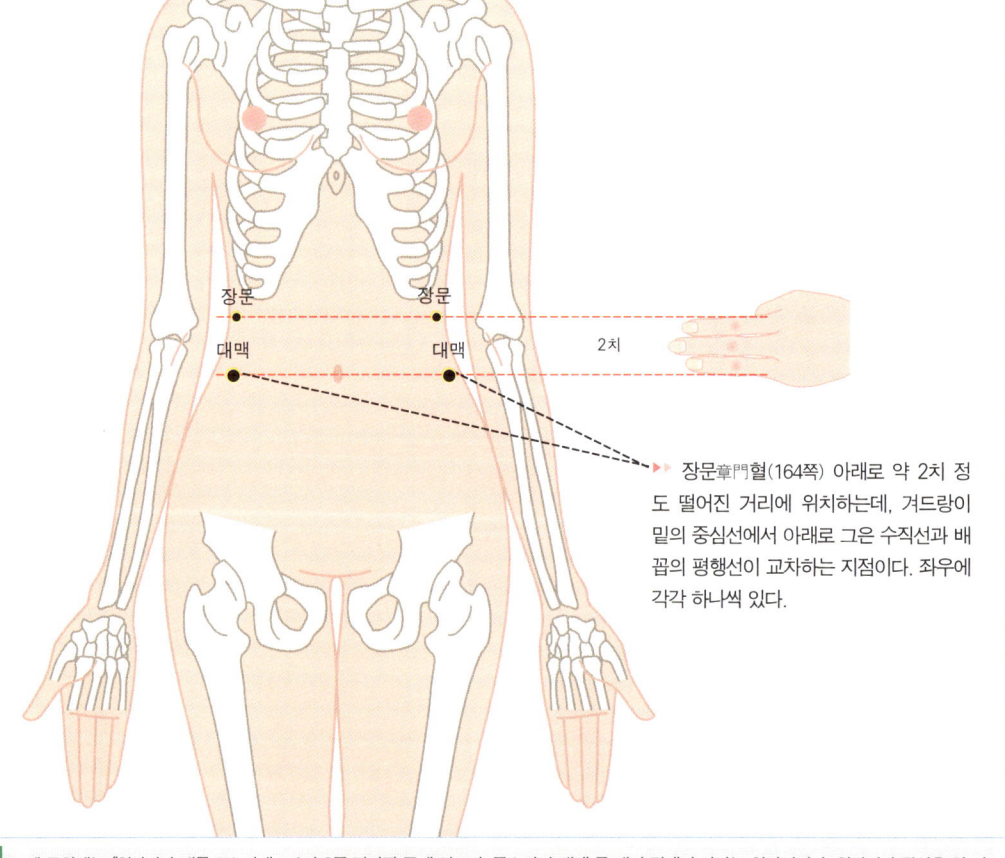

▶ 장문章門혈(164쪽) 아래로 약 2치 정도 떨어진 거리에 위치하는데, 겨드랑이 밑의 중심선에서 아래로 그은 수직선과 배꼽의 평행선이 교차하는 지점이다. 좌우에 각각 하나씩 있다.

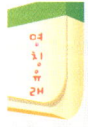
옛 문헌에는 "혈자리가 계륵季肋 아래로 1치 8푼 떨어진 곳에 있으며, 족소양과 대맥 두 개의 경맥이 만나는 혈자리이다. 혈자리가 전신을 한 바퀴 돌아서 모든 경맥을 띠로 묶은 것과 같을 뿐 아니라 주로 부인병 치료와 관련이 있기 때문에 이와 같은 이름이 붙었다"고 기록되어 있다. 즉 대맥혈은 갈비뼈 아래 약 1치 8푼 되는 곳에 위치한다. 족소양과 대맥 두 경맥이 교차한다.

신궐 神闕 _복부의 통증을 완화한다

치료 효과 신궐혈은 복부의 통증을 완화한다. 복통, 설사 시에 손바닥으로 신궐혈을 가볍게 마사지해주거나 혹은 뜨거운 수건을 혈자리에 올려놓았다가 마사지해주면 더욱 효과가 높다.

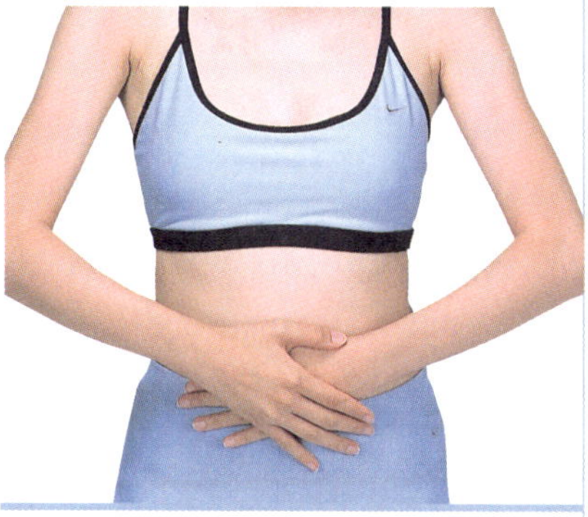

지압 방법 손바닥으로 가볍게 마사지해준다. 힘을 너무 주지 않도록 한다.

혈자리 찾는 법

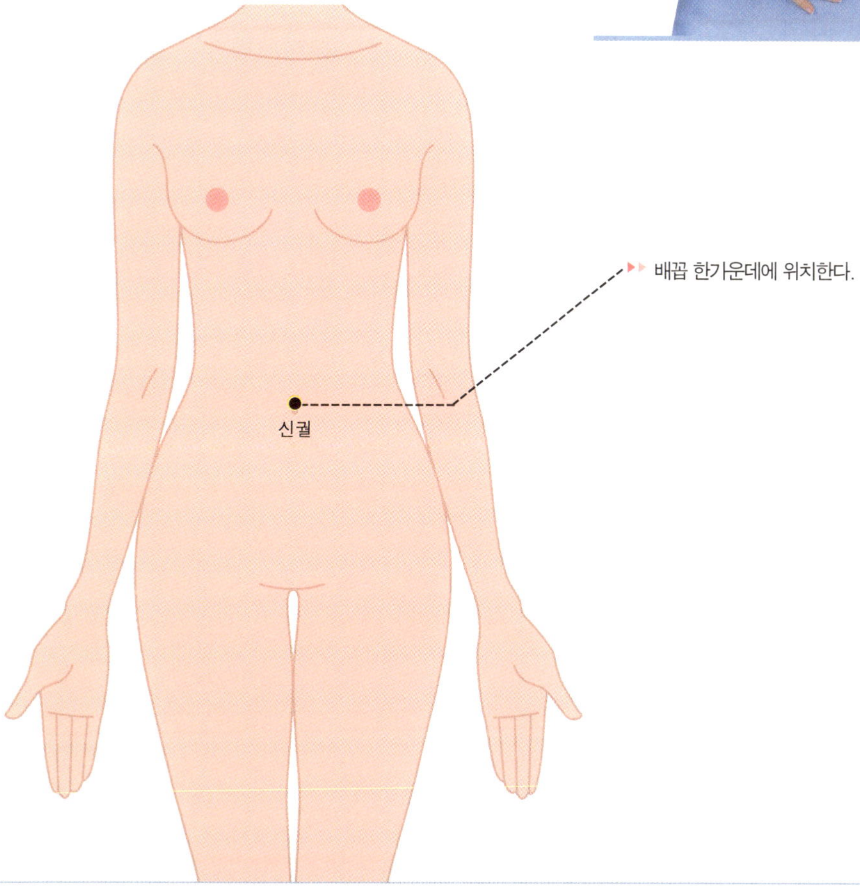

▶▶ 배꼽 한가운데에 위치한다.

신궐

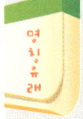
'궐闕'은 성문을 뜻한다. 옛날 천자가 기거하는 곳을 궐이라고 통칭했다. 《수혈학腧穴學》에는 "궐은 원래 문루門樓, 패루牌樓, 궁문宮門을 가리킨다. 따라서 신궐은 신기神氣가 통하는 문이다. 이는 태아가 이곳을 통해 모체에서부터 영양을 흡수하여 발육한다는 의미이다"라고 적혀 있다. 이 혈자리는 배꼽 중앙에 있다. 태아는 탯줄을 통해 모체로부터 충분한 양분을 흡수하므로 탯줄과 모체는 서로 연결되어 있다. 속칭 모자母子가 마음이 잘 통하는 까닭도 심장이 피와 장기의 원신元神이기 때문이다. 이곳 혈자리를 원신의 궁문으로 비유하여 이와 같이 이름하였다.

황유 肓俞

_허리를 삐끗했을 때와 복부 팽창의 통증 개선에 효과가 있다

치료 효과 황유혈은 좋지 않은 자세 혹은 운동으로 인해 허리가 삐끗했을 때, 저혈압, 당뇨병, 변비, 설사, 복통, 심장병, 가슴이 답답한 증상, 가슴의 통증, 황달, 위궤양, 십이지장궤양, 불임증, 눈이 빨갛게 부어오르는 증상, 쉽게 피로해지는 증상 및 신경성으로 인한 귀의 통증을 치료한다. 그 밖에 이질로 인해 체력이 저하되었을 때 이곳 혈자리를 눌러주면 체력 회복이 빨라진다.

지압 방법 손가락 끝 혹은 마디를 이용해서 눌러주거나 원을 그리며 마사지해준다. 한 번 눌러줄 때마다 10초 정도 눌러주고, 3~5분 정도 계속해준다.

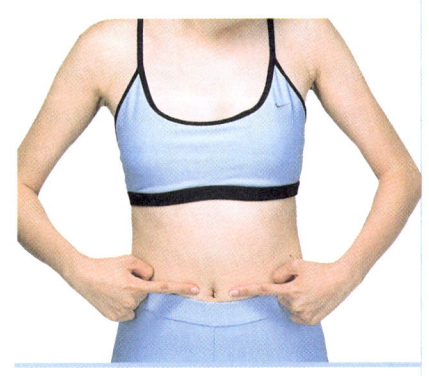

혈자리 찾는 법

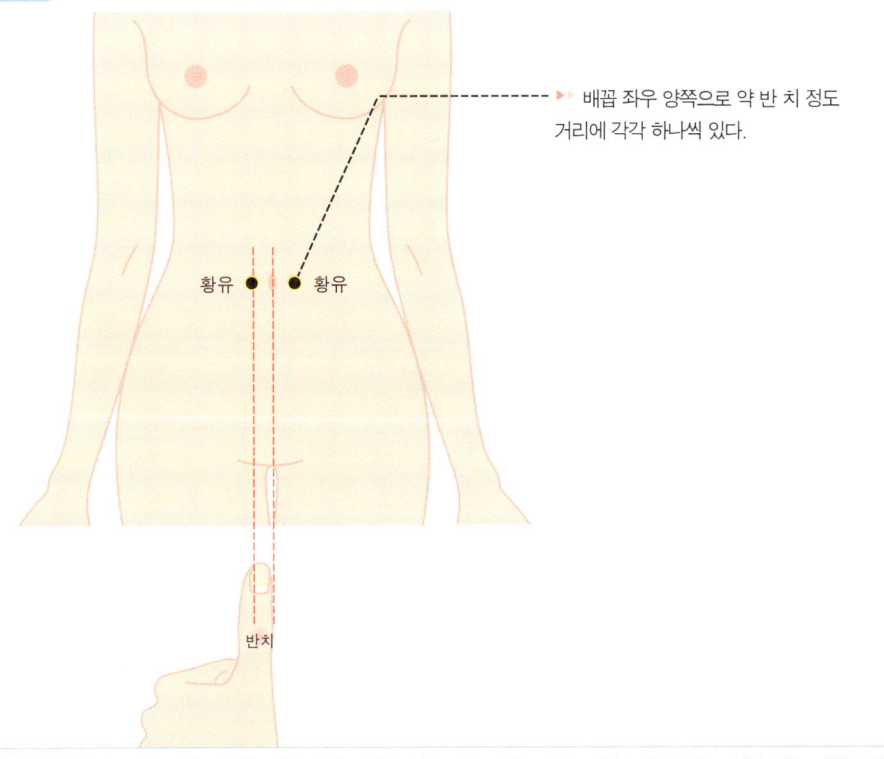

▶ 배꼽 좌우 양쪽으로 약 반 치 정도 거리에 각각 하나씩 있다.

황유 ● ● 황유

반치

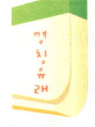

'황肓'은 명치 끝, '유俞'는 혈자리라는 뜻이 있다. 복부의 명치 부근에 있는 혈자리를 의미한다. 《의경정의醫經精義》에는 "황유혈은 위로는 심장과 연결되어 있고, 신장으로 늘어가며, 복늘 돌아 혀뿌리까시 비친다. 따라시 신맥胃脈이 이곳에시 청막䏚膜과 깊이 연결되어 있으므로 황유라 합다"고 기록되어 있다. 이곳 혈자리가 황막과 깊이 연계되어 있을 뿐 아니라 가슴과 겨드랑이 아래의 질병을 치료할 수 있으므로 이와 같이 이름하였다.

음교 陰交 _ 통증을 경감시킨다

치료 효과 음교혈은 통증을 경감시킨다. 허리 부분이 삐끗해서 몸을 움직일 수 없을 때 이곳을 눌러주면 통증을 잠재울 수 있다. 신진대사를 촉진시키고, 냉하고 허한 증상을 개선하며, 냉대하, 생리불순, 자궁의 이상 출혈, 창만, 설사, 변비, 신장병, 복막염, 좌골신경통 등에 효과가 있다. 아울러 허리를 가늘게 하고 아랫배가 들어가게 하는 효능이 있다.

지압 방법 손가락 끝 혹은 마디를 이용해서 눌러주거나 원을 그리며 마사지해준다.

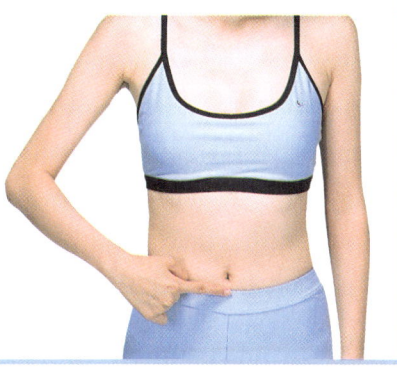

혈자리 찾는 법

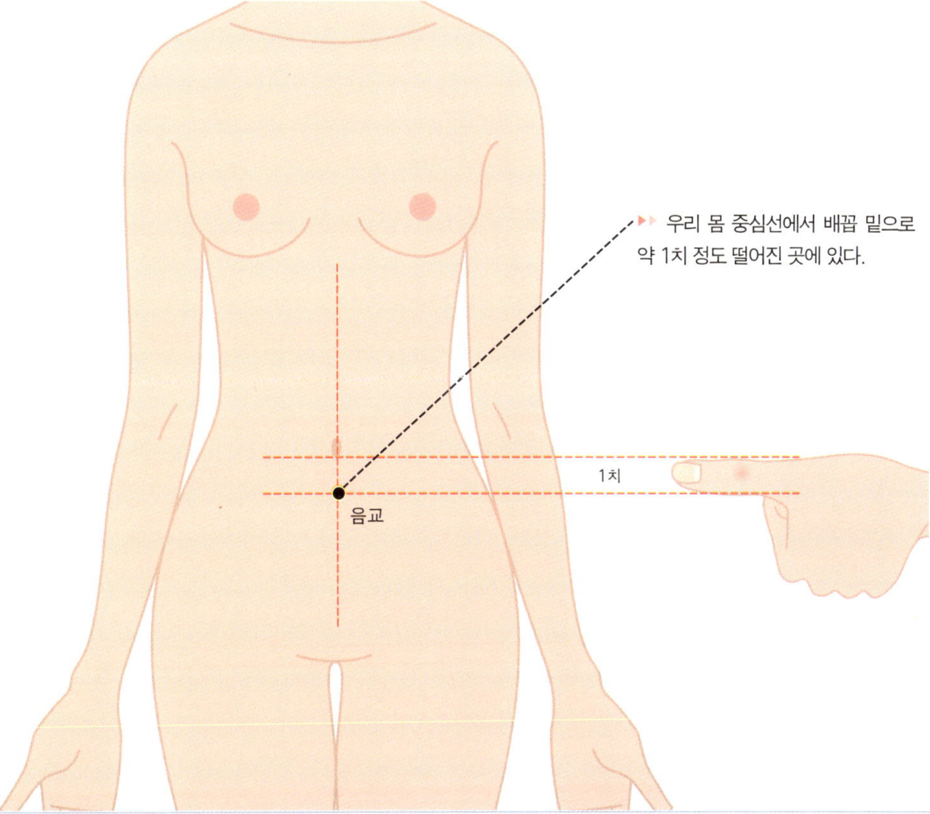

▶▶ 우리 몸 중심선에서 배꼽 밑으로 약 1치 정도 떨어진 곳에 있다.

1치

음교

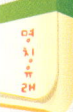

《회원침구학》에는 "음교는 원양元陽의 기가 음에서 서로 만나고, 계수癸水 즉 월경의 정精이 음기에서 합하며, …양기는 위에서 아래로 흘러 원음元陰과 서로 단전에서 만나므로 물水과 불火이 이미 서로에게 유익하게 된 상황이므로 음교라고 한다"고 기록되어 있다. 즉 이곳 혈자리가 임任, 충衝, 족소음삼음맥이 서로 교차하는 곳에 있기 때문에 이와 같이 이름하였다.

기해 氣海 _ 기를 다스리고 우울증을 없애주며 신장을 보호한다

치료 효과 기해혈을 지압해주면 기를 다스려 우울증을 풀어주고, 신장을 보호하고 양기를 북돋아준다. 주로 산부인과와 비뇨에 관련된 질환을 치료한다. 예를 들어 생리통, 자궁근종, 생리불순, 불임증, 복부가 답답한 증상, 창만, 방광염, 빈뇨, 신장염, 임질, 양기 위축과 조루 등에 효과적이다. 그 밖에 신경쇠약으로 인한 조울증, 긴장, 히스테리 증세에도 효과가 있다. 기해혈을 단전丹田이라고도 부르는데, 이곳 혈자리는 남성 정력의 원천이다. 따라서 기해혈을 눌러주면 남성의 정력이 왕성해지고 활력이 넘친다.

지압 방법 손가락 끝 혹은 마디를 이용해서 눌러주거나 원을 그리며 마사지해준다.

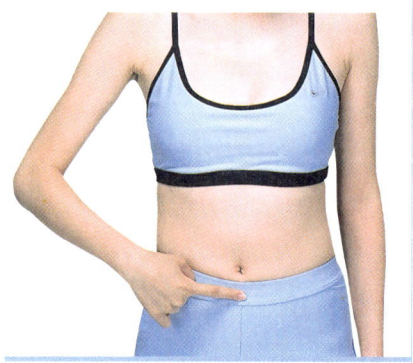

혈자리 찾는 법

▶ 배꼽 아래로 1치 반 정도 떨어진 거리에 위치한다.

1치 반

기해

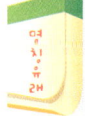

《의경정의》에서 "기해는 일명 하황下肓으로 불린다. 배꼽 아래 1치 반 떨어진 곳에 있으며 명치의 원천, 생기의 바다라는 뜻이 있다"고 한다. 선천적으로 원기가 고이는 곳이므로 기해라고 이름하였다.

복결 腹結 _ 주로 위장질환을 치료한다

치료 효과 복결혈은 이름부터 위장과 관련된 질환을 치료하고 있음을 알 수 있게 한다. 변비, 배 옆구리의 통증, 하복부신경통 등 복부에 통증이 있을 때 이곳을 눌러주면 증상이 개선된다.

지압 방법 손가락 끝 혹은 마디를 이용해서 눌러주거나 원을 그리며 마사지해준다.

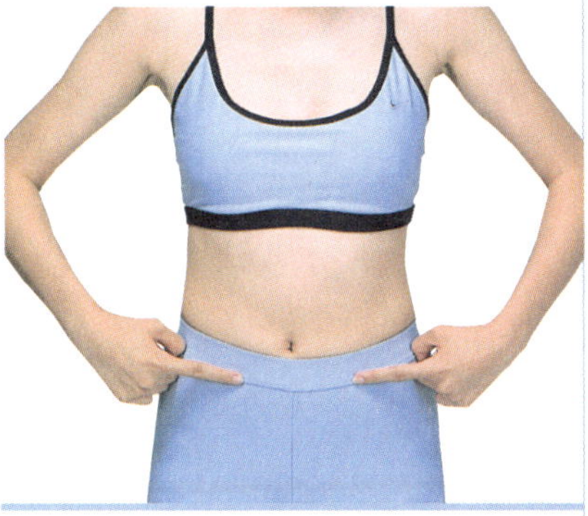

혈자리 찾는 법

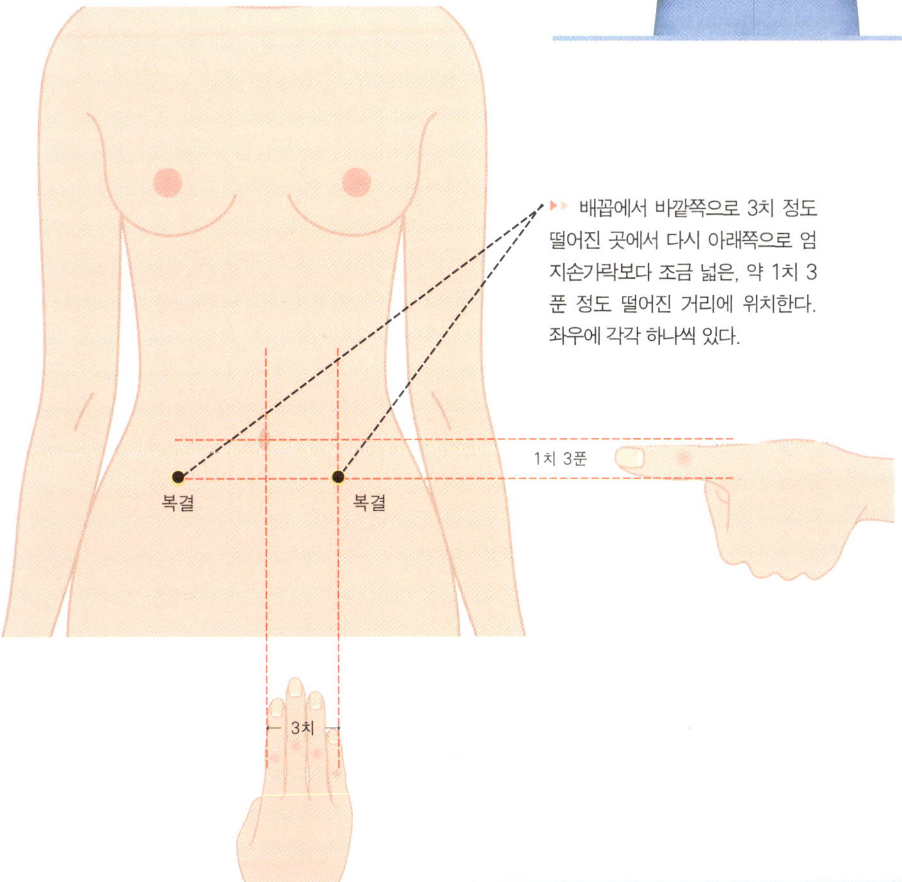

▶▶ 배꼽에서 바깥쪽으로 3치 정도 떨어진 곳에서 다시 아래쪽으로 엄지손가락보다 조금 넓은, 약 1치 3푼 정도 떨어진 거리에 위치한다. 좌우에 각각 하나씩 있다.

복결 | 복결 | 1치 3푼

3치

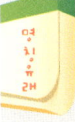

'복腹'은 배에 있는 기氣를 의미하고, '결結'은 결집을 뜻한다. 따라서 복결은 복부에 있는 중요한 혈자리 중에 하나임을 알 수 있다. 《채애편》에는 "구불구불한 소장이 모여 있는 곳에 있는 혈자리이다"라고 기록되어 있다. 복결은 장결腸結이라고도 하는데 복기腹氣가 모였다거나 혹은 변비가 모여 있다는 뜻을 나타낸다. 이곳 혈자리를 통해 복부와 관련된 여러 가지 질환을 다스릴 수 있기 때문에 이와 같이 이름하였다.

관원關元 _주로 생식 및 비뇨기 계통의 질환을 치료한다

치료 효과 관원혈은 소장의 문제로 인해 생기는 변비, 설사 등의 증상을 없애주고 생식 및 비뇨기 계통의 질환을 치료한다. 양기 위축과 조루증, 빈뇨, 생리불순, 생리통, 정액이 흘러나와 멎지 않는 증상인 유정遺精, 불임증, 복통, 설사, 위하수, 고혈압, 불면증 등을 개선하고 근육을 튼튼하게 하며 원기를 회복시킨다. 여드름, 두드러기 등과 같은 피부질환에도 효능이 있다.

지압 방법 손가락 끝 혹은 마디를 이용해서 눌러주거나 원을 그리며 마사지해준다.

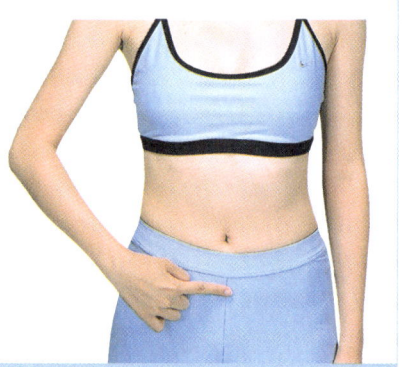

혈자리 찾는 법

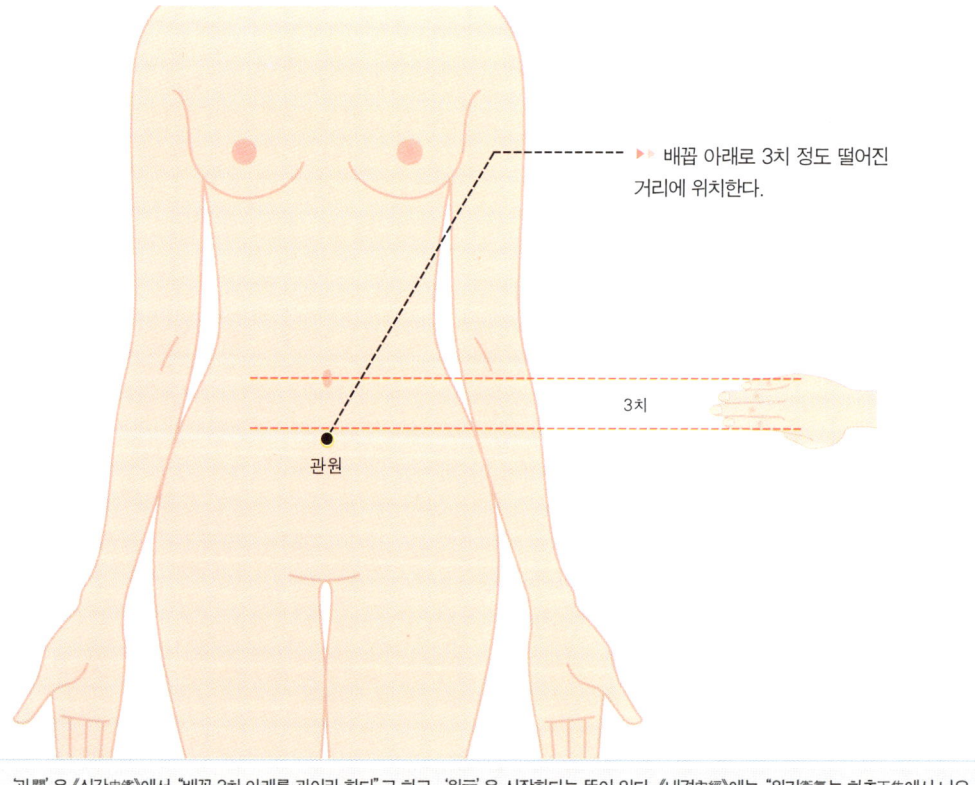

▶ 배꼽 아래로 3치 정도 떨어진 거리에 위치한다.

3치

관원

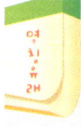

'관원關'은 《신감申鑑》에서 "배꼽 3치 아래를 관이라 한다"고 하고, '원元'은 시작한다는 뜻이 있다. 《내경內經》에는 "위기衛氣는 하초下焦에서 나오고 표면에서 운행하며, 원음元陰과 원양元陽이 서로 교차되므로 관원이라 한다"고 기록되어 있다. 관원의 위치가 아래쪽 단전에 있고, 경맥과 기 운행의 단초이므로 관원이라 이름한 것이다.

대거 大巨 _주로 창만과 소변이 잘 나오지 않는 증상을 치료한다

치료 효과 대거혈은 만성질환에 효과가 뛰어나다. 고혈압, 두부頭部 충혈, 당뇨병, 혈액순환이 잘 안 되는 증상, 복명, 창만, 만성장염, 신장에 생긴 염증, 방광염 등을 치료한다. 또한 불임증, 자궁내막이렴, 냉대하, 생리불순 등의 여성질환도 치료한다.

지압 방법 손가락 끝 혹은 마디를 이용해서 눌러주거나 원을 그리며 마사지해준다.

혈자리 찾는 법

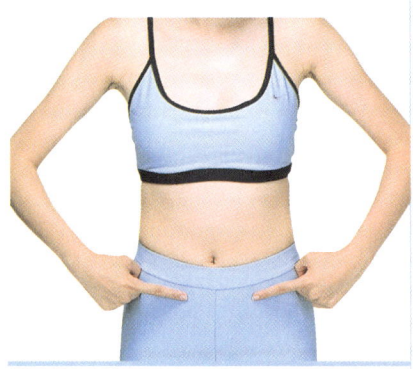

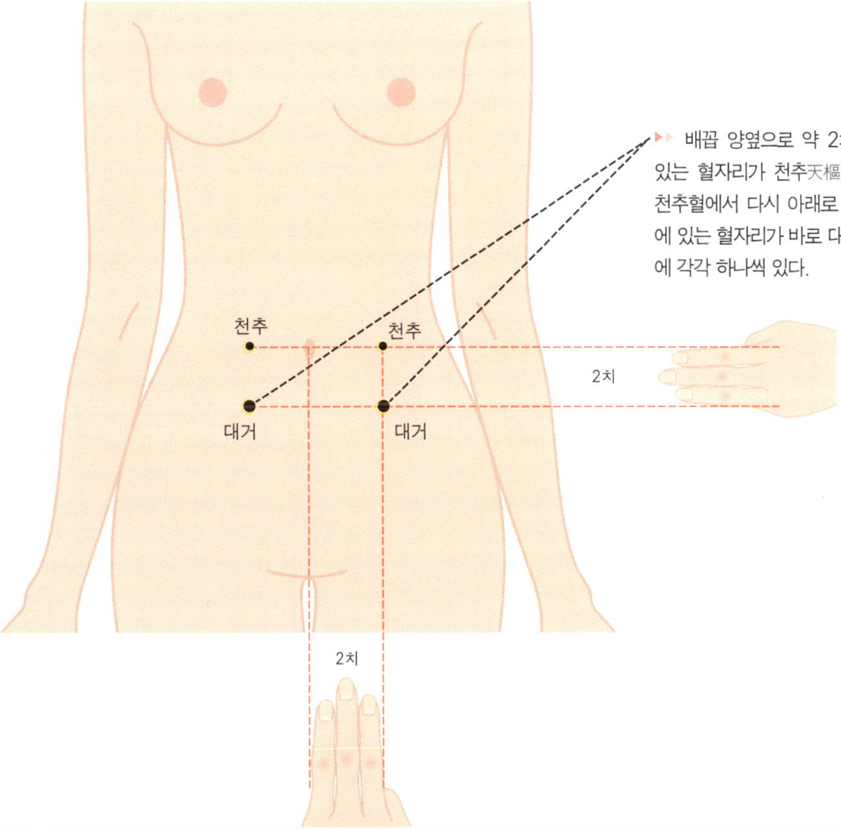

▶ 배꼽 양옆으로 약 2치 정도 거리에 있는 혈자리가 천추天樞혈(167쪽)이고, 천추혈에서 다시 아래로 2치 되는 거리에 있는 혈자리가 바로 대거혈이다. 좌우에 각각 하나씩 있다.

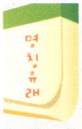

《회원침구학》에 "대거혈은 장腸 옆 넓은 곳에 위치하여 경맥과 직접 통하므로 대거라 하였다"고 적혀 있다. 대거혈은 장腸이 있는 곳 양쪽에 분포되어 있고 배의 근육이 갑자기 솟아난 널찍한 곳에 있다. '거巨'에 대단히 크다는 뜻이 있어 이곳 혈자리를 대거라 이름하였다.

수도 水道 _하복부통증을 완화한다

치료 효과 수도혈은 하복부의 각종 통증, 예를 들어 배변, 배뇨곤란, 요도염, 방광염 치료에 효과가 있다. 당뇨병, 신장병으로 인한 불편한 증상도 완화한다. 그 밖에 여성질환에도 효과가 있다. 자궁의 각종 질환, 월경이나 갱년기장애로 인한 요통, 어깨에서 등 그리고 허리 부분에 이르는 통증 또한 완화시킨다.

지압 방법 손가락 끝 혹은 마디를 이용해서 눌러주거나 원을 그리며 마사지해준다.

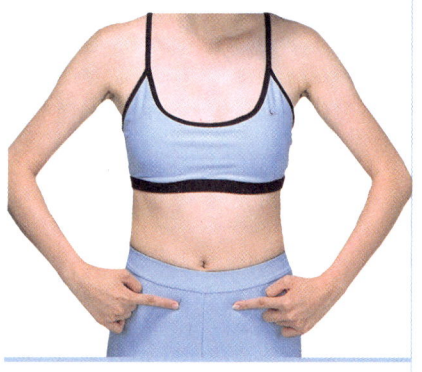

혈자리 찾는 법

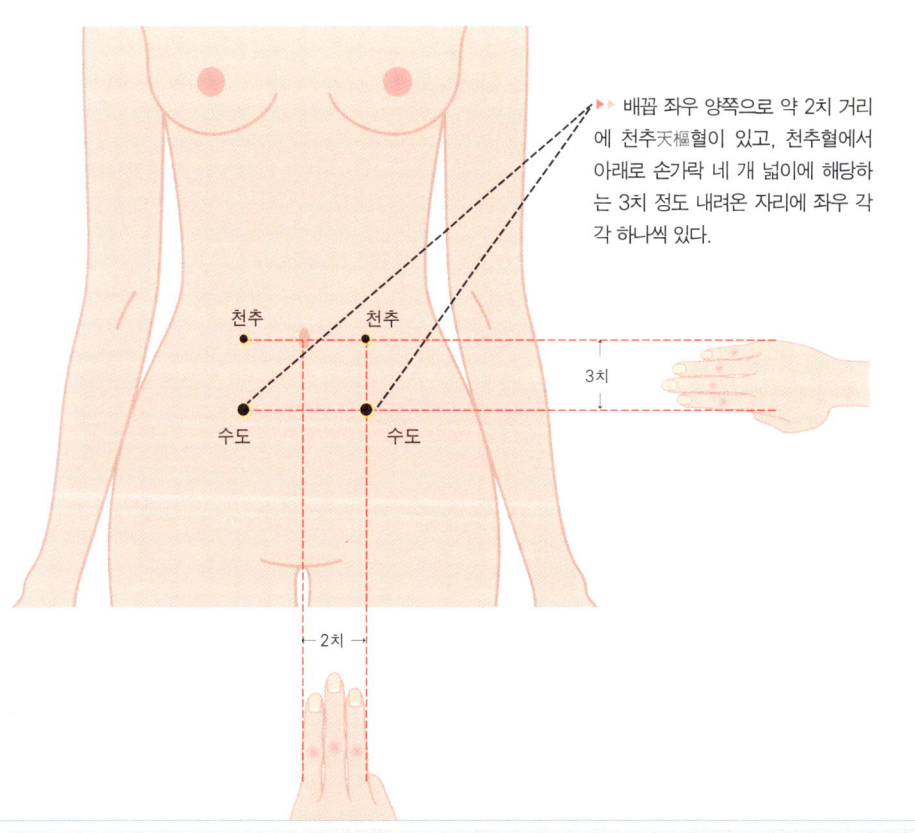

▶ 배꼽 좌우 양쪽으로 약 2치 거리에 천추天樞혈이 있고, 천추혈에서 아래로 손가락 네 개 넓이에 해당하는 3치 정도 내려온 자리에 좌우 각각 하나씩 있다.

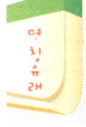

옛 문헌에서 "도道는 통한다는 뜻이다. 신장과 방광이 모두 수水에 속하고, 삼초도 수水와 통하며, 혈자리가 대거大巨혈에서 1치 정도 떨어진 곳에 있다. 혈자리기 방광에서 소변이 배출되는 긴에 있으므로 이를 수도라고 한다"고 했다. 대거혈은 우리 몸에 수분을 흐르게 하고 배출시키는 기능을 담당하고 있다. 체내 여분의 수분을 방광을 통해 배출시키는 데 관여하는 혈자리이므로 이름을 수도라 하였다.

대혁 大赫 _ 남성의 정력을 진작시킨다

치료 효과 대혁혈을 자주 지압해주면 남성의 양기 위축과 조루증, 불감증 등을 치료할 수 있다.

지압 방법 손가락 끝 혹은 마디를 이용해서 천천히 혈자리를 눌러주거나 원을 그리며 마사지해준다. 혈자리를 눌러줄 때에는 반드시 호흡 조절이 필요하다.

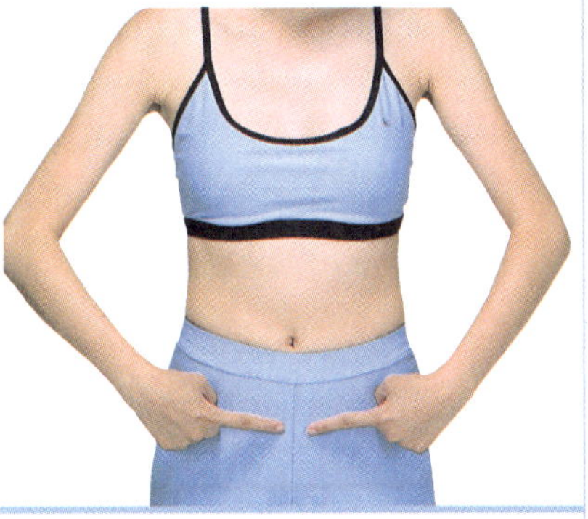

혈자리 찾는 법

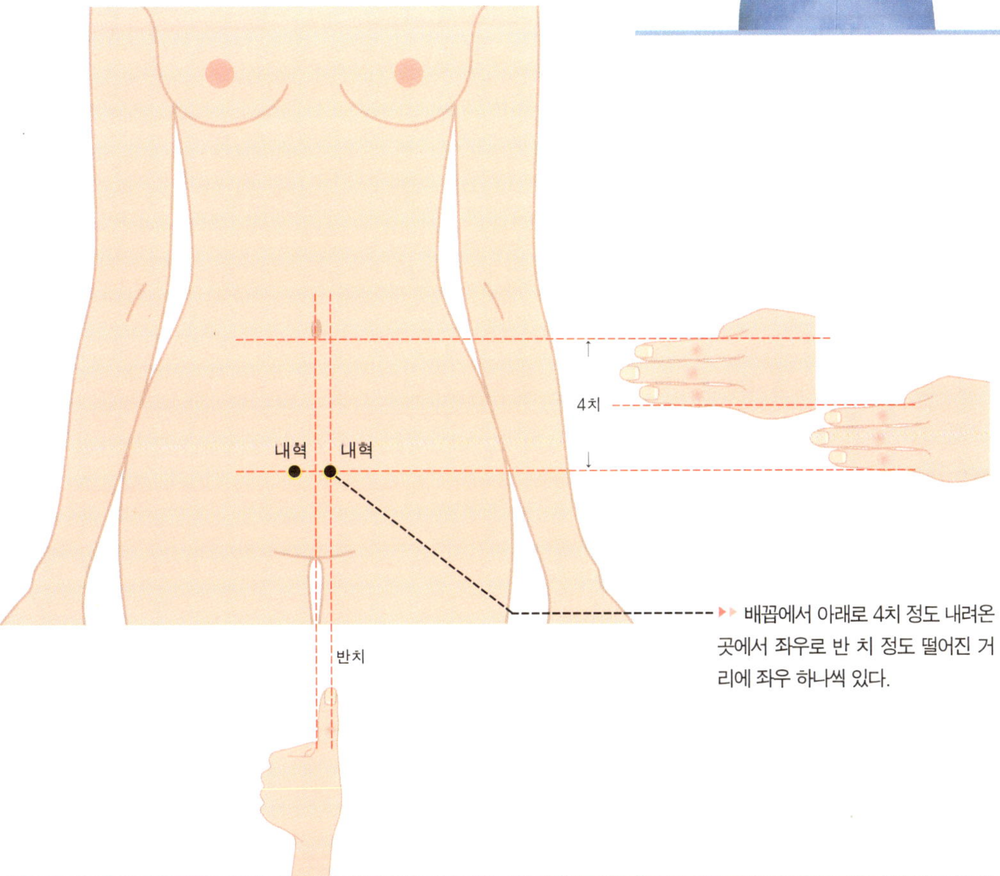

4치

내혁 대혁

반치

▶▶ 배꼽에서 아래로 4치 정도 내려온 곳에서 좌우로 반 치 정도 떨어진 거리에 좌우 하나씩 있다.

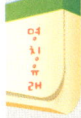
옛 문헌에 "혁赫은 명료하다, 명확하다는 뜻이 있으며, 혈자리는 신경腎經에 속한다. 안으로는 자궁에 면해 있기 때문에 임신을 하면 이곳 혈자리가 갑자기 두드러져 쉽게 보이기 때문에 대혁이라 이름하였다"고 적혀 있다. 이곳 혈자리는 충맥衝脈, 소음少陰이 모이는 곳이며, 자리잡은 위치가 자궁과 맞닿아 있기 때문에 임신 여부를 알 수 있는 혈자리이기도 하다. 음기가 무성하게 모여 있는 곳이어서 이와 같이 이름하였다.

중극 中極 _ 주로 비뇨기 계통의 질환을 치료한다

치료 효과   중극혈은 비뇨기 계통의 질환을 치료하는 데 특효가 있는 혈자리이다. 정력을 증진시키고, 요도염, 배뇨곤란, 빈뇨 등을 개선한다. 여성질환에도 효과가 있는데, 예를 들어 월경이 갑자기 멈추었다거나 생리불순, 냉대하, 자궁근종, 자궁내막염, 아랫배가 냉한 증상과 좌골신경통, 두통, 류머티즘 등에도 효과가 있다.

지압 방법   반듯이 누운 상태에서 중지 혹은 식지로 혈자리를 힘 있게 4~5번 정도 마사지해준다.

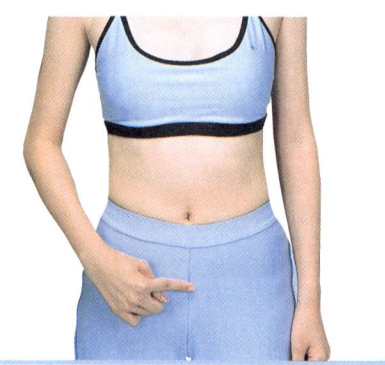

혈자리 찾는 법

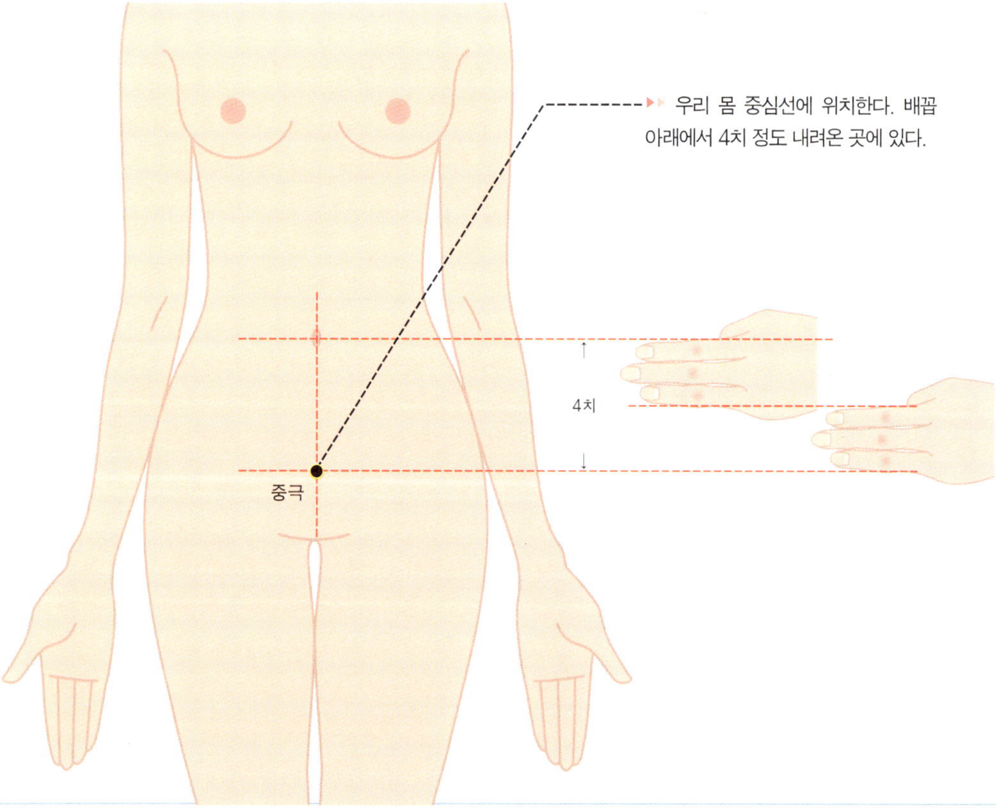

▶▶ 우리 몸 중심선에 위치한다. 배꼽 아래에서 4치 정도 내려온 곳에 있다.

중극

4치

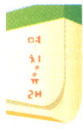

'중中'은 가운데라는 뜻이 있고, '극極'은 꼭대기라는 뜻이 있다. 《장형부張衡賦》에는 "만상萬象을 따라 별이 펼쳐져 있고, 사방 별자리에서 가장 높이 있는 깃이 중극이다. 혈지리의 이름을 하늘 한기운데 거한다는 별자리 중극에서 따온 까닭은 복부에 있는 중극혈 자리가 인체의 상하 좌우 중에서 가운데를 차지하기 때문이다"라고 적혀 있다.

기충 氣衝 _주로 생식기 계통의 질환을 치료한다

치료 효과 기충혈은 생식기 계통과 관련된 질환을 치료한다. 복통, 탈장, 유정, 양기 위축, 음부가 부어오르고 아픈 증상, 생리불순, 생리통, 불임증, 냉대하, 자궁내막염, 난소염, 요도염, 방광염 치료에 효과가 뛰어나다.

지압 방법 손가락 끝 혹은 마디를 이용해서 눌러주거나 원을 그리며 마사지해준다.

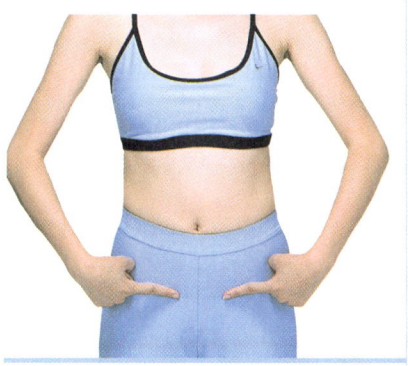

혈자리 찾는 법

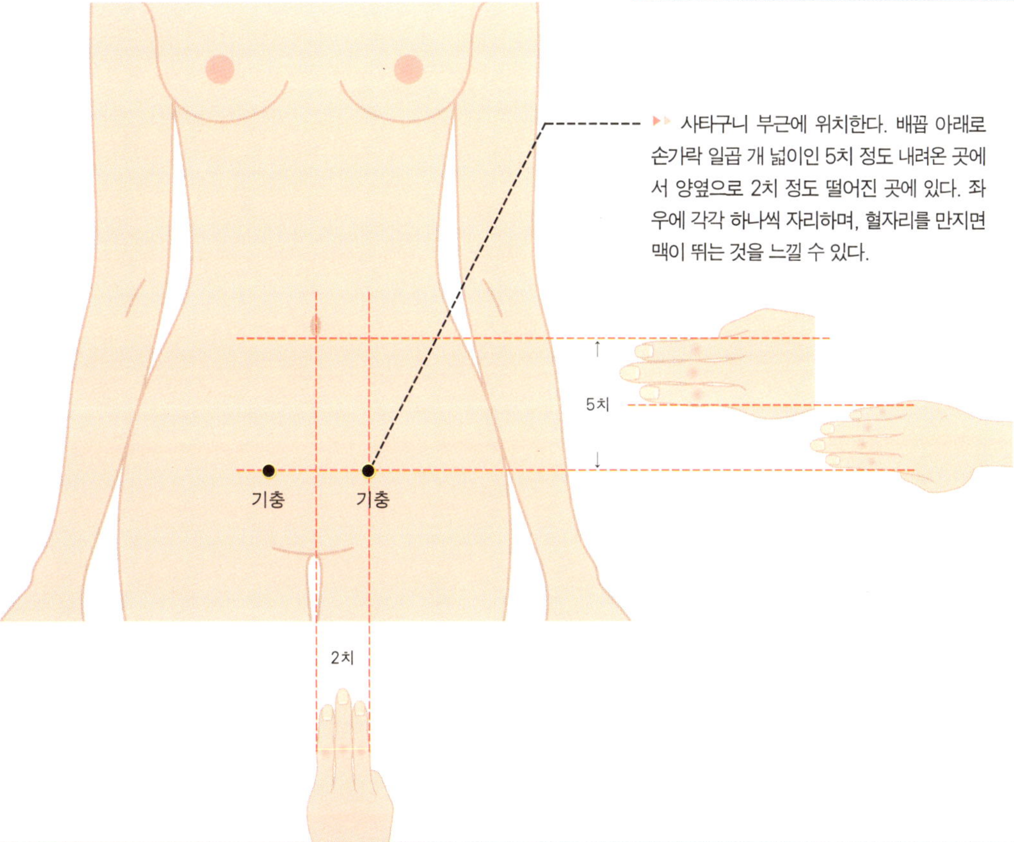

▶ 사타구니 부근에 위치한다. 배꼽 아래로 손가락 일곱 개 넓이인 5치 정도 내려온 곳에서 양옆으로 2치 정도 떨어진 곳에 있다. 좌우에 각각 하나씩 자리하며, 혈자리를 만지면 맥이 뛰는 것을 느낄 수 있다.

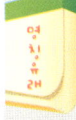

'기氣'는 기혈이 다니는 길을, '충衝'은 충맥衝脈을 의미한다. 《의정이해》에 "기충혈은 일명 기가氣街라 한다. 귀래歸來혈 아래, 사타구니에서 1치 위쪽에 있는 동맥에 위치하며, 기가가 서로 충돌하는 길목에 있다. 위맥胃脈이 들어오는 곳이고, 담맥膽脈이 나가는 곳이며, 충맥이 일어나는 곳이다"라고 기록되어 있다. 복부와 위의 기가氣街에 있고, 기경팔맥奇經八脈의 충맥이 시작하는 곳에 있다 하여 기충이라 이름하였다.

곡골 曲骨 _ 주로 여성질환을 치료한다

치료 효과   곡골혈은 여성질환, 예를 들어 냉대하 이상, 생리불순과 남성의 몸이 허한 증상, 전립선비대 등과 같은 증상을 완화시키는 효과가 있다. 동시에 요도염, 방광염, 빈뇨증, 위염에도 효과적이다.

지압 방법   손가락 끝 혹은 마디를 이용해서 눌러주거나 원을 그리며 마사지해준다.

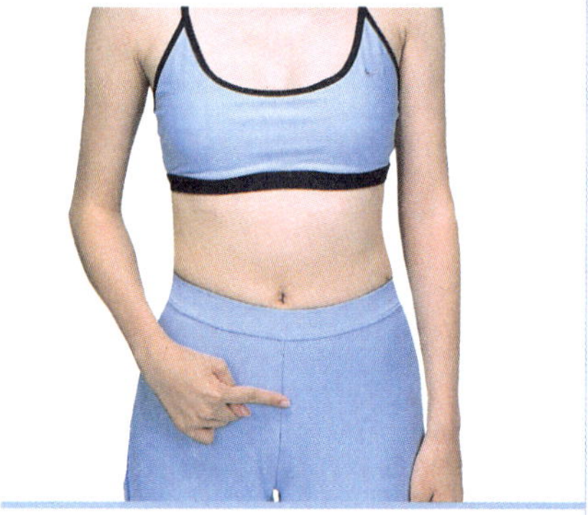

혈자리 찾는 법

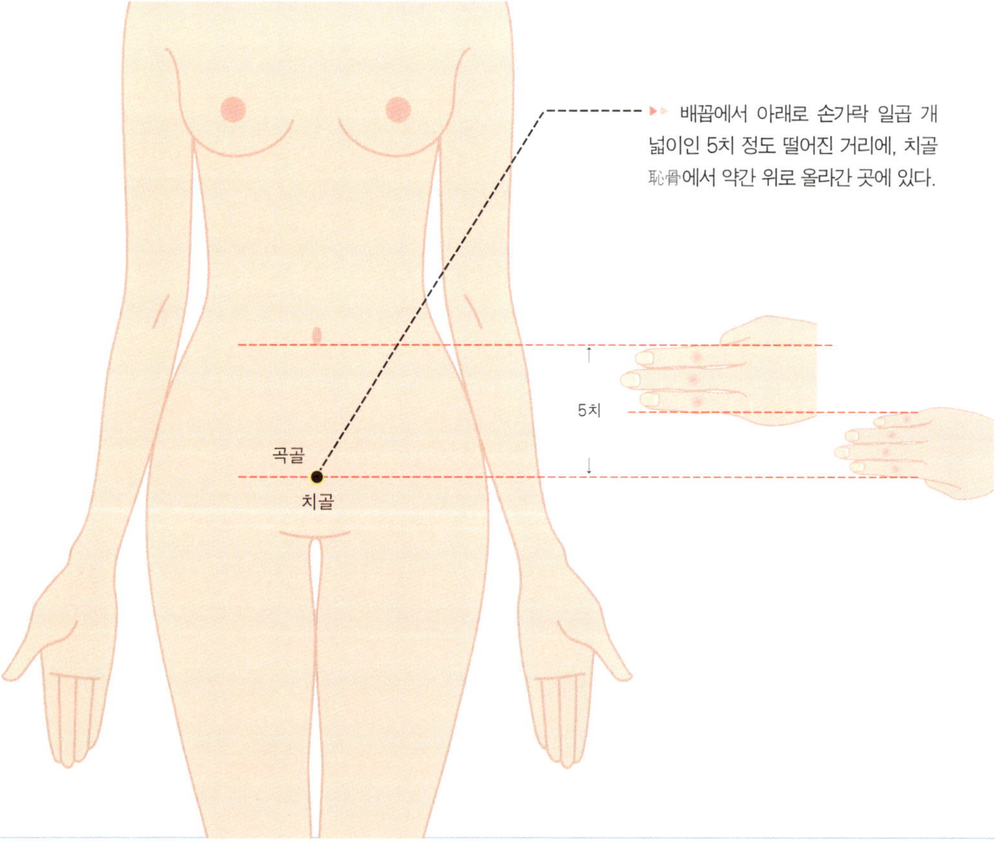

▶▶ 배꼽에서 아래로 손가락 일곱 개 넓이인 5치 정도 떨어진 거리에, 치골 恥骨에서 약간 위로 올라간 곳에 있다.

5치

곡골
치골

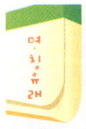
옛 문헌에 "곡골은 치골 위쪽에 있으므로 치골과 글자를 조합하여 곡골이라 부른다"고 적혀 있다. 곡골혈이 치골 위쪽에 있으며, 치골은 곡선 모양이므로 곡골이라고도 불렸다.

충문 衝門 _여성질환을 개선한다

치료 효과 충문혈은 주로 일반적인 여성질환을 치료한다. 남녀 생식기 부근에 위치하기 때문에 남녀 생식기에 관련된 질환에 효과가 뛰어나다. 예를 들어 생리통, 자궁경련일 때 이곳 혈자리를 눌러주면 통증이 완화된다. 그 밖에 심장통증, 숨이 차는 증상에도 효과를 볼 수 있다.

지압 방법 손가락 끝으로 몇 초 동안 눌러준 후 재빨리 떼내는 동작을 여러 차례 반복한다.

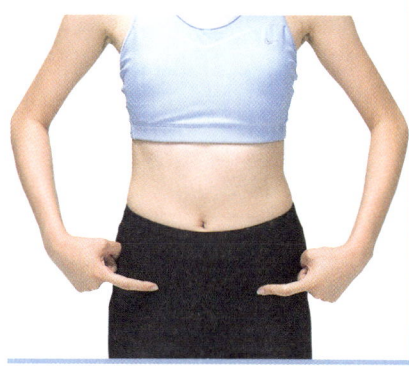

혈자리 찾는 법

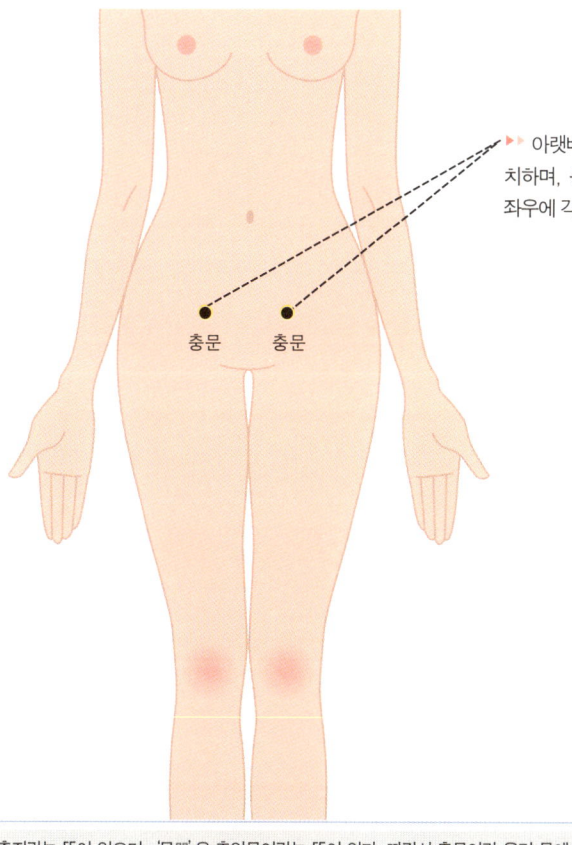

▶ 아랫배와 허벅지 사이 사타구니 중간에 위치하며, 동맥이 뛰는 것이 느껴지는 곳이다. 좌우에 각각 하나씩 있다.

충문 충문

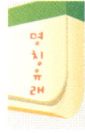

'충衝'은 요충지라는 뜻이 있으며, '문門'은 출입문이라는 뜻이 있다. 따라서 충문이란 우리 몸에서 기氣와 경맥이 통하는 중요한 문이라는 뜻이다. 한방에서는 이곳 혈자리가 족태음비경에 속하고, 아랫배 사타구니 바깥쪽에 있기 때문에 맥이 뛰는 것이 느껴지며, 아울러 비경의脾經의 기맥이 위로 올라가 복부로 들어가는 출입문이라 하여 충문혈이라고 이름하였다.

오추 五樞 _통증을 완화시킨다

치료 효과 오추혈은 주로 허하고 냉한 증상이나 요통, 복부의 통증 및 정낭염 등 남성의 생식기질환을 치료한다.

지압 방법 손가락 끝 혹은 마디의 힘으로 원을 그리며 마사지해준다.

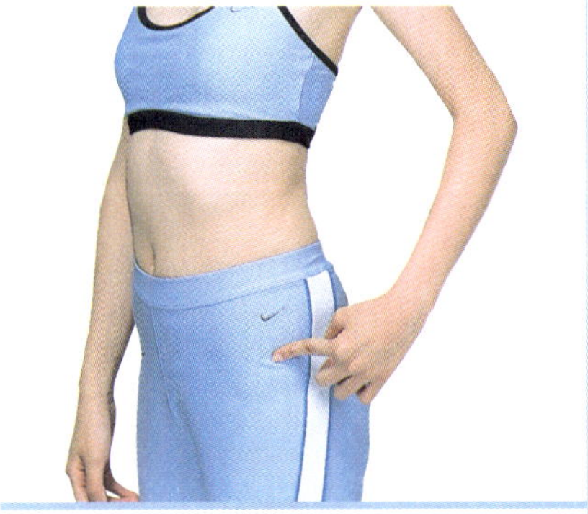

혈자리 찾는 법

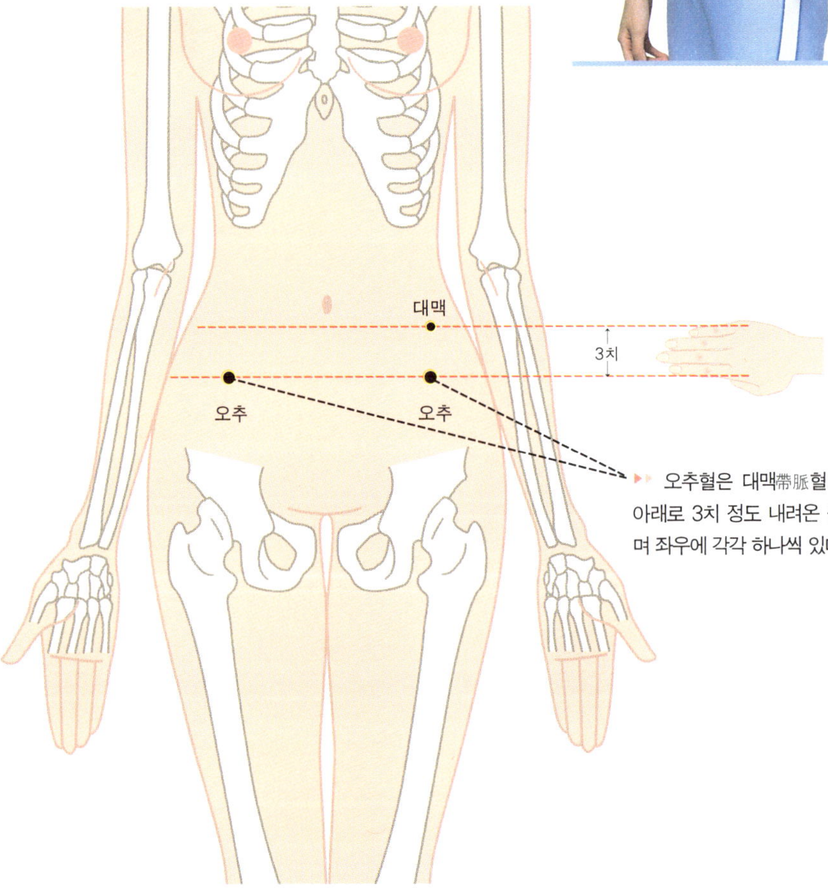

▶▶ 오추혈은 대맥帶脈혈(168쪽)에서 아래로 3치 정도 내려온 곳에 위치하며 좌우에 각각 하나씩 있다.

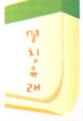

'오五'는 '오午'와 통한다. 종횡이 교착된다는 뜻이 있고, '추樞'는 중추의 뜻이 있다. 오추혈은 둔부 중심에 있으며, 많은 경맥이 교차되고 모이는 곳에 있다. 따라서 이곳 혈자리가 마치 중추와 같이 중요한 혈자리이므로 오추라 이름하였다.

거료 居髎 _통증을 완화시킨다

치료 효과 거료혈은 과도한 운동으로 인한 무릎통증, 다리 근육이 쑤시고 아픈 증상, 근육이 땅기고 뻣뻣한 증상 등을 치료한다. 좌골신경통, 요통, 아랫배통증 등에 효과적이다.

지압 방법 손가락 끝 혹은 마디를 이용해서 눌러주거나 원을 그리며 마사지해준다.

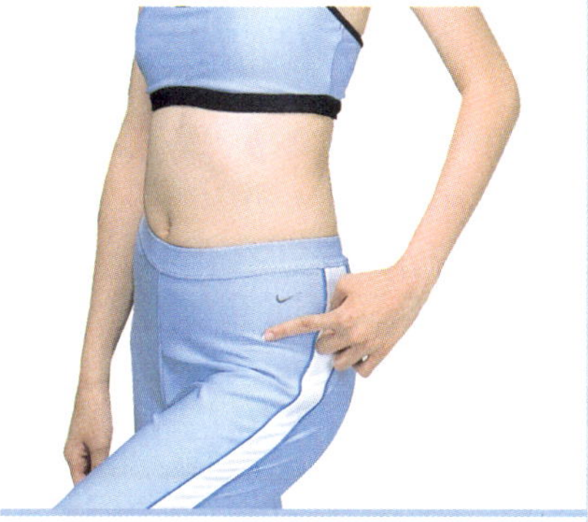

혈자리 찾는 법

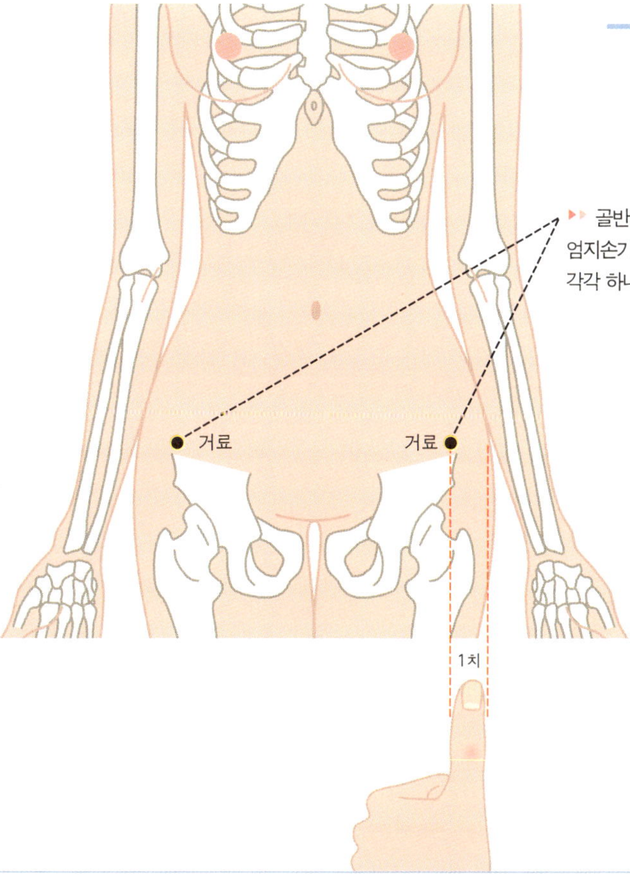

▶▶ 골반 위쪽에 있는 허리 부분에서 복부 쪽으로 엄지손가락 넓이인 약 1치 정도 내려간 곳에 좌우 각각 하나씩 있다.

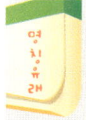

'거居'에는 완곡과 굴절의 뜻이 있고, '료髎'는 뼈의 한쪽 구석을 말한다. 따라서 글자 그대로 해석하면 거료혈은 뼈가 돌출된 모서리 부위에 있음을 알 수 있다.

Dorsum

등 | 背部 배부

대추 大椎 _체질을 개선한다

치료 효과 대추혈은 주로 두통, 구토, 코피, 기침, 숨이 차는 증상, 간질, 감기, 빈혈 및 어깨와 등의 통증, 특히 등이 많이 뻐근할 때 이 혈을 지압해주면 통증이 완화된다. 그 밖에 습진, 여드름, 탈모, 두드러기와 체질 개선에도 효과가 높다. 이곳 혈자리를 자극하면 신진대사를 원활하게 하고 저항력을 높일 수 있다.

지압 방법 손가락 끝 혹은 마디를 이용해서 눌러주거나 원을 그리며 마사지해준다.

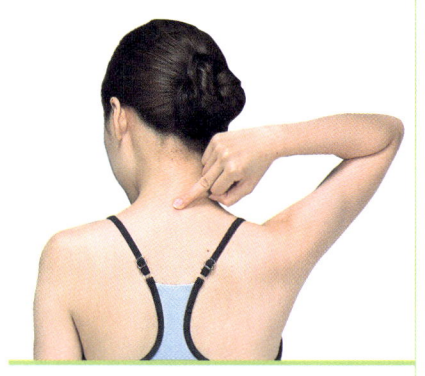

혈자리 찾는 법

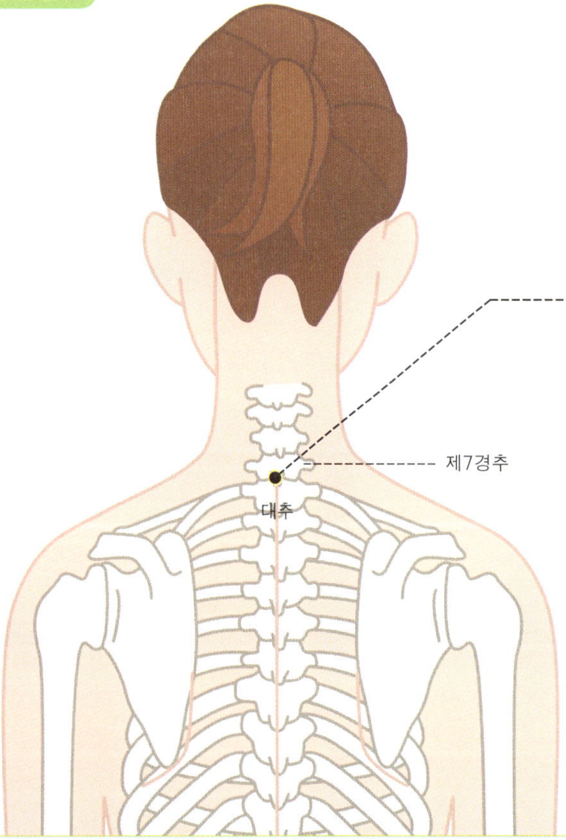

▶ 목을 앞으로 조금 숙이면, 목과 등 부위의 경계에서 가장 돌출된 일곱 번째 경추가 만져지는데, 대추혈은 바로 이곳 아래쪽 움푹 파인 곳에 위치한다.

제7경추
대추

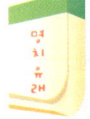

'대大'는 중요하고 위대하다는 뜻이 있다. 옛날에는 첫 번째 흉추가 돌출된 부위를 대추골大椎骨이라 하였다. 대추혈은 대추골 위에 위치하므로 대추혈이라고 이름하였으며, 척추에 있는 중요한 혈자리이다.

대저 大杼 _근육을 풀어주고 경맥의 소통을 원활하게 한다

치료 효과 대저혈은 주로 두통으로 인한 발열, 기침, 숨이 차는 증상, 가슴이 답답한 증상, 코막힘, 콧물, 목이 붓고 아픈 증상, 어깨가 쑤시고 아픈 증상, 목이 뻐근하고 아픈 증상, 팔뚝이 아픈 증상 등을 치료한다.

지압 방법 손가락 끝 혹은 마디를 이용해서 눌러주거나 원을 그리며 마사지해준다.

혈자리 찾는 법

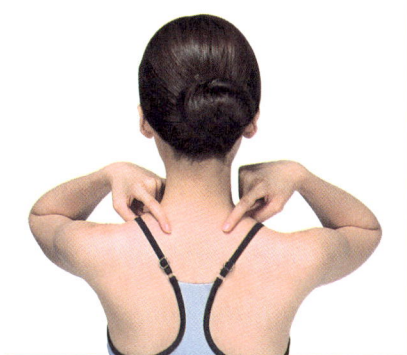

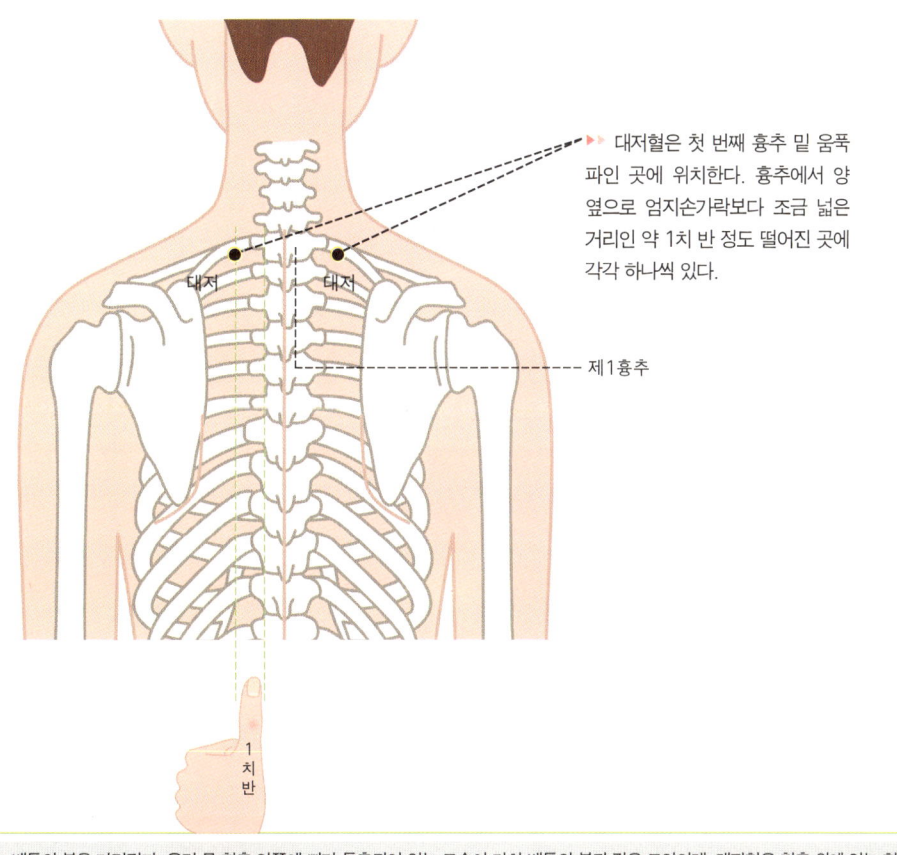

▶▶ 대저혈은 첫 번째 흉추 밑 움푹 파인 곳에 위치한다. 흉추에서 양 옆으로 엄지손가락보다 조금 넓은 거리인 약 1치 반 정도 떨어진 곳에 각각 하나씩 있다.

제1흉추

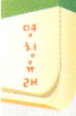

'杼'는 베틀의 북을 가리킨다. 우리 몸 척추 양쪽에 뼈가 돌출되어 있는 모습이 마치 베틀의 북과 같은 모양인데, 대저혈은 척추 위에 있는 혈자리 중 하나이다. 옛 문헌에는 "첫 번째 척추뼈를 저골이라 한다. 혈자리가 저골의 양쪽에 있기 때문에 이와 같이 이름하였다"고 기록되어 있다.

풍문 風門 _ 감기 증상을 완화한다

치료 효과 풍문혈은 초기 감기를 치료하는 중요한 혈자리이며, 각종 감기 증상에 모두 효과가 있다. 평소에 이곳 혈자리를 지압해주면 면역력을 증진시킬 수 있다. 감기 예방과 아울러 기(氣)가 위로 솟구쳐 내려가지 않는 증상, 두통, 어깨와 목이 쑤시고 아픈 증상, 가슴과 등의 통증, 구토, 현기증, 만성기관지염 및 안면부종 등에 효과적이다.

지압 방법 혼자서 지압을 할 경우에는 손가락 끝으로 혈자리를 눌러주거나 원을 그리며 마사지해준다. 가장 좋은 방법은 누운 자세에서 도우미의 도움을 받는 것인데, 특히 풍문혈 부근이 뻣뻣한 사람은 이곳 혈자리를 확실하게 마사지해주어야 한다.

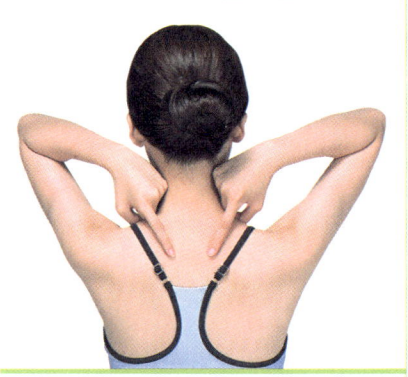

혈자리 찾는 법

▶▶ 두 번째 흉추 양옆으로 약 1치 반 정도 떨어진 거리에 좌우 각각 하나씩 있다.

풍문 풍문

제2흉추

1치 반

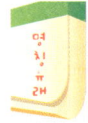
《갑을경》에서 "풍(風)은 어지러움, 두통을 일으키고, 재채기, 콧물이 흐르도록 한다"고 되어 있다. 풍문은 우리 몸을 컨트롤하는 주요한 혈자리이다. 마치 울타리와 같아서 감기가 침입하면 이로 인해 쉽게 기침, 발열, 두통, 어지러움, 코막힘, 가슴이 답답하고 열이 나는 증상, 목과 등이 쑤시고 아픈 증상이 일어난다. 한방에서는 또한 풍문을 '열부유熱府兪'라고도 부른다. 가슴 속의 뜨거운 바람이 모두 이곳으로 쏟아져 들어오므로 풍문이라 이름하였다.

부분 附分

_목, 어깨, 등이 쑤시고 아픈 증상을 개선한다

치료 효과 부분혈은 나이가 들면서 등뼈와 등뼈 사이가 점점 탄력을 잃고 뻣뻣해지는 증상을 막아준다. 그 밖에 목이나 어깨, 등이 쑤시고 아픈 증상, 감기로 인한 육체 피로, 가슴이 답답한 증상, 감기, 호흡곤란, 심장의 통증도 이곳 혈자리를 눌러주면 상당히 좋은 치료 효과를 얻을 수 있다.

지압 방법 손가락 끝 혹은 마디를 이용해서 눌러준다. 가장 좋은 자세는 누워서 도우미가 혈자리를 충분히 마사지해주는 것이다.

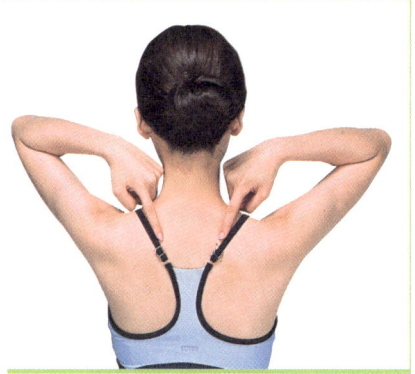

혈자리 찾는 법

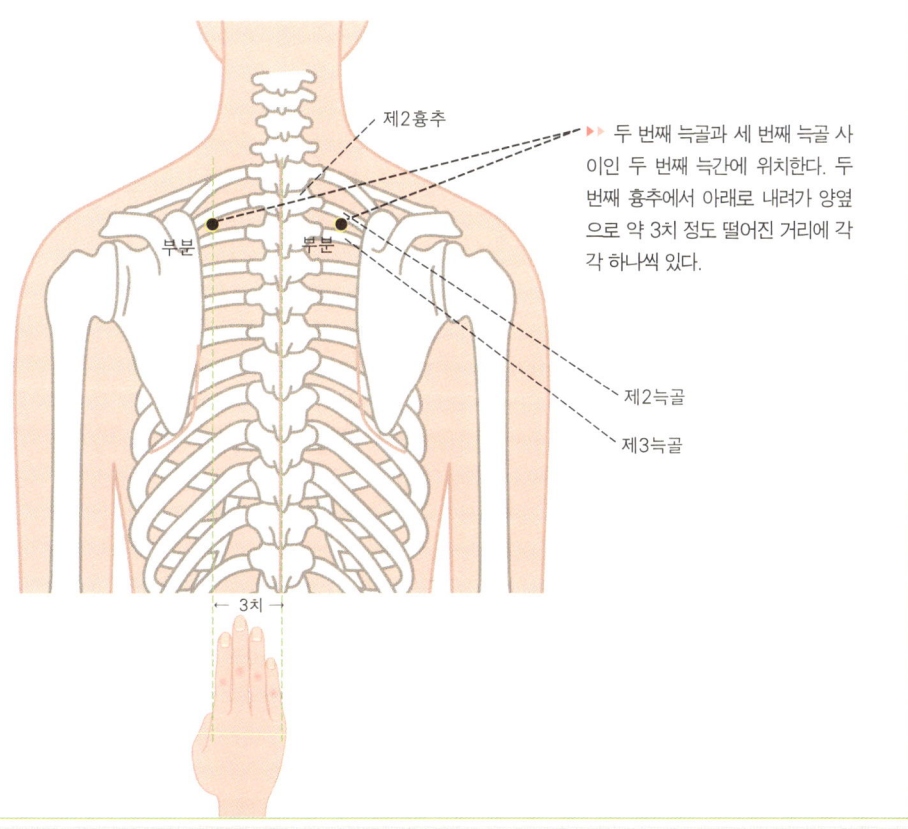

▶▶ 두 번째 늑골과 세 번째 늑골 사이인 두 번째 늑간에 위치한다. 두 번째 흉추에서 아래로 내려가 양옆으로 약 3치 정도 떨어진 거리에 각각 하나씩 있다.

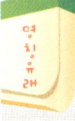

'부附'는 의지하다, 기댄다는 뜻이고, '분分'은 나뉜다는 뜻이다. 《회원침구학》에는 "부분혈은 모든 양기가 비스듬하게 꺾이어 경經이 되고 족태양의 기氣가 홀로 성하므로 상하 순환을 할 수 있다. 폐肺 위로 양쪽에 있으며, 복부에서 방광경이 순행하는 두 번째 분기점이다"라고 적혀 있다.

천종 天宗 _통증을 완화한다

치료 효과 천종혈은 어깨와 팔의 모든 증상에 효과가 있는 혈자리로, 어깨와 팔뚝 기혈의 순환을 촉진시킨다. 팔뚝신경통, 오십견, 팔뚝을 마음대로 움직일 수 없는 증상이나 어깨통증 등을 완화시킨다. 그 밖에 이곳 혈자리는 유즙 분비가 부족한 경우나 유선염, 안면부종, 흉부통증, 좌골신경통에도 효과가 있다.

지압 방법 누운 자세에서 도우미가 손가락 끝으로 좌우에 있는 천종혈을 동시에 눌러준다.

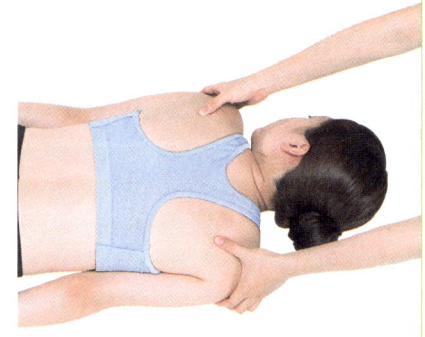

혈자리 찾는 법

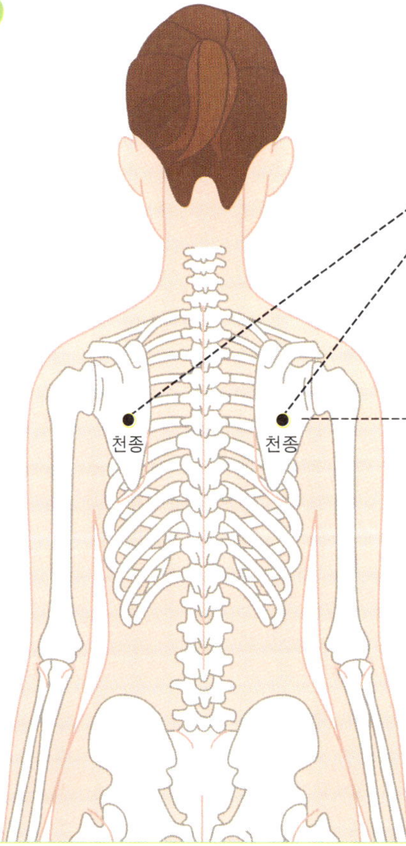

▶ 등에 위치하는데, 대략 어깨뼈 가운데 좌우 각각 하나씩 있다. 이곳 혈자리를 누를 때 팔뚝까지 통증이 느껴질 수도 있다.

천종   천종   견갑골

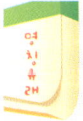

'천天'은 높은 곳을 의미하므로 혈자리가 몸의 위쪽에 있음을 가리킨다. '종宗'은 모인다는 뜻을 갖고 있다.

신주 身柱 _ 면역력을 증진한다

치료 효과 신주혈을 자주 눌러주면 어린아이의 면역력을 향상시키고, 허약한 체질을 개선한다. 또한 이곳 혈자리는 머리, 목, 어깨 부분의 통증 완화에도 효과가 있다. 근육이 땅기는 증상, 간질, 숨이 차는 증상, 감기, 탈모, 얼굴신경통을 위한 치료에도 사용된다. 그 밖에 신주혈은 성기능 향상에도 효과가 있다.

지압 방법 누운 자세에서 도우미가 손가락 끝으로 눌러주거나 힘 있게 마사지해준다.

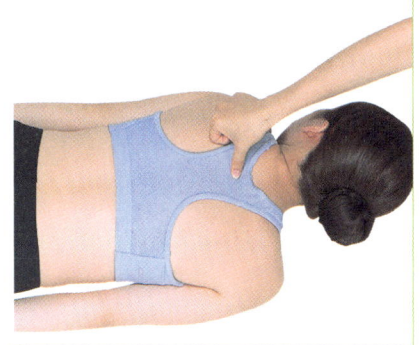

혈자리 찾는 법

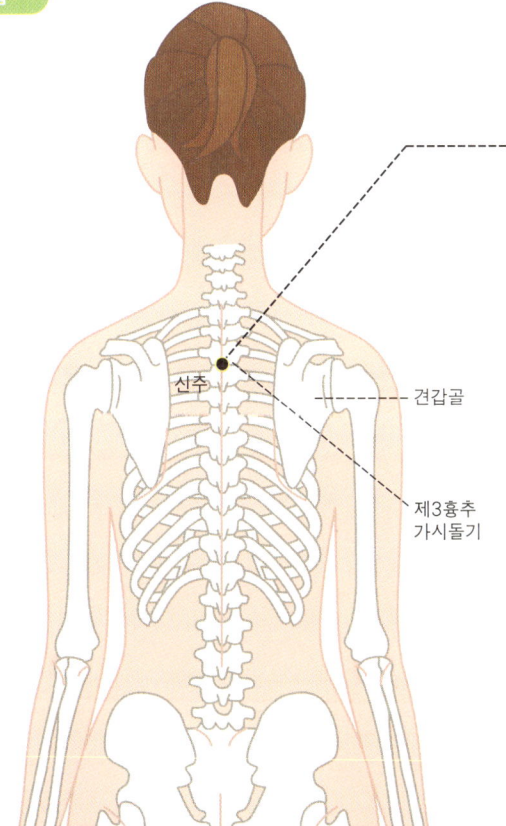

▶▶ 좌우 어깨뼈를 연결하는 연결선 한가운데에 위치한다. 즉 세 번째 흉추 가시돌기 바로 아래쪽이다. 고개를 앞으로 숙이면 목 끝부분에 튀어 나오는 뼈가 있는데, 이를 첫 번째 뼈라고 한다면 아래로 세 번째 뼈 밑에 움푹 파인 곳이 바로 신주혈 자리이다.

신주 — 견갑골
제3흉추 가시돌기

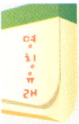

'신身'은 신체를, '주柱'는 기둥을 뜻한다. 즉 이곳 혈자리는 우리 몸의 중요한 부위를 떠받치고 있다는 뜻이다. 《수혈학穴學》에서는 "지탱하고 있는 것을 기둥이라고 한다. 이는 중요하다는 뜻이기도 하다. 혈자리는 세 번째 흉추 아래, 양쪽 폐 사이에 있어서 척수가 몸의 기둥이 되고 있음을 알 수 있다. 폐가 우리 몸의 기氣를 주관하며, 그 작용이 중요하므로 이와 같이 부른다"고 했다. 혈자리가 양쪽 견갑골 가운데에 위치하여 마치 양쪽 어깨를 지탱하고 있는 것과 같아서 신주라고 이름하였다. 신주혈은 '산기散氣혈'이라고도 부른다.

백호魄戶 _ 주로 폐와 관련된 질환을 치료한다

치료 효과 백호혈은 폐와 관련된 질환을 치료하는 데 효과적이다. 예를 들어 폐결핵, 폐기종, 숨이 차는 증상, 기관지염 등에 좋다. 기침, 하지(下肢 : 네 발을 가진 육상 척추동물의 뒷다리 부분을 일컫는다. 둔부, 대퇴부, 슬부, 하퇴부, 족부로 이루어져 있다)가 냉하고 허약한 증상, 심한 육체 피로로 인한 심신쇠약, 뒷목이 뻐근한 증상, 어깨가 쑤시고 아픈 증상, 오십견 등에도 효과적이다.

지압 방법 누운 자세에서 도우미가 손가락 끝에 약간 힘을 주어 부드럽게 눌러준다.

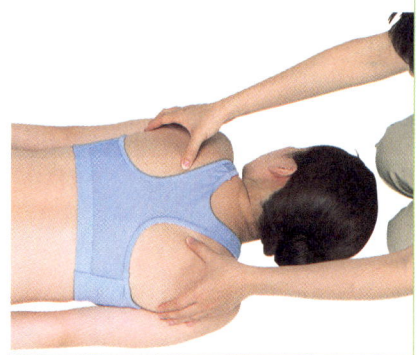

혈자리 찾는 법

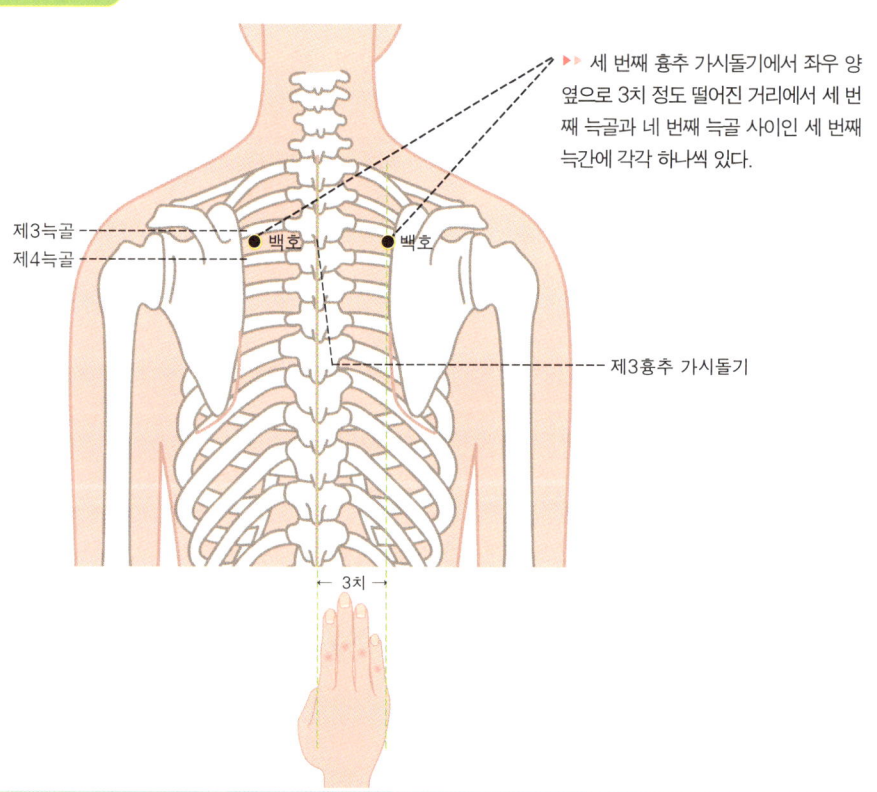

▶▶ 세 번째 흉추 가시돌기에서 좌우 양 옆으로 3치 정도 떨어진 거리에서 세 번째 늑골과 네 번째 늑골 사이인 세 번째 늑간에 각각 하나씩 있다.

제3늑골
제4늑골
●백호
●백호
제3흉추 가시돌기
3치

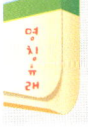

'백魄'은 폐부에 정기가 모였음을, '호戶'는 출입을 의미한다. 따라서 혈자리가 폐부에 사기邪氣가 출입하는 곳에 위치해 있음을 뜻한다. 옛날에는 폐부를 영혼과 혼백이 몸에 숨어 있는 장소라고 여겨 백호라 했다.

폐유 肺俞 _주로 만성질환을 치료한다

치료 효과 폐유혈은 만성질환을 치료하는 중요한 혈자리이다. 내장 질환이 있을 때 이곳 혈자리를 지압해주면 통증을 느낄 수도 있다. 기침, 숨이 차는 증상 등 호흡기 계통의 질환을 치료하는 데 자주 사용된다. 허리와 등이 쑤시고 아픈 증상, 몸이 허하고 냉하며 열이 나는 증상, 감기, 여드름, 홍역, 두드러기, 당뇨병, 피로, 땀을 많이 흘리는 증상, 가슴이 답답한 증상도 개선한다.

지압 방법 손가락 끝 혹은 마디를 이용해서 눌러주거나 원을 그리며 마사지해준다.

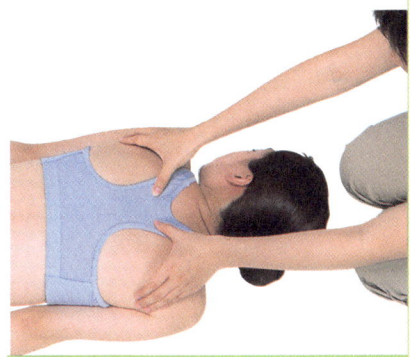

혈자리 찾는 법

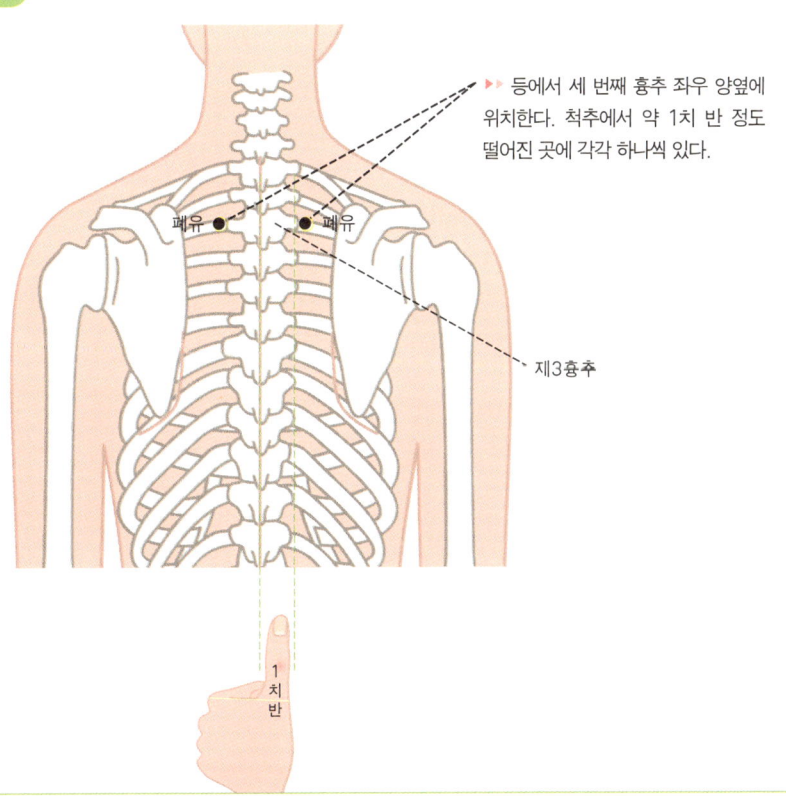

▶▶ 등에서 세 번째 흉추 좌우 양옆에 위치한다. 척추에서 약 1치 반 정도 떨어진 곳에 각각 하나씩 있다.

제3흉추

1치 반

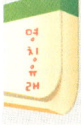

'폐肺'는 폐장을, '유俞'는 사기邪氣가 들어오고 주입되는 곳임을 뜻한다. 《영추靈樞·배수背腧》에는 "폐유는 삼초三焦 사이에 있다. 협척挾脊에서 3치 떨어진 곳에 위치한다"고 적혀 있다. 이는 혈자리가 폐장의 경맥과 기가 방광에 유입되는 중요한 부위이며 폐부질환을 치료하는 주요한 기능을 가지고 있음을 뜻한다.

궐음유 厥陰俞 _주로 심장과 호흡기질환을 치료한다

치료 효과 궐음유혈은 심장 및 호흡기질환에 탁월한 치료 효과가 있다. 기침으로 갑자기 숨이 차는 증상, 냉하고 허한 증상, 구역질과 구토, 가슴이 답답한 증상, 정신적인 스트레스, 치통, 속쓰림 및 심장통증 같은 증상이 있을 때 이곳 혈자리를 눌러주면 증세를 한층 호전시킬 수 있다. 그 밖에 긴장과 스트레스, 신경성위장염 등에도 치료 효과가 있다.

지압 방법 도우미는 양손을 나란히 하여 손가락 끝으로 혈자리를 가볍게 자극해준다. 엄지손가락 끝에 약간 힘을 주어 부드럽게 눌러주면 혈액순환이 원활하게 이루어진다.

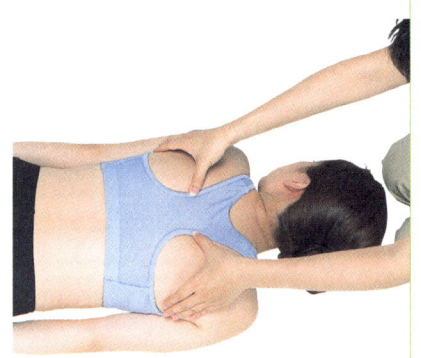

혈자리 찾는 법

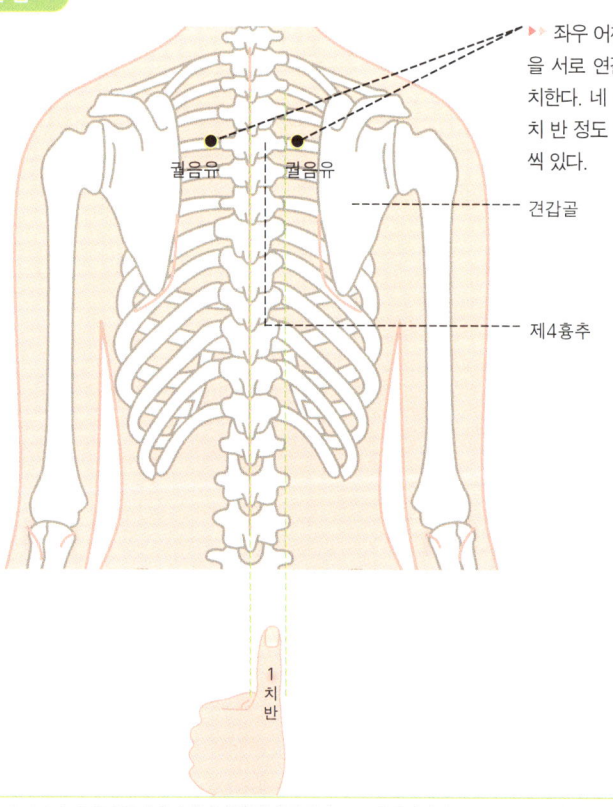

▶▶ 좌우 어깨뼈와 네 번째 흉추 안쪽을 서로 연결하는 선 한가운데에 위치한다. 네 번째 흉추 양쪽으로 약 1치 반 정도 떨어진 거리에 각각 하나씩 있다.

― 견갑골

― 제4흉추

'궐厥'은 혈액순환이 불량함을 뜻하고, '음陰'은 한방에서 말하는 음기를 대표하며, 또한 기관의 효능이 쇠퇴하여 순환에 장애가 발생함을 나타낸다. 《회원침구학》에 "궐음유는 수궐음심포락手厥陰心包絡이 묶여 있는 곳이다. 족태양足太陽이 지나는 곳이니, 심포락心包絡과 연결되어 있다. 따라서 궐음유라 한다"고 적혀 있다. 이곳 혈자리는 폐유肺兪와 심유心兪 사이에 있고, 수궐음심포락 기혈이 유입되며, 심장과 심낭의 질환을 치료하는 중요한 혈자리이므로 궐음유라 이름하였다.

고황 膏肓 _ 혈액순환을 촉진한다

치료 효과   고황혈을 지압해주면 전신의 혈액순환을 촉진하고, 심장 기능을 증진시킨다. 또한 손과 머리 그리고 어깨 부분이 쑤시고 아픈 증상을 개선하는 데 효과가 있다. 심장통증, 가슴이 답답한 증상, 기침, 담을 치료하는 데 효과가 있다. 이곳 혈자리를 눌러주면 등쪽의 지방을 없애 몸매를 아름답게 만들어준다.

지압 방법   도우미가 없을 경우에는 골프공을 이용해서 혈자리를 눌러주자. 골프공 위에 눕거나 혹은 앉은 자세에서 공을 등 뒷부분에 놓고 움직여주면 혈자리를 눌러주는 것과 같은 효과가 있다.

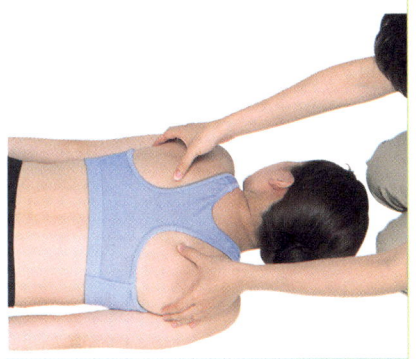

혈자리 찾는 법

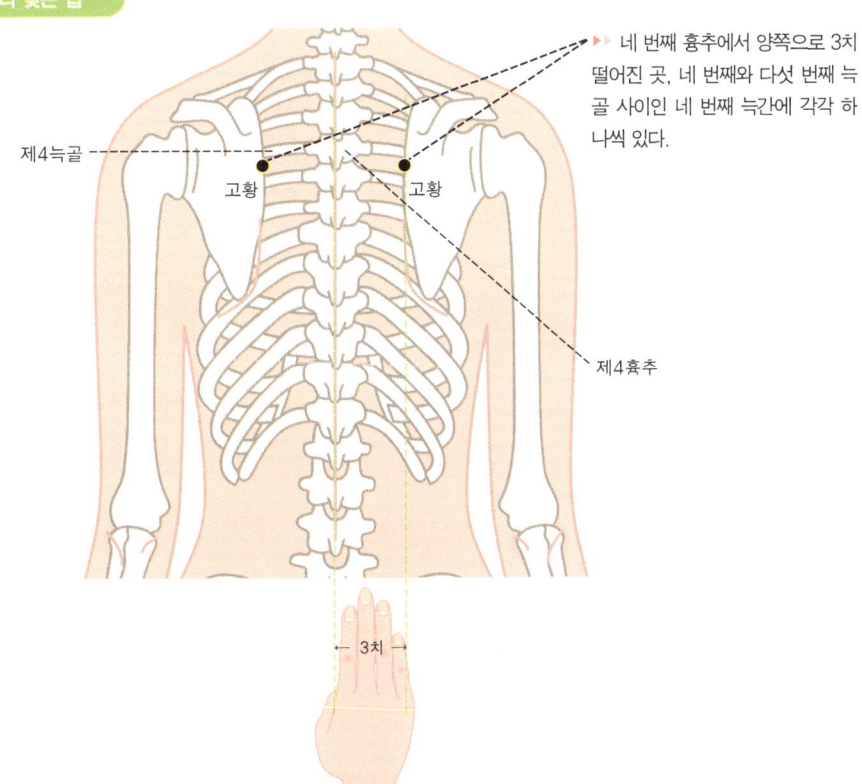

▶▶ 네 번째 흉추에서 양쪽으로 3치 떨어진 곳, 네 번째와 다섯 번째 늑골 사이인 네 번째 늑간에 각각 하나씩 있다.

제4늑골
고황   고황
제4흉추
3치

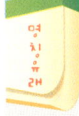

'고膏'는 심장 아래에 지방이 약간 있는 것을 가리키는데, 이곳에 병이 들면 치료할 수 없다고 여겼다. '황盲'은 공혈孔穴 혈위穴位로, 사기邪氣가 유입되는 곳이다. 따라서 고황은 치료하기 어려운 중병이나 만성질환을 치료할 때 사용되는 혈자리이다.

심유 心俞 _ 심장 혈관과 관련된 질환을 개선한다

치료 효과   심유혈은 심장 혈관과 관련된 질환 및 정신적인 질환을 치료하는 중요 혈자리이다. 이곳 혈자리를 눌러주면 기도가 넓어져 심장이 편안해진다. 심장병, 심장의 통증, 가슴이 답답한 증상, 어지럼증, 협심증, 불면증, 신경쇠약, 조울증, 건망증, 기침, 구토 등을 치료하고 위장이 불편한 증상, 만성기관지염도 이 혈자리를 통해 치료할 수 있다.

지압 방법   누운 자세에서 도우미가 양손 끝에 힘을 주어 동시에 혈자리를 눌러준다.

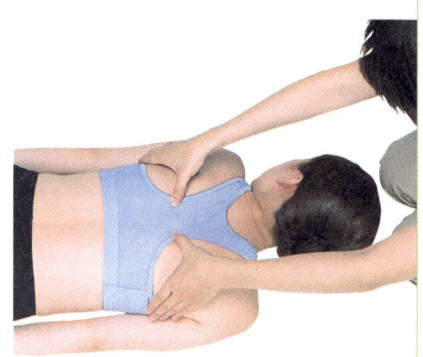

혈자리 찾는 법

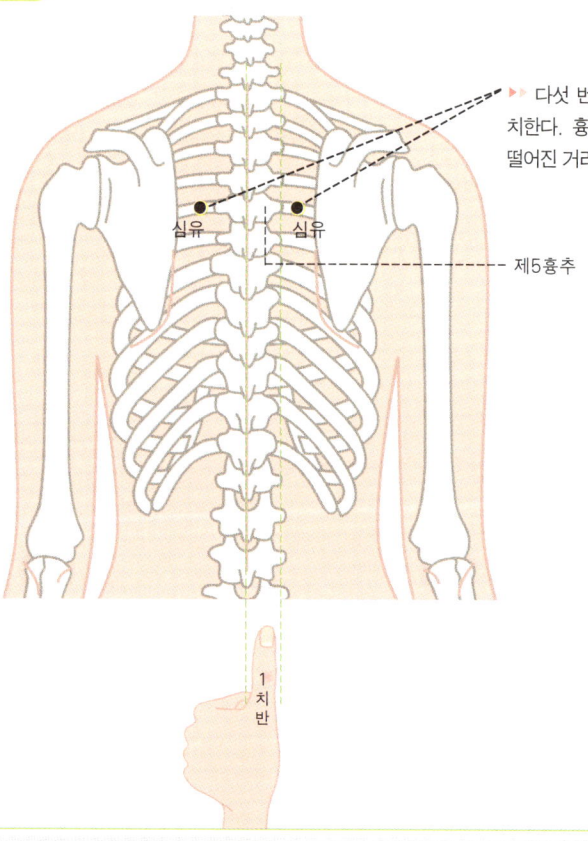

▶▶ 다섯 번째 흉추 좌우 양쪽에 위치한다. 흉추에서 약 1치 반 정도 떨어진 거리에 있다.

― 제5흉추

1치 반

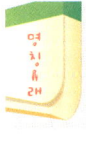

'심心'은 심장을, '유俞'는 사기가 유입되는 곳임을 가리킨다. 《영추·배수》 편에는 "심유는 오초五焦 사이에 있으며, 협척挾脊에서 3치 떨어진 곳에 있다"고 적혀 있다. 심장의 경맥과 기氣가 족태양방광경맥으로 주입되는 중요한 부분이고 심장질환을 치료하는 데 효능이 있으므로 심유라 이름하였다.

신당神堂 _ 심장질환을 개선한다

치료 효과 신당혈은 심장질환을 치료하는 데 효과가 높다. 심장의 통증, 위로 솟구친 기가 아래로 내려가지 못하는 증상, 가슴이 답답한 증상, 호흡이 가쁜 증상 등을 완화하며, 오한과 이로 인해 되풀이되는 발열, 가슴에서 배까지 짓눌리는 듯한 증상에도 효과가 뛰어나다. 기관지염, 숨이 차는 증상, 늑간신경통, 오십견에도 효과적이다.

지압 방법 엄지손가락 끝에 약간만 힘을 주어 혈자리를 부드럽게 눌러준다. 너무 힘을 주어 심장에 부담이 가지 않도록 한다.

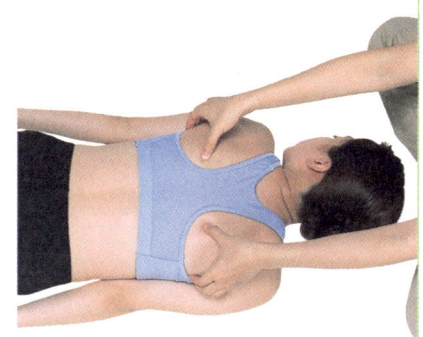

혈자리 찾는 법

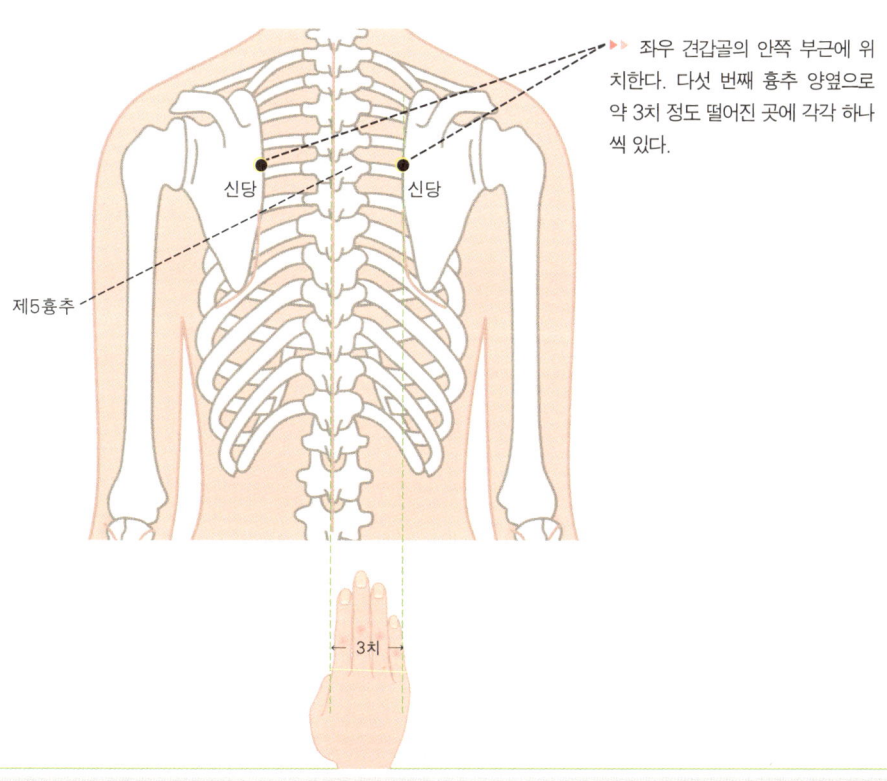

▶▶ 좌우 견갑골의 안쪽 부근에 위치한다. 다섯 번째 흉추 양옆으로 약 3치 정도 떨어진 곳에 각각 하나씩 있다.

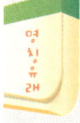

'신神'은 심신과 심령이라는 뜻이 있고, '당堂'은 집이나 궁전이라는 뜻이 있다. 《회원침구학》에 "심은 군주의 벼슬을 뜻하며, 신명은 마음에서 우러나는 것이다. 혈자리가 심유心兪혈 양쪽에 있고, 경맥과 기가 모이는 곳이므로 신당이라 한다"고 기록되어 있다. 신당혈은 심유혈 양쪽에 있고 심장과 연계되어 있으므로 심장질환을 치료하는 데 효능이 뛰어나다. 옛날에는 심장을 원신元神이 숨겨져 있는 장소라고 생각했기 때문에 신당이라 이름하였다.

지양 至陽 _소화기 계통의 질환을 개선한다

치료 효과 지양혈은 위염, 소화불량, 식욕부진 등의 소화기 계통과 관련된 질환을 치료하는 데 효과가 있다. 또한 신장 기능이 비정상적일 때도 이곳 혈자리를 눌러주면 효과가 좋다. 황달, 기침, 숨이 차는 증상, 구토, 두통, 불면, 허리 등의 통증, 흉부통증, 늑간통증, 사지마비, 어깨와 목이 뻐근한 증상을 치료하는 데도 자주 사용된다.

지압 방법 손가락 끝 혹은 마디를 이용해서 눌러주거나 원을 그리며 마사지해준다.

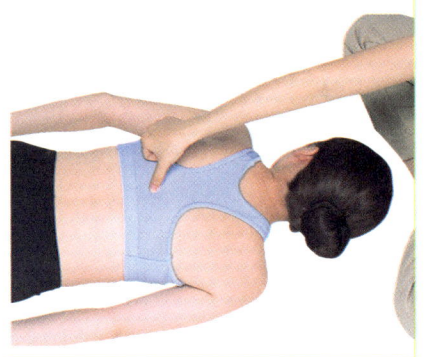

혈자리 찾는 법

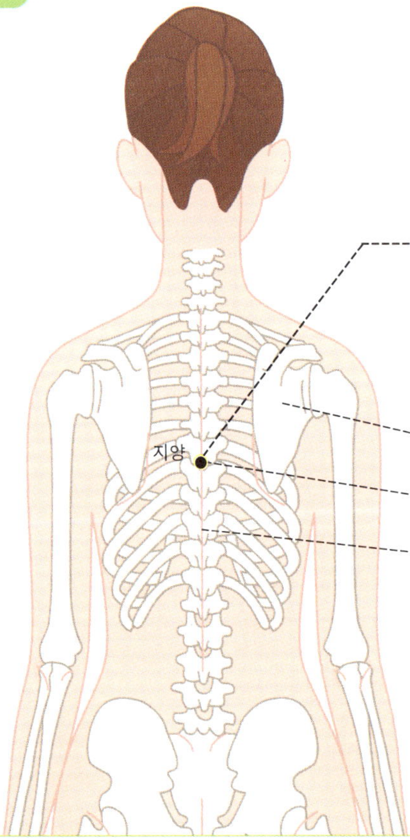

▶▶ 일곱 번째 흉추 가시돌기 부근에 위치한다. 단중膻中혈(150쪽) 바로 뒤쪽이며 좌우 견갑골 아랫부분과 척추 중앙선이 교차되는 곳에 있다.

- 지양
- 견갑골
- 제7흉추 가시돌기
- 척추 중앙선

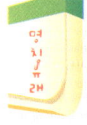

《채애편》에 "지양은 횡격막의 위쪽과 아래쪽을 나누는 혈자리이다"라고 기록되어 있다. 한방에서는 일곱 번째 흉추가 우리 몸에서 음과 양을 구분하는 곳이므로, 일곱 번째 흉추 이하를 양중지음陽中之陰이라고 하고, 그 이상을 양중지양陽中之陽이라고 한다. 따라서 그 중간을 이루는 혈자리를 지양이라고 한다.

격유 膈俞 _ 주로 혈액에 관련된 질병을 치료한다

치료 효과 격유혈은 혈액과 관련된 질환을 치료하는 중요한 혈자리이다. 주로 토혈, 빈혈, 대변이나 소변에 피가 섞여 나오는 증상, 위통, 십이지장궤양, 구토, 딸꾹질, 식욕부진, 기침, 협심증 등을 치료한다. 또한 호흡기와 순환기에 관련된 질환의 치료에도 효과가 있다. 이곳 혈자리를 눌러주면 호흡곤란, 몸이 허하고 냉한 증상, 쉽게 피로해지는 증상 및 경미한 발열 등도 완화시킬 수 있다.

지압 방법 손가락 끝 혹은 마디를 이용해서 눌러주거나 원을 그리며 마사지해준다.

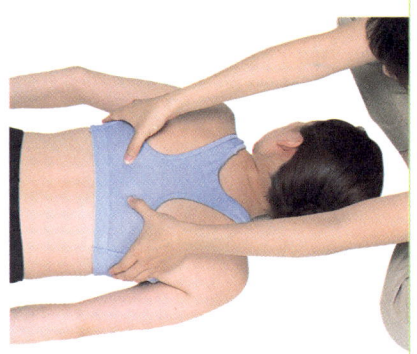

혈자리 찾는 법

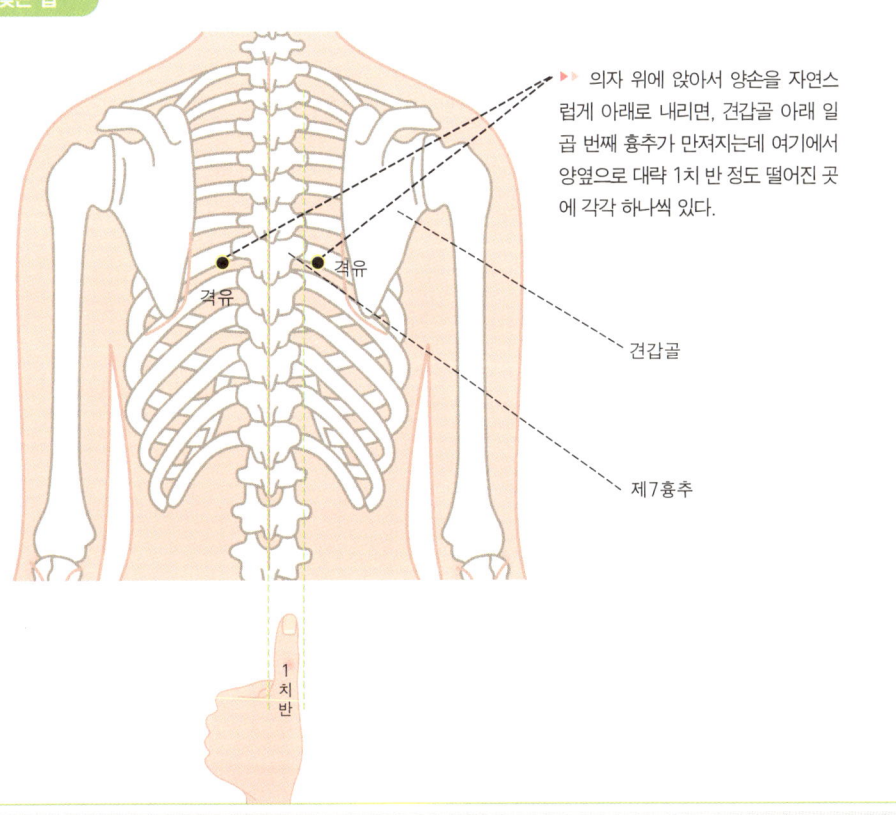

▶ 의자 위에 앉아서 양손을 자연스럽게 아래로 내리면, 견갑골 아래 일곱 번째 흉추가 만져지는데 여기에서 양옆으로 대략 1치 반 정도 떨어진 곳에 각각 하나씩 있다.

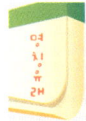

'격膈'은 횡격막을, '유俞'는 사기邪氣가 주입되는 곳이라는 뜻이 있다. 《회원침구학》에는 "격유란 횡격막을 등으로 연결시켜주며 경혈, 즉 족태양이 지나는 곳이므로 격유라 한다"고 기록되어 있다. 이곳 혈자리는 등쪽에 있으며, 족태양경맥이 지나는 곳이고 안쪽으로는 횡격막과 연결되어 있어 격유라 이름하였다.

격관 膈關 _ 구토와 구역질을 완화하는 작용을 한다

치료 효과 격관혈은 불면, 구토와 구역질, 딸꾹질, 소화불량 등의 증상을 줄여준다.

지압 방법 도우미는 엄지손가락 끝으로 가볍게 힘을 주어 혈자리를 부드럽게 눌러준다.

혈자리 찾는 법

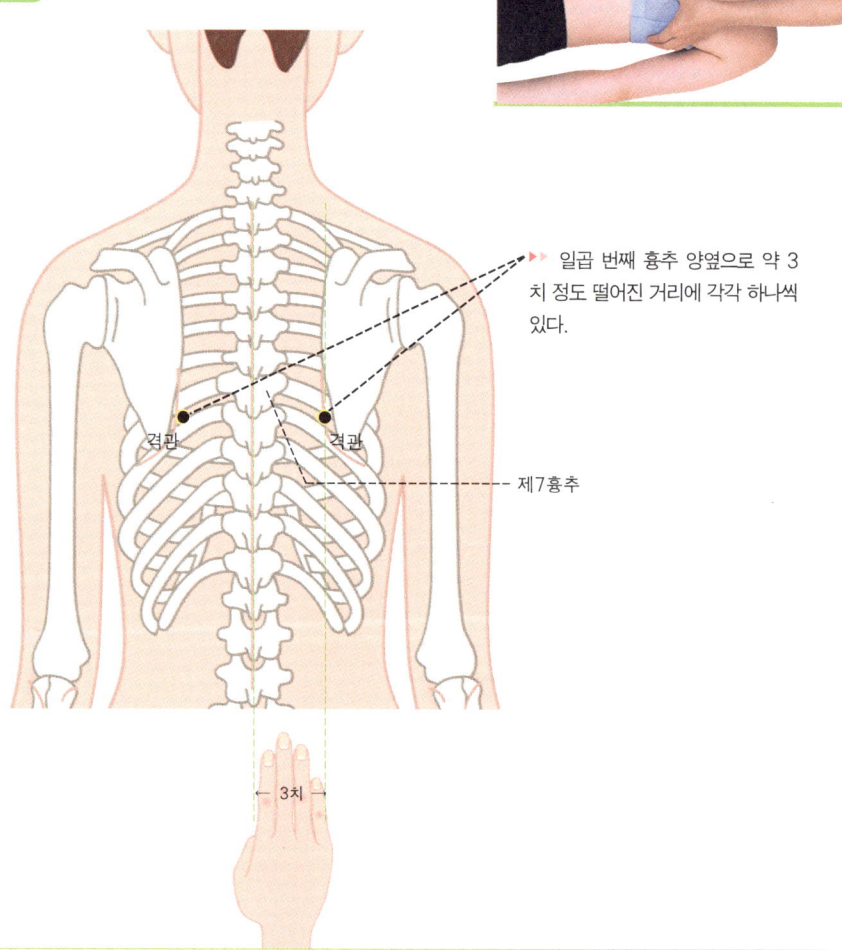

▶ 일곱 번째 흉추 양옆으로 약 3치 정도 떨어진 거리에 각각 하나씩 있다.

제7흉추

3치

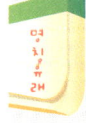

《회원침구학》에 "격膈은 횡격막을 기로와 세로로 구분한다. 관關은 이목구비와 관계가 있다. 듣고, 보고, 말하고, 냄새를 맡는 기관을 사관四關이라 하며, 소홀히 할 수 없는 기관이다. 관은 음양의 출입을 말하며 … 관關은 청淸을, 격膈은 탁濁을 말한다. 기혈이 관으로 출입하므로 격관이라 이름하였다"고 적혀 있다. 이곳 혈자리가 횡격막 부근에 있으며 지양至陽혈과 서로 호응하므로 격관이라 이름하였다.

간유 肝俞
_ 간을 깨끗하게 하고 시력이 좋아지게 한다

치료 효과   간유혈은 간을 깨끗하게 하고 시력이 좋아지게 한다. 기와 혈을 조절하고, 신경을 안정시키는 효능도 있다. 간염, 담낭염, 황달, 가슴통증, 위통, 현기증에 효과가 뛰어나다. 또한 불면, 허약한 체질, 구강염, 근육마비, 식욕부진 등도 개선한다. 내장 기관을 자극시켜 혈액순환을 원활하게 하고, 신진대사를 높여주며, 눈의 근육을 풀어주고, 근육과 피부의 노화를 늦춰준다. 이곳 혈자리를 눌러주면 담을 풀어줄 수도 있다. 어린아이를 지압할 때는 힘을 약하게 주어 가볍게 누르고 횟수를 늘린다.

지압 방법   손가락 끝 혹은 마디를 이용해서 눌러주거나 원을 그리며 마사지해준다.

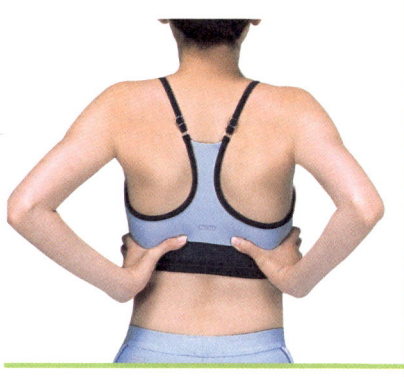

혈자리 찾는 법

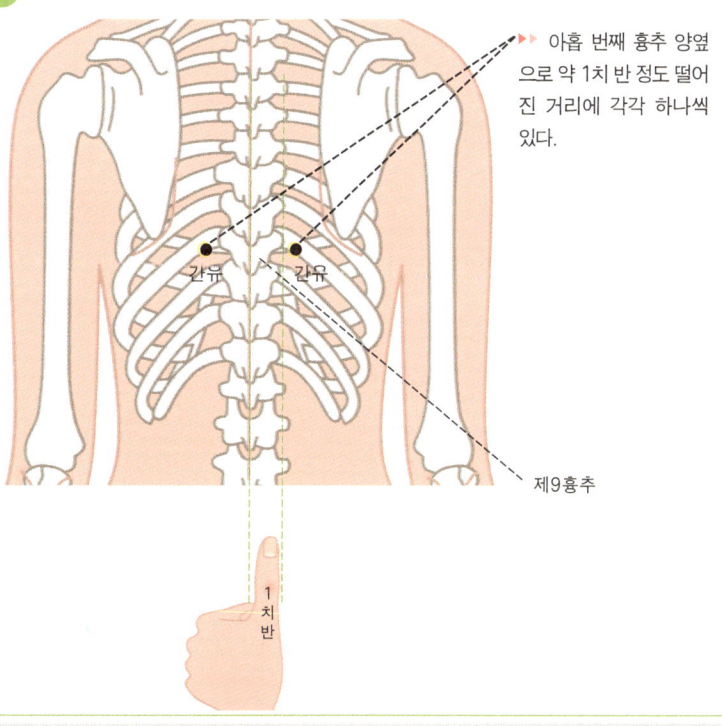

▶▶ 아홉 번째 흉추 양옆으로 약 1치 반 정도 떨어진 거리에 각각 하나씩 있다.

제9흉추

1치 반

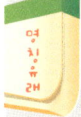

'간肝'은 간장을 의미하고, '유俞'는 사기邪氣가 주입되는 곳이다. 《회원침구학》에는 "간은 등과 연결되어 있으며, 태양맥이 지나가는 곳이다. 따라서 간유라고 한다"고 적혀 있다. 혈자리가 등에 있고, 태양맥이 지나는 곳이며 간장의 경맥과 기가 주입되는 곳이어서 간유라 이름하였다.

담유 膽兪 _위와 장을 다스린다

치료 효과   담유혈은 위와 장을 다스리고 소화를 돕는다. 등이 뻐근한 증상, 황달, 목이 건조한 증상, 입맛이 없는 증상, 식욕부진, 간염 등에 효과가 있다.

지압 방법   엄지손가락 끝으로 약간 힘을 주어 혈자리를 부드럽게 눌러준다.

혈자리 찾는 법

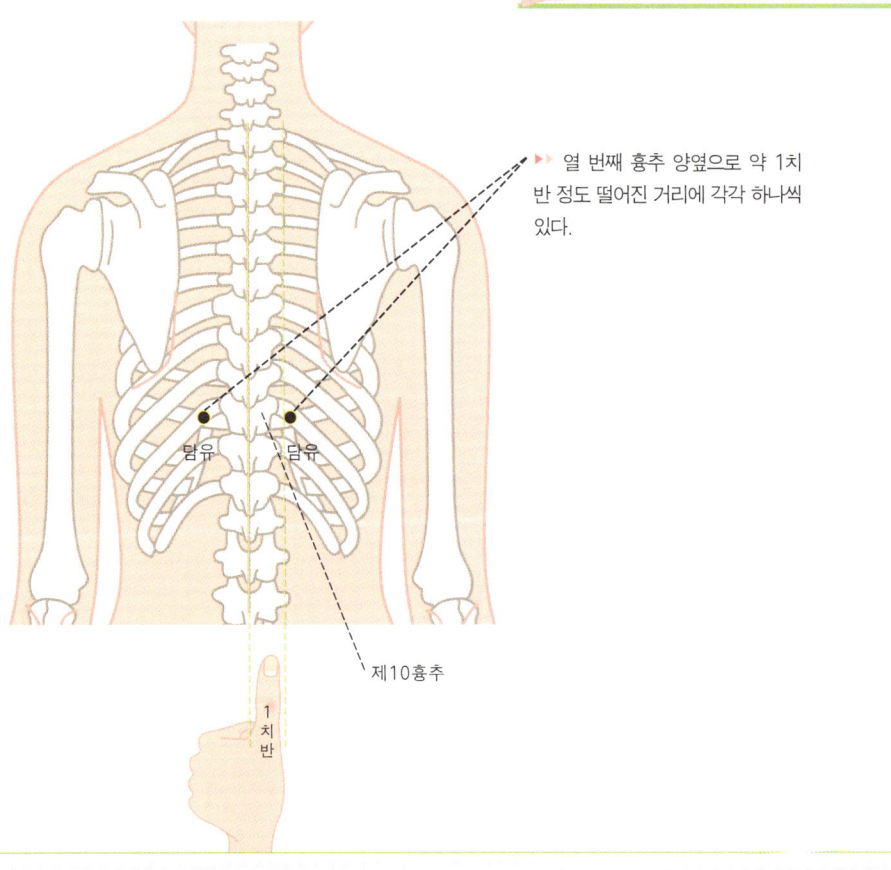

▶ 열 번째 흉추 양옆으로 약 1치 반 정도 떨어진 거리에 각각 하나씩 있다.

제10흉추

1치 반

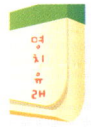

'담膽'은 쓸개를, '유兪'는 사기가 주입되는 곳이라는 의미가 있다. 《회원침구학》에서는 "쓸개는 간 아래 있고 등과 연결되어 있으며, 족태양맥이 지나므로 담유라고 한다"고 했다. 쓸개의 기氣가 빙글빙글으로 주입되는 곳에 담유가 있으며, 쓸개와 관련된 질병을 치료하는 효능이 있다.

비유 脾俞 _ 인슐린 분비를 조절한다

치료 효과   비유혈은 췌장을 관리하기 때문에 인슐린 분비를 조절한다. 만약 자주 목이 마르고, 전신이 무력하고, 쉽게 피로해지고, 식욕부진과 같은 증상이 있다면 이곳 혈자리를 지압해줌으로써 증상을 완화시킬 수 있다. 비유혈은 비장이 허약한 증상, 소화불량, 위통, 십이지장궤양, 창만, 황달, 구토, 설사, 부종 등 비장과 관련된 질환들을 개선한다.

지압 방법   손가락 끝 혹은 마디를 이용해서 눌러주거나 원을 그리며 마사지해준다.

혈자리 찾는 법

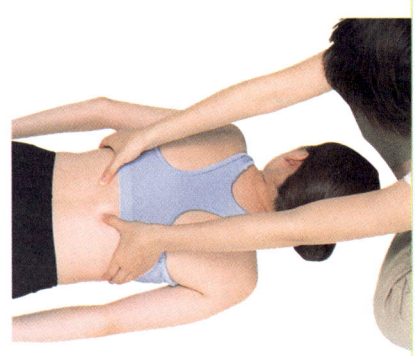

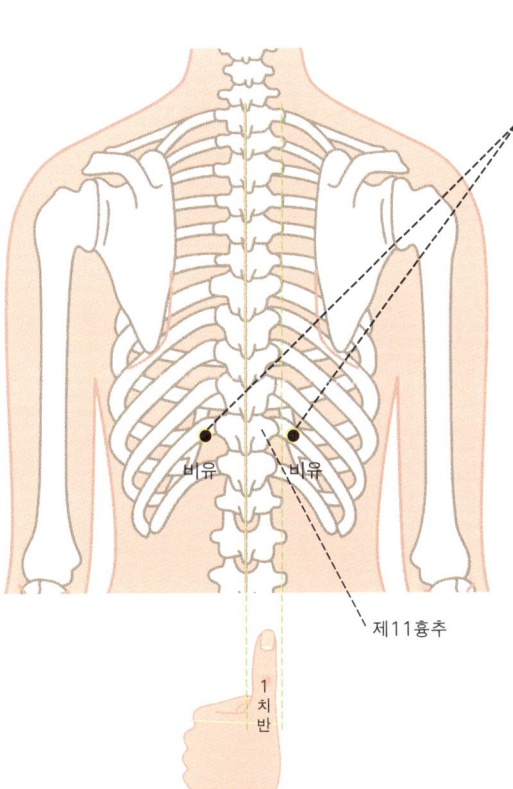

▶▶ 열한 번째 흉추 양옆으로 약 1치 반 정도 떨어진 거리에 각각 하나씩 있다. 자세를 바르게 하고 양쪽 팔을 허리에 붙이고 서면 팔꿈치 가장 높은 부근이 열한 번째 흉추이다.

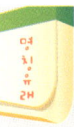
'비脾'는 비장, '유俞'는 사기邪氣가 들어오는 곳이라는 뜻이 있다. 《회원침구학》에는 "배 부위와 연결되어 있으며, 태양경맥이 지나가는 곳이므로 비유라 한다"고 적혀 있다. 혈자리가 척추 가까이 있고 태양경맥이 지나며, 비기脾氣가 방광경맥에 주입되는 중요한 혈자리이다.

위유 胃俞 _ 위장과 관련된 질환을 개선한다

치료 효과 위유혈은 주로 위와 장의 만성질환을 치료한다. 위통, 십이지장궤양, 소화불량, 위하수, 당뇨병, 조바심, 구강염증, 어린아이가 우유를 토할 때, 간염, 식욕부진, 구각염, 구역질, 구토 등을 치료할 때도 사용된다. 그 밖에도 이곳 혈자리를 눌러주면 위장의 흡수를 좋아지게 하고 신체를 풍만하고 아름답게 만들어준다.

지압 방법 손가락 끝 혹은 마디를 이용해서 눌러주거나 원을 그리며 마사지해준다.

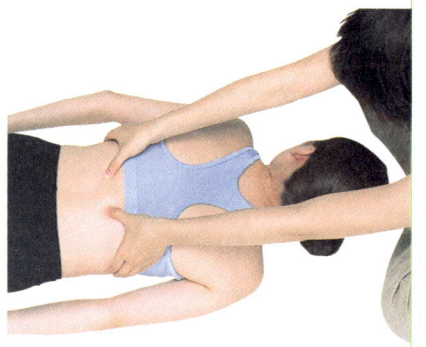

혈자리 찾는 법

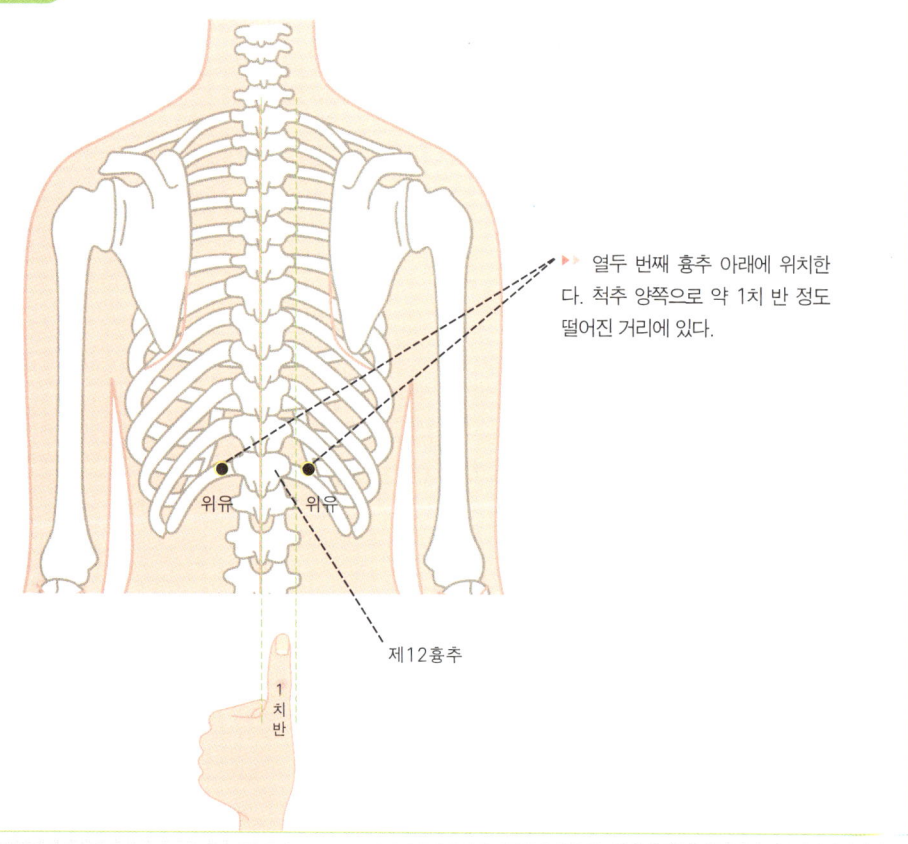

▶▶ 열두 번째 흉추 아래에 위치한다. 척추 양쪽으로 약 1치 반 정도 떨어진 거리에 있다.

제12흉추

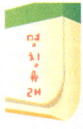

'위胃'는 위부胃腑, '유俞'는 사기가 주입되는 곳이다. 《회원침구학》에는 "위는 오곡의 바다이며, 위막胃膜은 등과 연결되어 있다. 족태양이 지나는 길이므로 위유라 한다"고 했다. 위유혈은 위에 경맥과 기가 주입되는 중요한 일자리이며 속태양경맥이 지나는 곳이므로 위와 관련된 질병을 치료하는 데 효과가 뛰어나다.

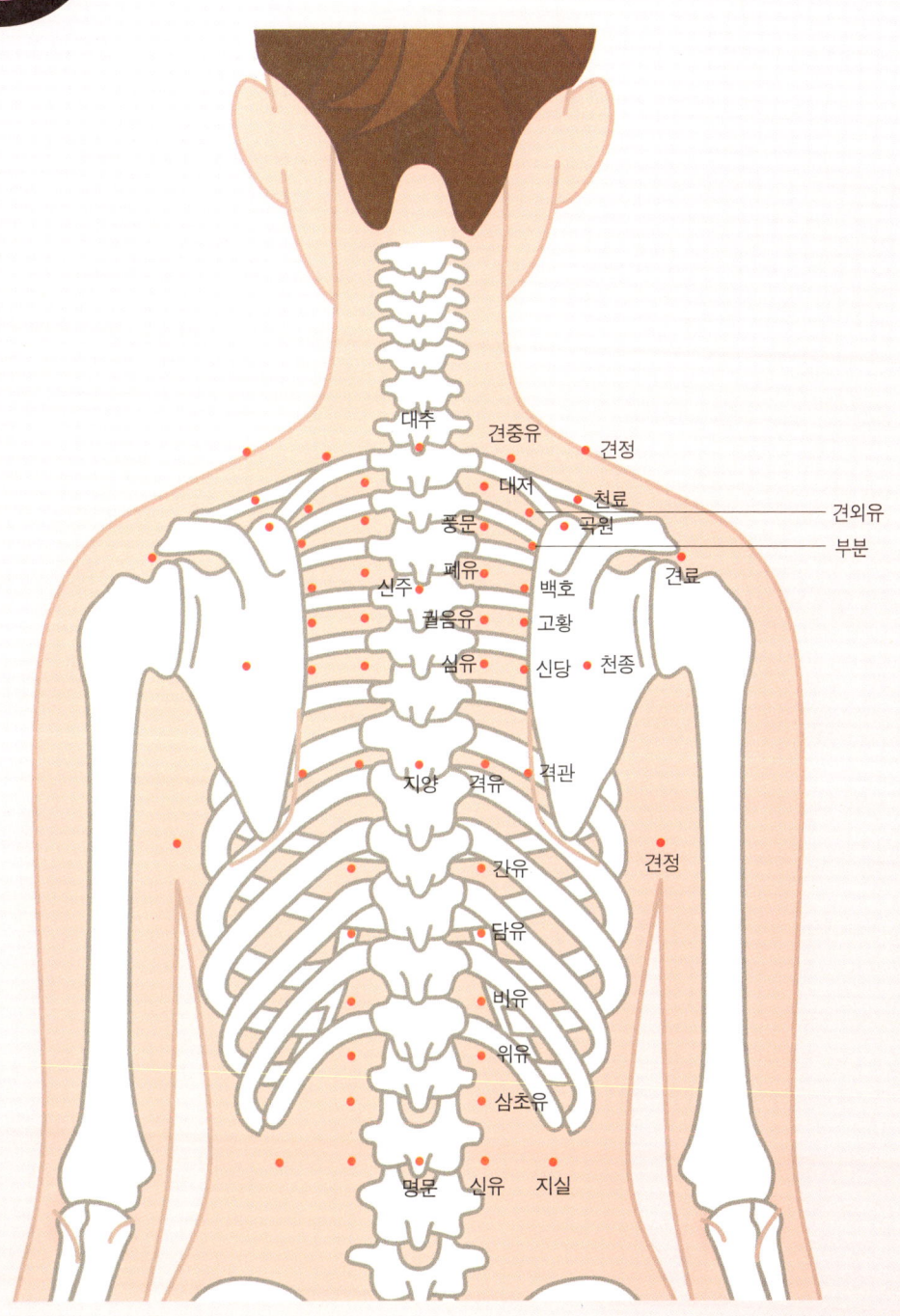

Loin & Arse

허리와 엉덩이 | 腰臀部 _{요둔부}

삼초유 三焦兪 _소화기 계통의 질병을 치료한다

치료 효과 삼초유혈은 각종 소화기 계통과 관련된 질환을 치료하는 혈자리이다. 복명, 소화불량, 창만, 복통, 이질, 허리가 쑤시는 증상, 등의 통증, 사지부종, 안면부종, 심신의 피로 등을 개선할 수 있으며 허리를 가늘게 하는 효능이 있다. 또한 당뇨병을 치료하는 중요한 혈자리 중 하나이다. 당뇨병은 인슐린 분비 부족으로 일어나는 병이기 때문에 이곳 혈자리를 눌러주면 인슐린 분비를 정상으로 만들어줄 뿐 아니라 정신을 맑게 한다.

지압 방법 양쪽 손바닥으로 허리를 잡고 엄지손가락 끝에 힘을 주어 혈자리를 눌러준다.

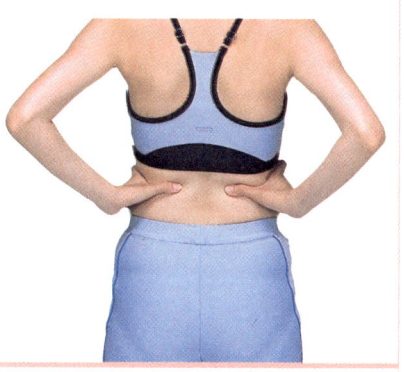

혈자리 찾는 법

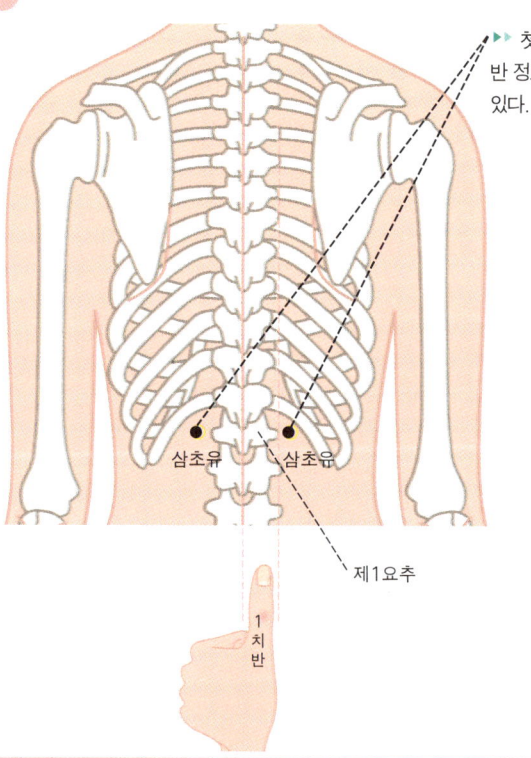

▶▶ 첫 번째 요추 양쪽으로 약 1치 반 정도 떨어진 거리에 각각 하나씩 있다.

제1요추

1치 반

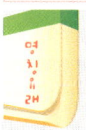

'삼초三焦'는 삼초부三焦腑, '유兪'는 경맥과 기가 주입되는 혈이다. 《공혈명명적천설孔穴命名的淺說》에서 "삼초유는 삼초의 병을 다스리는 혈자리이다"라고 했다. 삼초의 기가 들어가고 운행하는 중요한 혈자리이므로 삼초유라 이름하였다.

명문 命門 _체력을 증강시킨다

치료 효과 명문혈은 타고난 원기를 주관하는 혈자리이다. 따라서 체력증강과 원기회복에 도움이 된다. 허약한 체질이거나 정력이 쇠퇴했을 때 이곳 혈자리와 함께 신유腎兪혈, 삼초유三焦兪혈, 관원關元혈을 눌러주면 약해진 체력을 신속하게 회복시킬 수 있다. 명문혈은 또한 하지가 시큰거리고 아픈 증상, 두통, 양기 부족, 조루, 냉대하 이상, 소아 야뇨증, 신경쇠약, 요실금 등을 개선한다. 혈액순환을 촉진하고 허리와 엉덩이를 날씬하게 하는 효능도 있다. 아울러 좌골신경통과 요통, 허리가 뻐끗한 증상 등도 완화시켜준다.

지압 방법 손가락 끝 혹은 마디를 이용해서 눌러주거나 원을 그리며 마사지해준다.

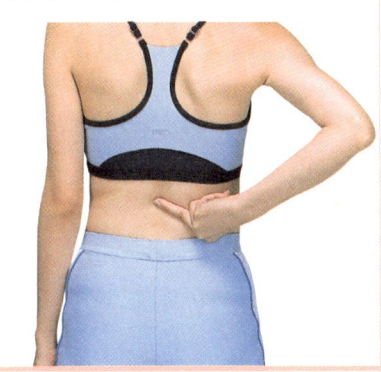

혈자리 찾는 법

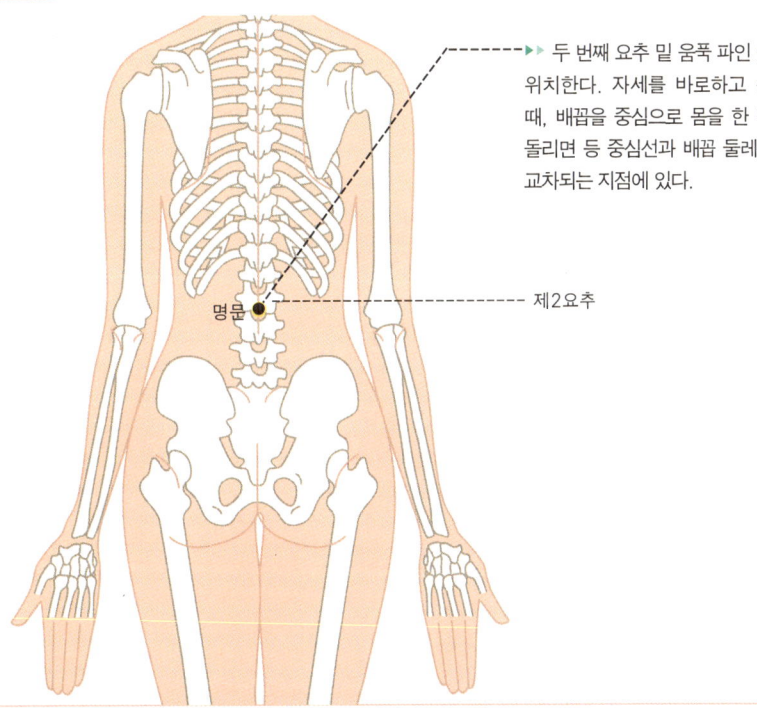

▶▶ 두 번째 요추 밑 움푹 파인 곳에 위치한다. 자세를 바로하고 섰을 때, 배꼽을 중심으로 몸을 한 바퀴 돌리면 등 중심선과 배꼽 둘레선이 교차되는 지점에 있다.

제2요추

명문

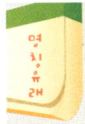

'명문命門'은 생명의 문이라는 뜻이다. 이곳 혈자리는 생명의 관건이 되는 문이고, 양쪽 신장 사이에 위치한다. 《난경難經》에는 다음과 같이 기록되어 있다. "신장 사이에 기氣가 움직이는 곳, 생명의 근원이다." 따라서 이곳 혈자리는 정력을 높이고 체질을 개선하는 작용을 한다. 전통의학에서도 이곳 혈자리는 임신했을 때 태아의 요람이 되며, 우리 몸의 체온을 유지하는 근원이며, 생명을 불어넣어주고, 생명의 존망과 관련 있는 중요한 대문과 같은 혈자리이므로 명문이라 했다.

신유 腎兪 _ 주로 생식기 계통의 질환을 치료한다

치료 효과 신유혈은 주로 생식기 계통의 질환을 치료하는 데 사용된다. 정자가 몸 밖으로 흘러 멈추지 않는 증상인 남성의 유정遺精, 조루, 양기 부족, 생리불순, 생리통, 냉대하 이상, 불임, 자궁탈수脫垂 등에 치료 효과가 있다. 신장의 또 다른 기능은 신진대사를 조절하는 것으로 우리 몸의 수분을 조절한다. 따라서 이곳 혈자리를 누름으로써 비뇨기 계통의 질환을 치료할 수도 있다. 부종과 피로를 없애주고, 허리가 쑤시는 증상, 등의 통증, 하지무력, 설사와 복명, 좌골신경통 등을 개선한다.

지압 방법 양손을 허리에 대고 엄지손가락 끝에 힘을 주어 혈자리를 눌러준다.

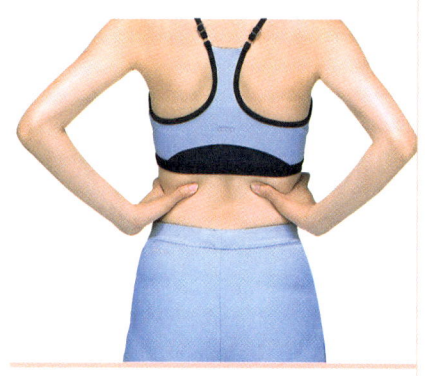

혈자리 찾는 법

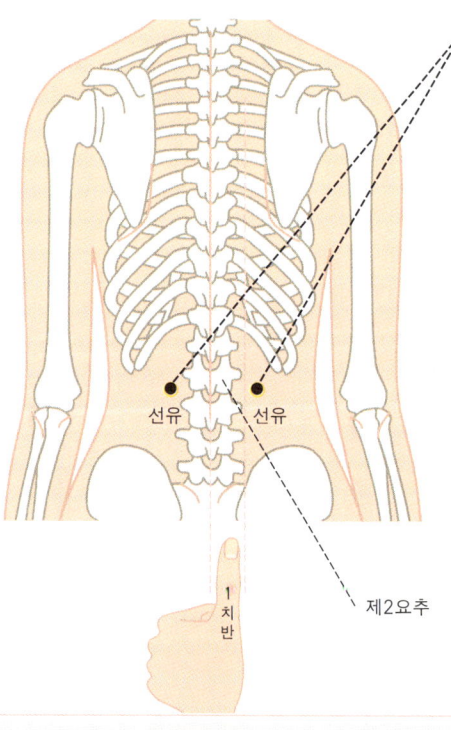

▶▶ 허리 가장 아래 늑골과 같은 높이에 있는 등뼈가 두 번째 요추이다. 신유혈은 바로 두 번째 요추 밑에서 양옆으로 1치 반 정도 떨어진 곳에 각각 하나씩 있다.

신유 / 신유 / 1치 반 / 제2요추

'신腎'은 신장, '유兪'는 경맥과 기가 주입되는 곳이다. 《회원침구학》에 "신은 관關을 강하게 해주며 지혜가 나오는 곳이고, 방광과 표리가 상통하는 곳이며 대맥帶脈과 연결되어 있고 등과도 연결되어 있다. 족태양맥이 지나는 곳이므로 신유라 한다"고 적혀 있다. 따라서 신유혈은 신장과 관련된 질병을 치료하는 데 뛰어난 혈자리이다.

지실 志室 _ 피로를 없애준다

치료 효과 지실혈을 눌러주면 요통 및 피로를 없앨 수 있다. 허리 부분의 통증, 배뇨곤란 등의 증상을 개선하고, 생식기와 관련된 질환, 예를 들어 음부 발열, 고환이 부어오르는 증상, 양기 부족 등에 효과가 있다. 이곳 혈자리를 자주 눌러주면 지방과 군살이 빠진다. 개미허리와 더불어 똥배 없는 아랫배를 만들어주는 혈자리이다.

지압 방법 양손을 허리에 대고 엄지손가락으로 혈자리를 누른다. 도우미가 있는 경우에는 도우미가 허리 부분을 손바닥이나 손가락 끝으로 눌러준다.

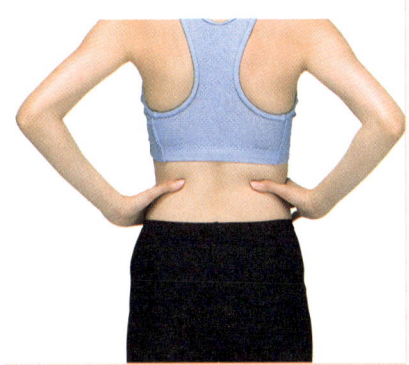

혈자리 찾는 법

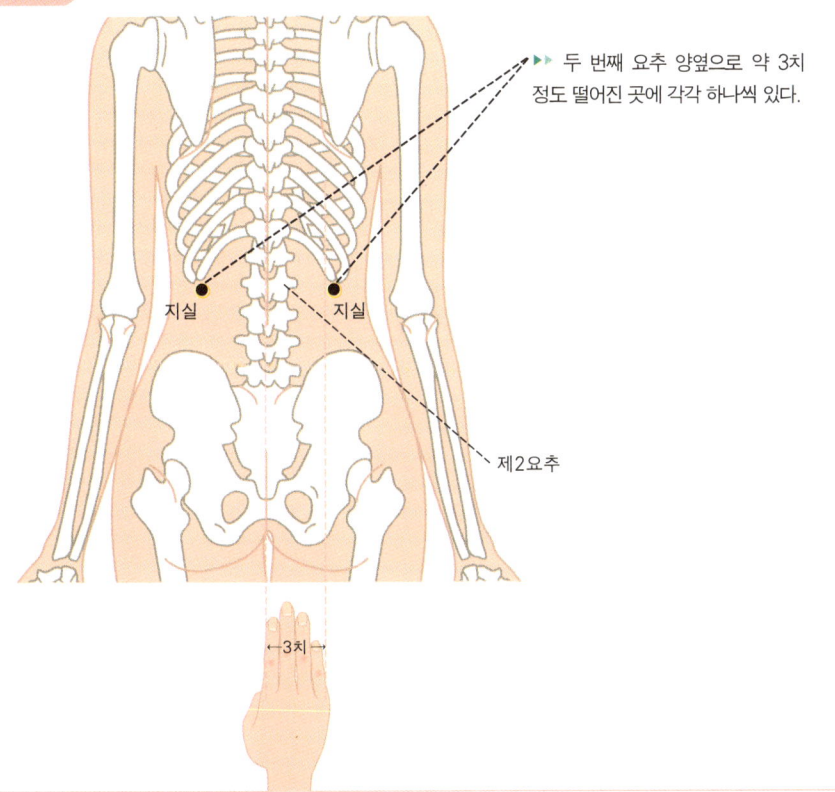

▶▶ 두 번째 요추 양옆으로 약 3치 정도 떨어진 곳에 각각 하나씩 있다.

지실 ● 지실

제2요추

←3치→

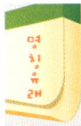

'지志'는 지기志氣나 신장의 정기를 뜻하고, '실室'은 집을 뜻한다. 따라서 지실혈이란 우리 몸의 정기가 머무는 중요한 혈자리임을 뜻한다. 옛 문헌에는 "신腎은 지志가 머무는 곳이다"라고 기록되어 있다. 신장의 정기가 머무는 장소라는 뜻이다. 따라서 이곳 혈자리를 통해 우리 몸의 정기가 허한지 왕성한지, 체력이 강한지 약한지 가늠할 수 있다. 한방에서는 신장의 주요 기능을 정精과 지志를 저장하는 장소로 보았다. 따라서 지실은 일명 '정궁精宮'이라고도 한다.

요양관 腰陽關 _ 허리 부분의 통증을 개선한다

치료 효과 요양관혈은 우리 몸이 활동할 때 가장 힘을 많이 받는 곳이다. 따라서 이곳 혈자리는 정신을 강하게 하고, 신장을 보필하고, 요통을 치료하는 중요한 혈자리이다. 요양관혈은 허리와 무릎이 뻐근한 증상, 유정, 양기 부족, 생리불순, 냉대하 이상, 하지가 시큰거리는 증상을 주로 치료하고, 좌골신경통, 류머티즘, 관절염, 무릎통증, 반신불수, 하지가 허하고 냉한 증상, 방광염, 빈뇨, 전립선염증 등에도 치료 효과가 뛰어나다.

지압 방법 손가락 끝 혹은 마디를 이용해서 눌러주거나 원을 그리며 마사지해준다.

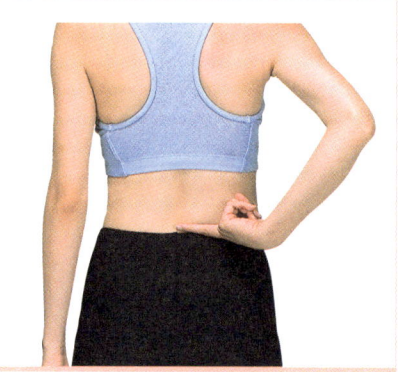

혈자리 찾는 법

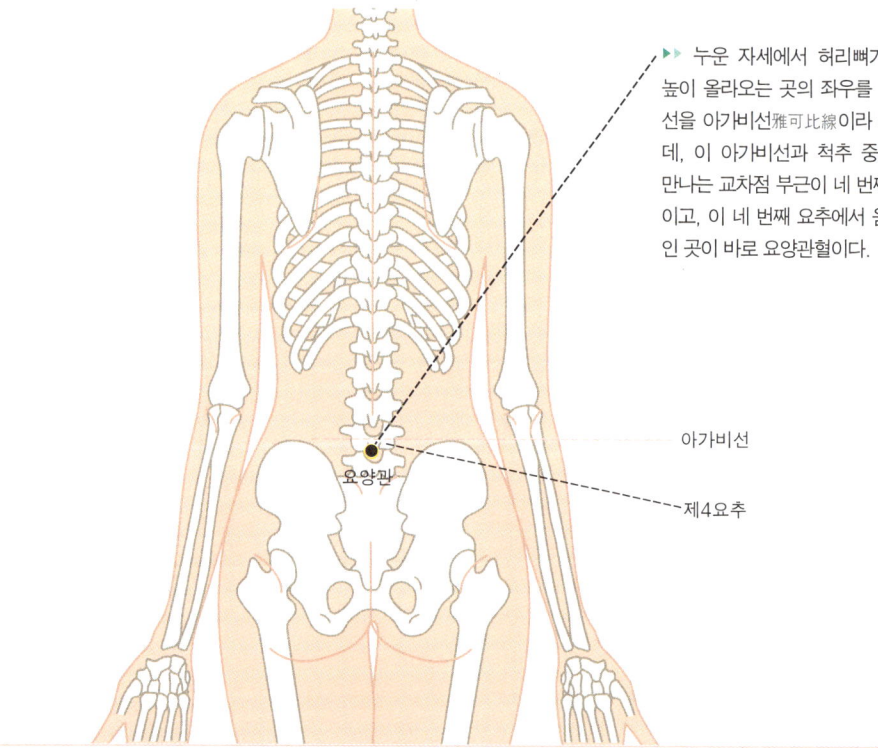

▶▶ 누운 자세에서 허리뼈가 가장 높이 올라오는 곳의 좌우를 연결한 선을 아가비선雅可比線이라 부르는데, 이 아가비선과 척추 중심선이 만나는 교차점 부근이 네 번째 요추이고, 이 네 번째 요추에서 움푹 파인 곳이 바로 요양관혈이다.

아가비선
요양관
제4요추

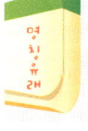

'요腰'는 허리를 말하고, '양陽'은 양기를 말하며, '관關'은 기관을 말한다. 따라서 요양관은 우리 몸에서 허리 부위의 양기를 관장하는 혈자리이다. 한방에서는 이곳 혈자리가 독맥督脈에 속하고, 독맥이란 우리 몸에서 양맥陽脈의 바다라고 할 정도로 양맥이 많이 모여 있는 곳이며 아울러 허리에 위치하므로 우리 몸을 운전하는 중추 역할을 하는 기관이라 하여 요양관이라 이름하였다.

대장유 大腸俞 _ 대장질환을 개선한다

치료 효과 대장유혈은 주로 대장과 관련된 질환을 치료한다. 예를 들어 설사, 복통, 만성장염, 복명, 변비와 같은 증상에 효과적이다. 등이 뻐근한 증상, 허리와 다리의 통증, 허리 부분이 뻐끗한 증상, 좌골신경통을 개선할 수 있으며 체내의 독소를 제거하여 근육과 피부의 윤기를 더해준다. 남성 조루증의 치료에도 효과가 탁월하다.

지압 방법 손가락 끝 혹은 마디를 이용해서 눌러주거나 원을 그리며 마사지해준다.

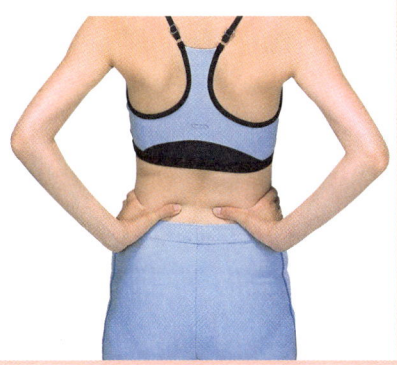

혈자리 찾는 법

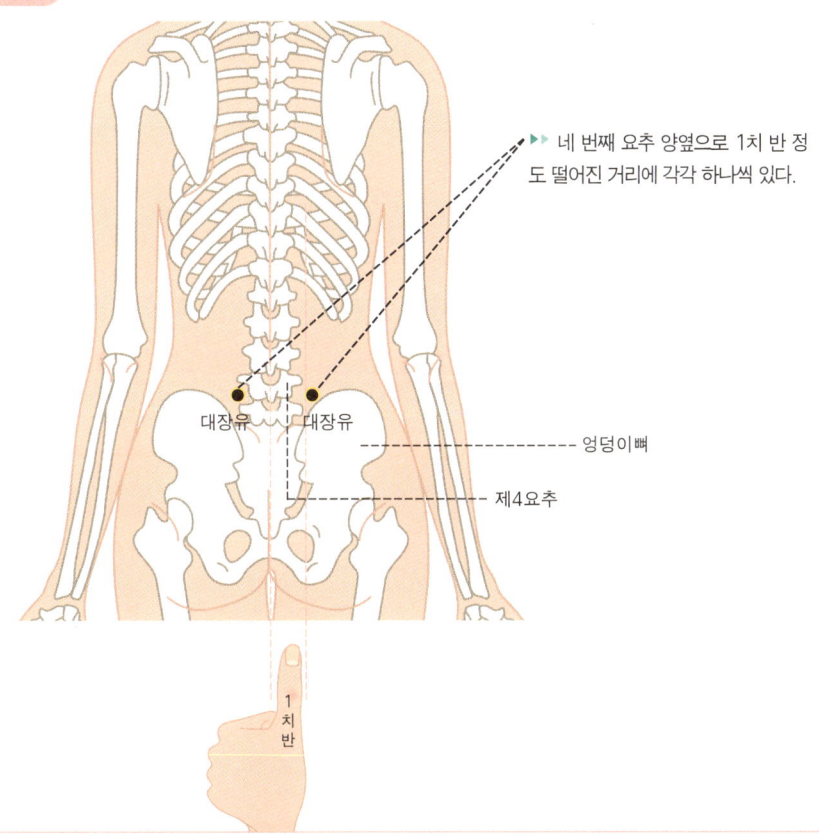

▶▶ 네 번째 요추 양옆으로 1치 반 정도 떨어진 거리에 각각 하나씩 있다.

- 대장유
- 대장유
- 엉덩이뼈
- 제4요추
- 1치 반

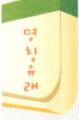

대장유혈은 대장에 있는 유혈俞穴이다. 유혈은 오장육부의 기氣가 등 쪽에 유입되는 부위로, 《자생경資生經》에는 "대장유, 신유腎俞혈은 설사와 소화불량을 치료한다"고 기록되어 있다. 한방에서는 대장의 부기肺氣가 이곳 혈자리를 통해 방광경을 경유하므로 대장유혈이라 이름하였다.

관원유 關元俞 _허리 부위가 쑤시고 아픈 증상을 개선한다

치료 효과 관원유혈은 허리와 관련된 증상을 치료하는 데 효과가 있다. 허리가 쑤시고 등이 아픈 증상, 창만, 설사, 배뇨곤란, 빈뇨 등을 치료한다. 이곳 혈자리는 혈액순환을 촉진시켜 수족냉증, 생리통, 자궁탈수 등과 같은 부인과질환에도 효과가 있다. 아울러 여드름 치료나 다리를 예쁘게 만들어주는, 미용에 자주 이용되는 혈자리이다.

지압 방법 손가락 끝 혹은 마디를 이용해서 눌러주거나 원을 그리며 마사지해준다.

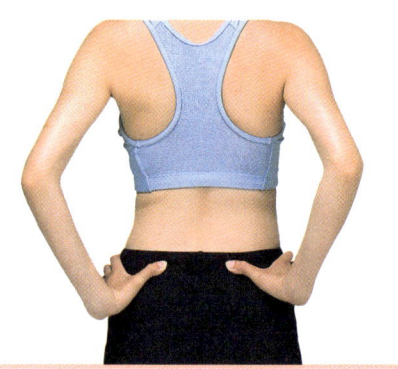

혈자리 찾는 법

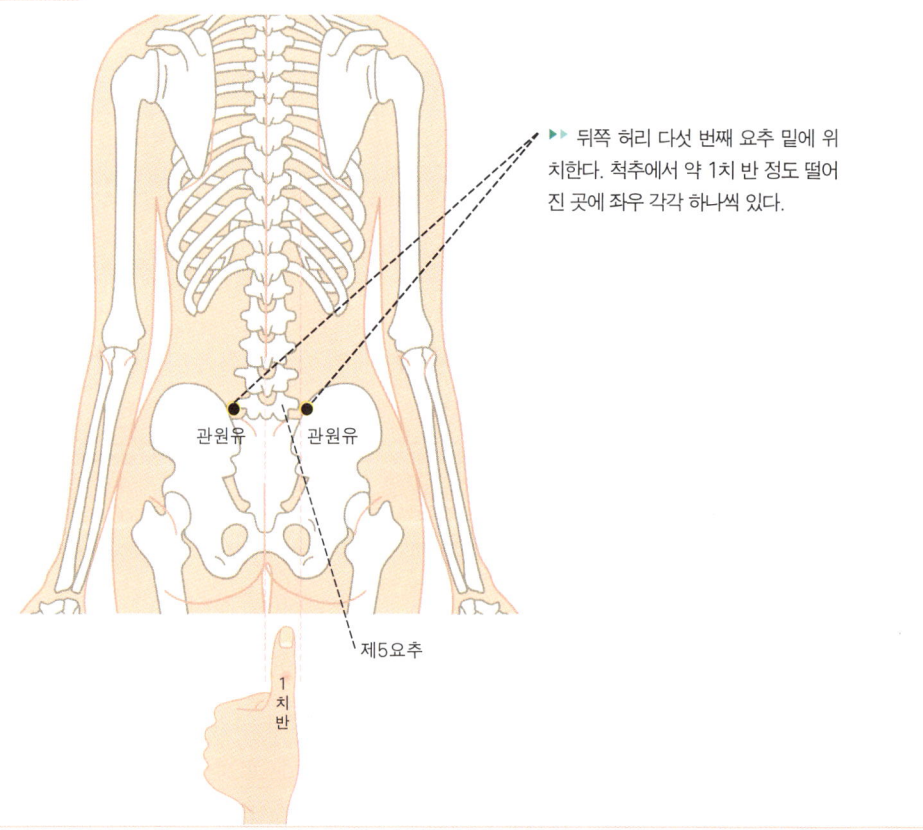

▶▶ 뒤쪽 허리 다섯 번째 요추 밑에 위치한다. 척추에서 약 1치 반 정도 떨어진 곳에 좌우 각각 하나씩 있다.

관원유　관원유
제5요추
1치 반

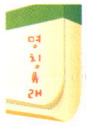

《회원침구학》에는 "관원유혈은 배꼽 아래 관원혈과 통한다"고 기록되어 있다. 관원혈은 음은 아래로 양은 위로 받들고 있으며 등과 연결이 되어 있다. 족태양이 지나는 곳이므로 관원유라 이름하였다.

소장유 小腸俞 _ 치질을 예방하고 변비를 개선한다

치료 효과 소장유혈을 자주 눌러주면 치질을 예방하고 변비를 치료할 수 있다. 혈변, 소변 색이 이상한 증상, 남성 조루, 여성 분비물의 이상, 발이 부어오르는 증상, 하복부통증, 호흡곤란, 식욕부진에도 효과적이다.

지압 방법 양손을 허리에 대고 엄지손가락으로 혈자리를 눌러준다. 도우미가 있을 경우에는 도우미가 양손으로 허리 부분을 잡고 엄지손가락으로 이곳 혈자리를 눌러준다.

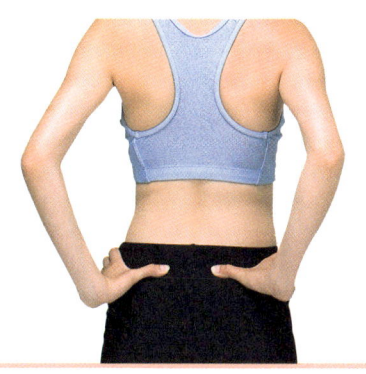

혈자리 찾는 법

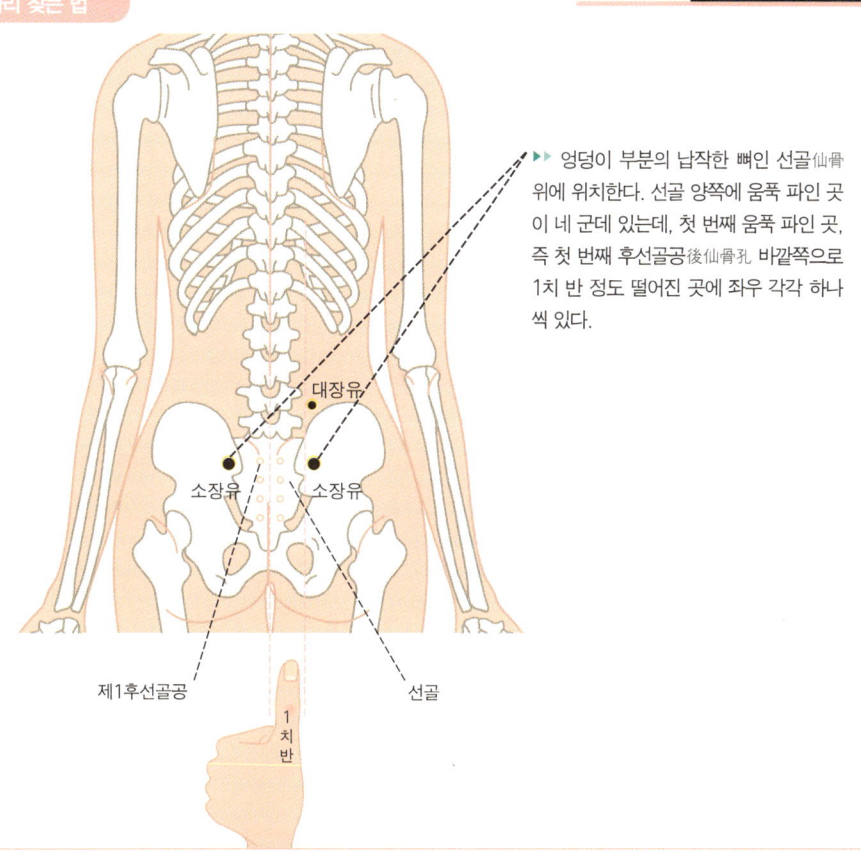

▶▶ 엉덩이 부분의 납작한 뼈인 선골仙骨 위에 위치한다. 선골 양쪽에 움푹 파인 곳이 네 군데 있는데, 첫 번째 움푹 파인 곳, 즉 첫 번째 후선골공後仙骨孔 바깥쪽으로 1치 반 정도 떨어진 곳에 좌우 각각 하나씩 있다.

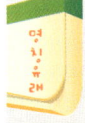

'유俞'는 전송傳送이나 수주輸注를 의미한다. 따라서 소장유혈은 소장의 기가 등 쪽으로 들어오는 혈자리이다. 《소문素問·영란밀전론靈蘭密典論》에는 "소장은 풍성하게 받는 기관이며, 화합물이 나오는 곳이다"라고 기록해놓았다. 한방에서는 소장을 통해 재소화와 흡수가 이루어지며, 영양분을 비장으로 보내고 폐기물을 대장으로 보낸다. 폐기물 중 수분은 신장과 방광으로 보내므로 소장유라고 이름하였다.

팔료 八髎
_주로 허리와 관련된 질환을 치료한다

치료 효과   팔료혈은 산부인과와 허리에 관련된 질환을 치료하는 데 자주 사용되는 혈자리이다. 혈액순환을 원활하게 하고 허리를 튼튼하게 하며, 신장을 보필하는 효능이 있다. 생리통, 폐경, 불임, 냉대하, 자궁탈수, 배뇨곤란, 양기 부족, 유정, 음부가 가려운 증상에 효과가 뛰어나다. 또한 무릎이 냉하고 허한 증상, 콧물, 경련, 간질, 복부창만, 다리부종에도 효과가 있다.

지압 방법   도우미가 있을 경우에는 도우미가 양손을 서로 겹쳐서 혈자리를 눌러준다. 혼자 지압할 경우에는 엄지손가락을 앞쪽에 놓고, 나머지 네 개의 손가락을 허리 뒤쪽에 놓은 자세로 양손을 허리 부분에 올려놓고, 중지로 힘을 줘서 혈자리를 눌러준다. 만약에 정확한 혈자리를 모를 경우에는 허리 뒤쪽 평평한 부분을 전부 다 마사지해도 괜찮다.

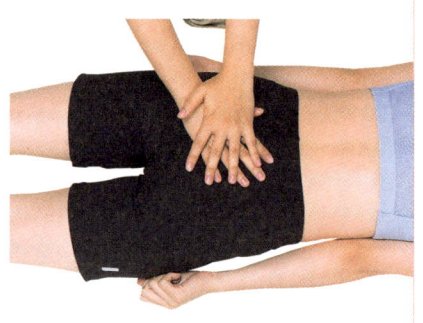

혈자리 찾는 법

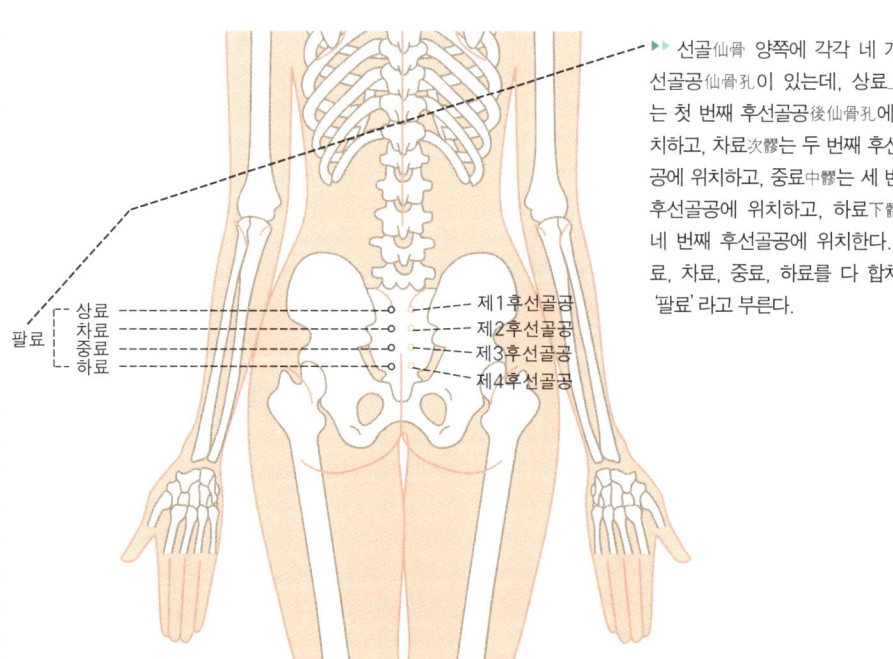

▶▶ 선골仙骨 양쪽에 각각 네 개의 선골공仙骨孔이 있는데, 상료上髎는 첫 번째 후선골공後仙骨孔에 위치하고, 차료次髎는 두 번째 후선골공에 위치하고, 중료中髎는 세 번째 후선골공에 위치하고, 하료下髎는 네 번째 후선골공에 위치한다. 상료, 차료, 중료, 하료를 다 합쳐서 '팔료'라고 부른다.

팔료 — 상료, 차료, 중료, 하료
제1후선골공, 제2후선골공, 제3후선골공, 제4후선골공

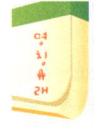

'료髎'는 동혈洞穴이나 석실을 말한다. 뼈 가운데 빈틈이 있다. 신장이 있는 곳에 편평한 뼈가 있는데 이를 선골이라고 한다. 선골의 좌우 양쪽에 각기 네 개의 함몰 부위가 있으며 위에서 아래로 네 개의 혈자리가 있는데 이를 상료, 차료, 중료, 하료라고 하며 이를 모두 합하여 팔료라고 이름한다.

방광유 膀胱俞 _ 방광의 기능을 증진시킨다

치료 효과 방광유혈은 주로 비뇨 방면의 질환을 치료한다. 방광의 소통과 기능을 높여주며 배뇨곤란, 빈뇨, 요실금, 설사, 변비, 허리가 쑤시는 증상, 등의 통증, 수족냉증과 같은 증상에 치료 효과가 뛰어나다. 또한 체내에 불필요한 수분을 없애주고 다리부종 또한 없애준다.

지압 방법 양손을 허리에 대고 엄지손가락 끝으로 혈자리를 눌러준다.

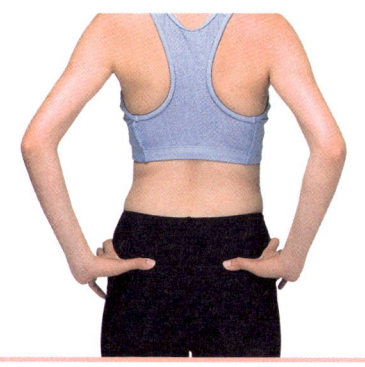

혈자리 찾는 법

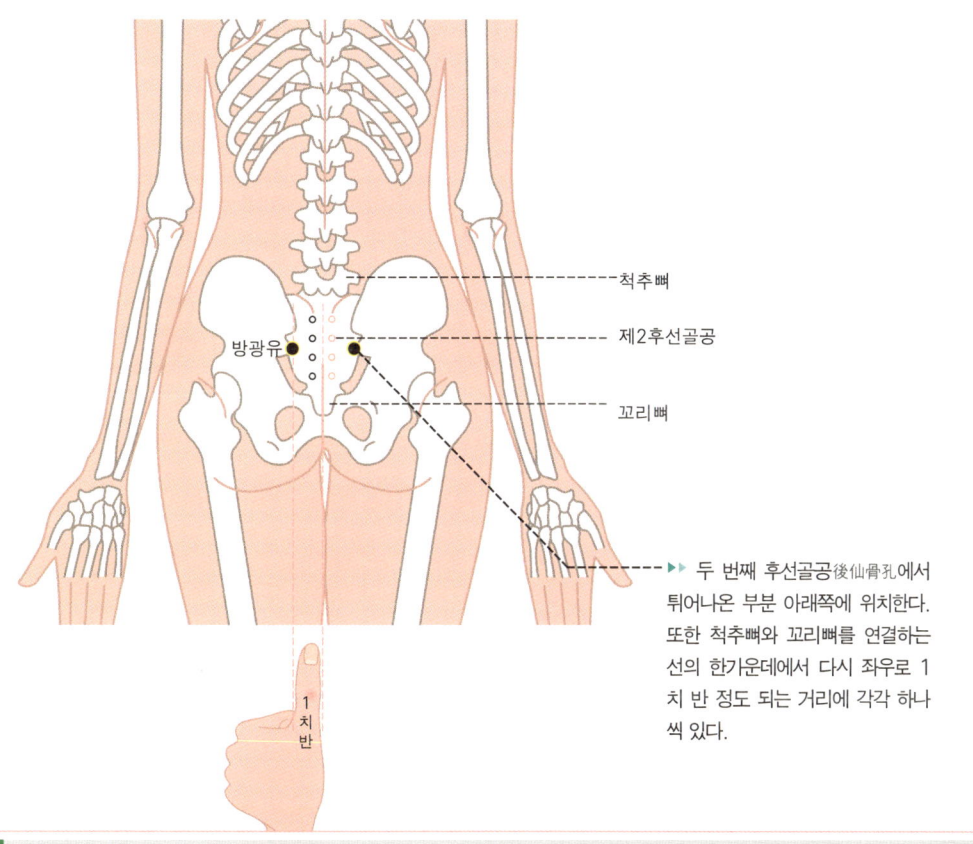

- 척추뼈
- 제2후선골공
- 방광유
- 꼬리뼈

▶▶ 두 번째 후선골공後仙骨孔에서 튀어나온 부분 아래쪽에 위치한다. 또한 척추뼈와 꼬리뼈를 연결하는 선의 한가운데에서 다시 좌우로 1치 반 정도 되는 거리에 각각 하나씩 있다.

1치 반

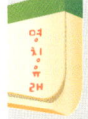

'유俞'에는 송신한다는 뜻이 있어 '방광유'라는 명칭은 방광의 기를 송신하는 혈자리라는 뜻이다. 《소문·영란밀전론》에서는 "진액津液은 인체의 수분이다. 방광유혈 자리는 우리 몸에서 수분의 신진대사와 관계가 있는 혈자리이다"고 했다. 또한 한방에서는 방광이 육부六腑의 하나이며 진액의 부腑라고 부르고, 인체의 수분 및 소변을 저축하고 배설과 주입에 관계하므로 방광유라고 했다. 일명 '수부水府', '옥해玉海', '요포尿胞'라고도 한다.

포황 胞肓 _ 주로 산부인과질환을 치료한다

치료 효과 포황혈은 주로 여성에게 자주 나타나는 질환, 예를 들어 두통, 어깨와 허리가 쑤시고 아픈 증상, 하복부가 답답하고 아픈 증상, 기와 혈이 균형을 잃은 증상, 자궁탈수 등을 치료한다. 이외에도 요통, 좌골신경통, 전립선비대 혹은 남성 비뇨 계통의 질환을 치료하는 데 효과적이다.

지압 방법 양손을 허리에 대고 엄지손가락 끝으로 혈자리를 눌러 준다.

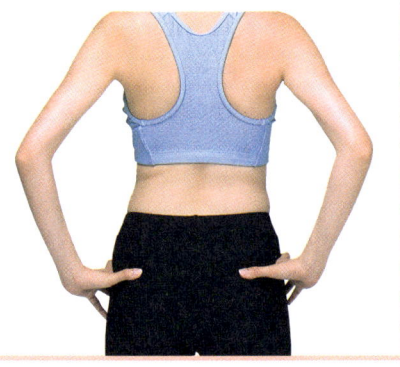

혈자리 찾는 법

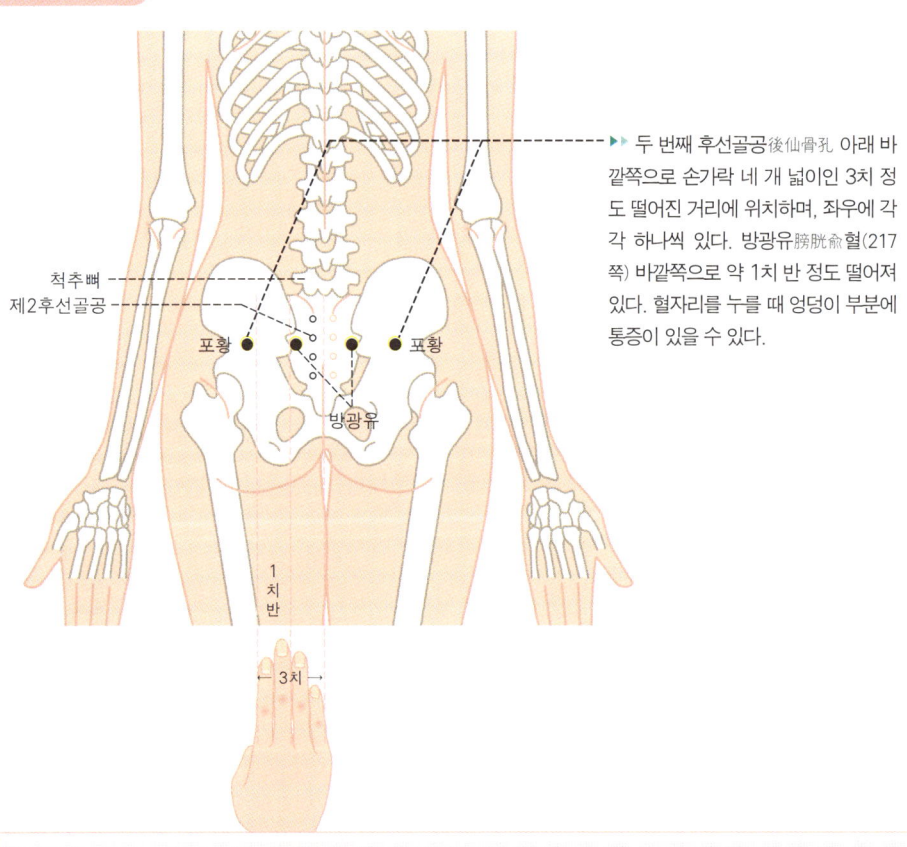

▶▶ 두 번째 후선골공後仙骨孔 아래 바깥쪽으로 손가락 네 개 넓이인 3치 정도 떨어진 거리에 위치하며, 좌우에 각각 하나씩 있다. 방광유膀胱兪혈(217쪽) 바깥쪽으로 약 1치 반 정도 떨어져 있다. 혈자리를 누를 때 엉덩이 부분에 통증이 있을 수 있다.

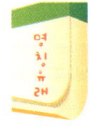

'포胞'는 주머니를 말하므로 '방광'을 뜻한다. '황肓'은 방광에 있는 지막脂膜과 연결이 되어 있어 포황이란 방광 기능과 관련이 있는 혈자리임을 나타낸다. 한방에서는 이곳 혈자리의 위치가 방광유혈 옆에 있고 방광의 질벽을 주로 치료하므로 이와 같이 이름하였고, 옛날에는 또한 방광을 포라고도 불렀기 때문에 포황혈이라고도 하였다.

중여유 中膂俞 _ 허리가 쑤시는 증상과 등의 통증을 완화한다

치료 효과   중여유혈은 허리가 쑤시는 증상과 등의 통증, 복통, 창만, 근육이 땅기는 증상 등에 효과가 있다. 또한 신장이 허한 증상, 당뇨병, 탈장, 양기 부족, 방광염, 장출혈, 직장점막염直腸黏膜炎, 좌골신경통 등도 치료한다.

지압 방법   양손을 허리에 대고 엄지손가락 끝으로 눌러준다.

혈자리 찾는 법

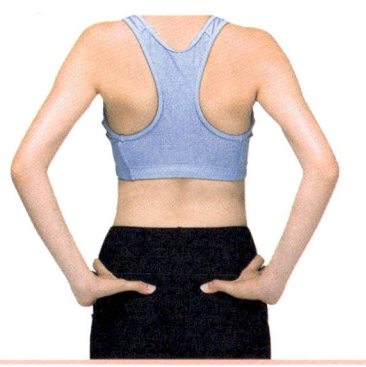

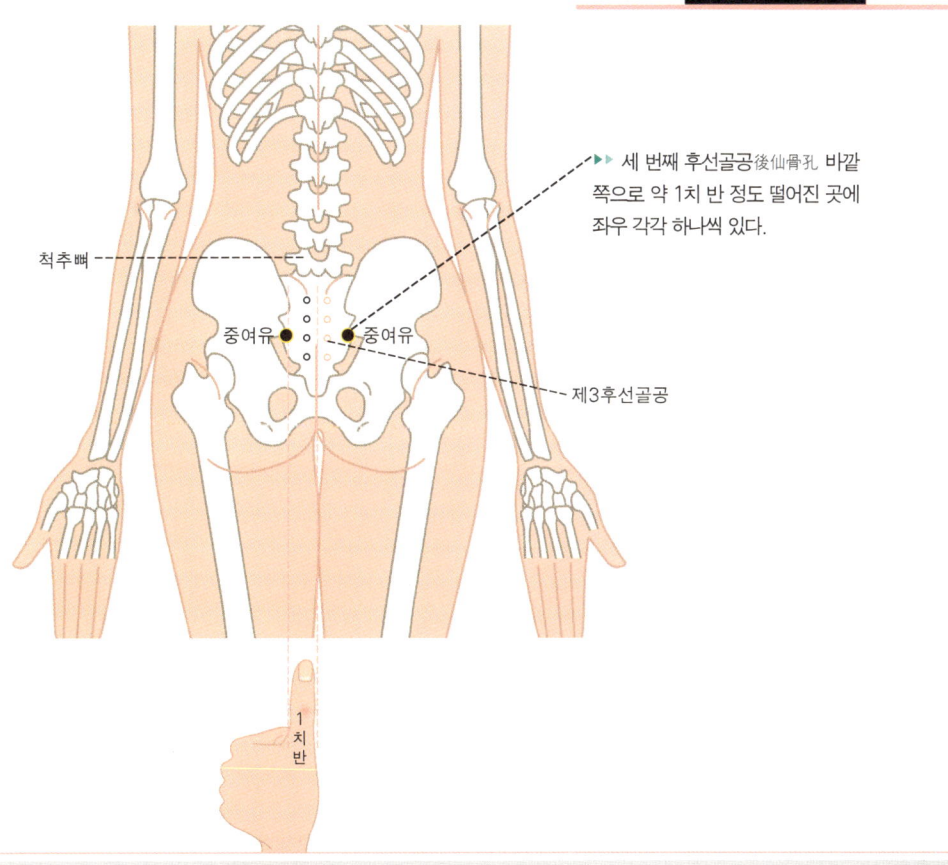

▶▶ 세 번째 후선골공後仙骨孔 바깥쪽으로 약 1치 반 정도 떨어진 곳에 좌우 각각 하나씩 있다.

척추뼈

중여유   중여유

제3후선골공

1치 반

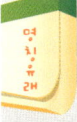

'여膂'는 척수 양쪽에 솟은 근육을 말하므로 '중여유'는 척수 양쪽 근육 가운데 있는 혈자리를 나타낸다. 한방에서는 이곳 혈자리가 척수 양쪽 근육이 솟은 곳에 있고 중료中髎혈 옆에 있어서 중여유라고 이름하였다.

환도 環跳 _ 하지의 기와 혈을 풀어준다

치료 효과   환도혈은 하지의 중추인데, 자주 눌러주면 경락을 통하게 하고 풀어주는 효능이 있다. 이곳 혈자리는 허리와 다리가 아프고 시큰거리는 증상, 하지마비, 거동이 불편한 증상을 개선하고, 혈액순환을 촉진한다. 부종을 없애고, 허리를 가늘게 하며, 엉덩이와 허벅지를 날씬하게 한다.

지압 방법   엄지손가락 끝 혹은 팔꿈치 관절로 혈자리를 눌러주거나 원을 그리며 마사지해준다.

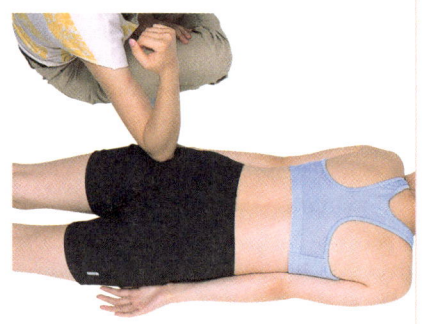

혈자리 찾는 법

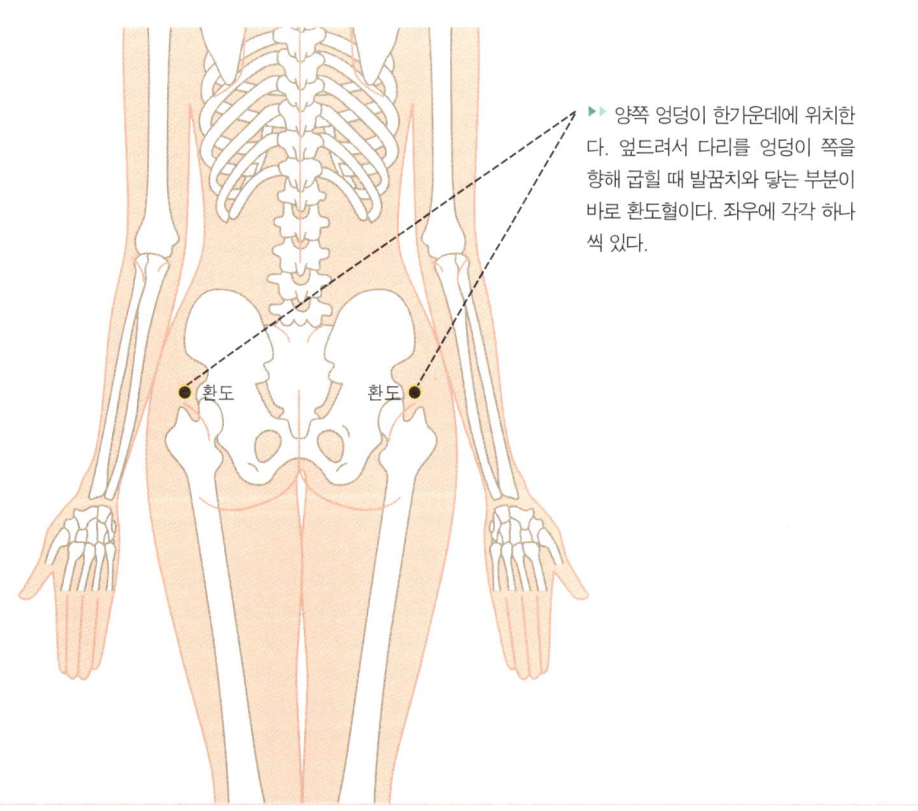

▶▶ 양쪽 엉덩이 한가운데에 위치한다. 엎드려서 다리를 엉덩이 쪽을 향해 굽힐 때 발꿈치와 닿는 부분이 바로 환도혈이다. 좌우에 각각 하나씩 있다.

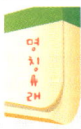
'환環'에는 '둘러싸여 있다'는 뜻이 있다. 환의 외형적인 특징은 가운데가 비어 있는 원형이라는 것이다. '도跳'는 도약의 뜻이 있다. 《경혈선해經穴選解》에는 "환도: 혈자리가 비추髀樞에 거한다. 넓적다리뼈는 고리처럼 생겨서 하지를 구부리고 뛸 때 이곳 혈자리가 중추적인 역할을 한다. 환도혈은 넓적다리 관절에 생긴 류머티즘과 같은 증상을 정상적으로 회복시켜준다"고 적혀 있다. 환도혈은 넓적다리뼈에 있다. 대퇴골의 중추에 위치하고 있으며 고리와 같은 모양을 하고 있다. 하지의 도약과 관련된 기능을 주로 컨트롤한다.

회양 會陽 _ 국부의 혈액순환을 촉진한다

치료 효과   회양혈은 항문 주변의 혈액순환을 촉진하며, 치질을 치료하는 데 자주 사용되는 혈자리이다. 항문 위에 있는 장강長强혈과 함께 눌러주면 효과적이다. 그 밖에 회양혈은 수족냉증, 혈변 등의 증상도 치료할 수 있다.

지압 방법   양쪽 다리를 약간 벌리고 엎드려 누운 자세에서 도우미가 엄지손가락 끝으로 눌러준다.

혈자리 찾는 법

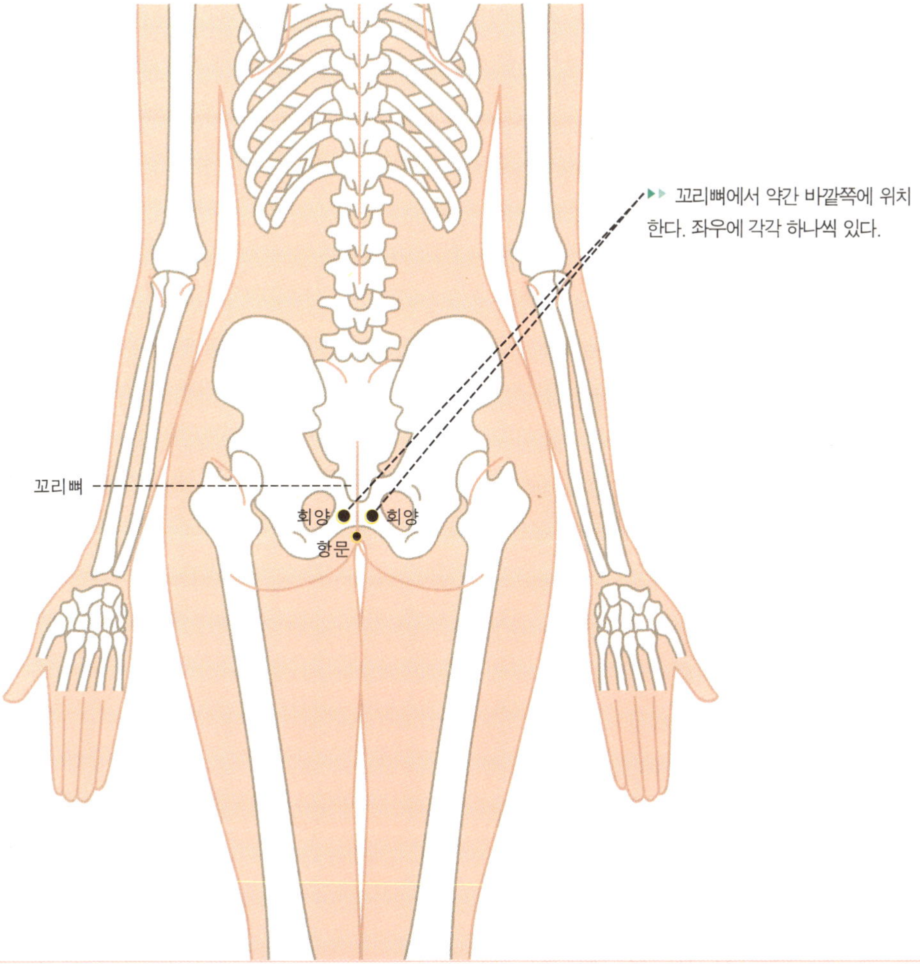

▶▶ 꼬리뼈에서 약간 바깥쪽에 위치한다. 좌우에 각각 하나씩 있다.

꼬리뼈
회양 회양
항문

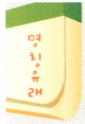

'회會'는 만난다는 뜻이, '양陽'은 양기陽氣, 양경陽經을 의미한다. 따라서 회양은 양기와 양맥이 서로 만나는 혈자리임을 나타낸다. 한방에서는 족태양경과 독맥을 모두 양경이라 하는데, 이 두 개의 양경이 공교롭게도 이곳 혈자리에서 만나기 때문에 회양이라 이름하였다.

장강 長强 _ 허리와 등을 강건하게 한다

치료 효과 장강혈은 염증을 없애주고 통증을 멎게 하며, 허리와 등을 강건하게 하는 효능이 있다. 변비, 탈항, 설사, 치질, 허리와 등이 쑤시고 아픈 증상, 소아경풍, 근육이 땅기는 증상 혹은 정신질환을 치료하는 데에도 사용된다. 치질을 치료하는 모든 혈자리 중에서 장강혈이 가장 중요한 혈자리이다.

지압 방법 양쪽 다리를 조금 벌리고 엎드려 누운 자세에서 도우미가 엄지손가락 끝으로 눌러준다. 부드럽게 마사지해주는 것이 무엇보다 중요하다.

혈자리 찾는 법

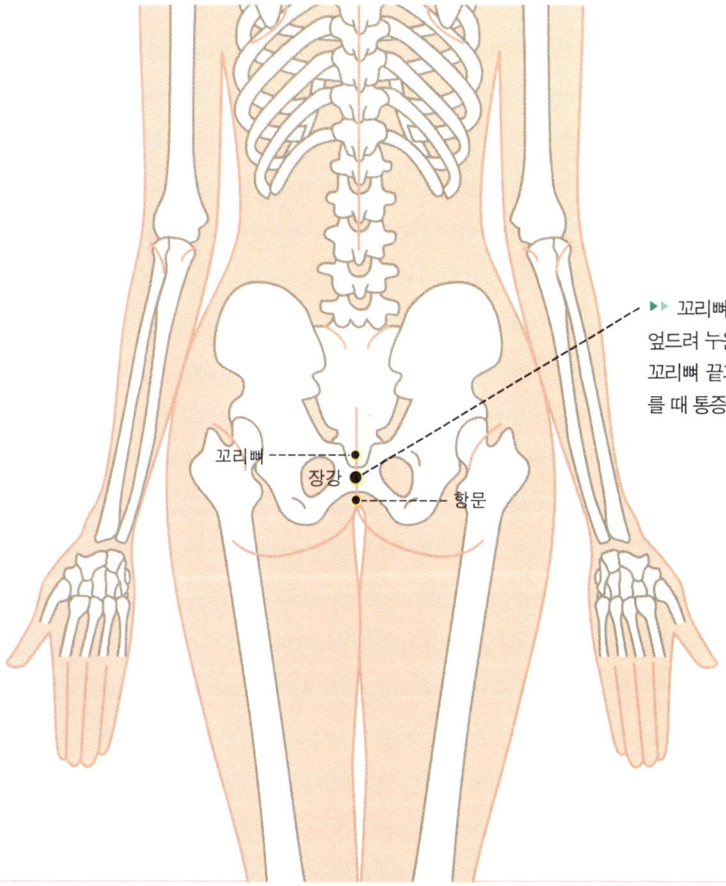

▶▶ 꼬리뼈 앞쪽 끝부분에 위치한다. 엎드려 누운 자세에서 엉덩이를 들면 꼬리뼈 끝과 항문 가운데에 있다. 누를 때 통증이 조금 있을 수 있다.

꼬리뼈 · 장강 · 항문

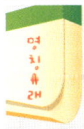

'장長'은 장구하다, '강强'은 강하다는 뜻이 있다. 《회원침구학》에는 "장은 양에 속하고 강은 음에 속한다. 독맥은 임맥의 길이와 비교하면 9척에 달한다"고 적혀 있다. 장강혈은 독맥에 속하고, 독맥은 우리 몸의 척추를 따라 운행하며, 척추는 길고 강건함을 나타낸다. 한방에서는 이곳 혈자리가 척수 꼬리에 있는 선骶 부위에 있으며, 뼈 모양이 길고 좁으며, 임맥에서 생산하는 순양純陽의 기氣가 출발하는 시발점이며, 우리 몸이 오장육부에서 춘양정기春陽正氣를 생산하도록 도와주어 각 기관을 강성하게 한다 해서 장강혈이라 이름하였다.

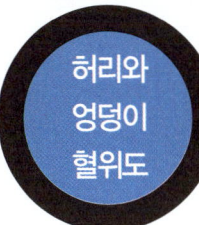

허리와 엉덩이 혈위도

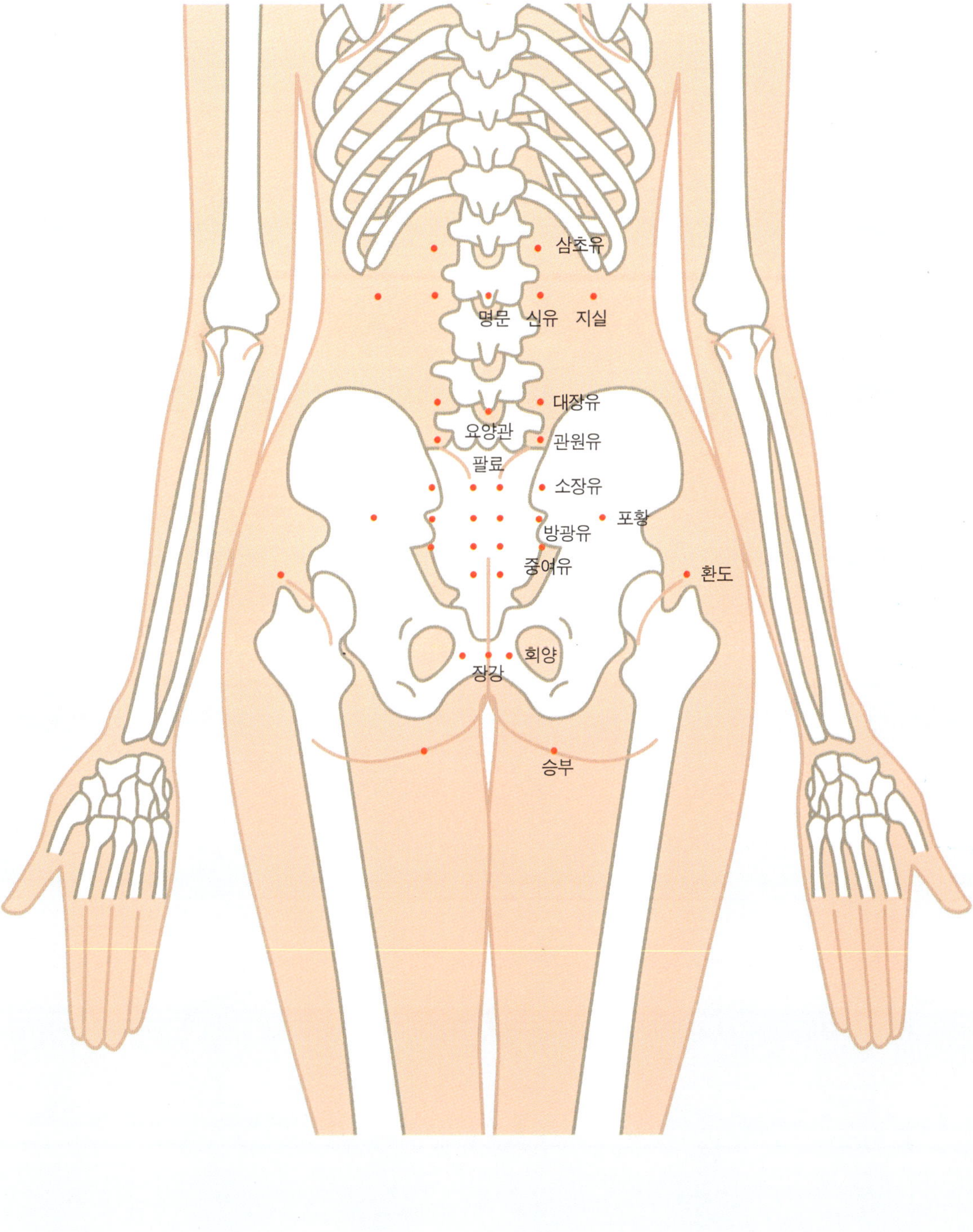

- 삼초유
- 명문 신유 지실
- 대장유
- 요양관 관원유
- 팔료 소장유
- 방광유 포황
- 중여유 환도
- 장강 회양
- 승부

Foot

발 | 足部
족부

승부 承扶 _통증을 완화한다

치료 효과 골반 아래에 위치하는 승부혈은 대퇴부 뒤쪽에서 발에 이르는 부위의 통증에 효과가 있다. 주로 허리와 다리가 쑤시고 아픈 증상, 근육통, 좌골신경통, 치질, 변비를 치료하며, 또한 엉덩이를 허리 쪽에 올려붙여주는 작용을 한다. 엉덩이 비만과 엉덩이가 아래로 처지는 증상을 개선하고, 엉덩이 곡선을 풍만하고 아름답게 해준다. 한편 다리의 혈액순환을 촉진하여 각선미를 만들어준다.

지압 방법 손가락 끝 혹은 마디를 이용해서 눌러주거나 원을 그리며 마사지해준다.

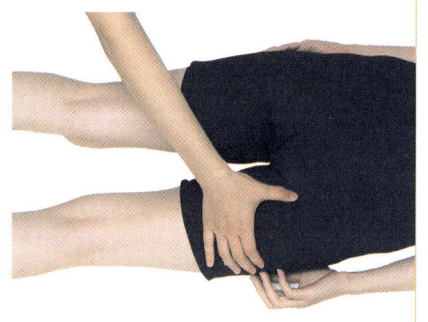

혈자리 찾는 법

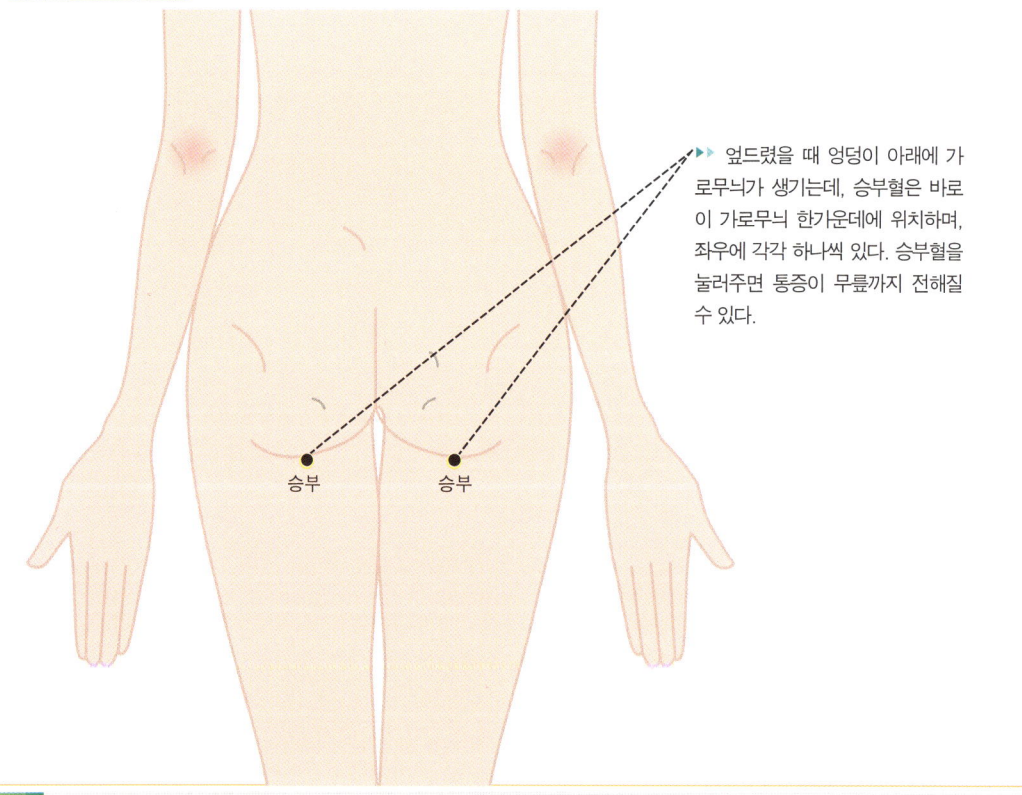

▶▶ 엎드렸을 때 엉덩이 아래에 가로무늬가 생기는데, 승부혈은 바로 이 가로무늬 한가운데에 위치하며, 좌우에 각각 하나씩 있다. 승부혈을 눌러주면 통증이 무릎까지 전해질 수 있다.

'승承'은 받들다, '부扶'는 지지하다의 뜻이 있다. 우리 몸을 받들고 지지하는 기능을 담당하는 혈자리임을 나타낸다. 《회원침구학》에 "승은 위에서부터 아래까지 이어진다는 뜻이 있고, 부는 엉덩이 아래를 지지하고 보호한다는 뜻이 있다. 족태양근足太陽筋이 뼈에 끼어 있고, 위를 받들고 아래를 보필한다"고 적혀 있다. 즉 이곳 혈자리가 우리 몸 대퇴부 뒤쪽에 있으므로, 둔부를 지시하고 보호하는 역할을 한다는 것이다. 한방에서는 승부혈이 족태양방광경에 속하고 방광의 경기經氣가 뒤섞여 있으며, 상반신을 받들고 하지를 지지하는 작용을 하므로 이와 같이 이름하였다.

은문 殷門

_허리와 등이 쑤시고 아픈 증상을 개선한다

치료 효과 은문혈은 좌골신경통에 특히 효과가 있는 혈자리이다. 허리와 등이 쑤시고 아픈 증상, 다리의 통증, 하반신이 쑤시고 아픈 증상, 아랫다리 근육이 땅기는 증상을 개선하고 혈액순환을 촉진시킨다. 엉덩이 부종을 없애 날씬하게 해주며, 대퇴부의 각선미를 만들어주는 효능이 있다.

지압 방법 손가락 끝 혹은 마디를 이용해서 눌러주거나 원을 그리며 마사지해준다.

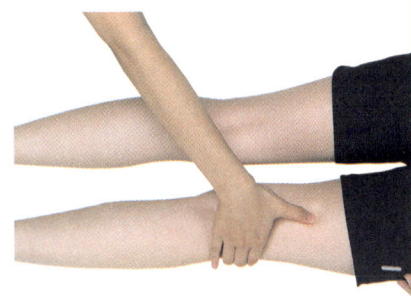

혈자리 찾는 법

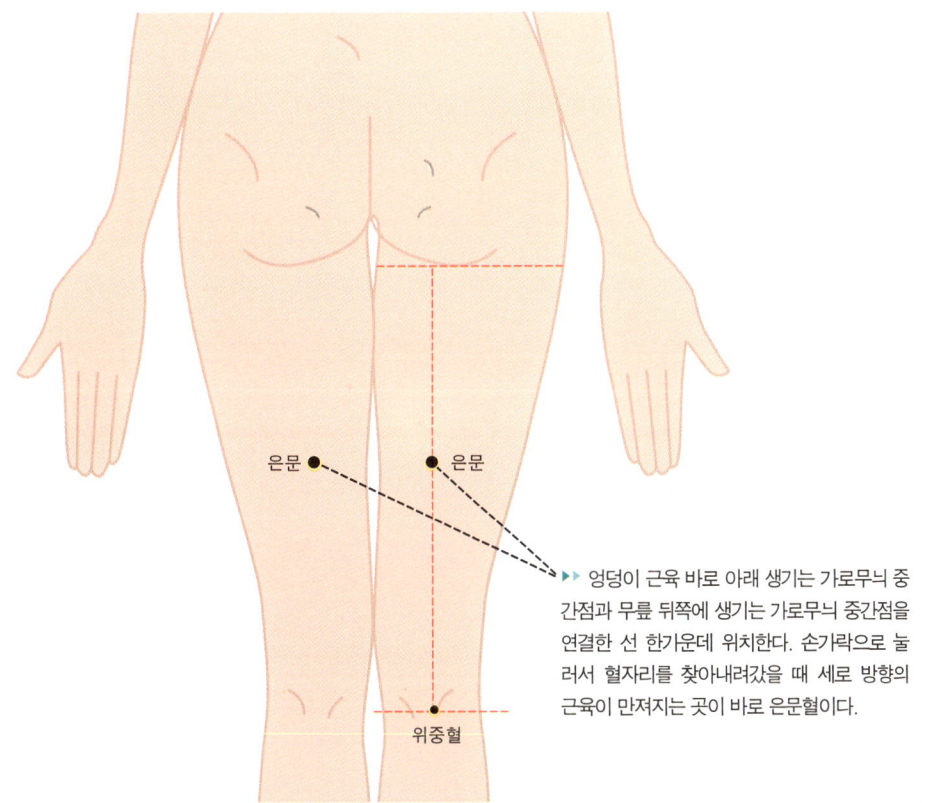

▶▶ 엉덩이 근육 바로 아래 생기는 가로무늬 중간점과 무릎 뒤쪽에 생기는 가로무늬 중간점을 연결한 선 한가운데 위치한다. 손가락으로 눌러서 혈자리를 찾아내려갔을 때 세로 방향의 근육이 만져지는 곳이 바로 은문혈이다.

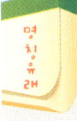

'은殷'은 한가운데, 깊고 두텁다, 단단하다는 뜻이고, '문門'은 출입하는 곳이다. 따라서 은문혈은 우리 몸 한가운데에 있을 뿐 아니라 기맥이 출입하는 곳에 위치하는 혈자리임을 나타낸다. 한방에서는 이곳 혈자리가 족태양방광경에 속하고 뒤쪽 대퇴부 한가운데에 있으며, 근육은 단단하고 방광경기맥이 출입하는 곳이므로 이와 같이 이름하였다.

복토 伏兎 _ 하지의 혈액순환을 개선한다

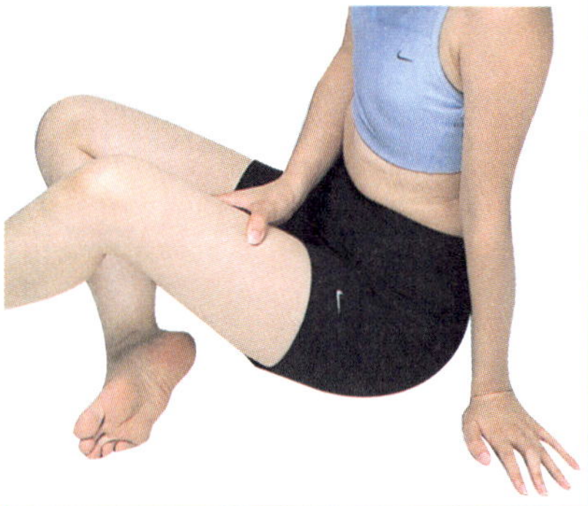

치료 효과 복토혈은 요통과 무릎이 시린 증상, 각기병, 무릎관절염, 다리 부분이 노작지근하고 무기력한 증상, 하지마비를 개선한다. 자주 이곳을 눌러주면 하지의 혈액순환이 촉진된다.

지압 방법 손가락 끝 혹은 마디를 이용해서 눌러주거나 원을 그리며 마사지해준다.

혈자리 찾는 법

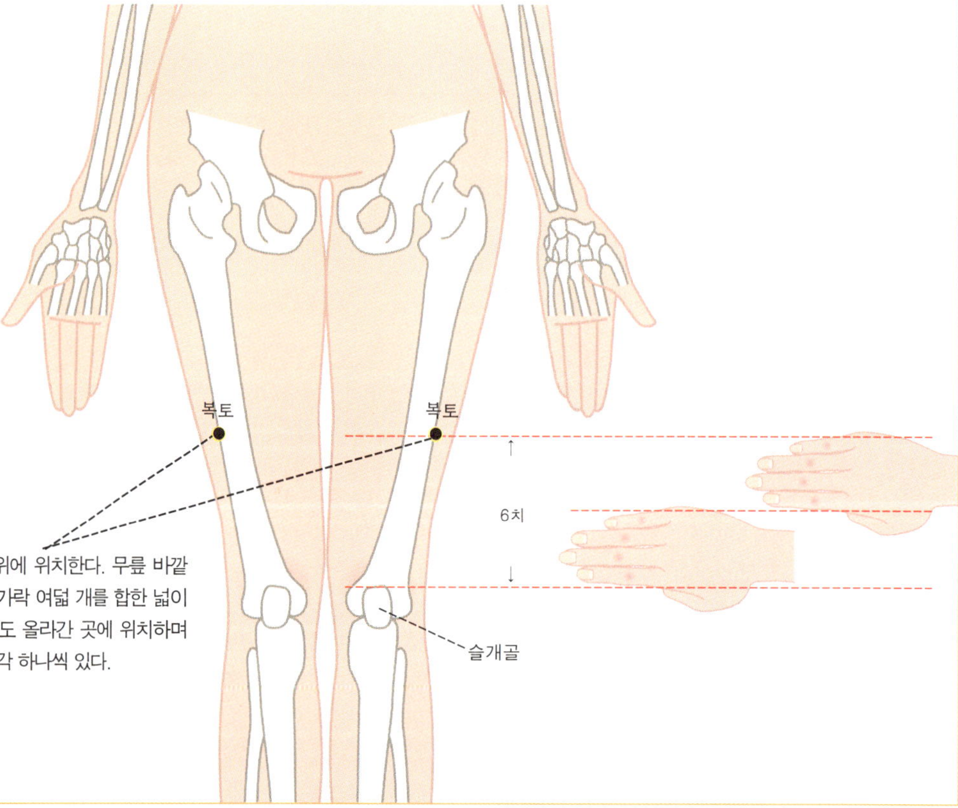

▶▶ 다리 위에 위치한다. 무릎 바깥쪽에서 손가락 여덟 개를 합한 넓이인 6치 정도 올라간 곳에 위치하며 좌우에 각각 하나씩 있다.

- 복토
- 6치
- 슬개골

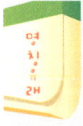

'복伏'은 엎드려 있다는 뜻이고, '토兎'는 토끼를 말한다. 따라서 복토는 우리 몸에서 근육이 용솟음친 모양이 마치 토끼가 누워 있는 모습을 하고 있는 혈자리임을 나타낸다. 복토혈은 무릎에서 6치 정도 위쪽에 있다. 대퇴부 근육 위에 있으며, 대퇴부 근육의 두툼하기가 마치 토끼와 같다. 사람이 꿇어앉을 때 이곳 혈자리의 근육이 용솟음치는 것이 마치 잠복해 있는 토끼와 같은 모양이어서 복토라 이름하였다.

풍시 風市 _ 근골을 튼튼하게 한다

치료 효과 풍시혈은 류머티즘을 없애고, 근골을 튼튼하게 하는 효능이 있다. 대체로 중풍, 하지마비, 류머티즘, 관절염 혹은 현기증, 두통 등을 완화시키는 데 효과적이다. 또한 다리가 냉하고 무릎이 아픈 증상, 전신 가려움증, 두드러기 증상을 개선한다. 하지의 혈액순환을 촉진시켜 다리부종을 없애주기도 한다.

지압 방법 손가락 끝 혹은 마디를 이용해서 혈자리를 4~5번 정도 눌러주거나 손바닥으로 원을 그리며 마사지한다.

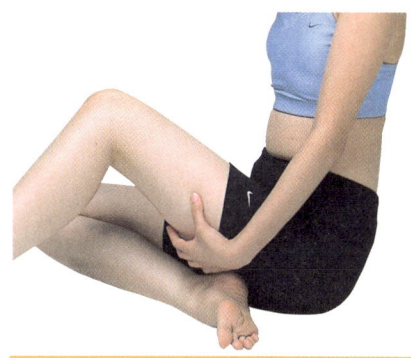

혈자리 찾는 법

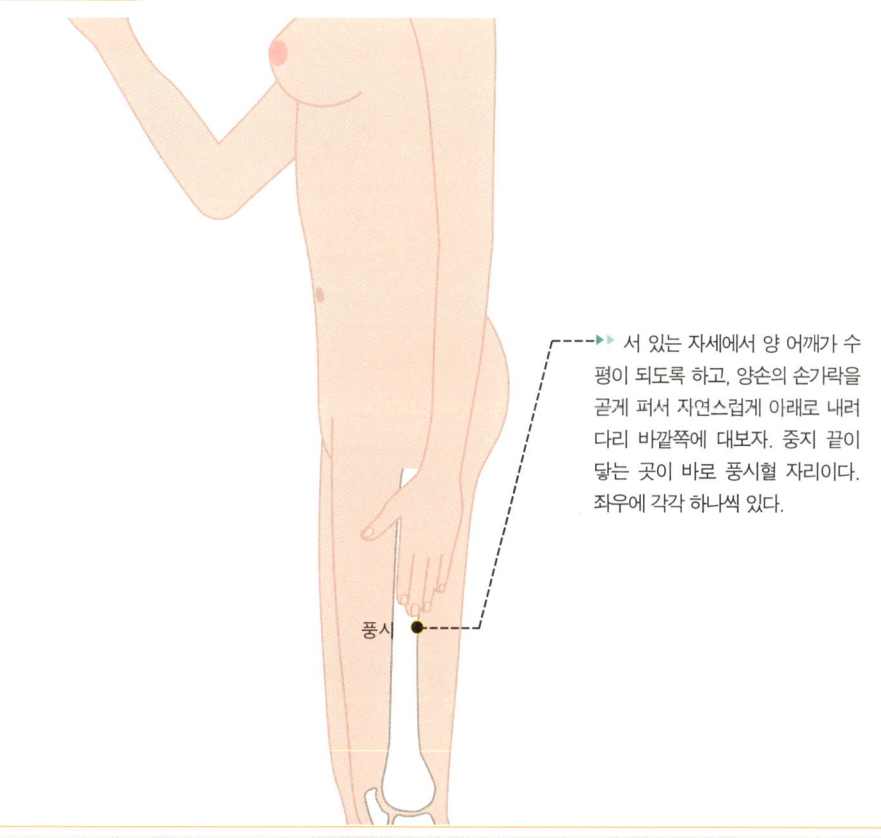

▶▶ 서 있는 자세에서 양 어깨가 수평이 되도록 하고, 양손의 손가락을 곧게 펴서 자연스럽게 아래로 내려 다리 바깥쪽에 대보자. 중지 끝이 닿는 곳이 바로 풍시혈 자리이다. 좌우에 각각 하나씩 있다.

풍시

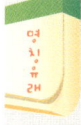

'풍風'은 풍사風邪, '시市'는 시장이라는 뜻이 있다. 풍시혈은 우리 몸에서 풍사의 기가 마치 시장과 같이 모여 있는 혈자리임을 나타낸다. 한방에서는 우리 몸에서 하지와 관련된 풍사의 기氣가 모두 이곳 풍시혈에 모여 있으며, 그 모습이 마치 시장과 같아서 이와 같이 이름하였다. 혈자리를 찾을 때 일어선 상태에서 손을 늘어뜨리면 찾을 수 있으므로 일명 '수수垂手' 혈이라고도 한다.

음렴 陰廉 _주로 불임증을 치료한다

치료 효과 음렴혈은 주로 불임증을 치료하는 데 효과가 뛰어난 혈자리이다. 일반적인 산부인과질환, 예를 들어 생리불순, 허리 부분이 허하고 냉한 증상 등은 모두 음렴혈을 마사지해줌으로써 병세가 호전될 수 있다. 이 중에서 생리불순과 같은 증상은 신유腎兪혈, 팔료八髎혈, 중극中極혈 및 태계太谿혈 등과 함께 눌러주면 효과적이다. 그 밖에 남성의 고환염, 양기 부족 등도 치료할 수 있다.

지압 방법 손가락 끝 혹은 마디를 이용해서 눌러주거나 원을 그리며 마사지해준다.

혈자리 찾는 법

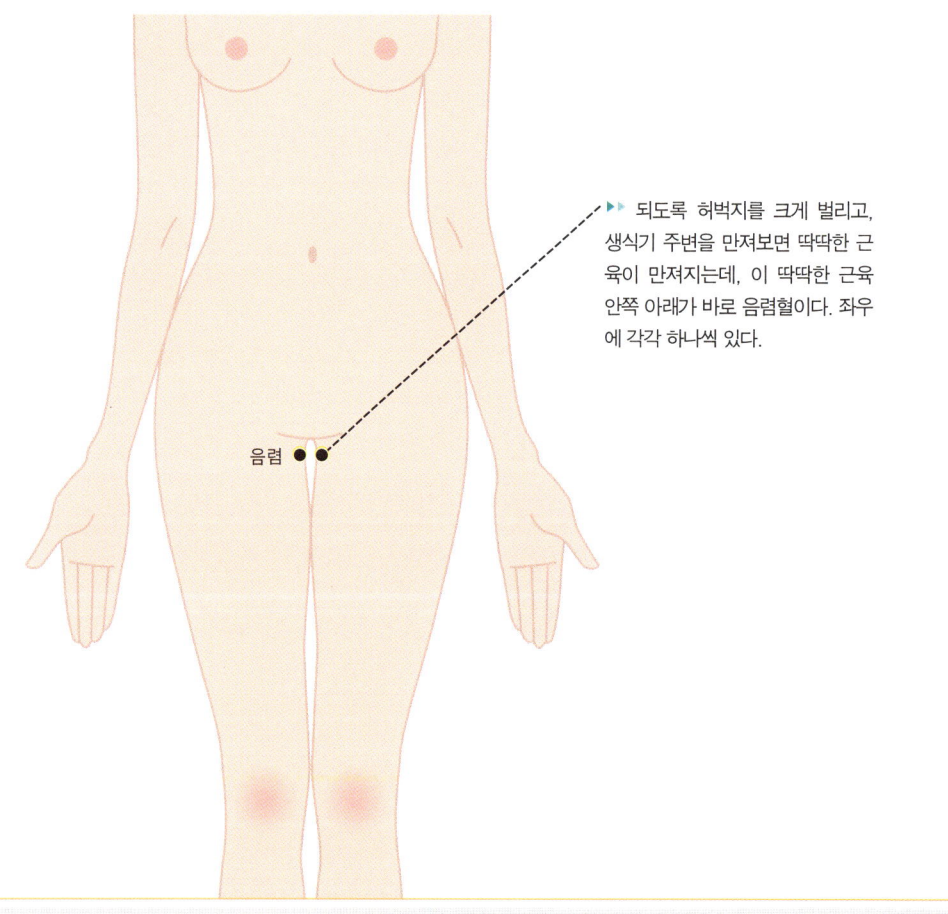

▶▶ 되도록 허벅지를 크게 벌리고, 생식기 주변을 만져보면 딱딱한 근육이 만져지는데, 이 딱딱한 근육 안쪽 아래가 바로 음렴혈이다. 좌우에 각각 하나씩 있다.

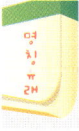

'음陰'은 음부, '렴廉'은 모서리라는 뜻이다. 따라서 음렴은 우리 몸에 있는 생식기 가장자리에 위치하는 혈자리임을 나타낸다. 옛날에는 '내处'를 '음陰'이라 하였다. 그리고 가장자리나 구석을 '렴廉'이라 하였다. 한방에서는 이곳 혈자리 위치가 대퇴부 안쪽, 치골 아래쪽 가장자리에 있어서 공교롭게 생식기 가장자리에 위치하므로 음렴이라 이름하였다.

기문箕門 _ 산부인과질환을 개선한다

치료 효과 기문혈은 산부인과질환 및 남성 생식기와 관련된 질환을 치료하는 혈자리 중 하나다. 다리에 나타나는 정맥류, 치질, 요실금, 배뇨곤란 등의 증상에 효과적이다. 또한 서혜(샅) 부분이 붓고 아플 때 이를 완화하는 작용도 한다.

지압 방법 손가락 끝 혹은 마디를 이용해서 눌러주거나 원을 그리며 마사지해준다.

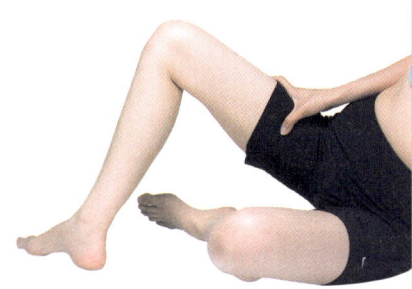

혈자리 찾는 법

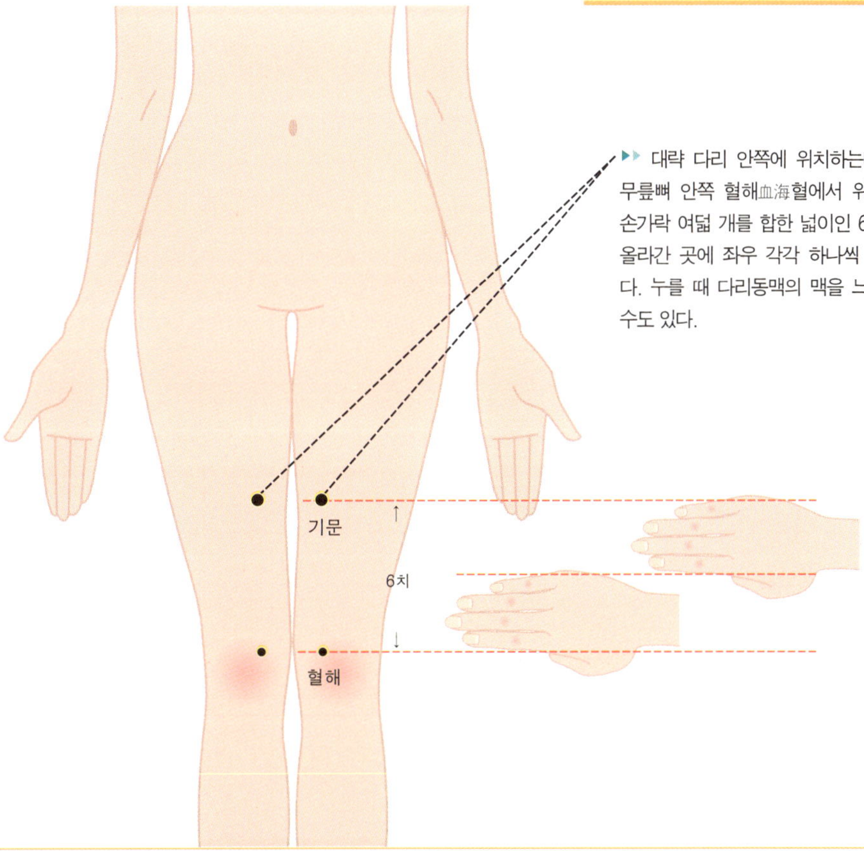

▶▶ 대략 다리 안쪽에 위치하는데, 무릎뼈 안쪽 혈해血海혈에서 위로 손가락 여덟 개를 합한 넓이인 6치 올라간 곳에 좌우 각각 하나씩 있다. 누를 때 다리동맥의 맥을 느낄 수도 있다.

기문
6치
혈해

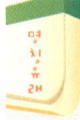

'기箕'는 키나 쓰레받기를 뜻하고, '문門'은 대문을 말한다. 기문은 우리 몸에서 키와 같은 곳에 있으며, 기맥이 들어오고 나가는 문과 같은 혈자리임을 나타낸다. 한방에서는 이곳 혈자리가 대퇴부 안쪽에 있어 혈자리를 찾으려면 반드시 양쪽 대퇴부를 벌리고 땅바닥에 앉아야 한다고 했다. 자리에 앉았을 때 다리의 모양이 마치 키와 같고, 왼쪽과 오른쪽 대퇴부가 여닫이문과 같을 뿐 아니라 이곳 혈자리가 족태음비경맥의 출입문과 같아서 기문이라 이름하였다.

중독 中瀆 _주로 하지질환을 치료한다

치료 효과 중독혈은 하지질환을 치료하는 데 특별히 사용되는 혈자리이다. 예를 들어 근육마비, 각기병, 반신불수, 다리의 바깥쪽 부분 신경통, 좌골신경통, 요통 등의 질환에 효과적이다.

지압 방법 손가락 끝 혹은 마디를 이용해서 눌러주거나 원을 그리며 마사지해준다.

혈자리 찾는 법

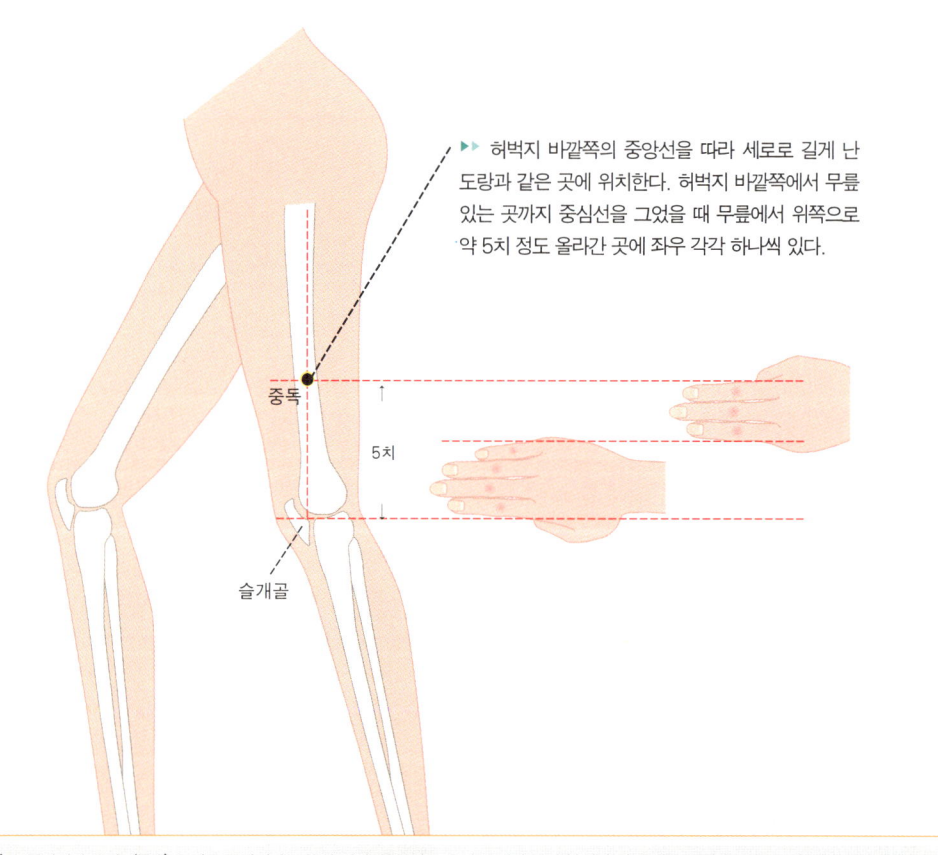

▶▶ 허벅지 바깥쪽의 중앙선을 따라 세로로 길게 난 도랑과 같은 곳에 위치한다. 허벅지 바깥쪽에서 무릎 있는 곳까지 중심선을 그었을 때 무릎에서 위쪽으로 약 5치 정도 올라간 곳에 좌우 각각 하나씩 있다.

중독
5치
슬개골

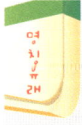

'중中'은 중간이란 뜻이, '독瀆'은 작은 도랑이라는 뜻이 있다. 중독혈은 우리 몸에서 중간 부위가 마치 작은 도랑과 같은 곳에 있다는 뜻이다. 한방에서는 인체의 경기經氣가 비교적 협착한 혈자리를 지날 때 구독溝瀆이라 부른다. 중독혈은 족소양담경에 속하고 대퇴부 바깥쪽에 있으며, 공교롭게도 두 개의 근육이 함몰된 부위 사이에 앞쪽에는 족태양방광경이, 뒤쪽에는 족양명위경이 있다. 따라서 담경膽經의 기맥이 이곳 혈자리를 통과할 때 마치 물이 도랑의 입구를 흐르는 것과 같은 모양이어서 이와 같이 이름하였다.

양구 梁丘 _ 위 부위의 급성질환을 완화한다

치료 효과 양구혈은 소화기관의 혈액순환을 원활하게 해주며 통증을 멎게 하는 효능이 있다. 따라서 위 부위의 급성질환을 개선한다. 예를 들어 위통, 위경련, 창만, 위산과다 등과 같이 소화기 계통의 질환에 효과가 있다. 소화기 계통이 좋지 않을 때에는 강렬한 통증이 느껴진다. 또한 이곳 혈자리는 무릎의 통증, 급성요통, 좌골신경통, 이질, 류머티즘 등도 개선할 뿐만 아니라 다리 근육을 단단하게 해주고 각선미를 가꾸어준다.

지압 방법 손가락 끝 혹은 마디를 이용해서 눌러주거나 원을 그리며 마사지해준다.

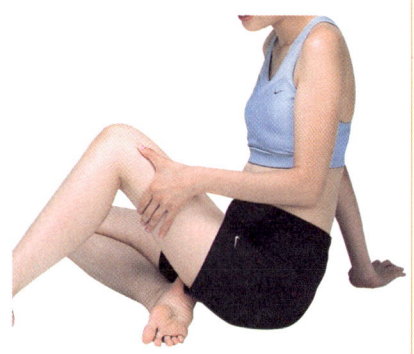

혈자리 찾는 법

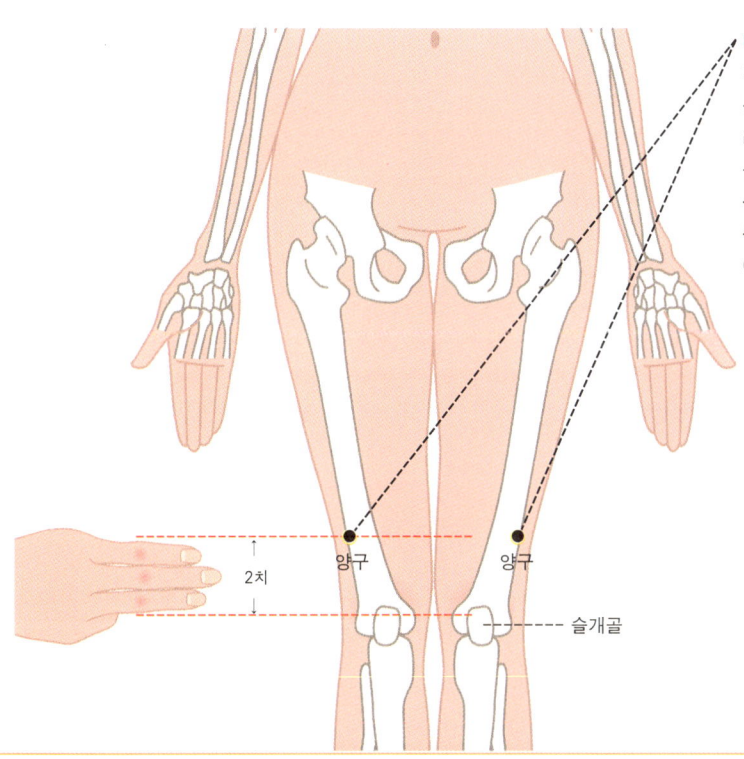

▶▶ 무릎뼈 바깥쪽에 위치한다. 무릎뼈 위로 2치 정도 올라가 움푹 파인 곳이며, 좌우에 각각 하나씩 있다. 다리에 힘을 주고 꼿꼿이 서 있으면, 무릎뼈 바깥쪽에 움푹 파인 곳이 생기는데, 이곳을 지압해주면 격렬한 통증이 느껴진다. 바로 이곳이 양구혈이다.

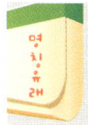

'양梁' 은 산척, 산등성마루, '구丘' 는 구릉을 뜻한다. 따라서 양구는 우리 몸에서 튀어나온 부분이 마치 산마루나 구릉과 같은 곳에 위치하는 혈자리임을 알 수 있다. 《회원침구학》에 "양구는 슬랑膝梁 위에 돋은 살이 마치 구릉과 같다"고 적혀 있다. 슬랑은 슬개골이다. 한방에서는 이곳 혈자리가 슬개골 위쪽이자 바깥쪽에 있으며, 근육이 돌출된 모습이 마치 구릉과 같아서 이와 같이 이름하였다.

혈해 血海
_혈액순환을 촉진시킨다

치료 효과 혈해혈은 혈액순환을 촉진시키는 혈자리이기 때문에 생리불순, 생리통, 하복부가 답답하고 아픈 증상과 같은 여성 생리와 관련된 질환을 개선하는 데 효과가 있다. 다리 근육을 단단하게 하며, 다리의 부종을 없애고, 어깨가 쑤시고 아픈 증상, 두통, 빈혈, 습진, 다리마비, 양기 부족에도 효과적이다. 아울러 기와 혈을 조절하고, 열을 내리고, 습한 기운을 없애고, 풍을 제거하는 효능이 있다. 그 밖에 여성의 갱년기 증상, 예를 들어 땀을 흘리거나, 신경질, 식욕부진, 고혈압, 이명, 변비, 쉽게 화를 내는 증상, 기억력 감퇴, 두통, 불면증과 같은 증상을 경감시킨다. 갱년기에 접어든 여성이라면 이곳 혈자리를 항상 지압해주자. 기분이 한결 좋아질 것이다.

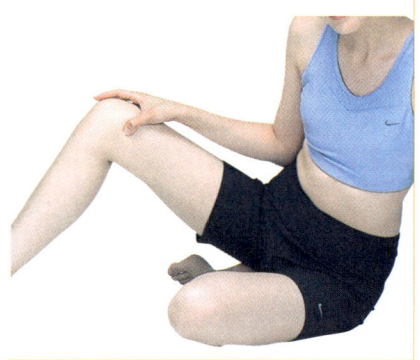

지압 방법 손바닥으로 무릎을 감싸쥐고 엄지손가락을 세워 손가락 끝으로 혈자리를 눌러주거나 원을 그리며 마사지해준다.

혈자리 찾는 법

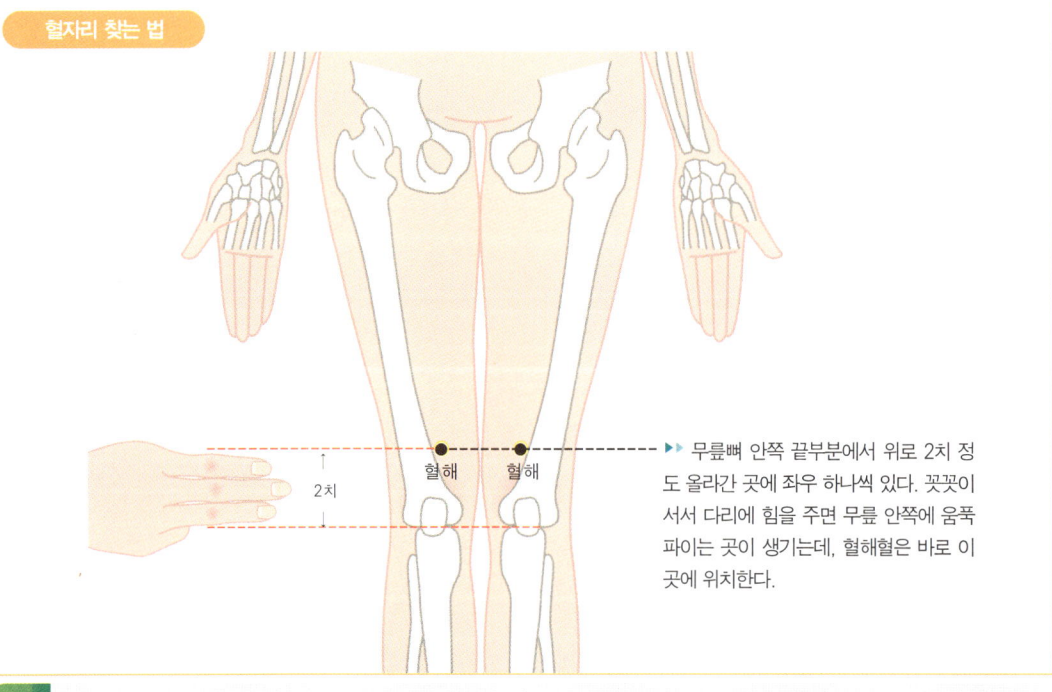

▶▶ 무릎뼈 안쪽 끝부분에서 위로 2치 정도 올라간 곳에 좌우 하나씩 있다. 꼿꼿이 서서 다리에 힘을 주면 무릎 안쪽에 움푹 파이는 곳이 생기는데, 혈해혈은 바로 이곳에 위치한다.

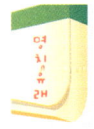

'혈血'은 혈기血氣를 뜻하고, 백 갈래로 난 물길이 모이는 곳을 '해海'라고 하듯 우리 몸에서 경맥과 혈기가 마치 바다처럼 모이는 혈자리를 말한다. 한방에서는 이곳 혈자리가 족태양음비경이 출발하는 기맥이며, 비혈脾血이 모이는 곳이고, 마치 바다와 같은 기능을 한다고 해서 이와 같이 이름하였다.

음곡 陰谷 _주로 비뇨기·생식기 질환을 치료한다

치료 효과 음곡혈은 비뇨기 계통 및 생식기 계통의 질환을 치료한다. 허하고 냉한 증상, 냉대하 과다, 여성 하복부의 창만, 생리불순, 월경량 과다 등과 같은 증상을 없애준다. 또한 무릎에 힘이 없거나 신장 기능이 떨어질 때, 류머티즘, 무릎관절염, 배뇨곤란, 냉대하 이상, 요실금, 양기 부족, 탈장에도 치료 효과가 있다. 음곡혈은 땀을 많이 흘리는 증상에 효과가 탁월하다.

지압 방법 손가락 끝 혹은 마디로 혈자리를 4~5번 정도 눌러주고 원을 그리며 마사지해준다.

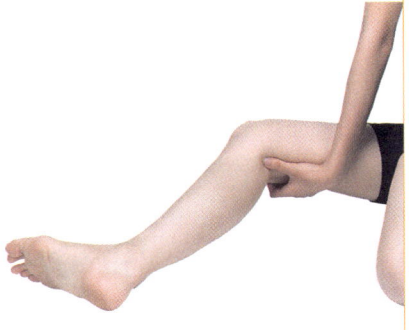

혈자리 찾는 법

▶▶ 무릎 안쪽, 엄지발가락 쪽으로 움푹 파인 곳에 위치한다. 무릎을 조금 굽혔을 때 무릎 안쪽 가로무늬의 가장 앞쪽 끝부분에 나타나는 함몰 부위가 혈자리이며 좌우에 각각 하나씩 있다.

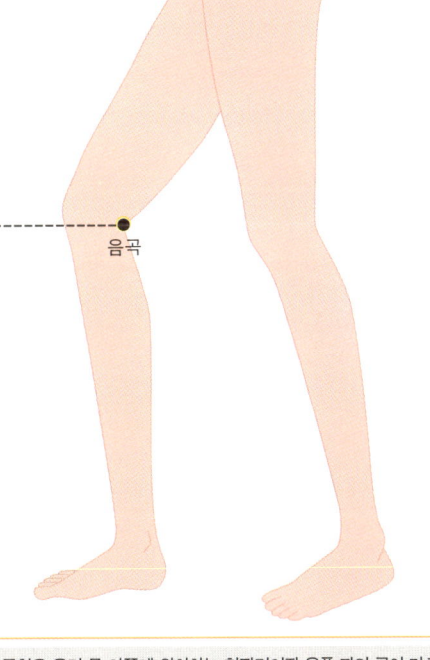

음곡

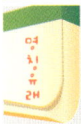

'음陰'은 안쪽을 말하고, '곡谷'은 산계곡을 말한다. 음곡혈은 우리 몸 안쪽에 위치하는 혈자리이자 움푹 파인 곳이 마치 계곡과 같은 곳임을 나타낸다. 《갑을경》에는 "무릎 아래 안쪽 보골輔骨 뒤쪽에 있으며 대근육 아래, 소근육 위에 있다. 무릎을 굽혔을 때 혈자리를 찾아낼 수 있다"고 적혀 있다. 음곡혈은 족소음신경에 속한다. 아울러 혈자리가 무릎 관절 안쪽에 있으므로 은밀한 곳에 있다. 무릎을 굽히고 혈자리를 취할 때 혈자리가 심곡深谷과 같아서 음곡이라 이름하였다.

곡천 曲泉 _ 체내 수분을 조절하고 간을 편안하게 해주며 울혈을 풀어준다

치료 효과 곡천혈은 체액을 조절한다. 설사, 배뇨곤란, 배뇨 시 통증, 빈뇨 등이 있을 때 증상을 완화시켜준다. 또한 다리의 통증, 경골통 혹은 기타 혈액순환과 관련된 증상, 예를 들어 생리불순, 생리 양 이상 등과 같은 증상은 이곳 혈자리를 이용해 치료가 가능하다.

지압 방법 손가락 끝 혹은 마디로 혈자리를 4~5번 정도 눌러주거나 원을 그리며 마사지해준다.

혈자리 찾는 법

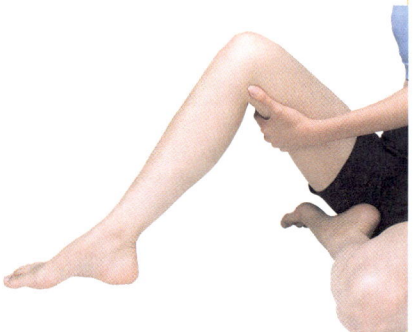

▶▶ 무릎을 굽혔을 때 무릎 안쪽 가로무늬 위쪽 끝 움푹 파이는 곳에 좌우 각각 하나씩 있으며, 혈자리를 눌러줄 때 격렬한 통증이 느껴진다.

곡천

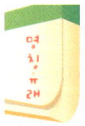

'곡曲'은 완곡, '천泉'은 샘을 뜻한다. 따라서 곡천은 우리 몸에서 구부러진 부위이자 샘물과 같은 혈자리임을 나타낸다. 《회원침구학》에는 "슬개골과 근육 사이에 있으며 무릎을 굽히면 나타난다. 오장이 만나며 신장에 자양을 주는 시발점이며 혈해血海를 돌고도 샘이 맑기 때문에 자연히 힘이 생기고, 그 중에 기를 모양하는 것을 함유하고 있다"고 적혀 있다. 한방에서는 곡천혈 사리가 날개골 부근에 있으며 움푹 파인 모습이 샘과 같은 곳이라고 하였다. 곡천혈은 족궐음간경에 속하고, 기혈을 순환시키며 활력과 정기를 배양하는 샘의 근원이라 여겨 곡천혈이라 이름하였다.

내슬안 內膝眼 _무릎 부위의 통증을 완화한다

치료 효과   내슬안혈은 노화로 인한 무릎통증을 치료할 수 있다. 류머티즘, 관절염, 요통 치료에 효과적이다.

지압 방법   손가락으로 혈자리를 눌러주거나 좌우로 손가락을 조금씩 움직여주면서 혈자리를 자극한다.

혈자리 찾는 법

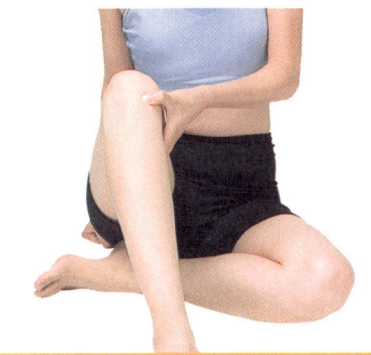

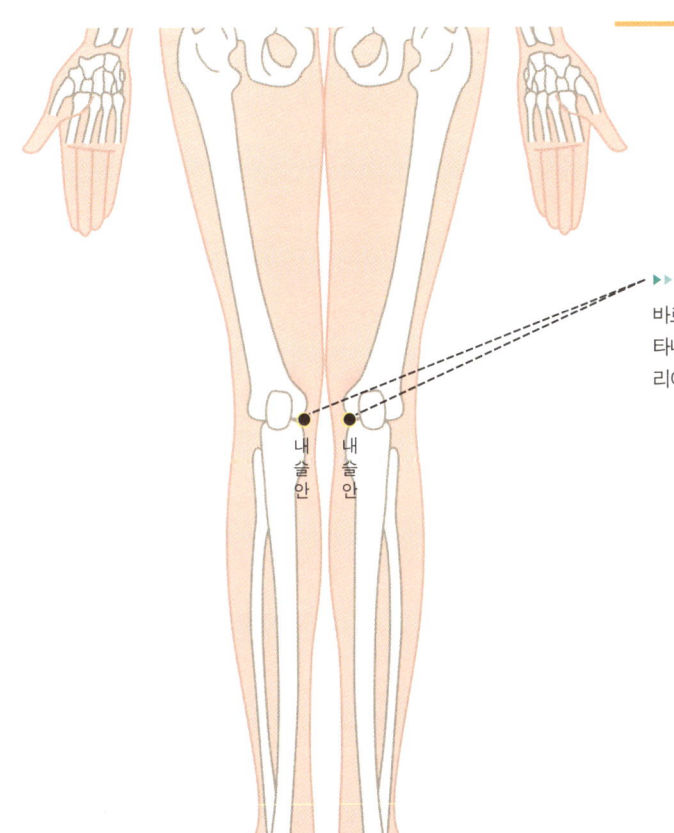

▶▶ 무릎을 90도로 굽힐 때 무릎뼈 바로 아래 안쪽으로 함몰 부위가 나타나는데, 바로 그곳이 내슬안혈 자리이다. 좌우에 각각 하나씩 있다.

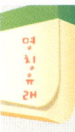
'내內'는 안쪽, '슬膝'은 무릎, '안眼'은 눈구멍을 말한다. 내슬안은 우리 몸에서 슬개골 안쪽에 움푹 파인 곳이 마치 눈구멍과 같은 혈자리라는 뜻이다. 《천금방千金方》에 "내슬안혈은 무릎뼈 아래로 양쪽에 약간 오목하게 들어간 곳이다"라고 기록되어 있다. 한방에서는 우리 몸에 있는 슬개 膝蓋는 송아지 얼굴과 같고, 내슬안혈 자리는 슬개골 안쪽 움푹 파인 곳에 있어서 마치 송아지 눈구멍 같아 이렇게 이름하였다.

외슬안 外膝眼 _ 무릎통증을 완화한다

치료 효과   외슬안혈은 무릎의 통증을 완화하는 데 상당한 효과가 있다. 운동하다 무릎을 다쳤을 경우 이곳 혈자리를 자극하면 회복이 빨라진다. 치료 방법으로는 외슬안을 지압해주는 것 외에 뜸을 뜨는 방법도 있다.

지압 방법   손가락 끝 혹은 마디를 이용해서 눌러주거나 원을 그리며 마사지해준다.

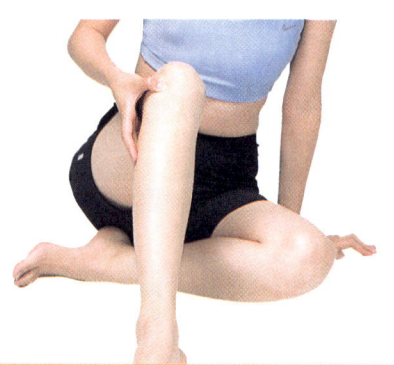

혈자리 찾는 법

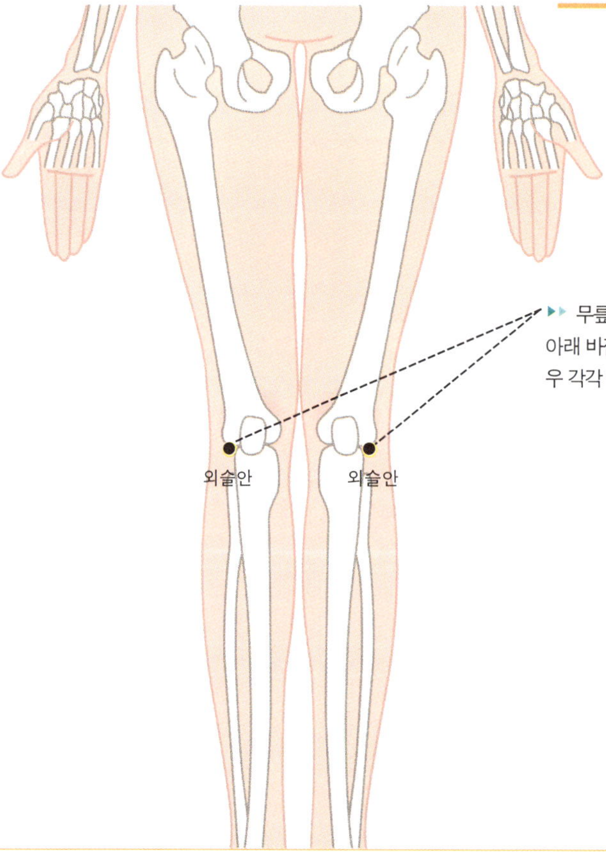

▶▶ 무릎을 굽혔을 때 무릎뼈 바로 아래 바깥쪽으로 움푹 파인 곳에 좌우 각각 하나씩 있다.

외슬안   외슬안

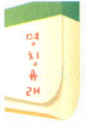

'외外'는 바깥쪽, '슬膝'은 무릎, '안眼'은 눈구멍을 말한다. 외슬안은 우리 몸에서 슬개골 바깥쪽 약간 함몰된 부위가 눈구멍처럼 생긴 혈자리라는 뜻이다. 내슬안과 서로 상반된다. 이곳 혈자리는 슬개골 바깥쪽 함몰된 곳에 있으며 송아지 눈구멍처럼 움푹 파여서 외슬안이라 이름하였다.

독비 犢鼻

_ 주로 다리와 관련된 질환을 치료한다

치료 효과 독비혈을 자주 지압해주면 관절염, 류머티즘, 무릎통증, 부종, 각기병과 같은 질환을 치료할 수 있다. 무릎을 다쳤을 때 내슬안內膝眼, 외슬안外膝眼을 같이 눌러주면 더욱 효과적이다.

지압 방법 손가락 끝 혹은 마디를 이용해서 눌러주거나 원을 그리며 마사지해준다.

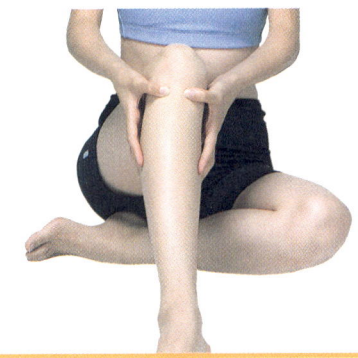

혈자리 찾는 법

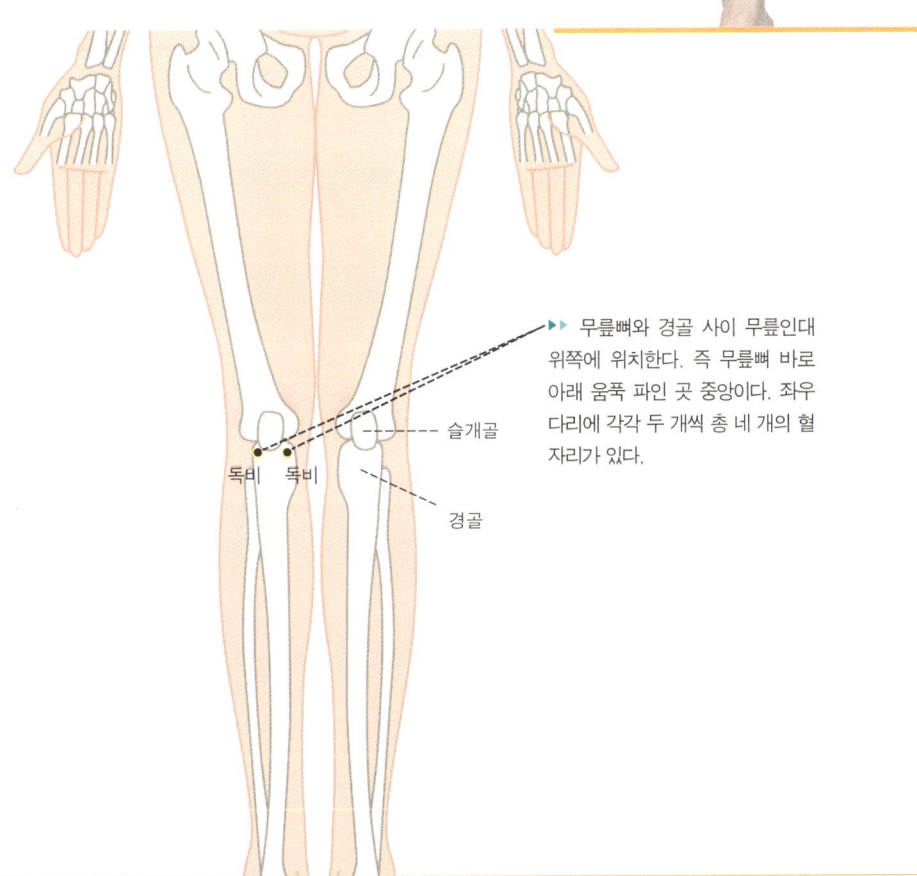

▶▶ 무릎뼈와 경골 사이 무릎인대 위쪽에 위치한다. 즉 무릎뼈 바로 아래 움푹 파인 곳 중앙이다. 좌우 다리에 각각 두 개씩 총 네 개의 혈자리가 있다.

- 슬개골
- 독비 독비
- 경골

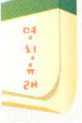

'독비犢鼻'는 소의 코를 말한다. 따라서 독비혈은 우리 몸에서 마치 소의 코처럼 생긴 혈자리임을 나타낸다. 《회원침구학》에 "독비는 양쪽 무릎에 마치 소의 코처럼 생긴 곳이다"라고 기록되어 있다. 이곳 혈자리는 슬개골 아래쪽에서 안쪽과 바깥쪽 양쪽에 함몰된 곳을 말하며, 함몰된 것이 마치 소의 양쪽 콧구멍 같아서 독비라 이름하였다.

위중 委中

_허리와 등이 쑤시고 아픈 증상을 개선한다

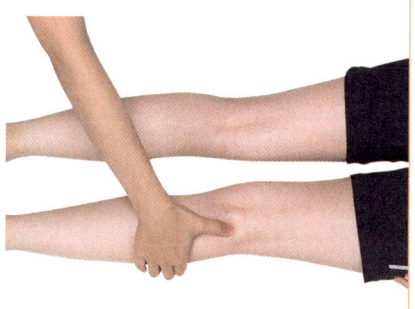

치료 효과 위중혈은 허리와 등, 다리가 쑤시고 아픈 증상을 치료하는 중요한 혈자리이다. 아랫다리가 땅기는 증상, 정맥류, 좌골신경통, 산부인과질환, 복통, 토하고 설사하는 증상, 중서, 배뇨곤란 등의 증상을 개선한다. 그 밖에 하반신 부종을 없애주고, 다리와 엉덩이의 모양을 아름답게 해주며, 혈액순환을 촉진시킨다. 허리가 삐끗했을 때 이곳 혈자리를 눌러주면 통증 또한 완화시켜준다. 평소 운동 부족으로 근골이 뻣뻣하고, 허리를 굽힐 때 손가락이 지면에 닿지 않는 사람들은 근골이 유연해짐을 느낄 수 있다. 무릎관절염 환자에게 쉽게 따라오는 요통과 무릎 통증도 위중혈을 눌러주면 완화된다.

지압 방법 손가락 끝 혹은 마디로 눌러주거나 원을 그리면서 마사지해준다. 편안함을 느낄 정도로 혈자리 주위를 부드럽게 눌러준다. 힘을 너무 주지 않도록 조심한다.

혈자리 찾는 법

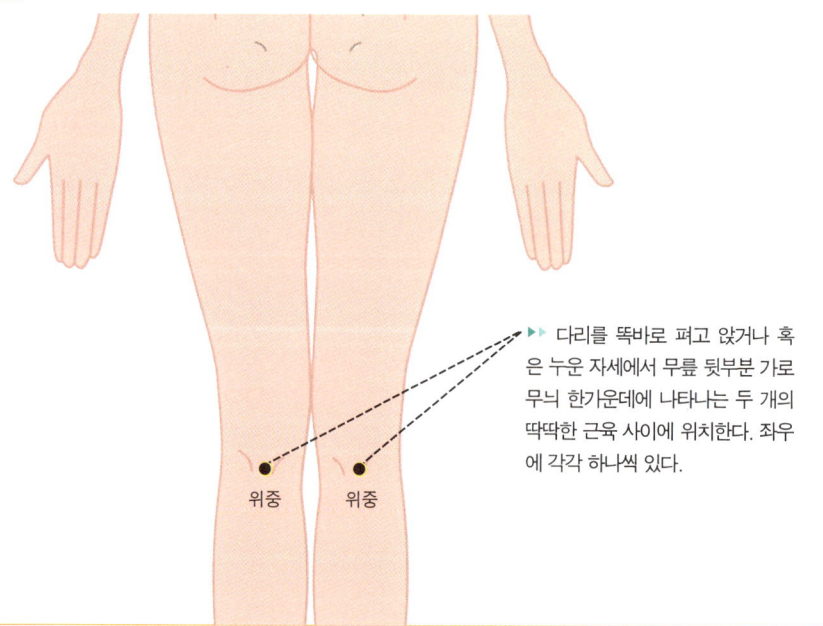

▶▶ 다리를 똑바로 펴고 앉거나 혹은 누운 자세에서 무릎 뒷부분 가로무늬 한가운데에 나타나는 두 개의 딱딱한 근육 사이에 위치한다. 좌우에 각각 하나씩 있다.

위중 위중

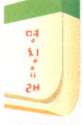

'위委'는 구불구불한 것을, '중中'은 한가운데를 뜻한다. 따라서 위중혈은 우리 몸에서 구불구불하며 한가운데에 위치한 혈자리임을 알 수 있다. 한방에서는 이곳 혈자리를 찾을 때 반드시 구부러진 곳에서 찾아야 하므로 이와 같이 이름하였다.

위양 委陽 _통증을 완화한다

치료 효과 위양혈은 등과 무릎통증, 요통, 배뇨곤란, 근육이 땅기는 증상, 좌골신경통, 방광염에 상당한 치료 효과가 있다. 특히 노화로 인한 무릎관절 골격의 변형, 무릎 주위의 힘줄 혹은 근육이 팽팽하게 땅기는 증상을 풀어주는 데 효과가 있다. 이곳 혈자리에 뜸을 뜨면 효과가 배가 된다.

지압 방법 손가락 끝 혹은 마디로 혈자리를 10초 정도 눌렀다 뗐다 하는 방식으로 다섯 번 정도 반복해주거나 원을 그리며 마사지해준다.

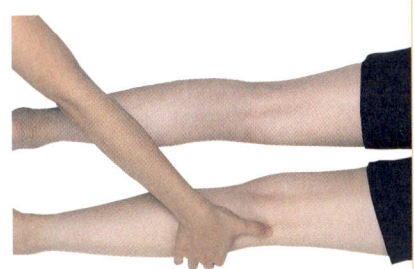

혈자리 찾는 법

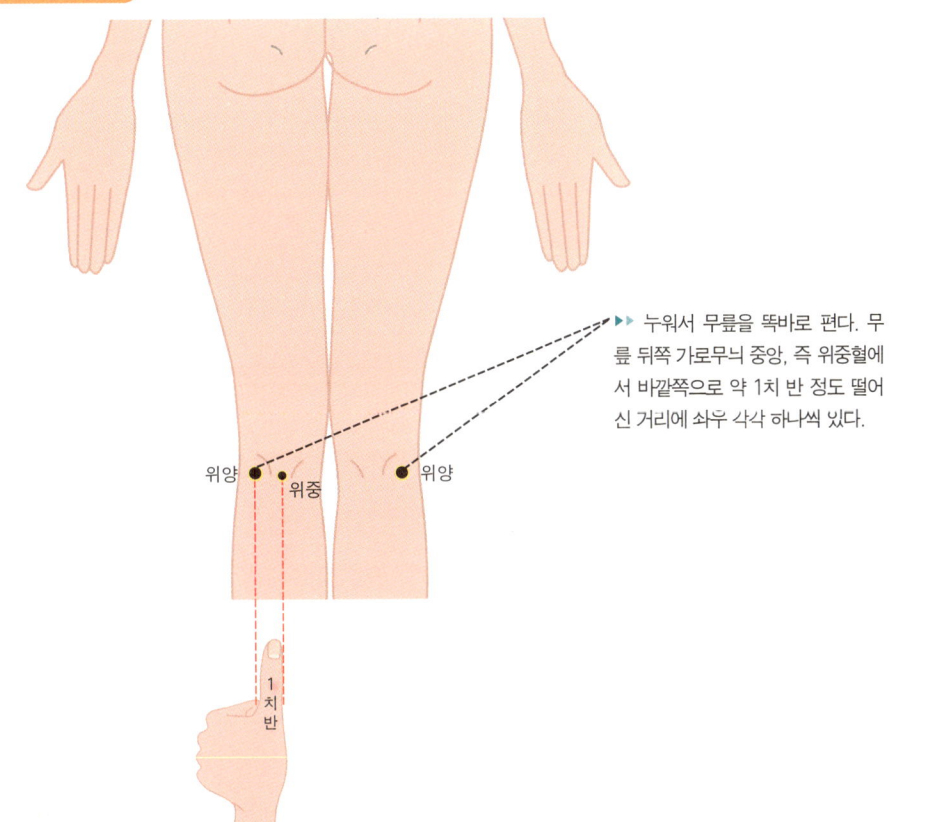

▶▶ 누워서 무릎을 똑바로 편다. 무릎 뒤쪽 가로무늬 중앙, 즉 위중혈에서 바깥쪽으로 약 1치 반 정도 떨어진 거리에 좌우 각각 하나씩 있다.

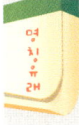

'위委'는 구불구불하다는 뜻이고 '양陽'은 바깥쪽을 말한다. 따라서 위양은 우리 몸에서 구부러져 있으며 바깥쪽에 위치한 혈자리임을 나타낸다. 《회원침구학》에 "위양혈은 족태양방광경에 속하고 방광경이 뼈 사이에 있는 틈을 지나 기맥이 위를 향해 움직이고, 수소양삼초경의 기맥과 서로 접한다. 두 양경이 이곳 혈자리를 운행할 때 양맥이 거의 끝나는 지점이므로 양기가 약간 완만해진다. 아울러 양맥이 거의 끝나는 지점이어서 양맥이 음陰의 경락經絡으로 변할 준비를 하는 곳이므로 위양이라 한다"고 기록되어 있다.

양릉천 陽陵泉 _ 하지와 관련된 질환을 개선한다

치료 효과 양릉천혈은 담膽과 하지에 관련된 질환을 치료한다. 양릉천혈은 간을 편안하게 해주고 울혈을 풀어주며, 기를 운행시키고 통증을 멎게 하는 작용을 한다. 때문에 하지가 마비되고 시큰시큰한 증상이 있거나, 근육이 땅기는 증상, 근골이 뻣뻣한 증상, 좌골신경통, 요통, 무릎 통증, 소아마비, 현기증, 소화불량, 위 부위에 열이 나는 증상, 딸꾹질, 구역질과 구토를 개선한다. 아울러 혈액순환을 촉진하여 다리를 날씬하게 하는 효능이 있다. 또한 양릉천혈은 대머리를 예방하며 위궤양을 완화시키는 데 효과가 있다. 한방에서는 머리가 벗겨지는 이유를 화기火氣가 너무 많기 때문이라고 보았다. 따라서 이곳 혈자리를 눌러주면 화기를 줄이고, 위산과다로 인한 위궤양도 고칠 수 있다.

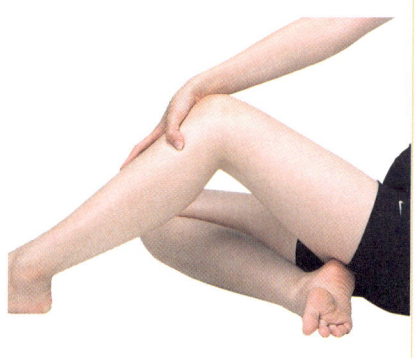

지압 방법 손가락 끝 혹은 마디로 혈자리를 4~5번 정도 눌러준다. 혈자리를 누를 때, 뼈가 툭 튀어나온 부분에 힘을 준다.

혈자리 찾는 법

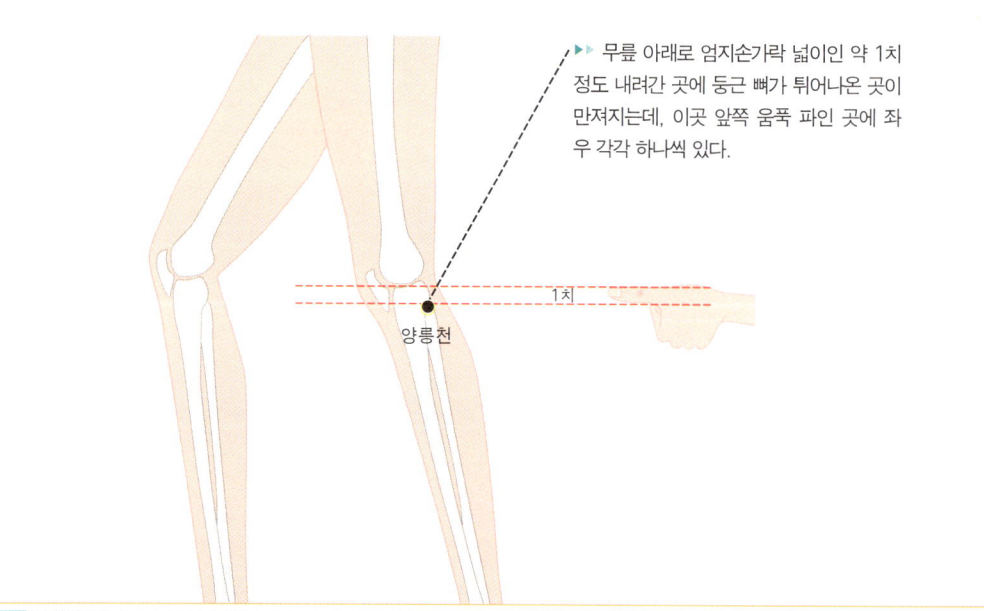

▶▶ 무릎 아래로 엄지손가락 넓이인 약 1치 정도 내려간 곳에 둥근 뼈가 튀어나온 곳이 만져지는데, 이곳 앞쪽 움푹 파인 곳에 좌우 각각 하나씩 있다.

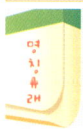

옛날에는 '외外'를 양陽이라 하고 '릉陵'을 산릉이라 하였다. '천泉'은 샘을 말한다. 양릉천혈은 우리 몸 바깥쪽 움푹 파인 곳에 위치하며, 산릉 아래의 샘과 같은 혈자리임을 나타낸다. 《영추靈樞》에는 "질고疾高의 안쪽에서 취하는 것이 음릉천이고 질고의 바깥쪽에서 취하는 것을 양릉천이라 한다"고 기록되어 있다. 질고는 배꼽 위에 있는 상반신을 말한다. 상반신이 열熱로 인해 외양릉外陽症에 걸렸을 때에는 양릉선혈로 이를 다스린다. 한방에서는 아랫다리뼈가 융기된 모습이 마치 구릉과 같고 높은 구릉에서 얕은 샘이 솟는 것과 같다 하여 양릉천이라 이름하였다.

음릉천 陰陵泉 _ 하반신과 관련된 질환을 개선한다

치료 효과 음릉천혈은 주로 다리와 허리 부분, 생식기 계통, 비뇨기 계통의 질환을 치료한다. 배뇨곤란, 창만과 무릎통증을 개선하고, 부종을 없애준다. 냉대하를 치료하며, 생리불순과 산부인과질환, 갱년기 장애, 양기 부족, 요도감염, 복통, 식욕부진, 습진, 수족냉증과 같은 증상을 개선한다.

지압 방법 손가락 끝 혹은 마디를 이용해서 눌러주거나 원을 그리며 마사지해준다.

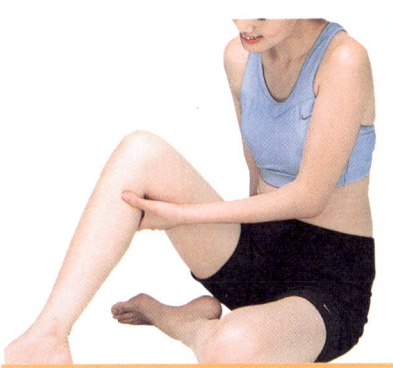

혈자리 찾는 법

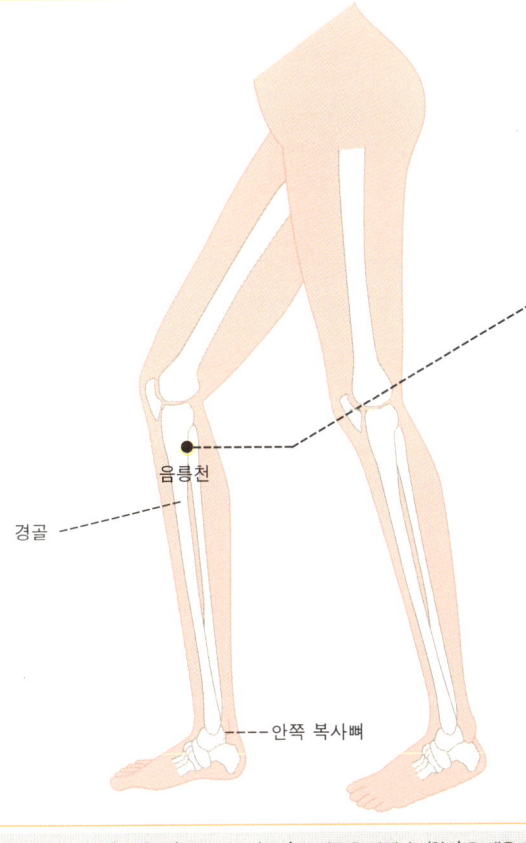

▶▶ 아랫다리 안쪽에 위치한다. 경골脛骨의 가장 위쪽이자 안쪽, 움푹 파인 곳에 있다. 안쪽 복사뼈가 튀어나온 곳에서 아랫다리를 따라 위로 올라가면 무릎 부근에서 조골粗骨이 만져지는데, 음릉천혈은 이 조골에 못 미쳐 바로 앞쪽 움푹 파인 곳에 위치한다. 좌우에 각각 하나씩 있으며, 누를 때 격렬한 통증이 느껴진다.

- 음릉천
- 경골
- 안쪽 복사뼈

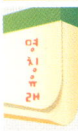

옛날에는 '내丙'를 '음陰'이라 하고 '릉陵'은 산릉을 말했다. '천泉'은 샘을 말한다. 음릉천혈은 우리 몸에서 안쪽 함몰된 부위가 마치 샘물과 같은 혈자리임을 나타낸다. 상반신이 한寒으로 인해 내음증內陰症에 걸렸을 때에는 음릉천혈로 이를 치료할 수 있다. 한방에서는 무릎 아래 안쪽을 음陰이라 한다. 경골脛骨 아랫다리뼈 안쪽으로 뼈가 돌기된 모양이 마치 능과 같고, 뼈가 함몰된 부분이 샘과 같아 음릉천이라 하였다.

족삼리 足三里 _ 만성질환을 개선한다

치료 효과 족삼리혈은 각종 만성질환에 효과가 있기 때문에 무병장수 건강혈로 일컬어진다. 아울러 효과가 광범위하다. 소화기 계통의 질환, 다리와 무릎 부분의 질환, 호흡기질환에 모두 효과가 있으며, 아랫다리가 쑤시고 아픈 증상, 위병胃病, 구토, 식욕부진, 창만, 설사, 불면증, 고혈압, 변비, 가슴이 답답한 증상, 생리통 그리고 위장과 관련된 질환과 당뇨병으로 인한 체질 허약 등도 개선한다. 혈액순환을 촉진시키고 노화를 방지한다. 그 밖에 우울증, 신경쇠약에도 효과가 탁월하다.

지압 방법 손가락 끝 혹은 마디를 이용해서 눌러주거나 원을 그리며 마사지해준다.

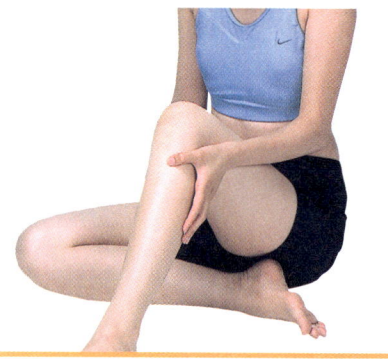

혈자리 찾는 법

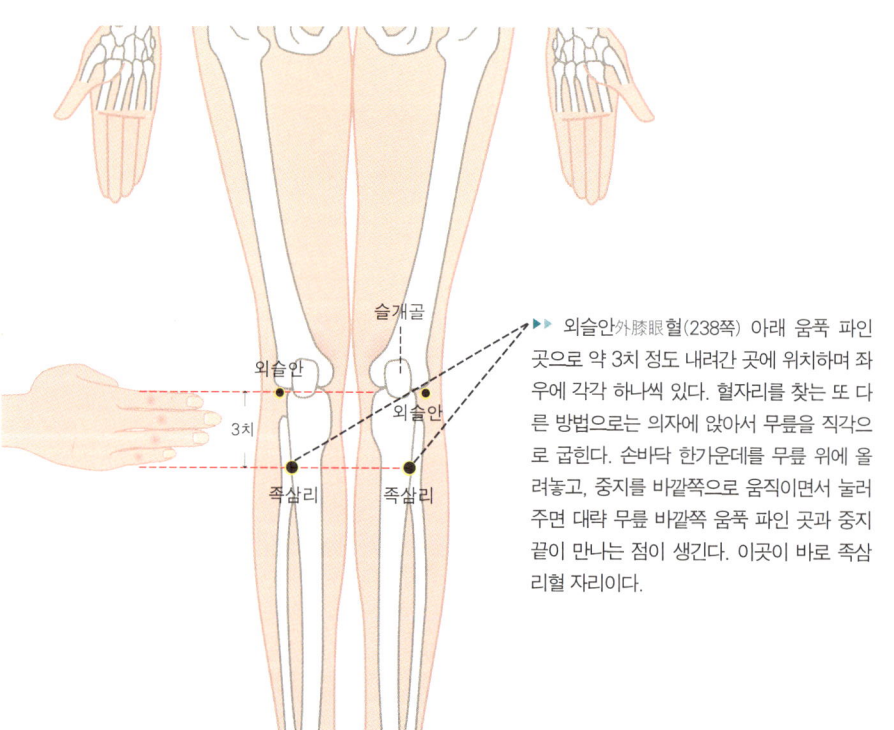

▶▶ 외슬안外膝眼혈(238쪽) 아래 움푹 파인 곳으로 약 3치 정도 내려간 곳에 위치하며 좌우에 각각 하나씩 있다. 혈자리를 찾는 또 다른 방법으로는 의자에 앉아서 무릎을 직각으로 굽힌다. 손바닥 한가운데를 무릎 위에 올려놓고, 중지를 바깥쪽으로 움직이면서 눌러주면 대략 무릎 바깥쪽 움푹 파인 곳과 중지 끝이 만나는 점이 생긴다. 이곳이 바로 족삼리혈 자리이다.

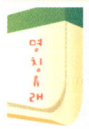

'족足'은 하지를 말한다. 옛날에는 '리里'를 '촌寸'이라 하였다. 따라서 '3리三里'는 곧 '3촌三寸'을 말하기 때문에 족삼리는 하지에서 거리가 3치 떨어진 혈자리라는 뜻이다. 그 밖에도 '족삼리'라는 혈자리를 지압하면 우리 몸 사지四肢에 쌓여 있는 사기邪氣를 3리 밖으로 몰아낸다고 하여 이와 힘이 이름하였다. 한빙에서는 이곳 혈자리가 하지의 나리 부퀴에 있으므로, 쪽양명위경의 '입일쇼人'이고, 위경의 징기가 보이고 하시에 직세된 사기를 쫓으며 복부의 상, 중, 하 세 부분의 질병을 주로 치료할 수 있어 족삼리라 하였다.

상거허 上巨虛 _ 주로 위장질환을 치료한다

치료 효과 상거허혈은 위와 장의 기능을 조절하며, 위장 계통의 질환을 치료하는 데 뛰어난 효능을 가진 혈자리이다. 설사, 위경련, 위가 답답하고 부어오르는 증상, 소화불량, 변비, 하지가 붓고 아픈 증상을 치료한다.

지압 방법 손가락 끝 혹은 마디를 이용해서 눌러주거나 원을 그리며 마사지해준다.

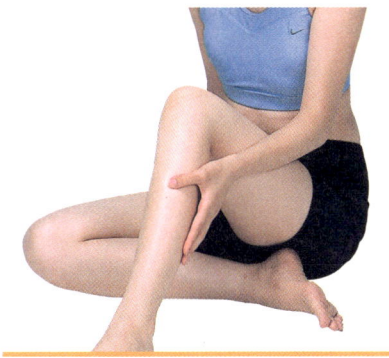

혈자리 찾는 법

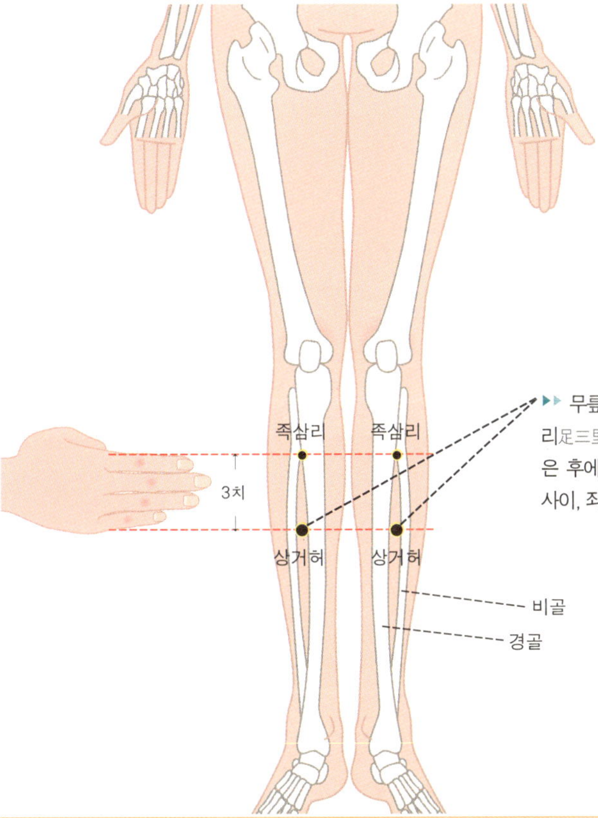

▶▶ 무릎 아래로 6치 내려간 곳에 위치한다. 족삼리足三里혈 아래쪽에 위치한다. 먼저 족삼리를 찾은 후에 다시 아래로 3치 내려가면 경골과 비골 사이, 좌우에 각각 하나씩 있다.

족삼리 / 족삼리
3치
상거허 / 상거허
비골
경골

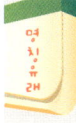

'상上'은 위쪽, '거巨'는 거대함, '허虛'는 공허나 틈을 말한다. 따라서 상거허혈은 우리 몸에서 위쪽으로 거대한 틈이 있는 곳에 위치함을 알 수 있다. 한방에서는 이곳 혈자리가 하거허혈 위쪽에 있으며 아랫다리뼈와 아랫다리 바깥쪽 뼈 사이에 있는 길고 좁은 틈에 있기 때문에 상거허라 이름하였다.

하거허 下巨虛 _ 위장 기능을 개선시킨다

치료 효과 하거허혈은 주로 아랫다리와 관련된 질환과 하복부통증을 치료하며, 위장 기능을 조절하는 데 중요한 역할을 하는 혈자리이다. 주로 복부통증, 설사, 급성장염, 하지가 붓고 아픈 증상, 다리가 마비되는 증상, 사지무력증, 허리와 등이 쑤시는 증상을 치료한다.

지압 방법 손가락 끝 혹은 마디를 이용해서 눌러주거나 원을 그리며 마사지해준다.

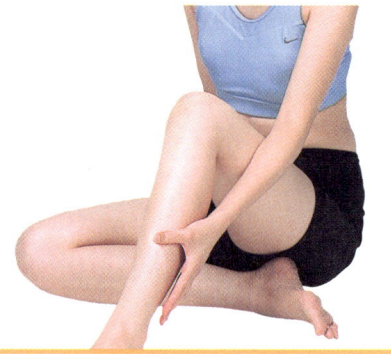

혈자리 찾는 법

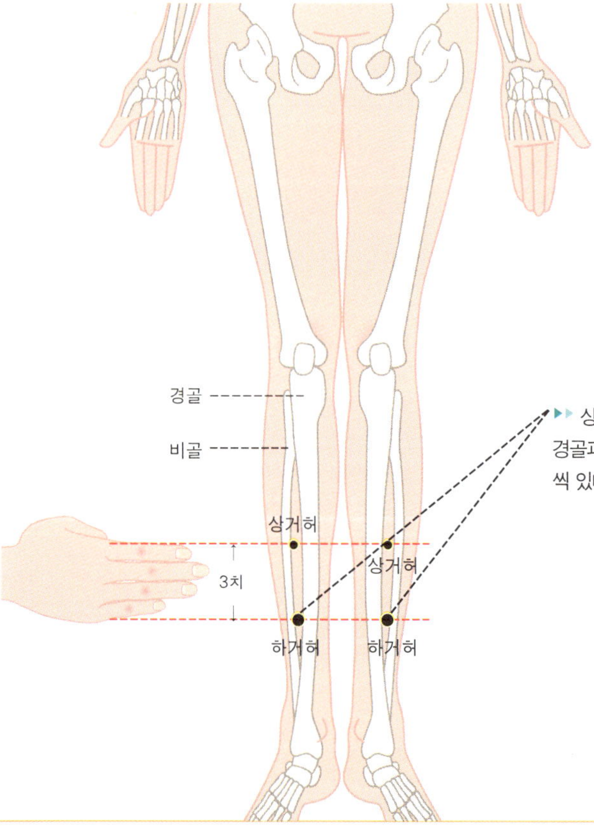

▶ 상거허 上巨虛 혈에서 아래로 3치 내려간 곳, 경골과 비골 사이에 위치하며 좌우에 각각 하나씩 있다.

경골
비골
상거허
3치
상거허
하거허 하거허

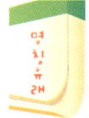

'하下'는 아래쪽, '거巨'는 거대함, '허虛'는 공허와 간격을 말한다. 하거허下巨虛는 아래쪽 거대한 틈이 있는 가운데 혈자리를 뜻한다.

풍륭 豊隆 _ 위 부위의 불편한 증상을 개선한다

치료 효과 풍륭혈은 가래를 삭이고 위를 편안하게 하는 효능이 있다. 가래가 많거나 숨이 찰 때, 인후통, 기침, 가슴이 아프고 답답한 증상, 간질, 현기증, 두통, 마음이 답답한 증상, 하지가 붓고 아픈 증상, 변비 등을 치료한다.

지압 방법 손가락 끝 혹은 마디를 이용해서 눌러주거나 원을 그리며 마사지해준다.

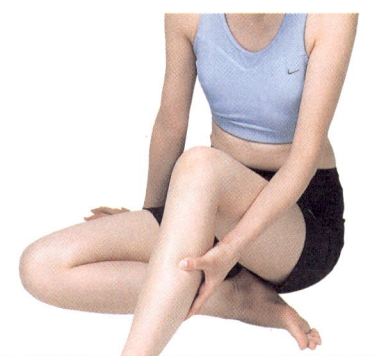

혈자리 찾는 법

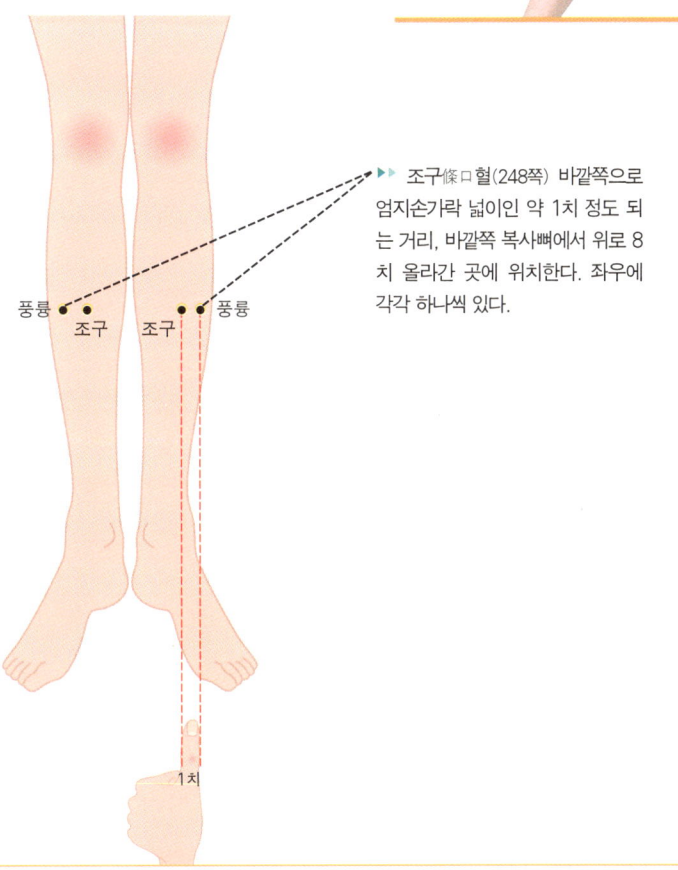

▶▶ 조구條口혈(248쪽) 바깥쪽으로 엄지손가락 넓이인 약 1치 정도 되는 거리, 바깥쪽 복사뼈에서 위로 8치 올라간 곳에 위치한다. 좌우에 각각 하나씩 있다.

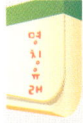

'풍豊'은 원래 뇌성, 뇌신을 가리키며 풍만하다는 뜻이 있고, '륭隆'은 융성을 의미한다. 풍륭혈이 있는 곳은 근육이 풍만하게 융기된 곳이어서 이렇게 이름하였다.

조구 條口 _통증을 없애주고 근육이 땅기는 증상을 완화한다

치료 효과　조구혈은 근육을 편안하게 풀어주고, 통증을 멎게 하는 효과가 있다. 주로 하지마비, 다리 부분이 붓고 아픈 증상, 어깨가 쑤시고 아픈 증상을 치료한다.

지압 방법　손가락 끝 혹은 마디를 이용해서 눌러주거나 원을 그리며 마사지해준다.

혈자리 찾는 법

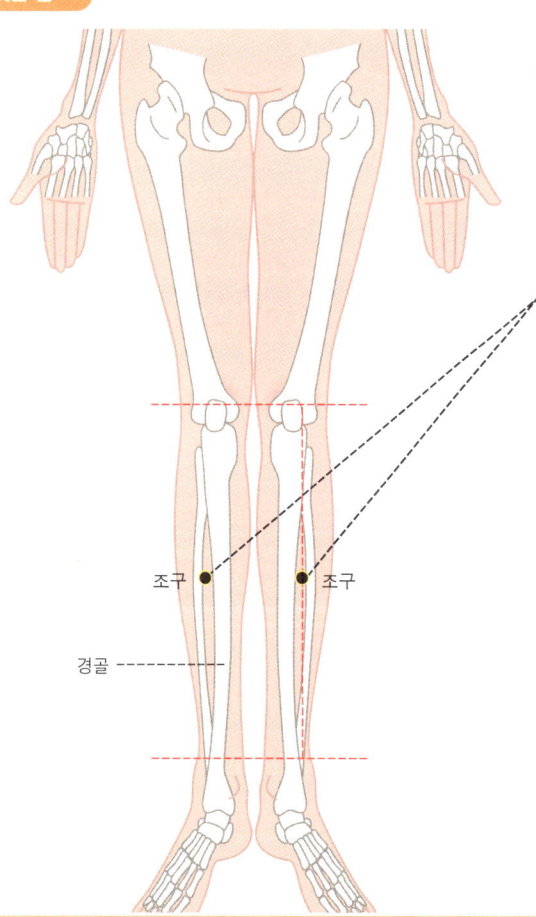

▶▶ 조구혈은 아랫다리 정면 정가운데에 위치한다. 다리의 경골 바깥쪽 선에 위치하며 좌우에 각각 하나씩 있다.

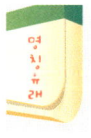
'조條'는 좁고 긴 물건, '구口'는 틈새를 말한다. 따라서 조구는 우리 몸에서 길고 좁으며 틈이 있는 곳에 위치하는 혈자리임을 나타낸다. 《회원침구학》에는 "이곳 혈자리가 종아리 근육과 뼈의 분기점이 되는 곳에 있으며, 경기經氣가 위로는 위胃에 도달하고 아래로는 발등에 다다른다"고 적혀 있다.

지기 地機 _통증을 경감시킨다

치료 효과 지기혈은 기를 운행하고 통증을 멎게 하는 효능이 있다. 주로 가슴통증, 창만, 설사, 배뇨곤란, 유정, 냉대하, 생리불순, 무릎관절염, 하지마비와 하지가 붓는 증상을 치료한다. 위장염, 소화불량, 위궤양, 위산과다, 요통 등에 효과적이다.

지압 방법 손가락 끝 혹은 마디를 이용해서 눌러주거나 원을 그리며 마사지해준다.

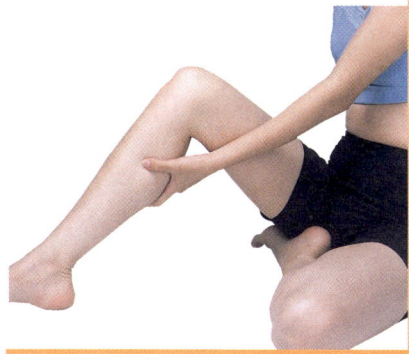

혈자리 찾는 법

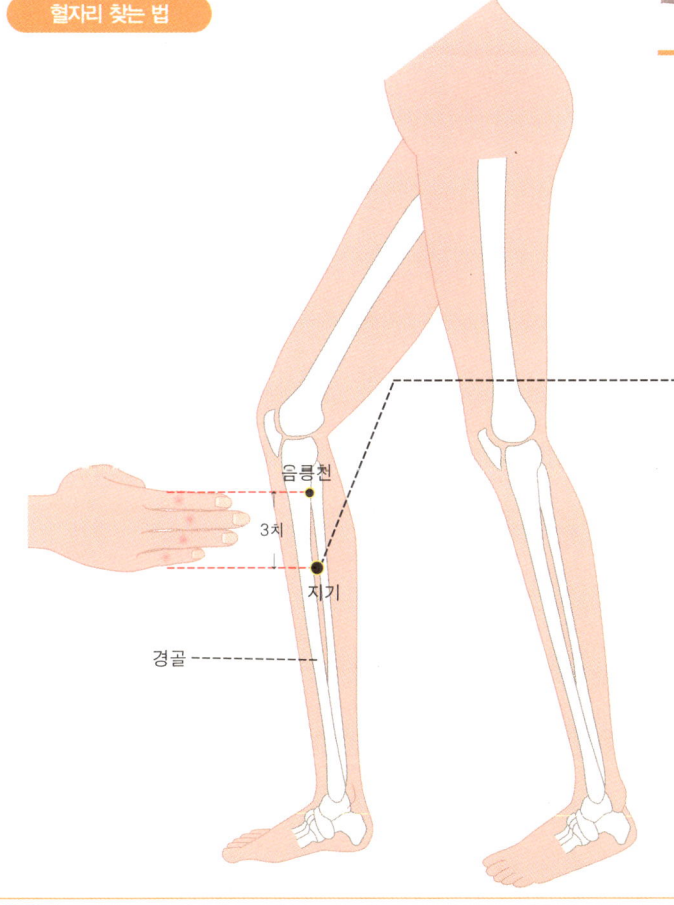

▶▶ 음릉천陰陵泉혈(243쪽) 아래로 3치 내려간 곳, 경골 뒤쪽 움푹 파인 곳 가운데에 좌우 각각 하나씩 있다. 무릎 뒷부분의 가로무늬를 따라 아래로 약 4치 정도 손가락 여섯 개를 합한 넓이만큼 내려가도 혈자리를 찾을 수 있다.

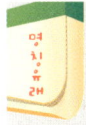

'지地'는 토지를 말하며 하지를 뜻하고, '기機'는 기밀이나 중요함을 뜻한다. 따라서 지기는 우리 몸 하지의 중요한 부위를 차지하는 혈자리임을 나타낸다. 《회원침구학》에서는 "우리 몸을 상, 중, 하 세 부분으로 나눌 때 발에서 배꼽까지를 하부下部라고 하는데, 이는 땅에 속한다. 지기혈은 가운데에 속하며 무릎을 움직이는 기관이다"라고 했다. 한방에서는 이곳 혈자리가 인체의 지부地部 가운데 있다고 말한다. 즉 무릎 부분이며 무릎 운동을 주관하는 중추이다. 아울러 이곳 혈자리는 족태음비경足太陰脾經에 속하고 비경은 '토土'를 주관하는데, 토는 인체의 지부에 해당된다.

승근 承筋 _ 주로 다리와 관련된 질환을 치료한다

치료 효과 승근혈은 다리와 관련된 질환을 치료한다. 특히 다리가 땅길 때 이곳 혈자리를 눌러주기만 해도, 혹은 문질러주기만 해도 증상을 완화시킬 수 있다. 그 밖에 좌골신경통, 허리와 다리의 통증, 변비, 치질, 코피, 구토, 설사 등의 증상을 개선하며, 혈액순환을 촉진하고, 부종을 없애준다. 그래서 엉덩이와 다리, 특별히 종아리를 날씬하고 아름답게 만든다.

지압 방법 손가락 끝 혹은 마디를 이용해서 눌러주거나 원을 그리며 마사지해준다.

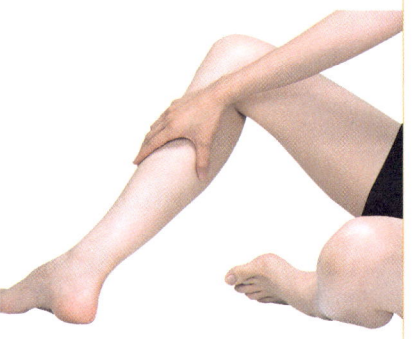

혈자리 찾는 법

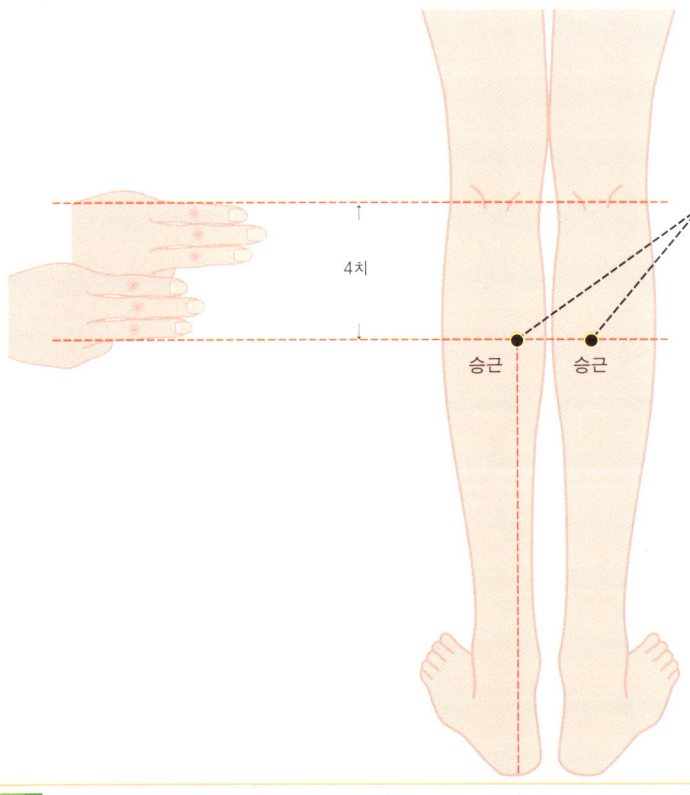

▶▶ 누웠을 때 종아리에서 가장 튀어나온 부분에 위치한다. 대략 무릎 뒤쪽 가로무늬에서 아래로 4치 정도 내려온 곳에 위치한다. 좌우에 각각 하나씩 있다.

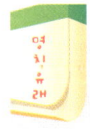

'승承'은 '받든다'는 뜻이 있고, '근筋'은 근육이라는 뜻이 있다. 따라서 승근혈은 우리 몸에서 근육을 지탱하고 감당해내는 혈자리임을 나타낸다. 한방에서는 이곳 혈자리가 족태양방광경足太陽膀胱經에 속해 있고, 종아리에 돌출된 근육 가운데 있으며, 족태약경의 기氣가 모여드는 곳이며 근육과 관련된 병을 치료하므로 이와 같이 이름하였다.

중도 中都 _주로 생식기질환을 치료한다

치료 효과　중도혈은 생식기질환을 치료하는 혈자리 가운데 하나이다. 특히 산부인과질환, 예를 들어 산후에 지속적인 출혈이 있거나 분비물이 멈추지 않을 때, 자궁 혹은 난소와 관련된 질환을 치료한다. 그 밖에도 이곳 혈자리는 무릎과 다리 부분의 통증을 완화시켜주는 효능이 있다.

지압 방법　손가락 끝 혹은 마디를 이용해서 눌러주거나 원을 그리며 마사지해준다.

혈자리 찾는 법

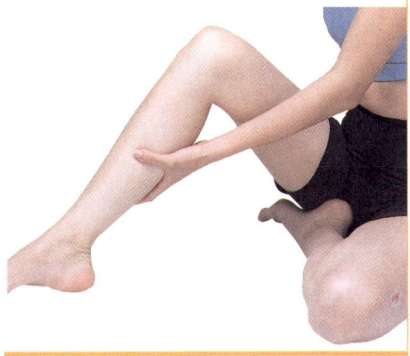

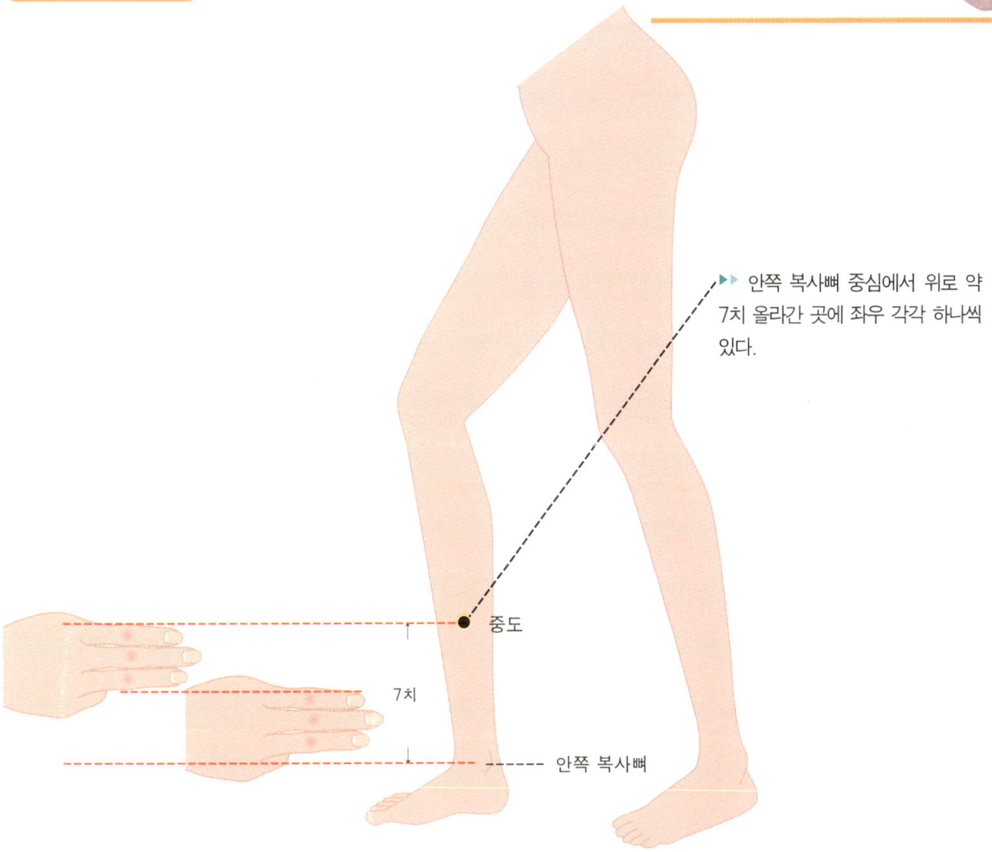

▶▶ 안쪽 복사뼈 중심에서 위로 약 7치 올라간 곳에 좌우 각각 하나씩 있다.

● 중도

7치

안쪽 복사뼈

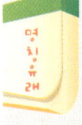

'중中'은 중간, '도都'는 모인다는 뜻이 있다. 중도는 우리 몸 중간 부위에 경기經氣가 모이는 혈자리임을 나타낸다. 한방에서는 이곳 혈자리가 족궐음간경에 속해 있고 아랫다리뼈 중간 부분에 있으며 간경의 기맥이 모이는 곳이어서 이렇게 이름하였다.

비양 飛揚 _요추의 통증을 없애준다

치료 효과   비양혈은 요추의 통증이나 골반 주위의 통증, 각기병, 다리마비, 피로, 무릎이 쑤시고 아픈 증상, 현기증, 코막힘, 콧물 증상을 없애주고 치료해준다.

지압 방법   오른쪽 손이면 반드시 오른쪽 다리에 있는 혈자리를, 왼쪽 손이면 왼쪽 다리에 있는 혈자리를 눌러준다. 엄지손가락으로 혈자리 위아래를 눌러주는데 매번 약 2~3초 정도 눌러준다.

혈자리 찾는 법

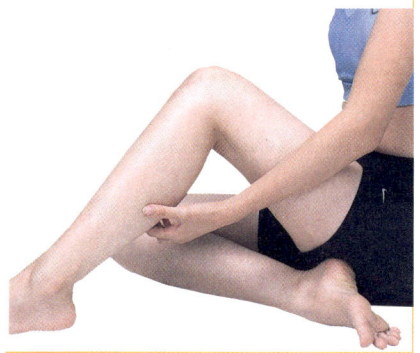

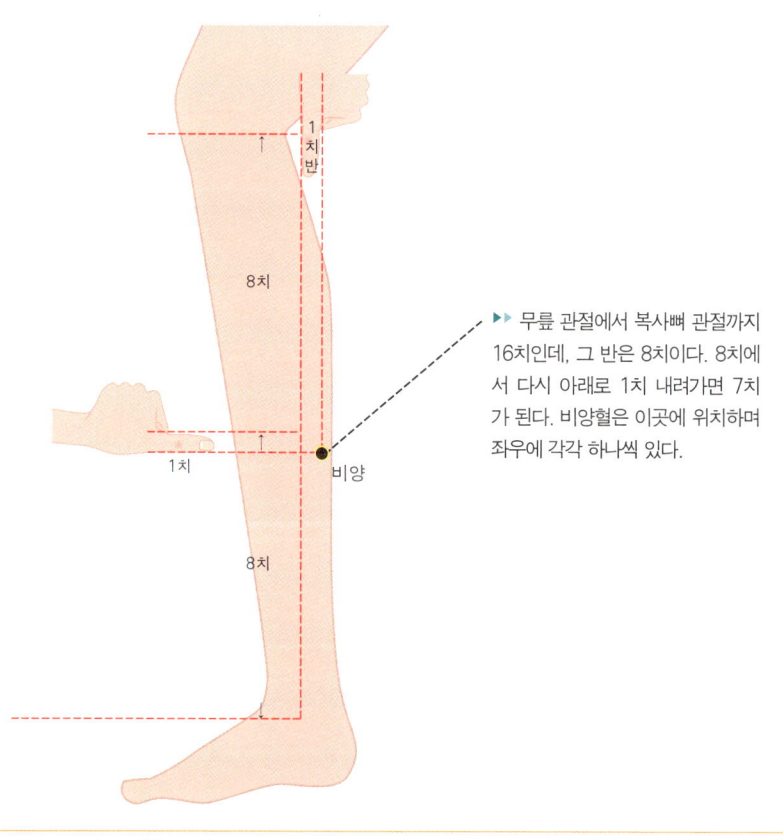

▶▶ 무릎 관절에서 복사뼈 관절까지 16치인데, 그 반은 8치이다. 8치에서 다시 아래로 1치 내려가면 7치가 된다. 비양혈은 이곳에 위치하며 좌우에 각각 하나씩 있다.

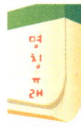
'비飛'는 비상飛翔을, '양揚'은 위를 향해 나는 것을 뜻한다. 따라서 비양혈은 혈맥의 기氣가 위를 향해 솟구치는 모습이 마치 비상하는 것과 같은 혈자리라는 뜻이다. 《회원침구학》에 '비양은 족태음足太陰의 경수經水가 승한 곳으로 들어가 비상하듯 일어나며 위에서 아래로 급하게 나가는 모습이 마치 가는 줄기와 같다'고 적혀 있다. 한방에서는 이곳 혈자리가 태양방광경에 위치하고, 방광경에 경수經水가 가득 차면, 승산承山혈에서 이곳 혈자리로 비스듬하게 들어와 비상하여 올라가 다시 족소음신경으로 들어가므로 이와 같이 이름하였다.

축빈築賓 _해열과 해독 작용을 한다

치료 효과 축빈혈은 해열과 해독 작용을 한다. 소아태독, 피부병에 효과가 있다. 이곳 혈자리를 눌러 피로, 불면증, 부종, 현기증, 숙취, 차멀미, 구역질과 구토, 무릎통증, 두통, 요통, 전립선질환, 이질, 냉대하 이상을 치료한다.

지압 방법 손가락 끝 혹은 마디를 이용해서 눌러주거나 원을 그리며 마사지해준다.

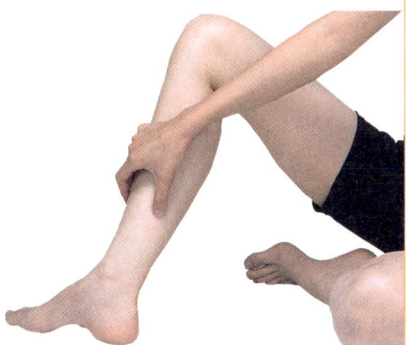

혈자리 찾는 법

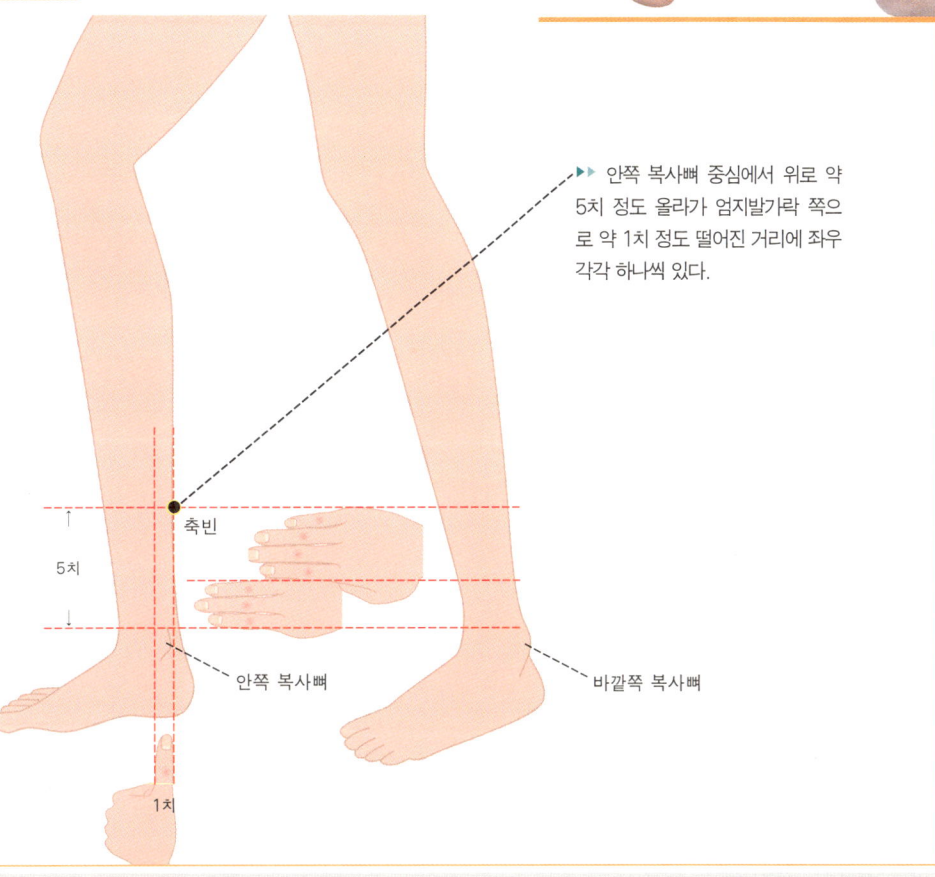

▶▶ 안쪽 복사뼈 중심에서 위로 약 5치 정도 올라가 엄지발가락 쪽으로 약 1치 정도 떨어진 거리에 좌우 각각 하나씩 있다.

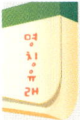
'축築'은 강건하다, '빈賓'은 빈臏자와 통한다. 즉 정강이뼈라는 뜻이 있다. 축빈은 우리 몸에서 강건한 무릎과 정강이에 있는 혈자리임을 나타낸다. 그래서 정강이뼈에 힘을 줄 때 이곳 혈자리가 견실하기가 마치 건축물과 같다. 《갑을경》에는 "축빈혈 자리는 족소음맥 유혈兪穴이며, 음유陰兪의 극郄이다"라고 기록되어 있다. 한방에서는 이곳 혈자리가 족소음신경에 속하고 음유맥 공혈孔穴이지만, 족소음의 '주主'가 되고 음유맥이 족소음의 '객客'이 되므로 족소음경에 손님을 위해 마련한 객사와 같다 하여 이와 같이 이름하였다.

여구 蠡溝
_열을 내리고 습윤 작용을 한다

치료 효과 여구혈은 기와 혈을 조절하고, 열을 내리고 습윤 작용을 한다. 만약 생리불순이나 냉대하 과다에 시달리는 여성이라면, 이곳 혈자리를 자주 눌러주면 증상을 개선시킬 수 있다. 그 밖에 전립선염, 배뇨 곤란, 탈장, 하지가 붓고 아픈 증상, 자주 하품하는 증상, 목으로 삼키기 곤란한 증상, 등 부위가 쑤시고 아픈 증상도 이곳 혈자리를 눌러주면 증상 완화와 더불어 치료할 수 있다.

지압 방법 손가락 끝 혹은 마디를 이용해서 눌러주거나 원을 그리며 마사지해준다.

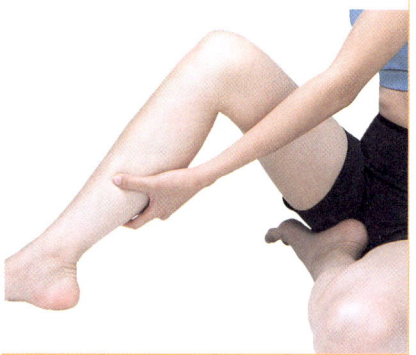

혈자리 찾는 법

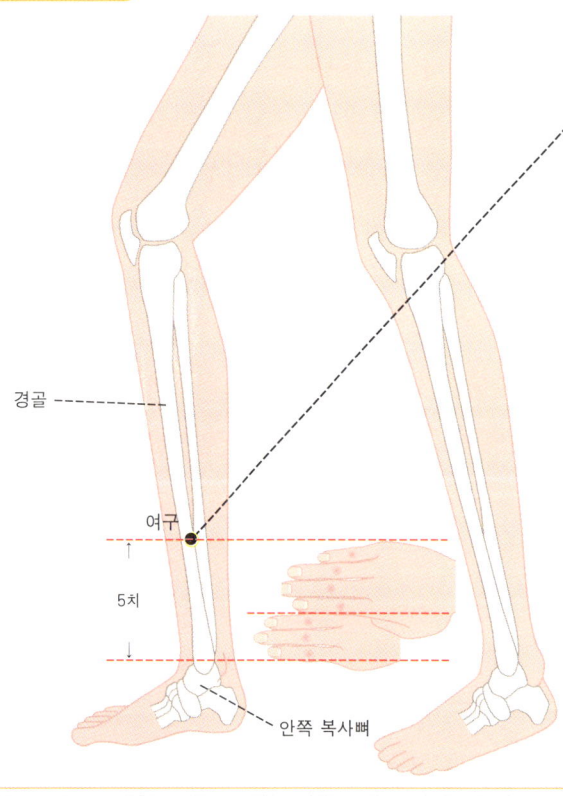

▶▶ 안쪽 복사뼈에서 위로 약 5치 정도 올라간 곳에 위치한다. 경골 안쪽 근육이 없는 가운데 부분을 눌러주면 쉽게 이 혈자리를 찾을 수 있다. 좌우에 각각 하나씩 있다.

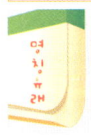

'여蠡'는 표주박을, '구溝'는 도랑을 말한다. 따라서 여구혈은 우리 몸에서 마치 표주박과 같이 생긴 곳이자 움푹 파인 도랑과 같은 혈자리임을 알 수 있다. 《영추靈樞 · 경론經論》에는 "족궐음의 다른 이름이 여구이다"라고 기록되어 있다. 한방에서 여구혈 자리는 족궐음간경 가지에 위치하며, 종아리의 아랫다리뼈에 있으며 종아리 모양이 마치 표주박 같을 뿐 아니라 여구혈이 함몰된 곳, 즉 아랫다리뼈의 도랑에 위치하므로 이와 같이 이름하였다.

승산 承山 _ 주로 다리와 관련된 증상을 치료한다

치료 효과 승산혈은 주로 아랫다리가 땅기는 증상을 비롯하여 각종 다리와 관련된 증상을 치료한다. 발이 붓고 아픈 증상, 각기병, 발가락 통증, 하지마비, 하지가 쑤시고 아픈 증상, 좌골신경통, 반신불수, 허리 부분이 삐었을 때 이를 치료한다. 혈액순환을 촉진하고, 아랫다리의 부종을 없애며, 엉덩이와 다리를 날씬하고 아름답게 하는 효능도 있다.

지압 방법 손가락 끝 혹은 마디로 혈자리를 눌러주거나 원을 그리며 마사지해준다. 반복해서 2~3번 정도 눌러준다.

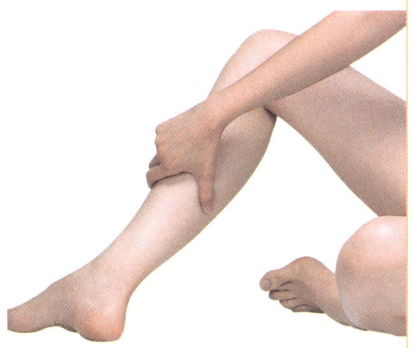

혈자리 찾는 법

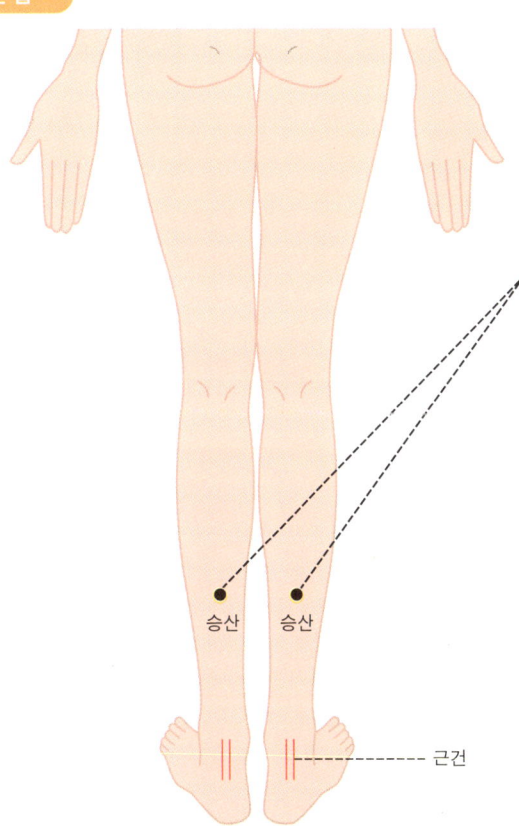

▶▶ 누웠을 때 종아리 아래로 '인人' 자 모양의 주름 끝쪽 움푹 파인 곳인데, 아랫다리 한가운데 위치하며 좌우에 각각 하나씩 있다. 혈자리를 찾는 다른 방법은 뒤꿈치 뒤쪽의 딱딱한 힘줄을 따라 종아리 방향으로 만지다보면, 근건跟腱에서 근육으로 변하는 부위가 있다. 약간 안쪽에서 혈자리를 찾으면 딱딱한 부분이 만져지는데 바로 이곳이 승산혈 자리이다. 혈자리를 눌러줄 때 격렬한 통증을 느낄 수도 있다.

승산   승산   근건

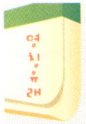

'승承'은 받아들인다는 뜻이 있고, '산山'은 산곡山谷이라는 뜻이 있다. 승산은 우리 몸에서 아래쪽에 위치한 산곡 부위에 있는 혈자리임을 뜻한다. 한방에서는 이곳 혈자리가 족태양방광경에 있으며 우리 몸 위쪽에 있는 양기陽氣의 기복을 받아들이는 동시에 종아리 위에 있으며, 이곳 근육의 기복이 마치 산봉우리 같아서 이와 같이 이름하였다. 또한 혈자리가 종아리 위에 있을 뿐 아니라 종아리가 튀어나온 모양이 마치 어복魚腹과 같아서 이곳 혈자리 이름을 어복이라고도 한다.

현종 懸鐘 _ 통증을 경감시킨다

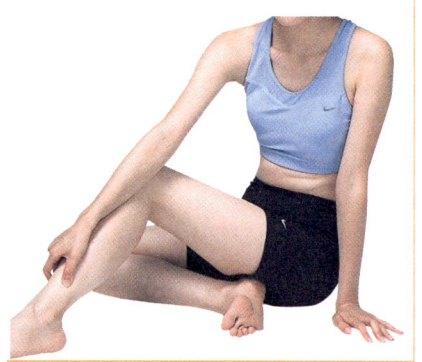

치료 효과   현종혈은 주로 복통, 창만, 두통, 목이 뻐근한 증상, 요통, 하지통, 관절통, 각기병, 손발마비, 구역질, 식욕부진을 치료하고 치질, 코피, 위장 기능이 쇠약할 때에도 효과가 있다. 목과 어깨 오른쪽이 뻐근하고 아플 때에는 왼쪽 다리의 현종혈을 눌러주고, 반대로 왼쪽 목과 어깨가 아플 때에는 오른쪽 현종혈을 눌러준다.

지압 방법   손가락 끝 혹은 마디를 이용해서 눌러주거나 원을 그리며 마사지해준다. 또한 손가락을 굽혀서 손가락 관절로 가볍게 두들겨준다. 힘을 줄 때 비골 뒤쪽으로 힘을 준다.

혈자리 찾는 법

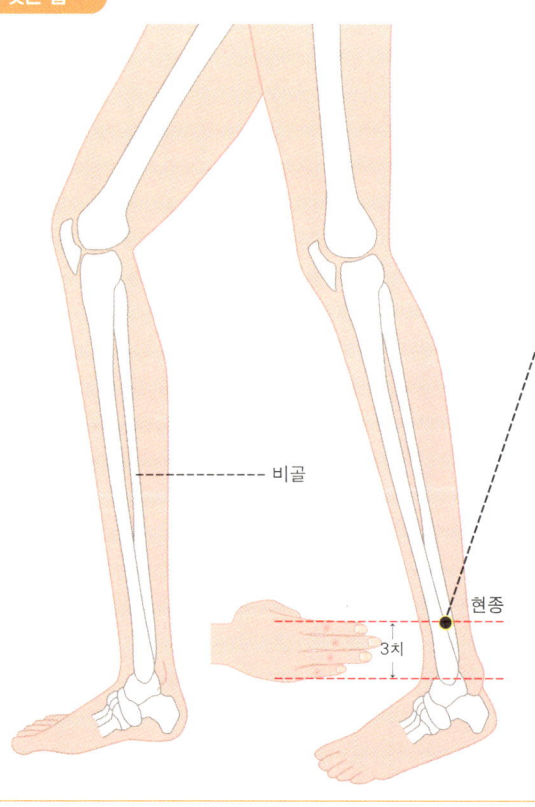

▶▶ 바깥쪽 복사뼈 가장 높은 곳에서부터 위로 3치 올라간 곳에 위치한다. 아랫다리 바깥쪽 종아리뼈인 비골腓骨 중앙에 움푹 파인 곳이 만져지는데, 이곳이 바로 현종혈이다. 좌우에 각각 하나씩 있다.

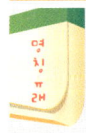
'현懸'은 매달려 있다는 뜻을, '종鐘'은 종을 말한다. 따라서 현종혈은 우리 몸에서 종을 매다는 곳에 있음을 나타낸다. 《갑을경》에는 "바깥쪽에 있는 복사뼈 위에서 3치 정도 떨어진 곳이며 맥이 뛴다"고 적혀 있다. 한방에서는 옛날에 아이들이 항상 현종혈에 수리나는 종을 매달고 다녔을 뿐 아니라 복사뼈 모양이 마치 종 모양 같아서 이곳 혈자리를 현종혈이라 이름하였다.

광명 光明 _시력을 회복시킨다

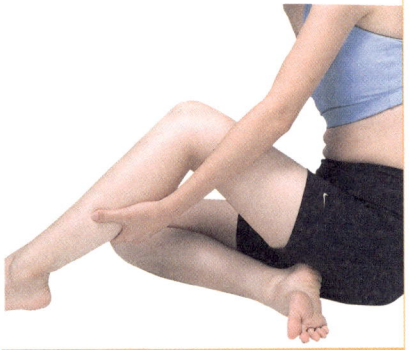

치료 효과 광명혈은 문자 그대로 해석하면 양쪽 눈을 밝게 한다는 뜻이다. 따라서 날마다 이곳 혈자리를 눌러주면 흐릿한 시력을 개선할 수 있다. 이때 정명睛明혈, 합곡合谷혈을 함께 눌러주면 치료 효과가 배가된다. 또한 광명혈은 눈이 아픈 증상, 녹내장, 야맹증, 백내장 치료에도 효과가 뛰어나다. 그 밖에 두통, 가슴통증, 몸에서 열이 나고 땀은 나지 않을 때, 하지마비 치료에도 효과가 있다.

지압 방법 손가락 끝 혹은 마디를 이용해서 눌러주거나 원을 그리며 마사지해준다.

혈자리 찾는 법

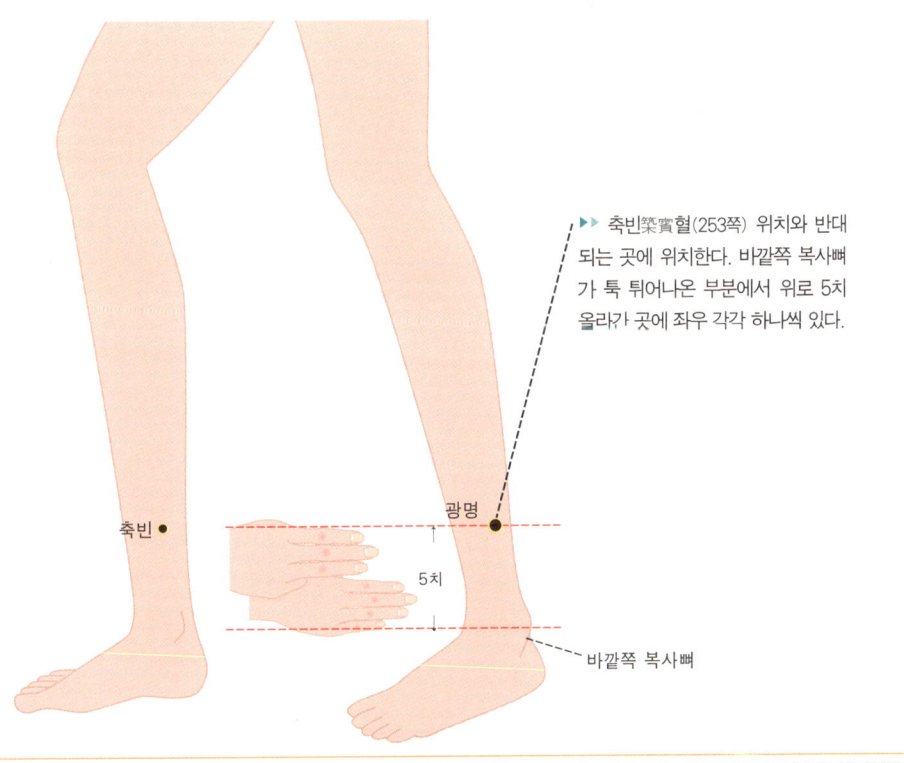

▶▶ 축빈築賓혈(253쪽) 위치와 반대되는 곳에 위치한다. 바깥쪽 복사뼈가 툭 튀어나온 부분에서 위로 5치 올라간 곳에 좌우 각각 하나씩 있다.

축빈 광명 5치 바깥쪽 복사뼈

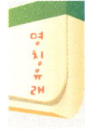

'광명'은 밝다는 뜻이 있다. 따라서 광명혈은 눈병을 치료하고 좋은 시력을 유지하는 데 중요한 역할을 하는 혈자리임을 나타낸다. 한방에서는 이곳 혈자리가 족소양담경足少陽膽經에 속하며, 담경이 이곳 혈자리를 지나 다시 족궐음간경으로 들어간다. 간장과 눈은 서로 통하므로 족궐음경은 안질을 치료할 수 있는 혈자리이다.

복류 復溜 _ 부종을 없애준다

치료 효과   복류혈은 부종을 없애고, 허하고 냉한 체질을 갖고 있거나 하복부가 답답하고 아픈 증상에 시달리는 여성을 치료하는 혈자리이다. 아울러 생리통 및 불임증 치료에도 효과가 있다. 몸이 쇠약하여 잠잘 때 나는 식은땀인 도한盜汗을 흘리는 증상, 몸에서 열이 나고 땀은 나지 않는 증상, 부종, 신장염, 하지가 부어오르는 증상, 수족냉증에 효과가 있다. 복류혈은 비록 다리에 있는 혈자리이지만, 신장의 기능이 약해서 오는 신허요통 및 귀와 관련된 질환, 예를 들어 중이염, 외이도염 등에도 효과가 탁월하다.

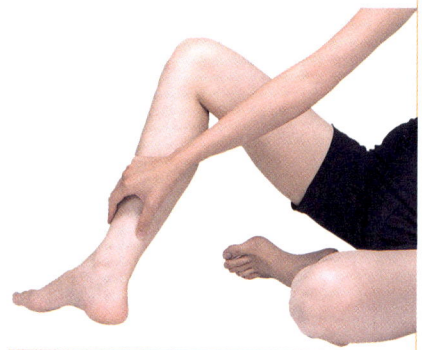

지압 방법   손바닥으로 다리 부분을 잡고, 엄지손가락 끝으로 가볍게 힘을 줘서 혈자리를 눌러주거나 원을 그리며 마사지해준다.

혈자리 찾는 법

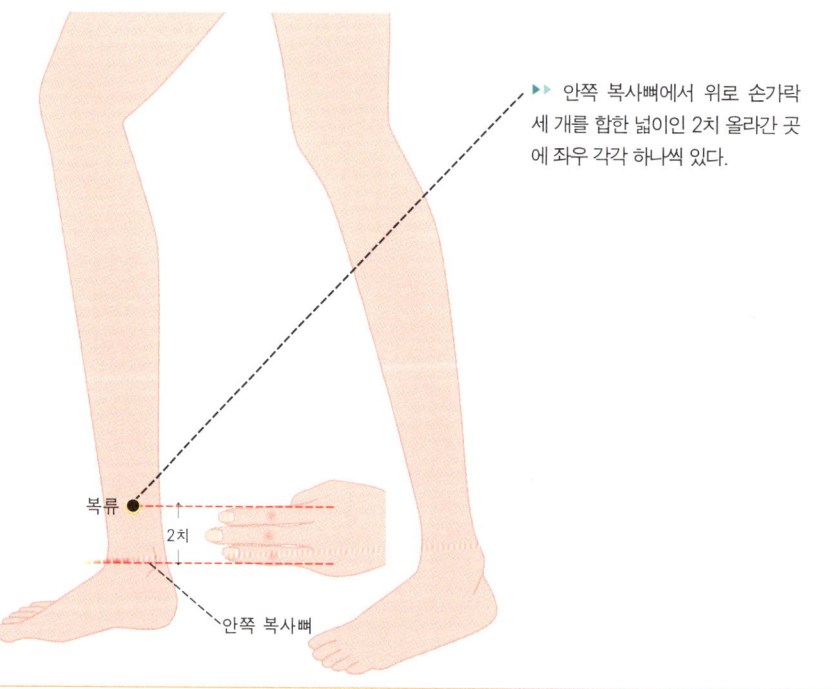

▶▶ 안쪽 복사뼈에서 위로 손가락 세 개를 합한 넓이인 2치 올라간 곳에 좌우 각각 하나씩 있다.

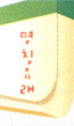

'복復'은 반환, '유溜'는 유동을 의미한다. 따라서 복류혈은 인체에 출현하는 경기經氣가 돌아와 다시 유동 현상이 일어나는 혈자리임을 나타낸다. 한방에서 복류혈은 족소음신경에 위치해 있다고 한다. 족소음경이 기매는 용천湧泉혈을 지나 연곡然谷혈로 들어오며, 다리 안쪽에 있는 복사뼈 뒤쪽에 있는 태계太谿혈을 지나 아래로는 대종大鐘혈과 수천水泉혈로 들어가고 다시 돌아서 조해照海혈로 들어간다. 다시 태계혈에서 위로 올라가 복류혈까지 옮겨오므로 이곳 혈자리를 이와 같이 이름하였다.

교신 交信

_몸이 냉하고 허한 증상을 개선한다

치료 효과   교신혈은 신장을 돕고 경맥을 조절하며, 몸이 냉하고 허한 증상, 생리불순, 자궁탈수, 폐경, 고환이 붓고 아픈 증상, 허리와 하지가 쑤시고 아픈 증상, 변비 등을 없애준다.

지압 방법   복사뼈 부분을 잡고 손가락 끝을 눌러주거나 원을 그리며 마사지해준다.

혈자리 찾는 법

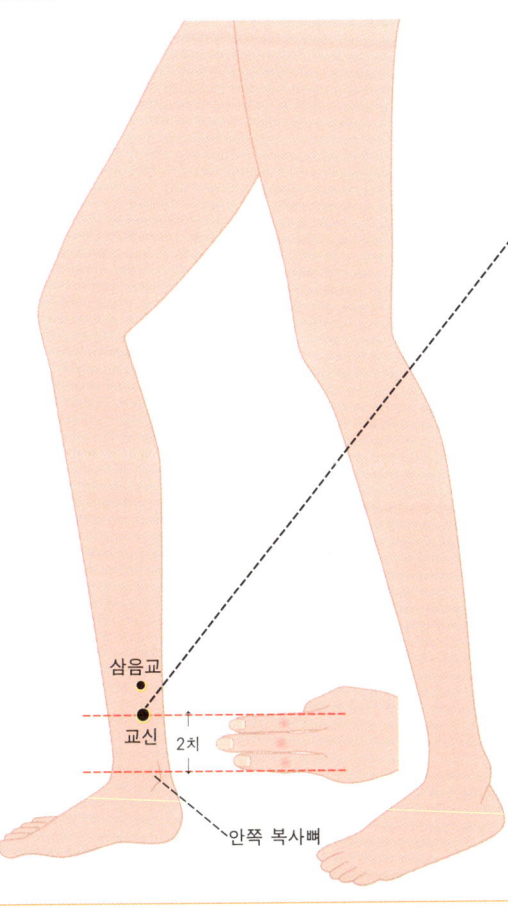

▶▶ 삼음교三陰交혈(260쪽) 안쪽에서 약간 아래로 내려온 곳에 위치한다. 안쪽 복사뼈의 툭 튀어나온 부분에서 위로 2치 올라간 곳으로 좌우에 각각 하나씩 있다.

삼음교
교신 2치
안쪽 복사뼈

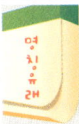

'교交'는 모인다는 뜻이고, '신信'은 오덕五德의 하나인 신용을 말한다. 토土에 속하고 비경脾經을 뜻한다. 따라서 교신혈은 우리 몸의 기맥과 비경이 서로 만나는 혈자리임을 나타낸다. 옛날에는 인仁, 의義, 예禮, 지智, 신信을 오덕이라 하였으며, 음양오행에 속한다. 한방에서 본 혈자리는 족소음신경에 속하고 신경腎經의 기맥이 전진하는 곳이며, 교신혈 자리를 지나 족태음비경의 삼음교三陰交혈이 서로 만난다. 오덕 중 하나인 신信은 비토脾土에 속하므로 이를 교신이라고 이름하였다.

삼음교 三陰交
_주로 산부인과질환과 위장질환을 치료한다

치료 효과　삼음교혈은 비장, 간, 신장, 삼경三經이 교차되는 곳이기 때문에 응용 범위가 매우 넓다. 주로 설사, 창만, 소화불량과 같이 위장 계통의 질환 및 생리불순, 냉대하, 폐경, 불임, 젖분비 부족, 자궁하수 등의 산부인과질환, 그리고 유정, 양기 부족, 요도염, 방광염, 변비, 요실금과 같은 비뇨기과질환을 치료한다. 그 밖에 불면증, 하지마비, 다리 부분이 쑤시고 아픈 증상을 치료하고, 건강미 넘치는 흉부, 아름다운 피부를 만들어주며, 아랫배를 없애주고, 부종, 하반신 비만을 개선한다. 내장 기능을 강화하고 호르몬을 조절한다.

지압 방법　손가락 끝 혹은 마디를 이용해서 눌러주거나 원을 그리며 마사지해준다.

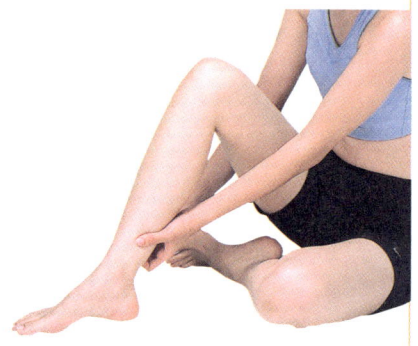

혈자리 찾는 법

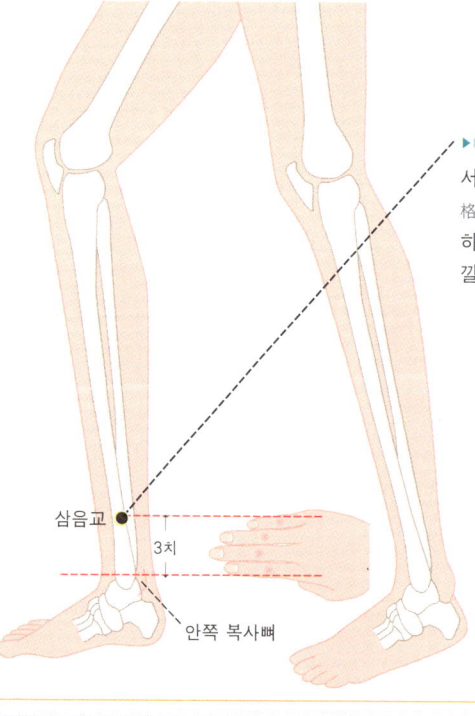

▶▶ 안쪽 복사뼈의 툭 튀어나온 곳에서 위로 3치 정도 올라간 곳, 골격骨格 뒷부분에 위치한다. 좌우에 각각 하나씩 자리하며 누를 때 통증을 느낄 수도 있다.

삼음교　3치　안쪽 복사뼈

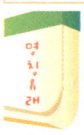

'삼음三陰'은 족삼음경足三陰經을 가리키고, '교交'는 만난다는 뜻이 있다. 즉 삼음교는 족삼음경이 만나는 혈자리이다. 한방에서는 삼음교혈 자리가 족태음비경에 속하고 족궐음간경과 족소음신경이 교차하므로 삼음교라 하였다. 옛날에는 여자를 음陰이라 하였으며, 이곳 혈자리가 복사뼈 위쪽 방향으로 약 3치 정도 떨어진 곳에 있으므로 '여삼리女三里'라고도 불렀다. 여삼리는 산부인과질환을 치료하는 최고이자 최대 혈자리로 보았다.

해계 解谿 _ 정신을 맑게 해준다

치료 효과 해계혈은 위경에 속하는 혈자리이며, 관절을 이롭게 해주고, 정신을 맑게 하는 효능이 있다. 주로 관절염, 하지마비, 안질환, 현기증, 창만, 변비 등을 치료하며, 또한 이곳 혈자리를 눌러주면 복사뼈를 가늘게 하고 혈액순환을 촉진시킨다.

지압 방법 손가락 끝 혹은 마디를 이용해서 눌러주거나 원을 그리며 마사지해준다.

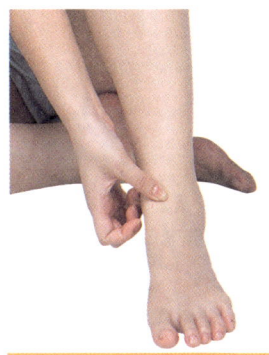

혈자리 찾는 법

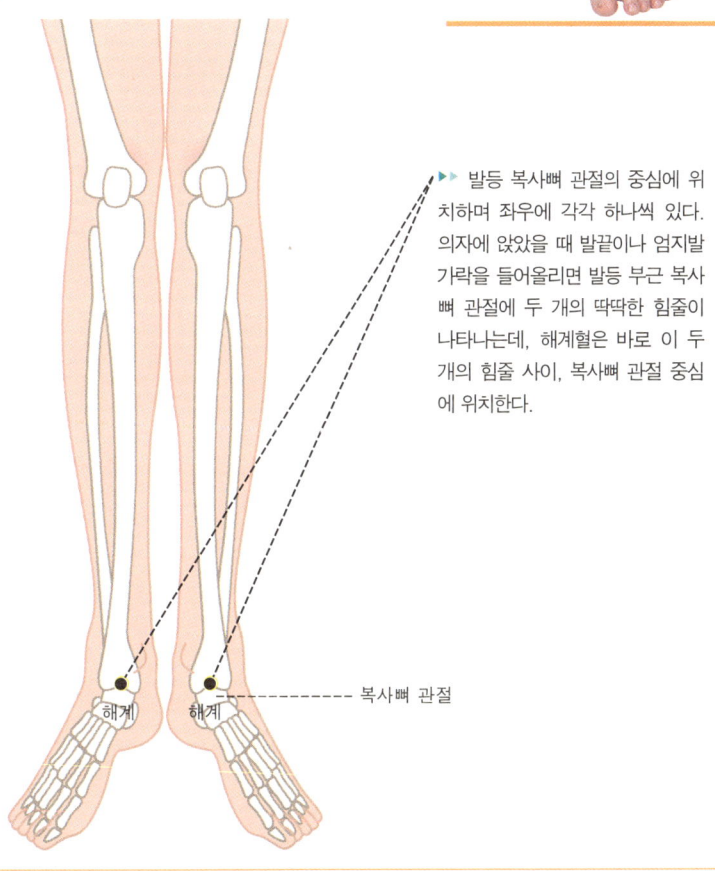

▶▶ 발등 복사뼈 관절의 중심에 위치하며 좌우에 각각 하나씩 있다. 의자에 앉았을 때 발끝이나 엄지발가락을 들어올리면 발등 부근 복사뼈 관절에 두 개의 딱딱한 힘줄이 나타나는데, 해계혈은 바로 이 두 개의 힘줄 사이, 복사뼈 관절 중심에 위치한다.

복사뼈 관절

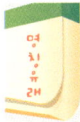

'해解'는 분해를 뜻하며 복사뼈 관절을 지칭한다. '계谿'는 개천을 의미하므로 해계는 복사뼈 관절에서 오목하게 들어간 곳이 마치 개천과 같은 혈자리임을 나타낸다. 한방에서 해계혈은 신발끈을 묶고 푸는 것과 밀접한 관련이 있다 해서 혜대鞋帶라고도 부른다.

태계 太谿 _ 정력을 왕성하게 하고 화를 가라앉힌다

치료 효과 태계혈은 정력을 왕성하게 하고 화를 가라앉히는 효능이 있다. 혈액순환이 좋지 못할 때, 발을 삐었을 때, 아랫다리 근육이 땅길 때 이와 같은 증상을 개선한다. 요통, 방광염, 현기증, 이명, 중이염, 관절염, 류머티즘, 생리불순, 검은 반점, 습진, 두드러기, 기관지염, 인후통, 숨이 차는 증상, 구토 등을 치료한다. 또한 각선미를 보완하고, 복사뼈 부근을 가늘게 한다.

지압 방법 손가락 끝 혹은 마디를 이용해서 눌러주거나 원을 그리며 마사지해준다.

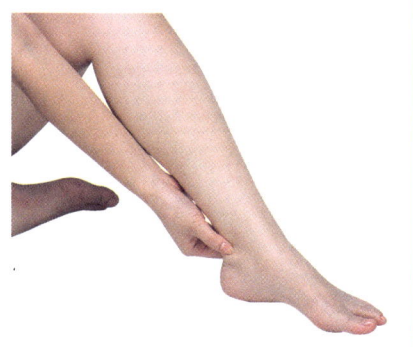

혈자리 찾는 법

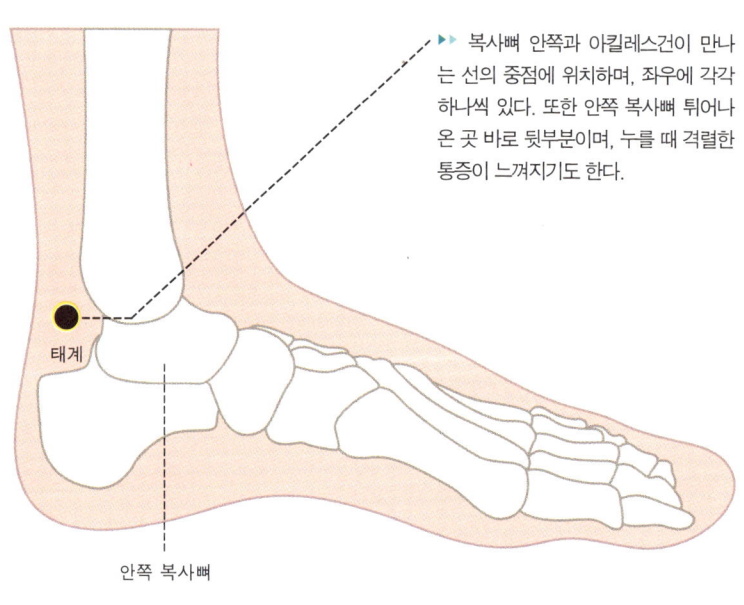

▶▶ 복사뼈 안쪽과 아킬레스건이 만나는 선의 중점에 위치하며, 좌우에 각각 하나씩 있다. 또한 안쪽 복사뼈 튀어나온 곳 바로 뒷부분이며, 누를 때 격렬한 통증이 느껴지기도 한다.

태계

안쪽 복사뼈

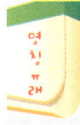

'태太'는 크다, '계谿'는 개천을 의미한다. 태계는 우리 몸에서 함몰된 부위이자 마치 개천과 같은 혈자리라는 뜻이다. 《영추靈樞 · 본수론本輸論》에 "태계혈은 안쪽에 있는 복사뼈 뒤, 발뒤꿈치뼈 위에 있는 함몰된 부위이다"라고 기록되어 있다. 한방에서는 이곳 혈자리가 발뒤꿈치뼈가 함몰된 곳에 있으며 생긴 모습이 마치 큰 시내와 같고, 족소음신경에 속한다고 하였다. 신장은 우리 몸에서 수분을 주관하므로 이곳 혈자리에 수분이 모여서 큰 시내와 같이 흐르므로 태계라 이름하였다.

충양 衝陽 _기분전환에 도움이 된다

치료 효과　충양혈은 식욕부진, 설사, 다리마비, 좌골신경통, 반신불수, 열이 나는 증상을 개선한다. 이곳 혈자리를 자주 눌러주면 기분전환에 도움이 된다.

지압 방법　손가락 끝 혹은 마디를 이용해서 눌러주거나 원을 그리며 마사지해준다.

혈자리 찾는 법

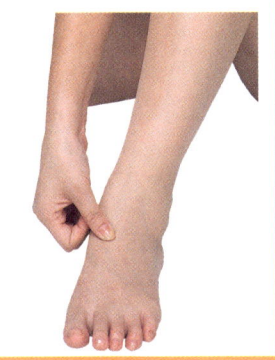

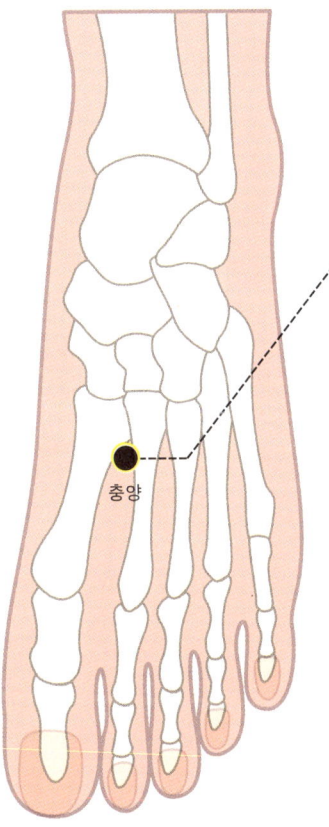

▶▶ 발등 융기된 곳 중에 엄지발가락과 두 번째 발가락을 연결한 선 위에 생기는 접점에 위치한다. 좌우에 각각 하나씩 자리하며, 만지면 맥이 뛰는 것을 느낄 수 있다.

충양

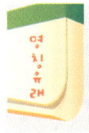

'충衝'은 요충을 의미하고, '양陽'은 양맥陽脈을 뜻한다. 충양은 우리 몸에서 양맥의 요충지에 있는 혈자리임을 나타낸다. 한방에서는 이곳 혈자리가 족양명위경에 속하고 발등 높이 있을 뿐 아니라 동맥이 지나는 곳이라 하였다. 충양혈 자리는 양경(위경胃經)기맥이 흐르는 요충에 있고 동맥이 고동치므로 충양이라 이름하였다.

곤륜 崑崙 _ 통증을 완화시킨다

치료 효과 곤륜혈은 격렬한 두통, 목과 어깨가 뻐근한 증상, 현기증, 하지부종, 난소, 고환질환, 좌골신경통, 복사뼈통증, 삐었을 때, 음부가 붓고 아픈 증상, 하지마비, 수족마비와 같은 증상을 치료한다. 또한 이곳 혈자리는 요통을 억제하는 데 특히 효과가 있는 혈자리이다. 인체 상반신의 중량을 대부분 허리 부분이 받기 때문에 서 있는 자세나 앉은 자세가 불량하면 몸이 비뚤어져 가볍게는 요통, 심하게는 발꿈치 주위까지 다 아플 수 있다. 보통 사람들은 곤륜혈을 눌러줄 때 약간의 통증을 느끼지만, 요통이 있는 환자라면 격렬한 통증을 느낄 수 있다.

지압 방법 손가락 끝 혹은 마디로 혈자리를 눌러주거나 원을 그리며 마사지해준다. 누를 때 복사뼈 쪽으로 힘을 준다.

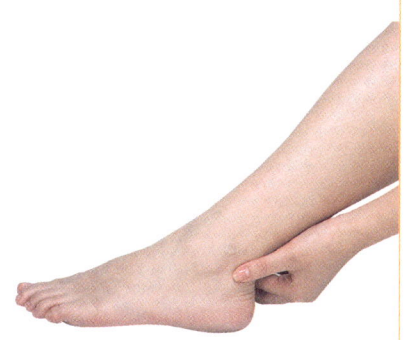

혈자리 찾는 법

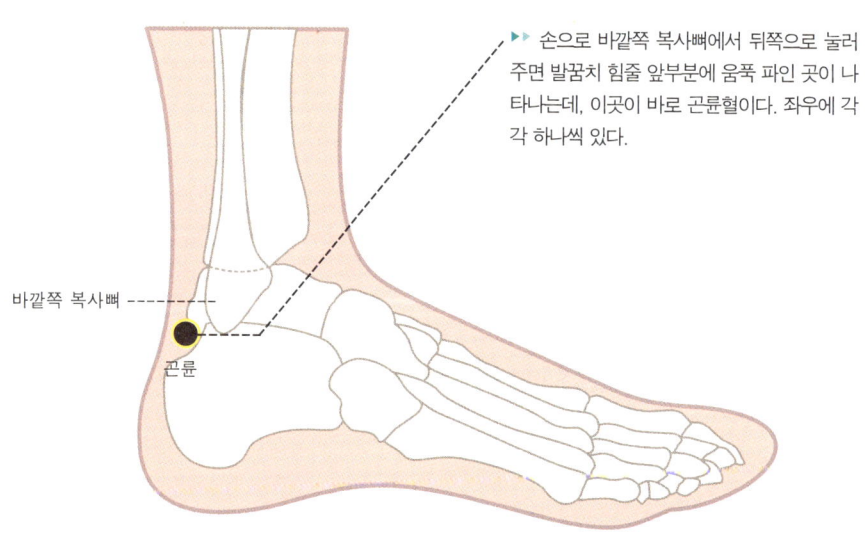

▶ 손으로 바깥쪽 복사뼈에서 뒤쪽으로 눌러주면 발꿈치 힘줄 앞부분에 움푹 파인 곳이 나타나는데, 이곳이 바로 곤륜혈이다. 좌우에 각각 하나씩 있다.

바깥쪽 복사뼈
곤륜

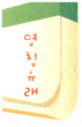

'곤륜崑崙'은 산 이름이다. 따라서 우리 몸에서 높고 돌출된 곳, 마치 산처럼 생긴 곳 뒤쪽에 있다는 뜻이다. 《회원침구학》에 "곤륜혈 위에는 복사뼈가 있고 옆으로는 뒤꿈치가 있으며 아래로는 연골이 있고, 높이 솟은 모양이 마치 산과 같다"고 적혀 있다. 한방에서는 곤륜혈 자리가 마치 곤륜산처럼 솟은 복사뼈 가까이에 있기 때문에 이와 같이 이름하였다. 아울러 족태양방광경에 속하고 우리 몸에서 수분을 관장하므로 방광경의 경맥이 마치 물과 같고, 수기水氣가 있으면 기가 상승하여 양경과 만나서 다시 돌아 내려오는 현상이 일어나므로 '하곤륜下崑崙'이라고도 한다.

중봉 中封 _경락의 소통을 원활하게 한다

치료 효과 중봉혈은 간을 편안하게 해주고 울혈을 없애주며, 경락의 소통을 원활하게 해준다. 주로 복사뼈 관절과 관련된 질환을 치료하며, 시력이 좋지 못한 증상, 탈장, 하복부통증, 유정, 배뇨곤란, 우울증, 정신이 맑지 않은 증상을 치료한다.

지압 방법 복사뼈 뒷부분을 잡고 손가락 끝으로 눌러주거나 원을 그리며 마사지해준다.

혈자리 찾는 법

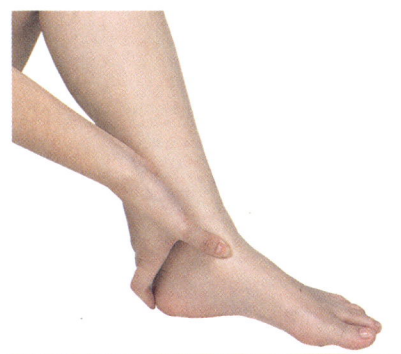

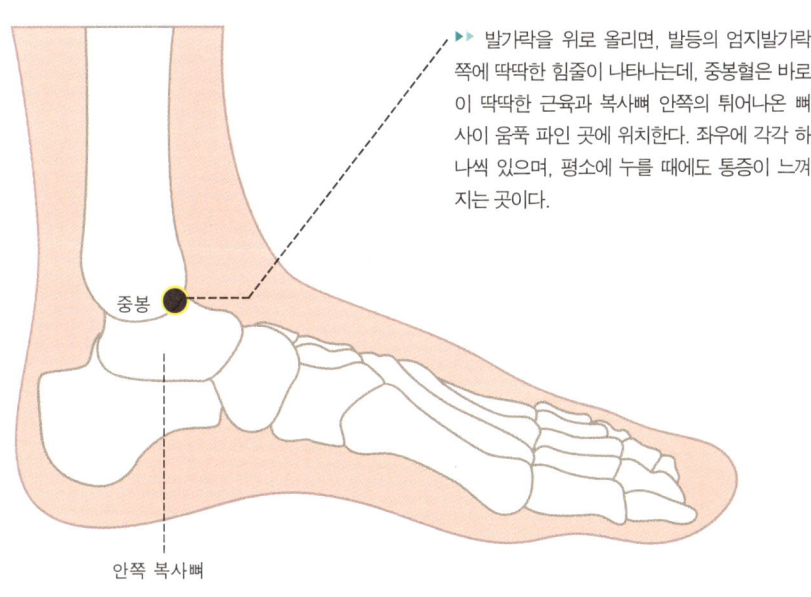

▶▶ 발가락을 위로 올리면, 발등의 엄지발가락 쪽에 딱딱한 힘줄이 나타나는데, 중봉혈은 바로 이 딱딱한 근육과 복사뼈 안쪽의 튀어나온 뼈 사이 움푹 파인 곳에 위치한다. 좌우에 각각 하나씩 있으며, 평소에 누를 때에도 통증이 느껴지는 곳이다.

중봉

안쪽 복사뼈

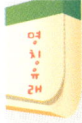
'중中'은 중간을, '봉封'은 봉계封界를 뜻한다. 따라서 중봉은 우리 몸에서 언덕처럼 올라온 곳에 있는 혈자리이다. 《갑을경》에 "중봉혈은 발 안쪽 복사뼈에서 앞으로 1치 떨어진 곳에 있다. 발을 들어올리면 함몰된 부위가 나타나는데 이곳에서 혈자리를 취할 수 있다"고 기록되어 있다. 한방에서는 이곳 혈자리가 아랫다리뼈 앞에 있는 건뼈 안쪽이 볼록 솟아올라 앞에는 근육이 있고, 뒤에는 뼈가 있어 중봉이라 하였다.

구허 丘墟 _ 주로 복사뼈와 관절질환을 치료한다

치료 효과 구허혈은 복사뼈와 관절질환을 치료한다. 발을 삐끗했거나, 발꿈치통증, 좌골신경통, 복사뼈통증, 발의 근육과 혈액순환이 좋지 못할 때, 아랫다리 근육이 땅길 때 효과적이다. 어깨와 목이 뻐근하고 아픈 증상, 흉부통증, 현기증 등을 치료하기도 한다. 만약 구허혈 자리를 눌렀을 때 격렬한 통증이 느껴지면 담결석이 있는지 의심해보아야 한다. 담결석이 있는 환자라면 구허혈을 눌러주자. 통증을 완화시킬 수 있다.

지압 방법 손가락 끝 혹은 마디로 혈자리를 눌러주거나 원을 그리며 마사지해준다. 누를 때 약간 복사뼈 쪽으로 힘을 줘서 눌러준다.

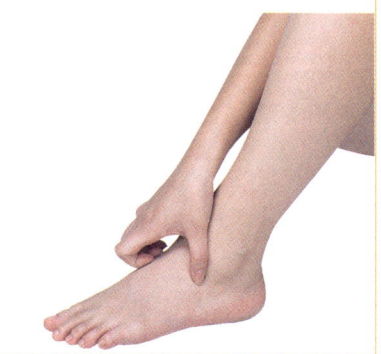

혈자리 찾는 법

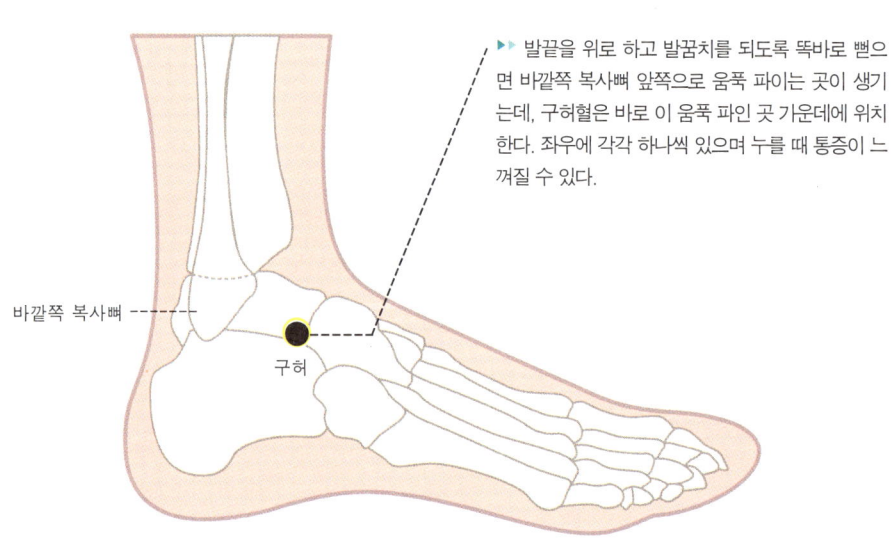

▶▶ 발끝을 위로 하고 발꿈치를 되도록 똑바로 뻗으면 바깥쪽 복사뼈 앞쪽으로 움푹 파이는 곳이 생기는데, 구허혈은 바로 이 움푹 파인 곳 가운데에 위치한다. 좌우에 각각 하나씩 있으며 누를 때 통증이 느껴질 수 있다.

바깥쪽 복사뼈

구허

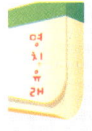

'구丘'는 작은 언덕을, '허墟'은 큰 언덕을 말한다. 따라서 구허는 우리 몸에서 크고 작은 언덕과 같은 혈자리임을 나타낸다. 《역추·본수론》에 "구허는 바깥 복사뼈 앞쪽 아래 함몰된 부위에 있다"고 기록되어 있다. 또한 사위가 높고 중앙이 낮은 것을 구라고 말하고 허는 큰 언덕을 말한다. 따라서 한방에서는 발뒤꿈치뼈 앞쪽의 함몰된 부위가 마치 구와 같고, 바깥쪽 발 복사뼈 앞쪽에 함몰된 곳이 마치 허와 같으며 그 사이에 위치하므로 구허라고 이름하였다.

조해照海 _주로 산부인과질환을 치료한다

치료 효과   조해혈은 산부인과질환에 효과적이다. 생리불순, 생리 기간 동안 초조한 증상, 쉽게 화를 내는 증상 등은 이곳 혈자리를 눌러줌으로써 개선할 수 있다. 또한 정신건강이 좋지 못하다거나 갈증, 요통, 하복부가 붓고 아픈 증상, 구역질, 몸이 냉하고 허한 증상, 감기, 인후통, 발 부위 관절염 등을 완화시키는 데 효과가 있다. 체내의 수분을 조절하기 때문에 변비, 빈뇨 등에도 효과적이다.

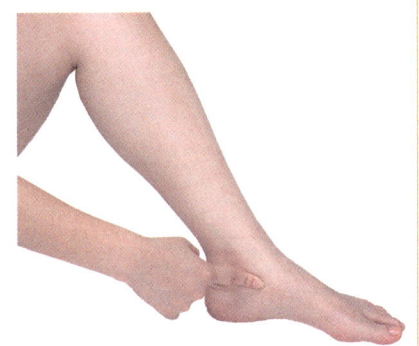

지압 방법   손가락 끝 혹은 마디를 이용해서 혈자리를 4~5번 정도 눌러주거나 원을 그리며 마사지해준다.

혈자리 찾는 법

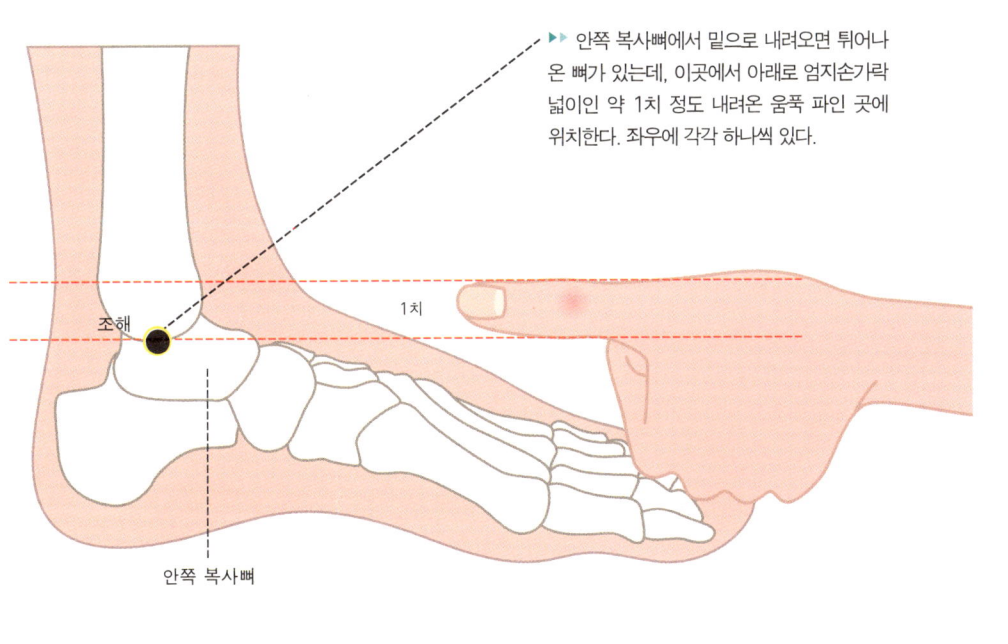

▶▶ 안쪽 복사뼈에서 밑으로 내려오면 튀어나온 뼈가 있는데, 이곳에서 아래로 엄지손가락 넓이인 약 1치 정도 내려온 움푹 파인 곳에 위치한다. 좌우에 각각 하나씩 있다.

조해   1치

안쪽 복사뼈

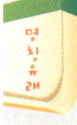

'조照'는 광명을, '해海'는 바다를 뜻한다. 조해는 조사照射하는 작용을 발휘하는 곳이자 우리 몸에서 기맥의 왕성함이 마치 바다와 같은 혈자리임을 나타낸다. 또 옛날에는 '천지天池'를 바다라고 했다. 한방에서는 이곳 혈자리가 족소음신경에 속하고, 신경腎經을 비추는 진양眞陽으로 보았다. 그리고 신경이 안쪽 복사뼈를 지날 때 모든 기맥이 이곳 혈자리로 돌아와 모이므로 그때 정기의 왕성함이 '천지'인 바다와 같으며, 백천의 물길을 용납하는 대양과 같다 하여 조해라고 이름하였다.

신맥 申脈 _관절통을 완화한다

치료 효과 신맥혈은 주로 발 부위의 관절염, 류머티즘, 관절이 삐었을 때 이를 치료한다. 그리고 두통, 현기증, 간질, 정신질환, 허리와 다리의 통증, 다리마비와 다리가 쑤시는 증상, 다리무력증을 치료하거나 완화시키는 효과가 있다. 신맥혈을 자주 눌러주면 몸에 오한이 드는 증상을 치료하고 정신을 최상의 상태로 유지시켜준다.

지압 방법 손가락 끝 혹은 마디를 이용해서 눌러주거나 원을 그리며 마사지해준다.

혈자리 찾는 법

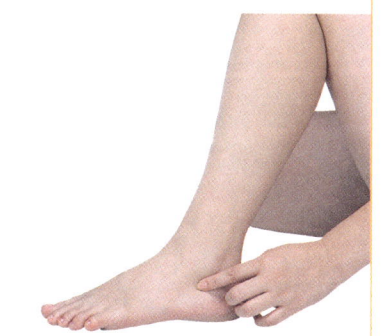

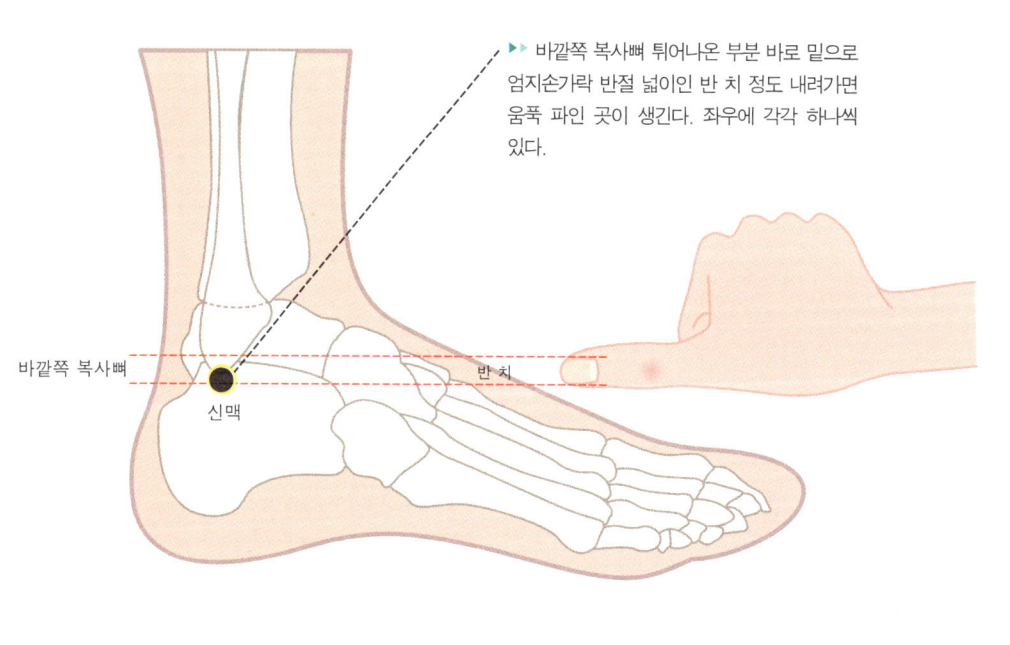

▶▶ 바깥쪽 복사뼈 튀어나온 부분 바로 밑으로 엄지손가락 반절 넓이인 반 치 정도 내려가면 움푹 파인 곳이 생긴다. 좌우에 각각 하나씩 있다.

바깥쪽 복사뼈   신맥   반 치

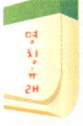

'신申'은 '신伸'과 통한다. 펼친다는 뜻이 있다. 맥은 경맥을 말한다. 신맥은 우리 몸에서 경맥이 펼쳐지는 혈자리라는 뜻이다. 한방에서는 이곳 혈자리가 족태양방광경에 속하고 방광경은 양교맥(陽蹻脈)이 흐르는 출발점이며, 방광경의 기맥은 이곳 혈자리에서 양교맥을 향해 펼쳐지므로 신맥이라 하였다.

공손 公孫
_ 비장과 위와 관련된 질환을 개선한다

치료 효과   공손혈은 위와 비장과 관련된 질환을 치료한다. 예를 들어 위통, 구토, 설사, 부종, 소화불량, 담이 많은 증상에 효과가 있다. 그 밖에 발목이 삐었을 때, 발의 통증, 짜증이 나고 화가 나는 증상, 가슴이 답답한 증상에도 좋다.

지압 방법   발등을 약간 뒤쳐, 네 손가락으로 발등을 잡고, 엄지손가락 끝으로 혈자리를 누른다. 손가락 끝을 왼쪽 오른쪽으로 움직여주면서 혈자리를 자극한다.

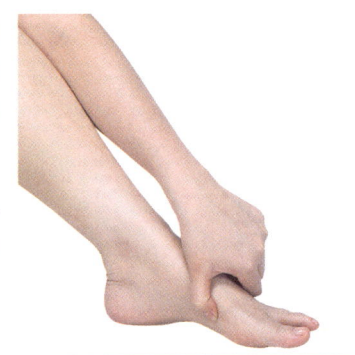

혈자리 찾는 법

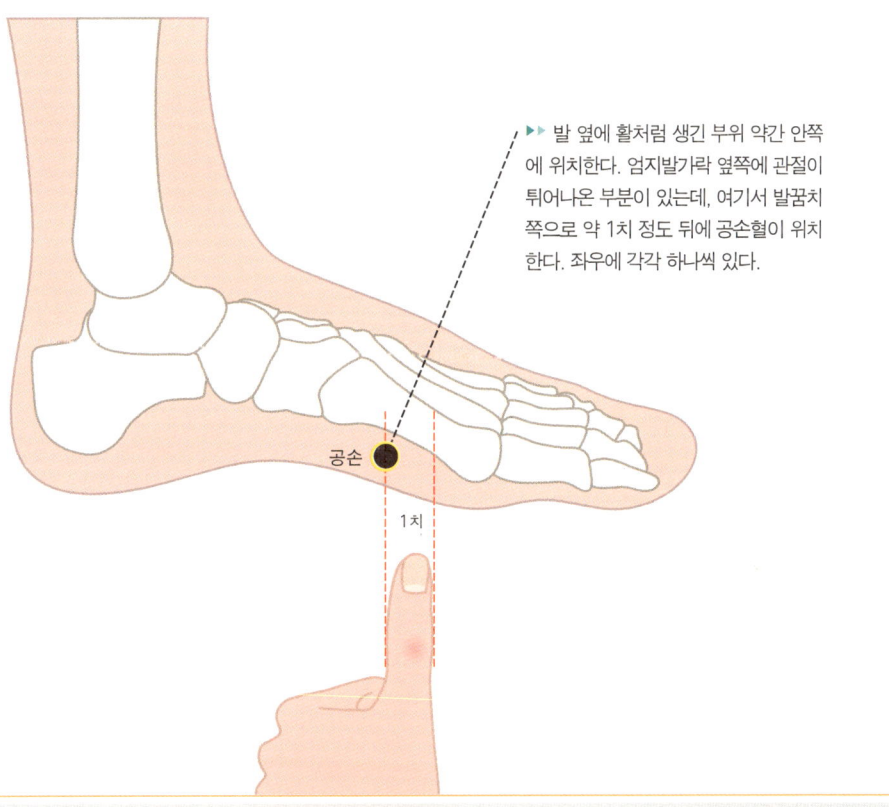

▶▶ 발 옆에 활처럼 생긴 부위 약간 안쪽에 위치한다. 엄지발가락 옆쪽에 관절이 튀어나온 부분이 있는데, 여기서 발꿈치 쪽으로 약 1치 정도 뒤에 공손혈이 위치한다. 좌우에 각각 하나씩 있다.

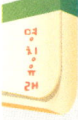

'공公'은 '통通'과 같은 뜻이고, '손孫'은 '손락孫絡'을 뜻한다. 즉 낙맥絡脈이란 뜻이다. 공손혈은 우리 몸의 낙맥이 장부臟腑로 통하는 혈자리임을 나타낸다. 옛날에는 제후의 자제들을 공자公子라고 불렀다. 또 공자의 자제들은 공손公孫이라 불렀다. 한방에서는 이곳 혈자리가 비경脾經에서 갈라져 나온 낙맥이며 비경이 이곳 혈자리로 들어와 또 다시 위경胃經으로 들어가므로 마치 손자뻘이 된다 하여 공손이라고 이름하였다.

태백 太白
_비장과 위의 기능을 강화한다

치료 효과 태백혈은 비장과 위가 허약한 증상을 치료하는 중요한 혈자리이다. 주로 구토, 소화불량, 위통, 설사, 창만, 변비, 가슴이 답답한 증상, 요통, 피로, 습진, 피부가려움증을 치료한다.

지압 방법 발등을 약간 뒤치고, 네 손가락으로 발등을 잡고 엄지손가락 끝으로 혈자리를 누른다. 손가락 끝을 왼쪽 오른쪽으로 움직여주면서 혈자리를 자극한다.

혈자리 찾는 법

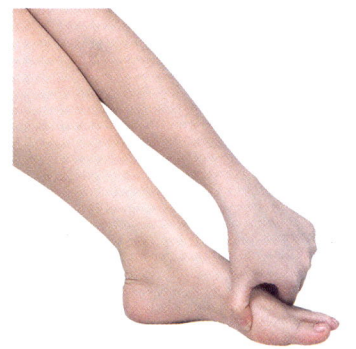

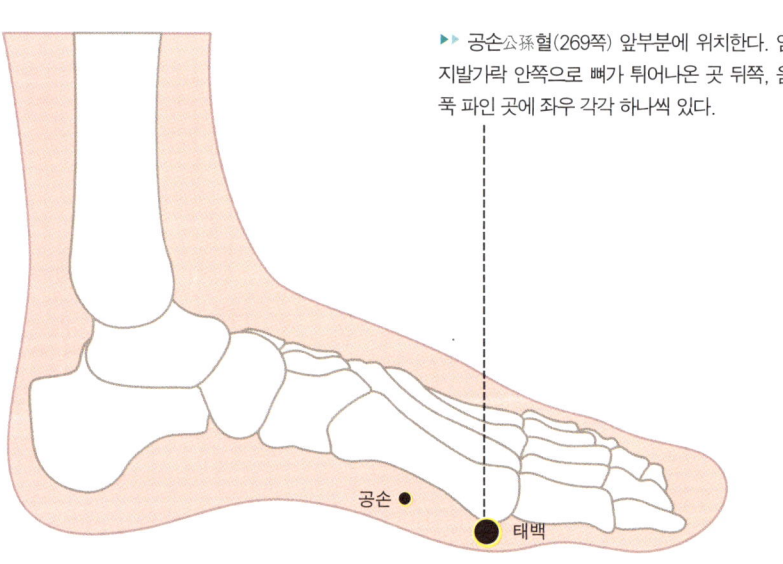

▶▶ 공손公孫혈(269쪽) 앞부분에 위치한다. 엄지발가락 안쪽으로 뼈가 튀어나온 곳 뒤쪽, 움푹 파인 곳에 좌우 각각 하나씩 있다.

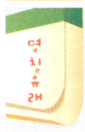

중요하고 방대한 것을 '태太'라 하고, '백白'은 흰색이나 밝은 것을 뜻한다. 혈자리가 첫 번째 척골蹠骨 뒤쪽으로 높고 크게 솟은 부분에 위치하고 그곳 피부가 희고 뼈가 높게 튀어나왔기 때문에 태백이라 하였다. 태백은 금성金星의 이름이기도 하다. 옛날 사람들은 천체를 관측할 때 태백이 출현하면 내란이 진압되고, 위태로웠던 나라가 어려움을 극복하게 된다고 믿었다. 마찬가지로 태백혈은 우리 몸이 오랜 병에서 해방되어 마침내 건강을 회복하는 의미를 가진 혈자리로 보았다.

태충 太衝
_간을 편안하게 하고 기를 북돋는다

치료 효과 태충혈은 간경肝經에 중요한 혈자리이다. 경락을 조절하고, 간을 편안하게 하며 기氣를 북돋아주는 효능이 있다. 유선염, 두통, 불면증, 현기증, 고혈압, 생리통, 간염, 장염 등을 치료하고, 흉부를 건강하게 하며, 혈액순환이 잘 되도록 한다. 또한 생식기와 관련된 질환, 예를 들어 자궁질환, 냉대하, 전립선염 혹은 요도염, 발이 냉한 증상에 효과적이다. 한편 근육을 탄탄하게 해주고, 성 기능을 강화한다.

지압 방법 손가락 끝 혹은 마디로 혈자리를 눌러주거나 원을 그리며 마사지해준다. 누를 때 복사뼈 쪽으로 약간 힘을 준다.

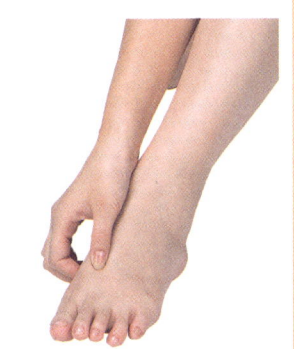

혈자리 찾는 법

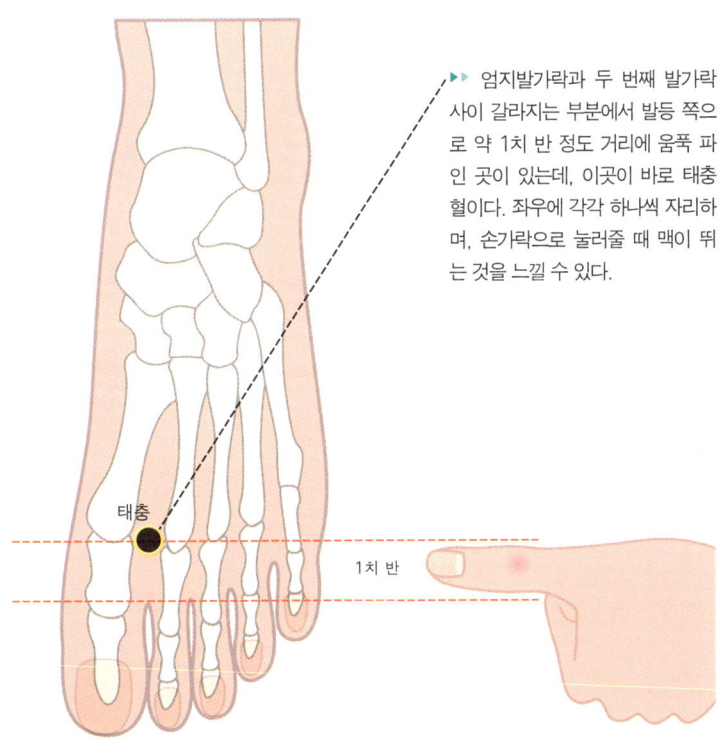

▶▶ 엄지발가락과 두 번째 발가락 사이 갈라지는 부분에서 발등 쪽으로 약 1치 반 정도 거리에 움푹 파인 곳이 있는데, 이곳이 바로 태충혈이다. 좌우에 각각 하나씩 자리하며, 손가락으로 눌러줄 때 맥이 뛰는 것을 느낄 수 있다.

태충 1치 반

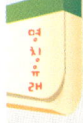

'태太'는 '대大'와 뜻이 같다. 성대하다는 의미가 있다. '충衝'은 중요 부위라는 뜻이 있다. 따라서 태충은 우리 몸에서 중요한 부위이며 기맥이 성대한 혈자리라는 뜻이다. 《소문素問·음양이합론陰陽離合論》에 "태충은 신맥腎脈과 충맥衝脈이 합하여 성대해진다"고 기록되어 있다. 한방에서는 이곳 혈자리가 12경맥의 근본이며, 경맥이 모이는 곳이고 충맥의 분기점이라고 보았다. 충맥은 혈기의 바다이며 양쪽 경맥이 모이는 곳이다. 인체의 혈맥과 원기가 각별히 왕성해지는 요충지이므로 태충이라 하였다.

내정 內庭 _통증을 완화한다

치료 효과 내정혈은 다리의 통증, 무릎이 쑤시고 아픈 증상, 다리가 마비되는 증상에 특효가 있다. 위장이 허약한 증상, 창만, 소화불량, 치통, 수족냉증도 개선한다.

지압 방법 엄지와 중지로 혈자리를 4~5번 정도 눌러주는데, 두 번째 발가락을 특별히 자극해준다.

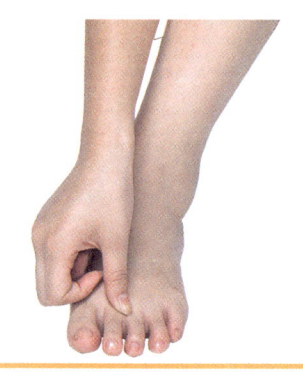

혈자리 찾는 법

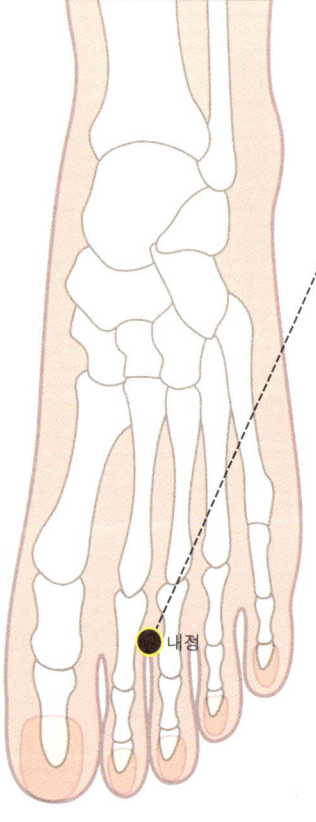

▶▶ 발등에서 두 번째와 세 번째 발가락의 접점에 위치한다. 좌우에 각각 하나씩 있다.

● 내정

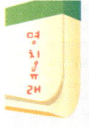

'내內'는 문 안쪽을, '정庭'은 정원을 말한다. 따라서 내정혈은 우리 몸에서 마치 문 안쪽에 있는 정원과 같은 혈자리임을 뜻한다. 《영추·본수론》에 "내정은 두 번째 발가락 밖에 있다"고 했다. 또 한방에서는 내정혈이 두 번째와 세 번째 발가락 사이 갈라진 끝에 위치하며 양쪽 발가락이 마치 좌우 대문과 같아서 이곳 혈자리가 마치 대문 안쪽에 있는 정원과 같다고 했다. 아울러 움직이기를 싫어하는 사람들의 사지에 생기는 병을 치료하므로 이와 같이 불렀다.

은백 隱白 _주로 심장과 비장의 통증을 치료한다

치료 효과　은백혈을 눌러주면 심장과 비장의 통증, 식욕부진, 대·소장이 불편한 증상, 월경과다, 자궁출혈, 소변에 피가 나오는 증상, 변혈, 토혈, 복통, 간질, 꿈을 많이 꾸는 증상, 졸도, 가슴통증을 치료한다. 또한 비장을 건강하게 하고 마음을 안정시킨다. 신경 조절과 조혈 작용을 한다. 구토, 식욕감퇴, 설사, 배가 부른 증상을 치료하는 데에도 자주 사용된다.

지압 방법　손가락 끝 혹은 둥근 모양의 물건으로 혈자리를 눌러주거나 엄지와 식지로 발가락 양쪽을 잡고 직접 혈자리를 자극한다.

혈자리 찾는 법

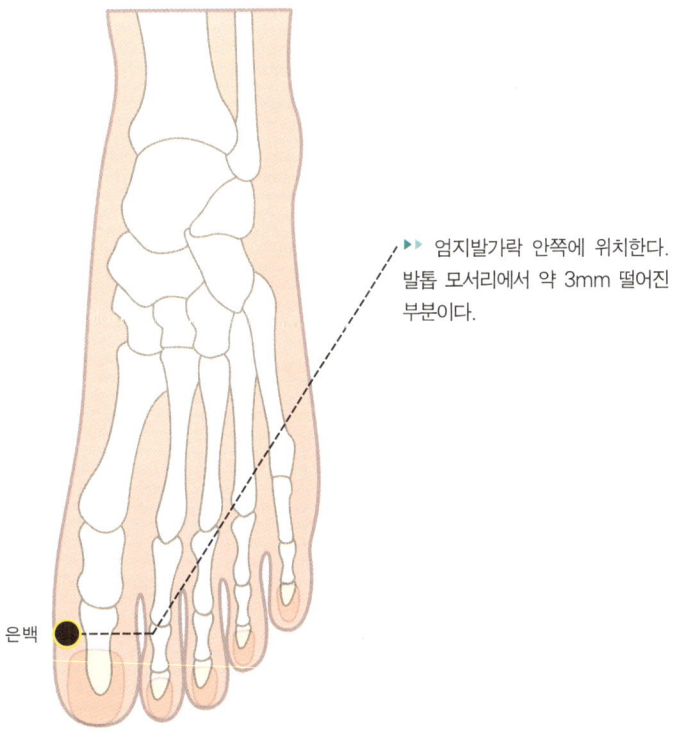

▶▶ 엄지발가락 안쪽에 위치한다. 발톱 모서리에서 약 3mm 떨어진 부분이다.

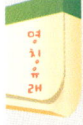
《영추·본수론》에서는 '은隱'이란 숨긴다는 뜻이 있고, '백白'은 흰색 피부를 가리키므로 은백혈은 희고 겉으로 잘 드러나지 않는 숨은 혈자리하고 했다.

족임읍 足臨泣 _ 간을 편하게 하고 기를 북돋는다

치료 효과 족임읍혈은 간을 편안하게 하고, 기를 북돋는 효능이 있다. 주로 가슴통증, 가슴이 답답하고 눈이 흐릿한 증상, 치아가 붓고 아픈 증상, 현기증, 눈의 염증, 유방이 붓고 아픈 증상, 생리불순, 숨이 차는 증상, 요실금을 치료한다.

지압 방법 손가락 끝 혹은 마디로 눌러주거나 원을 그리며 마사지해 준다.

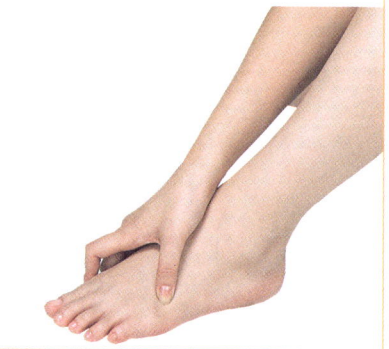

혈자리 찾는 법

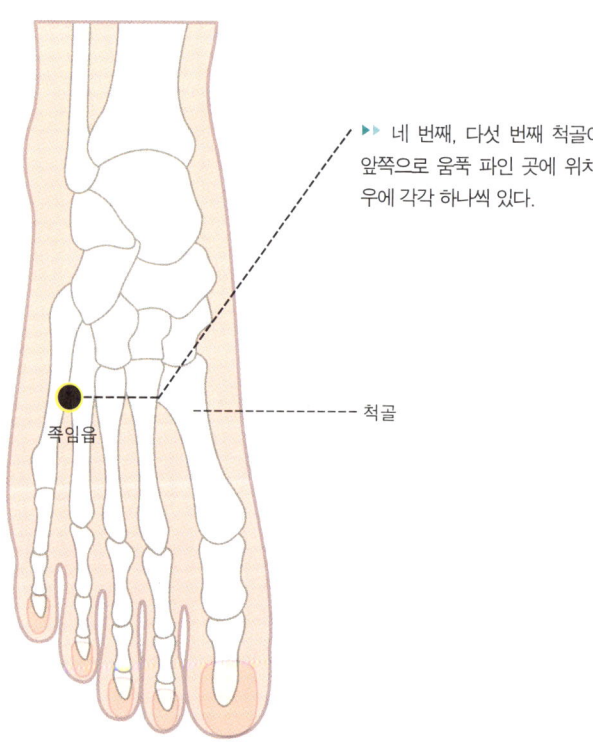

▶▶ 네 번째, 다섯 번째 척골이 만나는 앞쪽으로 움푹 파인 곳에 위치한다. 좌우에 각각 하나씩 있다.

척골

족임읍

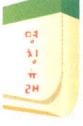

'족足'은 발을 말하고 '임臨'은 조치調治를, '읍泣'은 눈물을 흘린다는 뜻이다. 따라서 발에 위치하며 눈의 피로와 눈물을 흘리는 등 눈과 관련된 질병을 치료할 수 있는 혈자리이다.

족규음 足竅陰 _주로 두통, 눈의 통증을 개선한다

치료 효과   족규음혈은 두통, 눈의 통증을 치료하는 혈자리이다. 두통으로 인해 눈이 흐릿할 때 이곳 혈자리를 가볍게 눌러주면 증상이 호전된다. 이명, 귀먹음, 가슴과 등이 붓고 아픈 증상, 마음이 답답한 증상을 치료한다.

지압 방법   손가락 끝 혹은 둥근 모양의 물건으로 이곳 혈자리를 눌러주거나 엄지와 식지로 발가락 양쪽을 살살 잡고 직접 혈자리를 자극한다.

혈자리 찾는 법

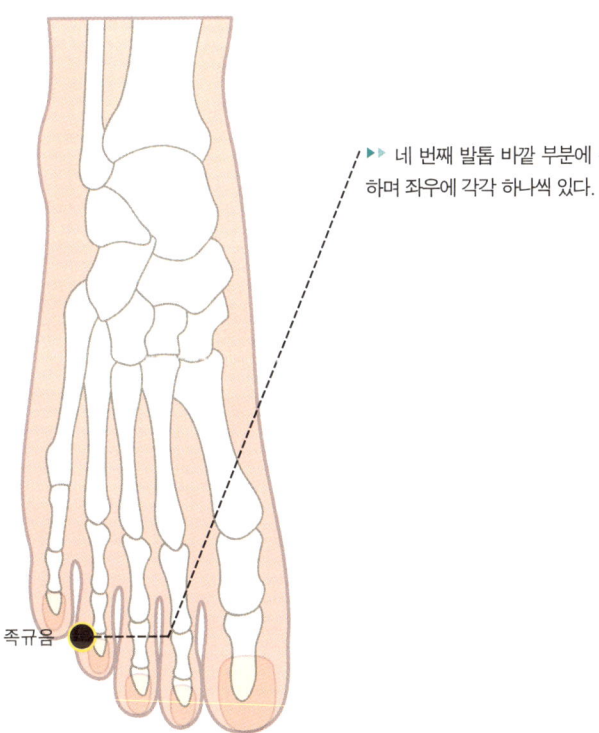

▶▶ 네 번째 발톱 바깥 부분에 위치하며 좌우에 각각 하나씩 있다.

족규음

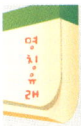

'規竅'는 관규關竅를, '음陰'은 족궐음을 가리킨다. 이곳 혈자리는 족소양경의 정혈#穴이며, 족궐음간경이 교차하는 관규이므로 이와 같이 이름 하였다.

대돈 大敦 _통증을 치료한다

치료 효과 대돈혈은 탈장, 자궁탈수, 생리불순, 음부가 가려운 증상 등의 생식기질환을 치료한다. 또한 중풍으로 정신을 잃었을 때 응급처치를 하는 혈자리이다. 그 밖에도 현대인의 과중한 스트레스, 긴장, 초조, 불안 등 정신건강에 해를 끼치는 증상에 치료 효과가 있다.

지압 방법 손가락 끝 혹은 둥근 모양의 물건으로 혈자리를 눌러주거나 엄지와 식지로 발가락 양쪽을 살살 잡고 직접 혈자리를 자극한다.

혈자리 찾는 법

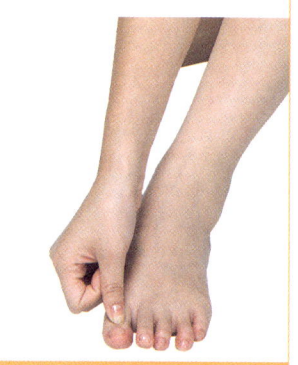

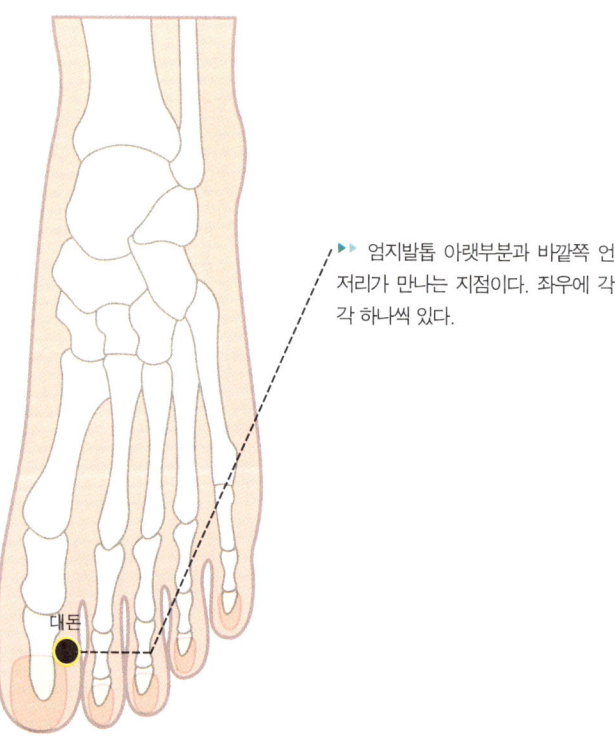

▶▶ 엄지발톱 아랫부분과 바깥쪽 언저리가 만나는 지점이다. 좌우에 각각 하나씩 있다.

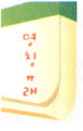

'대大'는 엄지발가락을 가리키고, '돈敦'은 돈독함을 말한다. 따라서 이곳은 엄지발가락 부분, 근육이 풍부한 혈자리라는 뜻이 있다. 《회원침구학》에 "대돈은 대경기大經氣가 돈독하고 후하게 생기는 근본혈이다"라고 폐허 있다. 한방에서는 이곳 혈자리가 족궐음간경에 속하고 엄지발가락 끝 바깥쪽에 있으며, 근육이 두껍고 모양이 마치 원형 덮개를 가진 찜기와 같은 모습을 갖췄다 해서, 아울러 대간경을 북돋우고 기맥을 자생시키는 근원이며 기맥이 특별히 많이 모이기 때문에 대돈이라고 하였다.

여태 厲兌 _ 위장 기능을 강화한다

치료 효과 여태혈을 눌러주면 차멀미, 배멀미 등 위장이 불편한 증상을 치료할 수 있다. 또한 안면부종, 추위를 타는 증상, 치통, 식욕부진, 황달, 복부에 물이 차는 증상, 당뇨병, 안면신경마비, 편도선염과 같은 증상을 완화한다. 이 혈자리로 위경이 통과하므로 이곳을 자주 눌러주면 위가 건강해질 뿐 아니라 눈의 피로를 없애준다.

지압 방법 여태혈은 발가락 끝에 위치하기 때문에 눌러주기가 쉽지 않다. 따라서 엄지 혹은 식지로 두 번째 발가락 양쪽 끝부분을 부드럽게 잡고 가운데 쪽으로 눌러주거나 둥근 모양의 물건으로 눌러준다.

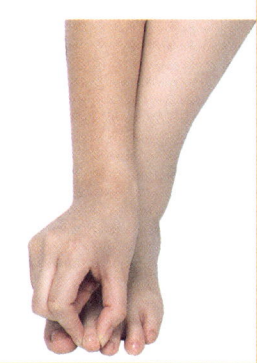

혈자리 찾는 법

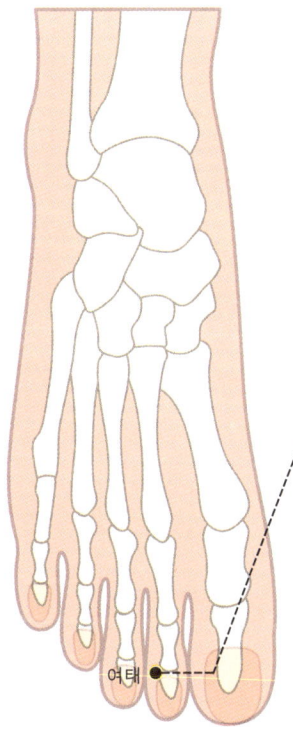

▶▶ 두 번째 발톱 끝부분에 위치한다. 혈자리가 가운데 있지 않고 세 번째 발가락과 가까운 쪽에 위치하며, 좌우에 각각 하나씩 있다.

여태

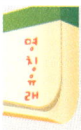

'여厲'는 위胃를, '태兌'는 대문을 의미한다. 따라서 여태는 위부胃部의 경기經氣가 출입하는 대문에 있는 혈자리임을 나타낸다. 한방에서는 이곳 혈자리가 족양명위경에 속하고 두 번째 발가락 바깥쪽에 위치한다고 하였다. 또한 족양명위경을 무토戊土라고 하는데, 월月이 무戊에 있을 때를 '여'라고 하며, 발가락 맨 끝을 '태'라고 하므로 여태라 이름하였다.

지음 至陰
_주로 머리와 얼굴 부위에 생긴 질환을 치료한다

치료 효과   지음혈은 머리와 얼굴 부위에 생긴 질환을 치료하는 데 효과가 있다. 주로 목의 통증, 머리가 무거운 증상, 태위이상胎位異常, 난산, 두통, 코막힘, 콧물, 양기 부족, 유정, 신장 기능이 좋지 않을 때, 배뇨곤란, 복부통증, 변비 등을 치료한다. 지압 외에 드라이기의 더운 바람을 이용해서 혈자리를 따뜻하게 해주는 방법도 유용하다.

지압 방법   손가락 마디 안쪽으로 눌러주거나 엄지손가락으로 발가락 끝 전체를 부드럽게 비비거나 둥근 물건으로 직접 혈자리를 눌러준다.

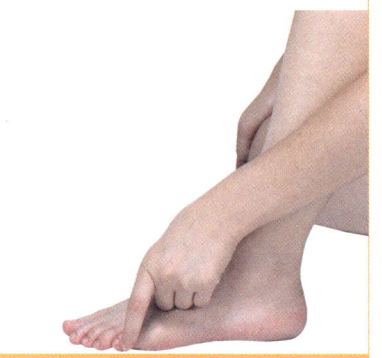

혈자리 찾는 법

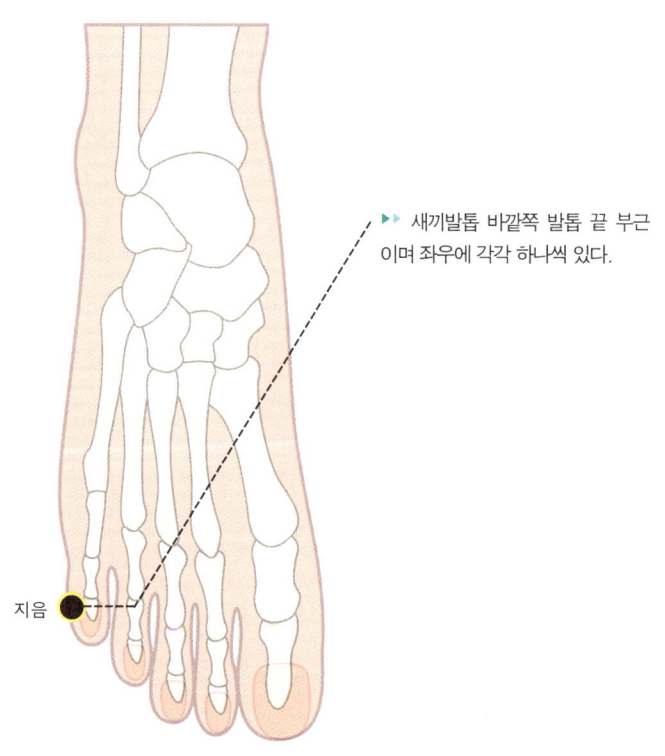

▶▶ 새끼발톱 바깥쪽 발톱 끝 부근이며 좌우에 각각 하나씩 있다.

지음

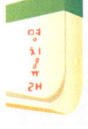

'지至'는 통달을, '음陰'은 음경을 뜻한다. 따라서 지음은 우리 몸에서 음경이 통하는 혈자리임을 나타낸다. 《영추·본수론》에 "지음은 새끼발가락 끝이다"라고 적혀 있다. 이곳 혈자리는 족태양방광경이 기맥이 흐르는 맨 끝 부위이나. 이곳 혈자리는 방광경을 경유하여 족소음신경에 연결되어 양기가 이미 다하고 음기가 시작됨을 표시하므로 양경을 모두 통과하고 음경에 진입한다 하여 지음이라 이름하였다.

이내정 里內庭

_주로 소화기 계통의 질환을 치료한다

치료 효과 이내정혈은 소화기와 관련된 질환을 치료하는 데 자주 사용된다. 특히 위통, 설사, 식중독 치료에 효과적이다. 또한 차멀미, 급성 홍역, 숨이 차는 증상, 민감성비염, 혈액순환 개선에도 효과가 탁월하다.

지압 방법 손가락 끝 혹은 마디를 이용해서 눌러주거나 원을 그리며 마사지해준다.

혈자리 찾는 법

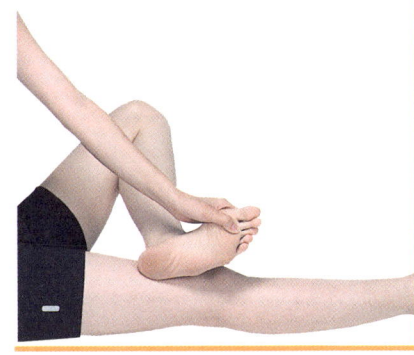

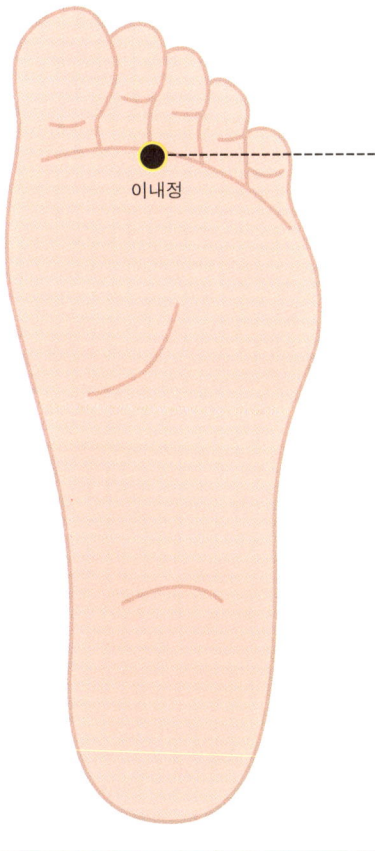

이내정

▶▶ 두 번째 발가락을 발 아래쪽으로 굽혔을 때 닿는 부분이 바로 이내정혈 자리이다. 좌우에 각각 하나씩 있다.

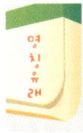

옛날에는 '리里'를 '촌寸'이라 하였으며, 가깝다는 뜻이기도 하였다. '내內'는 문 안쪽을, '정庭'은 정원을 가리킨다. 따라서 이내정혈은 우리 몸 가까이에 마치 문 안쪽에 위치한 정원과 같은 혈자리라는 뜻이다. 한방에서는 내정內庭혈 자리가 발등의 두 번째, 세 번째 발가락이 갈라진 끝에 위치하므로 양쪽 발가락이 마치 좌우에 있는 대문과 같고, 이 혈자리는 대문 안쪽에 있는 정원과 같아서 이와 같이 이름하였다. 이곳 혈자리는 두 번째, 세 번째 발가락이 갈라진 끝에 있다는 점에서 내정혈과도 무척 가깝지만, 발바닥에 있기 때문에 이내정이라 이름하였다.

용천湧泉 _통증을 치료한다

치료 효과 용천혈은 체력을 증강시키고 체질을 개선하는 효과가 있다. 또한 신장을 이롭게 하고, 열을 내리고 답답증을 풀어주는 효능이 있는데, 몸의 피로, 허리 부분이 쑤시고 부어오르는 증상, 생리불순을 개선한다. 혈액순환을 촉진하며, 허리를 날씬하게 하고, 혈압을 내려준다. 그리고 구역질과 구토, 두통, 초조, 코가 불편한 증상, 심장통증과 흥분되는 증상, 불면증을 완화시킨다. 자주 용천혈을 자극해주면 혈액순환을 촉진시키고 노화를 방지한다. 몸이 허하고 냉한 증상과 산부인과질환을 개선하는 등 응용 범위가 상당히 넓은 혈자리 중 하나이다.

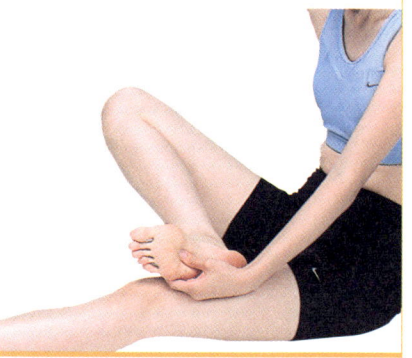

지압 방법 네 개의 손가락으로 발등을 잡고 엄지손가락으로 혈자리를 여러 번 눌러주거나 원을 그리며 마사지해준다.

혈자리 찾는 법

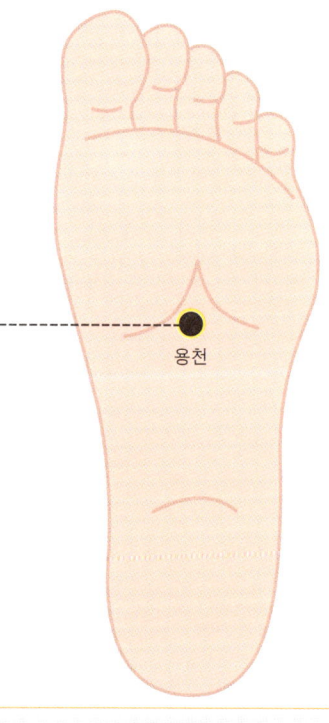

▶▶ 발바닥 가운데 움푹 파인 곳 앞부분에 근육이 '인人' 자 모양의 주름을 만드는데, 용천혈은 '인人' 자 무늬가 교차되는 부분에 위치한다. 좌우에 각각 하나씩 있다. 몸이 아플 때 이곳 혈자리를 눌러주면 통증을 느낄 수 있다.

용천

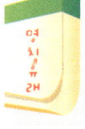

'용湧'은 용솟음친다, '천泉'은 샘물이라는 뜻이 있다. 용천은 우리 몸에서 기맥이 마치 샘솟는 곳에 있는 혈자리임을 나타낸다. 한방에서는 이곳 혈자리가 족소음신경 기맥이 출발하는 기원이며 발바닥에 위치하므로 우리 몸에서 가장 낮은 곳, 즉 이곳을 지地로 보았다. 신경腎經의 기맥은 지地를 경유하여 출발하므로 마치 땅 아래에서 샘솟는 샘물 같다 하여 혈자리 이름을 용천이라 하였다.

내용천 內湧泉 _ 혈압을 낮춰준다

치료 효과　내용천혈은 고혈압을 치료하는 데 뛰어난 효과가 있다. 왼쪽, 오른쪽을 돌아가면서 주먹으로 내용천혈을 100번 이하로 가볍게 두들겨주면 혈압이 내려간다. 그 밖에 내용천혈 옆에 위치한 용천湧泉혈을 함께 눌러주면 피로를 완화시키는 효과를 가져다준다.

지압 방법　손가락 끝을 이용해서 눌러주거나 원을 그리며 마사지해준다. 또한 주먹으로 왼쪽 오른쪽을 돌아가면서 100번 이하로 가볍게 두들겨준다.

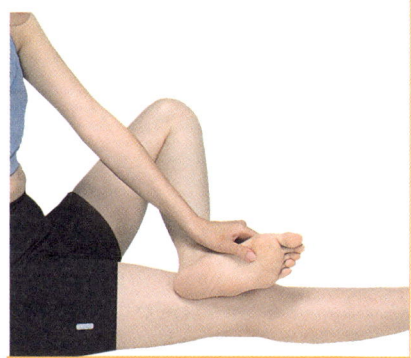

혈자리 찾는 법

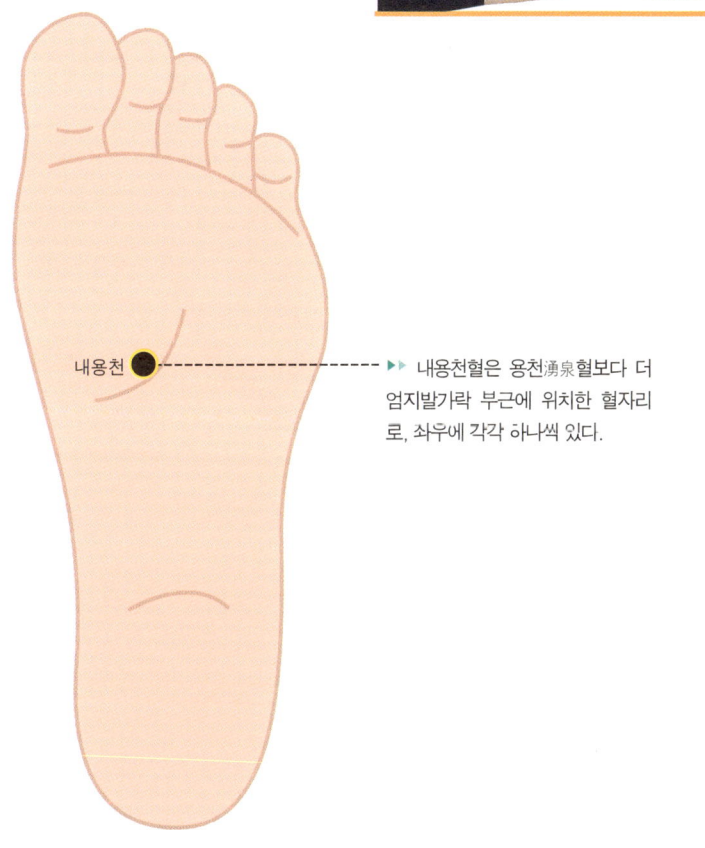

▶▶ 내용천혈은 용천湧泉혈보다 더 엄지발가락 부근에 위치한 혈자리로, 좌우에 각각 하나씩 있다.

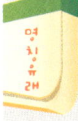
'내內'는 안쪽, '용湧'은 용솟음친다는 뜻이 있으며, '천泉'은 샘을 뜻한다. 내용천은 우리 몸 안쪽에 기맥이 마치 샘솟는 곳에 위치한 혈자리라는 뜻이다. 내용천혈은 용천혈 안쪽에 위치하므로 내용천이라 부른다.

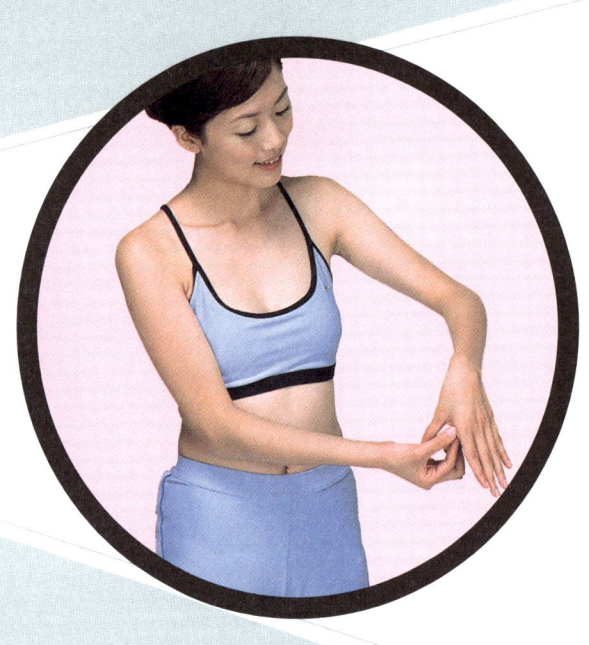

3

손바닥 혈
지압 · 마사지

양손은 우리 몸에서 이용 범위가 가장 넓은 기관일 뿐 아니라
건강과 관계 있는 중요한 혈자리가 포진해 있는 곳이다.
건강을 유지하고 싶다면 함께 신기한 손의 세계를 이해해보자!

손바닥 혈
지압·마사지의 이해

> 손바닥 혈 지압·마사지는 간단하고 실용적일 뿐 아니라 치료 효과도 탁월하고 광범위하다. 양손을 지압·마사지하면 왜 질병을 치료할 수 있을까? 또한 손바닥이 우리에게 제공하는 건강 정보는 어떤 것이 있을까?

질병을 치료하는 방법 중에는 우리 몸에 분포되어 있는 경혈 부위를 직접 자극하는 것 외에 양손을 지압·마사지하는 방법이 있다. 양손은 사실상 작은 우주와 같아서 우리 몸 각 부위의 질병을 그대로 반영하고 있기 때문이다. 따라서 손바닥 혈을 지압·마사지해줌으로써 질병을 물리치고 예방하는 효과를 낼 수 있다.

손바닥 혈은 손에 있는 기혈奇穴을 가리킨다

손바닥 혈은 손에 있는 기혈奇穴을 말한다. 기혈은 명확한 혈자리 이름과 더불어 위치가 있지만 14경락(14經絡: 12경맥과 임맥과 독맥 각각 하나씩)에는 포함되지 않는다. 아울러 분포 위치와 오장육부 조직 사이의 관계가 다르기 때문에 기혈로 불린다.

왜 손바닥을 지압·마사지하는 것이 건강에 좋을까

손은 제2의 두뇌이다. 양손과 내분비, 혈액순환시스템은 상당히 밀접한 관계를 갖는다. 게다가 손은 신체 각 부위의 질병을 반영한다. 만약 양손을 원활하게 사용할 수 없다면 이는 뇌의 조기 노화를 초래하고 심지어는 내장 각 기관의 기능에 영향을 미칠 수 있다. 비록 손과 내장의 거리는 멀지만 손에 적당한 자극을 가하면 이와 같은 자극이 내장으로 전달되어 내장 기능을 개선하고 건강을 증진시킬 수 있다.

손바닥, 건강의 비밀을 간직하고 있다

한방에서는 환자를 진찰할 때 먼저 환자의 손을 진찰한다. 눌러보고, 만져보고, 손가락과 손톱의 모양, 색깔 및 진한 정도를 통해 환자의 내장과 건강 상태를 파악할 수 있다.

먼저 색깔을 살펴보면, 건강한 사람의 손바닥은 연한 분홍빛이 감돌고 손등은 옅은 갈색이다. 그러나 환자의 경우 손바닥의 색깔이 균일하지 못하고 홍백의 반점이 나타난다. 대부분 기氣가 막혔기 때문이다. 한증寒症 체질일 경우에는 손바닥이 녹색일 수 있고, 만약 커피색이면 병이 중하거나 악성종양 등 난치병일 수 있다. 또한 만약 손바닥이 노란색이라면 간, 쓸개와 관련된 질환을 앓고 있을 확률이 높다.

다음으로 손바닥의 온도와 부드러운 정도를 살펴보자. 만약 손바닥이 너무 차고 딱딱한 부분이 있다면 정신쇠약이나 위와 관련된 질병을 앓고 있을 수 있으며, 손바닥 온도가 너무 높고 대체로 부드럽지만 부분적으로 딱딱하다면 정신질환이나 심혈관 계통의 질환을 앓고 있을 수 있다. 또한 두 손이 따뜻하고 부드러운 사람이라면 동맥경화 등 심혈관과 관련된 질환을 앓고 있을 가능성이 있다.

손바닥뼈 부위 해설

손바닥뼈 부위를 이해하면 손바닥 혈 위치를 정확하게, 그리고 빨리 찾을 수 있다.

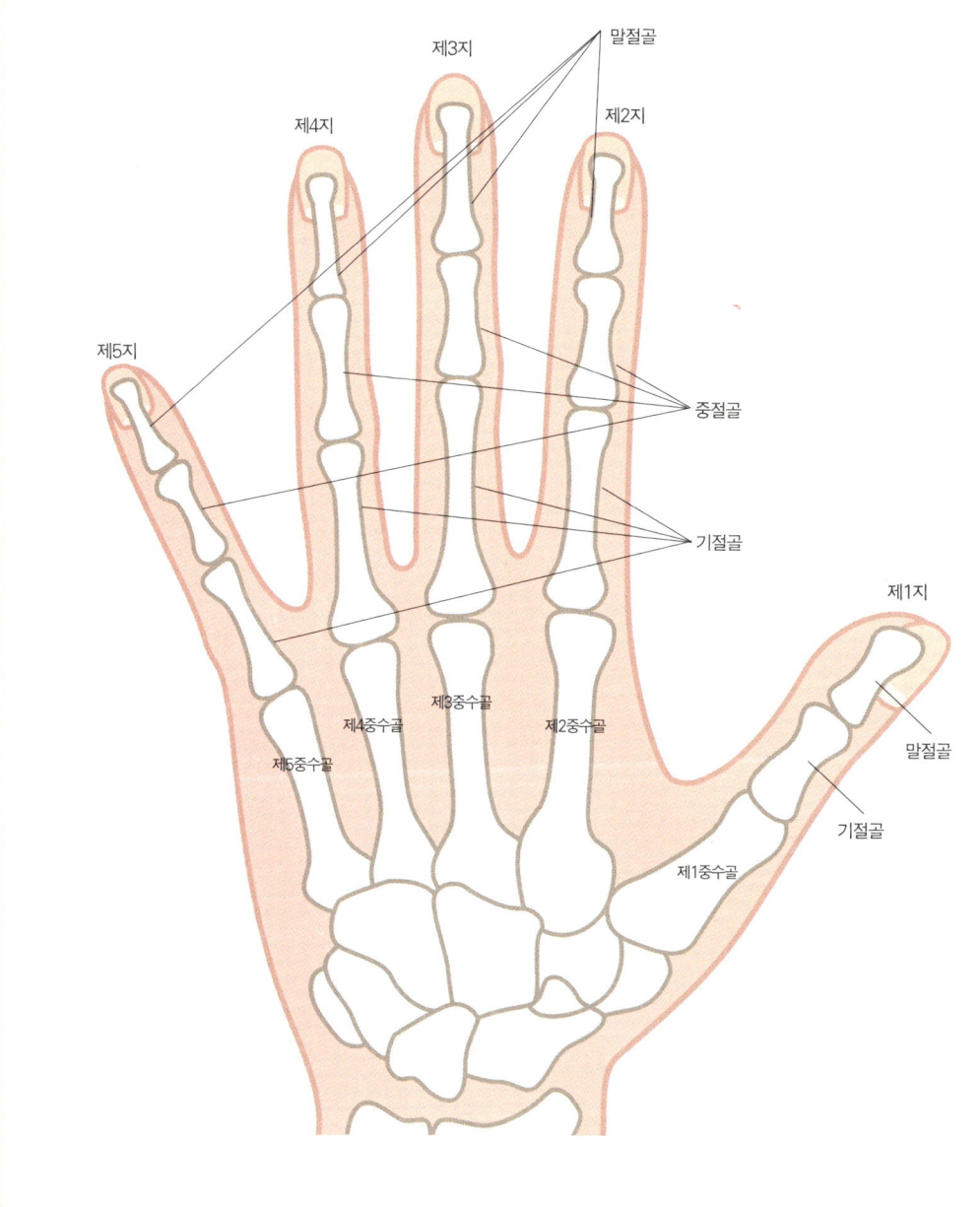

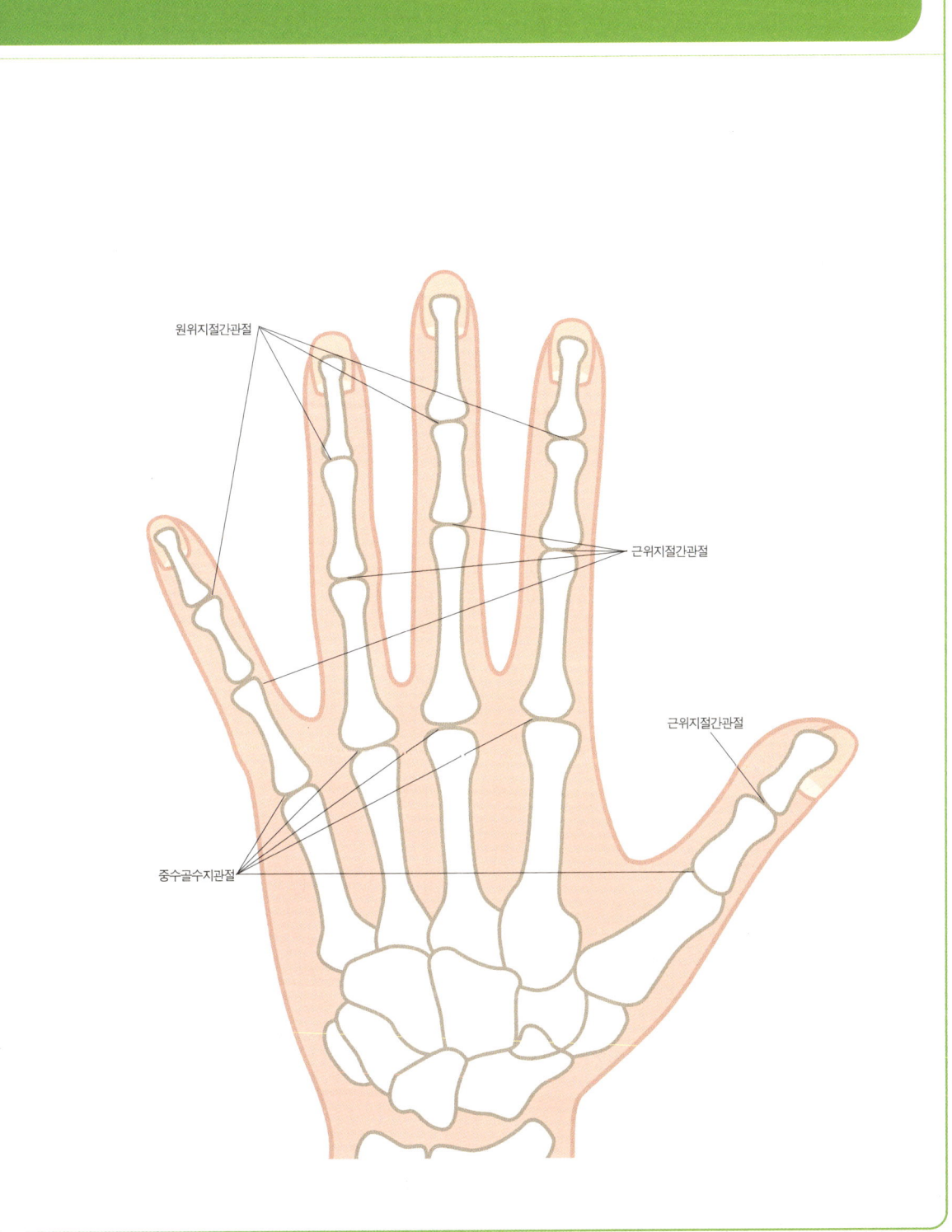

손바닥 혈 지압·마사지의 기본법

손바닥 혈 지압·마사지의 기본 방법은 주무르기, 돌리기, 비비기, 마찰법, 밀기, 누르기, 상하 움직이기, 비틀기, 돌리기, 당기기, 뽑기 등이다. 지압·마사지를 할 때에는 질병 유무와 병세의 중한 정도에 따라 합당한 방법을 사용해야 한다.

1. 유법揉法 _ 주무르기

중지 혹은 엄지로 손에 있는 혈자리를 가볍게 돌려가며 주무른다. 가볍게 힘을 주고 일관성 있게 규칙적으로 해야 한다. 유법은 소염·진통 작용과 더불어 근육의 탄성을 증진시킨다. 면적이 큰 부위에 사용된다.

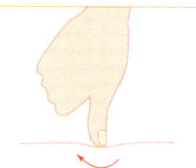

2. 염법捻法 _ 돌리기

엄지와 검지로 혈자리가 있는 손가락을 감싸고 좌우로 돌려가며 마사지한다. 손가락 관절 부위에 사용된다. 혈액순환 촉진과 통증 완화의 효과를 가지고 있다. 국부적으로 부종이나 통증이 있을 때, 손가락이 마비된 경우, 또한 평소에 건강을 유지하기 위해 사용되는 방법이다.

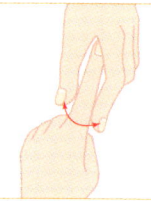

3. 마법摩法 _ 비비기

손바닥 중앙이나 검지를 혈자리에 올려놓고 시계 방향 혹은 시계 반대 방향으로 비벼준다. 비비기를 할 때에는 가볍고 부드럽게 해야 한다. 보통은 힘을 세게 주는 지압법을 시행하고 난 후에 그 부위를 풀어주는 식이다. 주로 면적이 큰 부위에 사용한다.

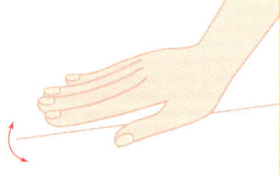

4. 찰법擦法 _ 마찰법

단지單指, 손바닥 중앙이나 손목을 혈자리에 밀착시킨 후 앞뒤 직선 방향으로 문지른다. 속도를 낼 경우 혈액순환이 훨씬 빨라진다. 손가락, 손바닥, 손가락 골격에 사용할 수 있는 방법이다.

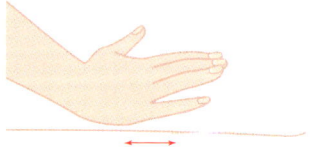

5. 추법推法 _ 밀기

손가락, 손바닥 혹은 손목 부위를 혈자리에 놓고 한쪽 방향으로 마사지해준다. 속도와 세기는 균일해야 하며 너무 힘을 세게 주지 않도록 힘 조절이 필요하다. 이 방법은 손바닥 상하 방향 혹은 측면에 사용할 수 있고 혈액순환 촉진과 근육이완, 경락순환을 원활하게 한다.

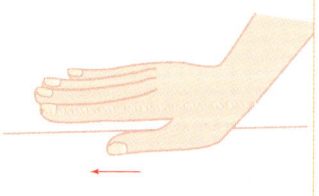

6. 안법按法 _ 누르기

엄지 혹은 다른 손가락을 사용하여 수직 방향으로 혈자리나 반사구反射區를 누른다. 비교적 평평한 손바닥 요혈 부위에 사용할 수 있다. 주무르는 방법과 함께 사용된다. 힘은 가볍게 주도록 하며 빈도 역시 균일하게 한다. 안법은 근육을 풀어주고 근맥筋脈의 소통을 원활하게 하며, 만성질환 치료와 질병 예방에 효과적이다.

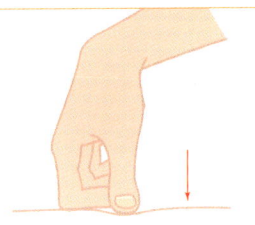

7. 점법點法 _ 상하 움직이기

엄지 혹은 중지 끝으로 혈자리를 눌러준다. 정확한 부위를 힘 있게 눌러야 한다. 미끄러져서는 안 된다. 처음에는 가볍게 눌러주다가 점차 세게 눌러주어야 한다. 자극을 크게 하면 혈액순환 촉진과 진통 효과를 가져온다. 대체로 뼈의 접합 부위에 사용하는 방법이다.

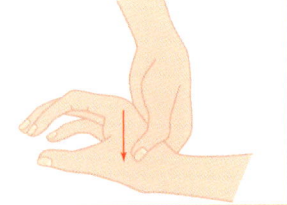

8. 겹법捻法 _ 비틀기

엄지 끝 혹은 안쪽 손톱으로 고정 부위를 잡고 경혈 부분에 자극을 준다. 점차 강도를 높여준다. 손가락이 미끄러지거나 움직이지 않도록 주의하자. 피부를 다치지 않도록 하자. 소염과 진통 작용 그리고 경락의 소통을 원활하게 하는 작용을 한다. 누르기와 주무르기 방법과 함께 사용할 수 있다.

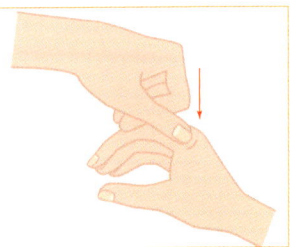

9. 요법搖法 _ 돌리기

손가락을 잡아당겨 손가락 관절이나 손목 관절을 모두 회전하도록 한다. 관절을 편하게 하고 관절의 유연성을 높일 수 있다. 평소 손의 건강을 유지하기 위해 사용되는 방법이다. 돌리기를 할 때는 한쪽 방향으로 갑자기 힘을 세게 주지 않도록 조심한다. 돌리는 정도도 처음에는 작게 돌리다가 점차 크게 돌리도록 하여 관절이 다치지 않도록 한다.

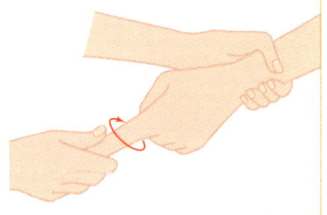

10. 발신법拔伸法 _ 당기기

먼저 지체肢體나 관절 한쪽을 한손으로 쥐고 고정점으로 삼는다. 나머지 다른 한손으로 손가락을 쥐고 계속 당긴다. 발신법은 관절을 풀어주기 때문에 손가락 관절 및 손목 관절에 사용할 수 있는 방법이다. 발신법을 사용할 때는 양손에 힘을 적당히 주어야 한다. 갑자기 관절에서 뚝 소리가 날 정도로 세게 잡아당겨 관절이나 인대가 상하지 않도록 주의해야 한다.

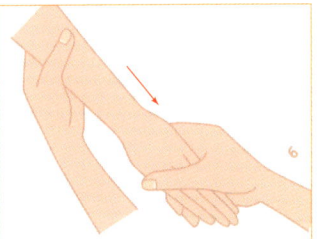

11. 예법拽法 _ 뽑기

검지, 중지로 다른 손의 손가락 관절을 잡아당기며 손가락 끝으로 미끄러지듯 안마한다. 기와 혈액순환을 활발히 할 수 있다. 다섯 손가락 모두에 사용할 수 있다. 그러나 관절에 무리가 가지 않도록 갑자기 힘을 세게 주지 않도록 조심한다.

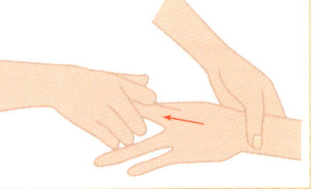

쉽고 간단한 손바닥 혈 지압·마사지

손에 분포되어 있는 각 혈자리 위치가 서로 가깝기 때문에 만약 정확한 혈자리를 찾기 어렵다면 아래에 소개되는 방법을 시도해도 무방하다. 간단한 손동작으로 경혈 지압·마사지의 효과를 충분히 누릴 수 있다.

1 양손 비비기

●● 불면증에 시달리고 있거나 잠들기 어려운 경우라면, 그리고 숙면을 취하지 못하고 한밤중에 자주 일어나는 경우라면, 자자기 전 침대에 누워 두 손을 마주하고 가볍게 1~2분 동안 비빈다. 단잠을 잘 수 있도록 도와줄 것이다.

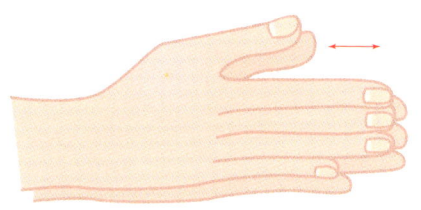

2 두 손 마주 잡기

●● 한 손으로 다른 한 손을 감싸고 3초 동안 꼭 쥔다. 양손을 번갈아가며 같은 방법으로 쥔다. 5~6회 반복한다. 체력과 정신을 진작시키는 데 도움을 준다.

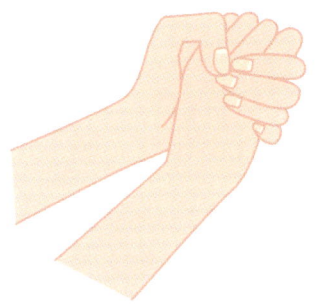

3 손가락 교차

●● 왼쪽 엄지를 위로 하여 두 손을 교차하여 꼭 쥔다. 3초 후 위치를 바꾸어 오른쪽 엄지를 위로 하여 3초 동안 꼭 쥔다.

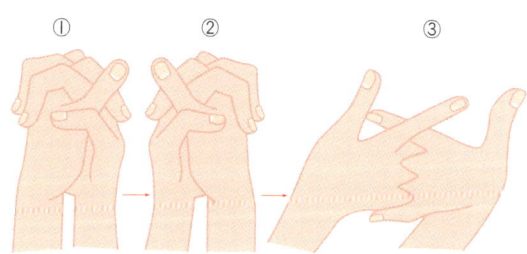

4 박수 치기

●● 머리가 어지럽고 무겁거나 잠을 청하고 싶을 때 두 손을 위로 뻗어 힘껏 박수를 세 번 친다. 두 손을 다시 앞으로 나란히 하여 힘껏 세 번 박수를 친다. 박수 칠 때는 힘을 다하여 팔을 뻗은 상태로 손가락끼리 밀착되도록 쳐야 한다.

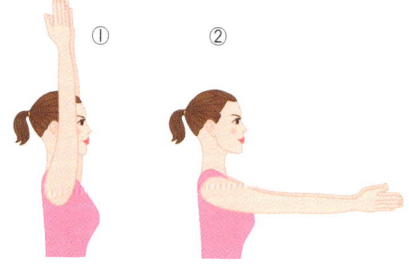

5 손가락 관절 리듬 체조

•• 한쪽 손의 엄지로 각각의 손가락을 살짝 눌러준다. 식지 2회, 중지 1회, 무명지 3회, 새끼손가락 4회를 눌러주고 순서를 거꾸로 하여 다시 실행한다. 반복 시행하면 집중력을 높이고 치매 예방 효과를 가져올 수 있다.

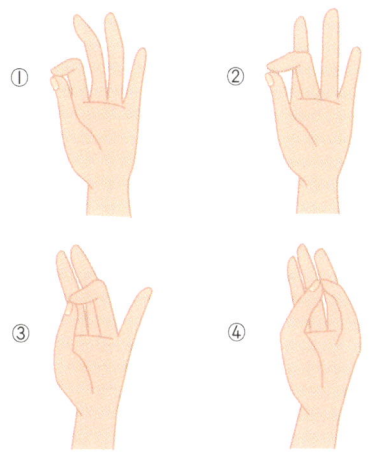

6 손가락 끼기

•• 어릴 적 약속할 때 많이 했던 동작과 같다. 손가락을 번갈아 가며 한쪽 손의 새끼손가락에 낀다. 3초 정도 낀 뒤 푼다. 내장의 기능을 강화시킬 수 있다.

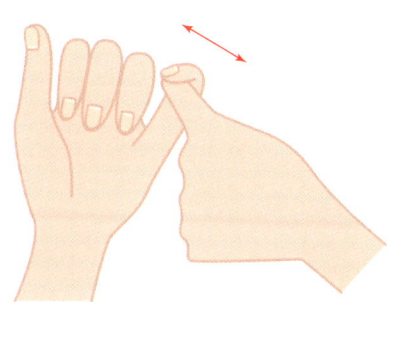

7 엄지 아랫부분 마찰

•• 두 손의 엄지 아랫부분을 맞닿게 하여 몸 바깥쪽으로 1~2분 정도 비빈다. 다시 몸 안쪽으로 실행한다. 체질 개선 효과가 있다.

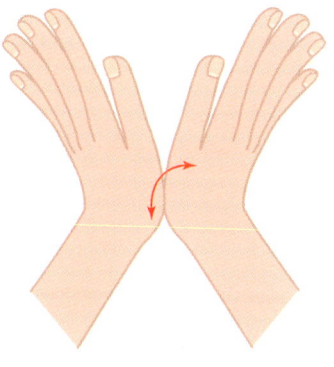

8 손바닥 밑부분 맞대어 치기

•• 두 손의 손바닥을 마주하고 손바닥 밑부분을 서로 가볍게 친다. 매일 열 번 정도 반복하면 체질 개선의 효과가 있다.

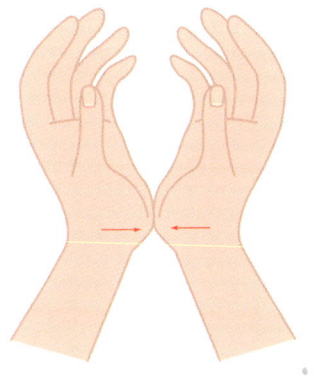

그림으로 이해하는
손바닥 혈 지압·마사지

중괴 中魁 _주로 구토를 치료한다

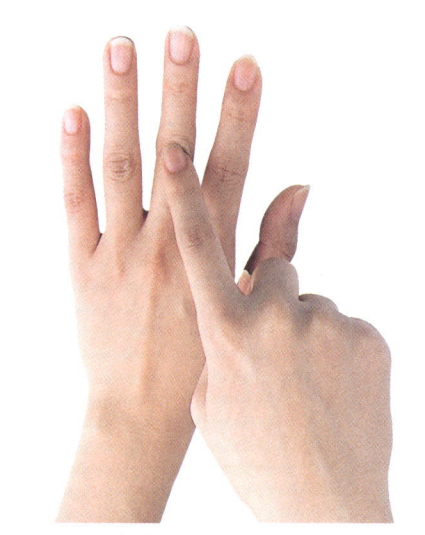

치료 효과   구토, 구역질, 식욕부진을 치료할 수 있다.

지압 방법   손가락 끝부분에 있는 손톱 언저리에 힘을 주어 누르는데, 처음에는 가볍게 눌러주다가 점점 세게 누른다. 30초 정도 계속해서 눌러준다. 눌러줄 때 피부가 상하지 않도록 손가락이 미끄러지지 않게 주의한다.

경항점 頸項點 _목 부위의 증상을 완화시킨다

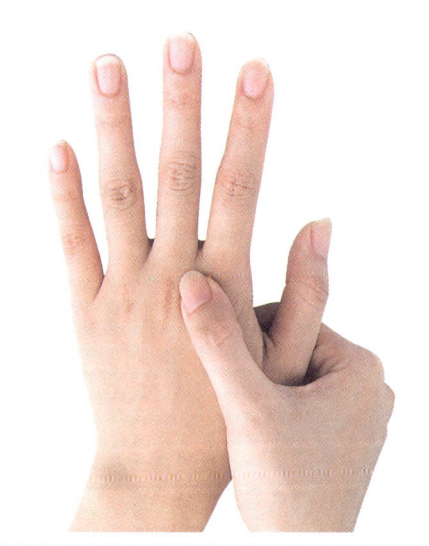

치료 효과   베개를 잘못 베고 자거나 한기가 들어서 목이 뻣뻣해지는 증상, 목이 삐었을 경우 이를 치료할 수 있다.

지압 방법   엄지손가락 끝에 있는 손톱 언저리에 힘을 주어 누르는데, 처음에는 가볍게 눌러주다가 점점 세게 누른다. 10~20초 정도 경항점혈이 빨갛게 되거나 열이 날 때까지 눌러준다.

혈자리 찾는 법

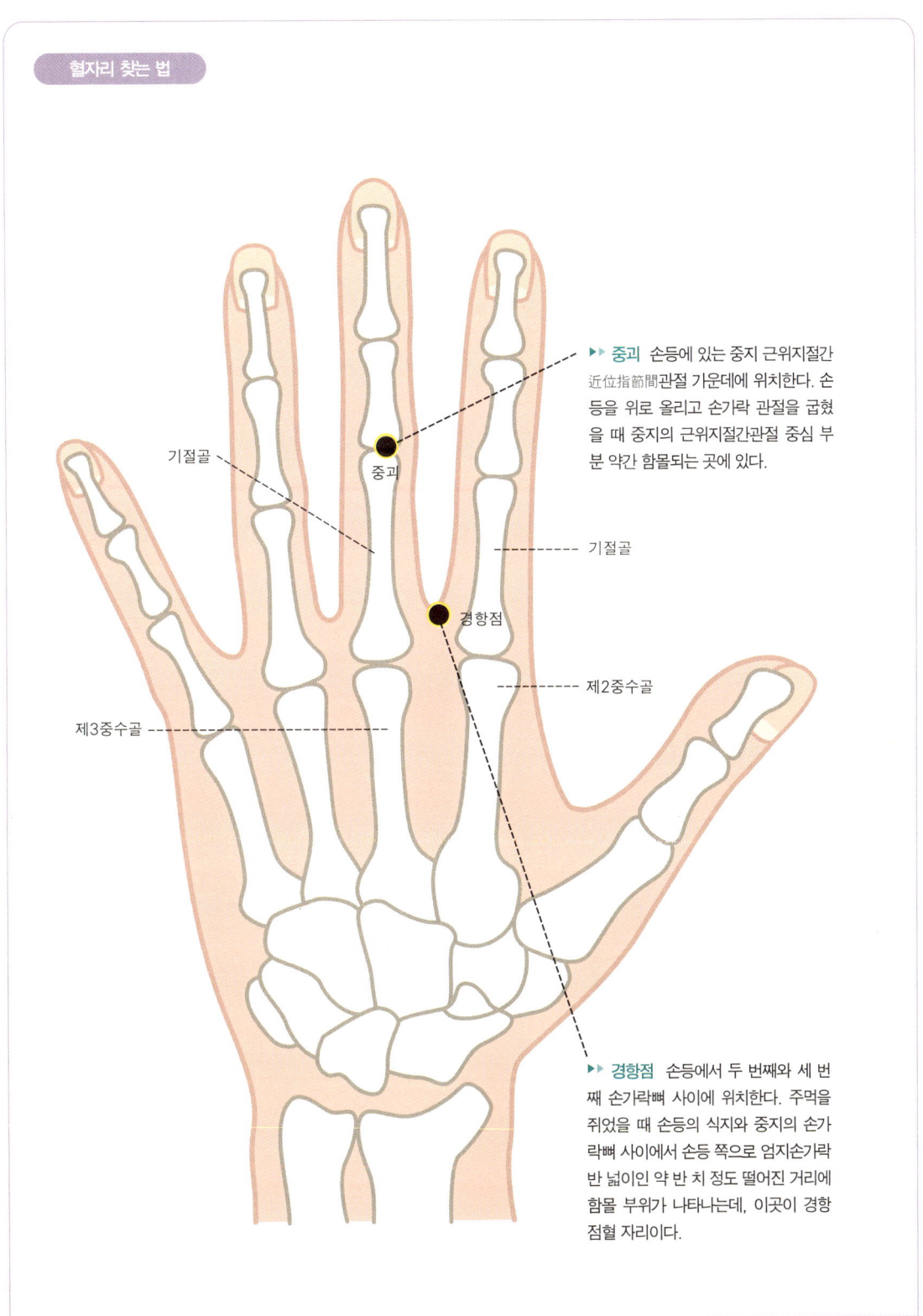

▶▶ **중괴** 손등에 있는 중지 근위지절간 近位指節間관절 가운데에 위치한다. 손등을 위로 올리고 손가락 관절을 굽혔을 때 중지의 근위지절간관절 중심 부분 약간 함몰되는 곳에 있다.

▶▶ **경항점** 손등에서 두 번째와 세 번째 손가락뼈 사이에 위치한다. 주먹을 쥐었을 때 손등의 식지와 중지의 손가락뼈 사이에서 손등 쪽으로 엄지손가락 반 넓이인 약 반 치 정도 떨어진 거리에 함몰 부위가 나타나는데, 이곳이 경항점혈 자리이다.

요점 腰點 _허리 부위와 관련된 증상을 치료한다

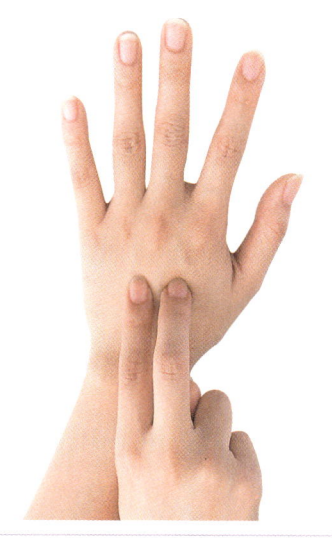

치료 효과 허리가 갑자기 삐끗한 경우를 비롯하여 허리 부위의 불편한 증상을 치료할 수 있다.

지압 방법 손가락 혹은 손가락 끝으로 요점혈을 돌리면서 부드럽게 눌러주는데, 처음에는 가볍게 누르다가 점점 세게 눌러주며 1분 정도 계속 눌러주는 것이 좋다.

승압점 升壓點 _저혈압을 개선한다

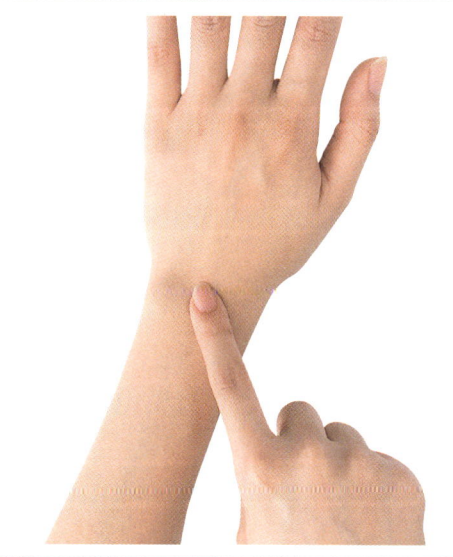

치료 효과 각종 질환으로 인해 혈압이 낮아지는 증상을 완화시킨다.

지압 방법 엄지 끝 혹은 식지 끝으로 눌러주는데, 처음에는 가볍게 누르다가 점점 세게 눌러준다. 10~20초 정도 눌러준다. 승압점혈이 빨갛게 되거나 열이 날 때까지 눌러준다.

혈자리 찾는 법

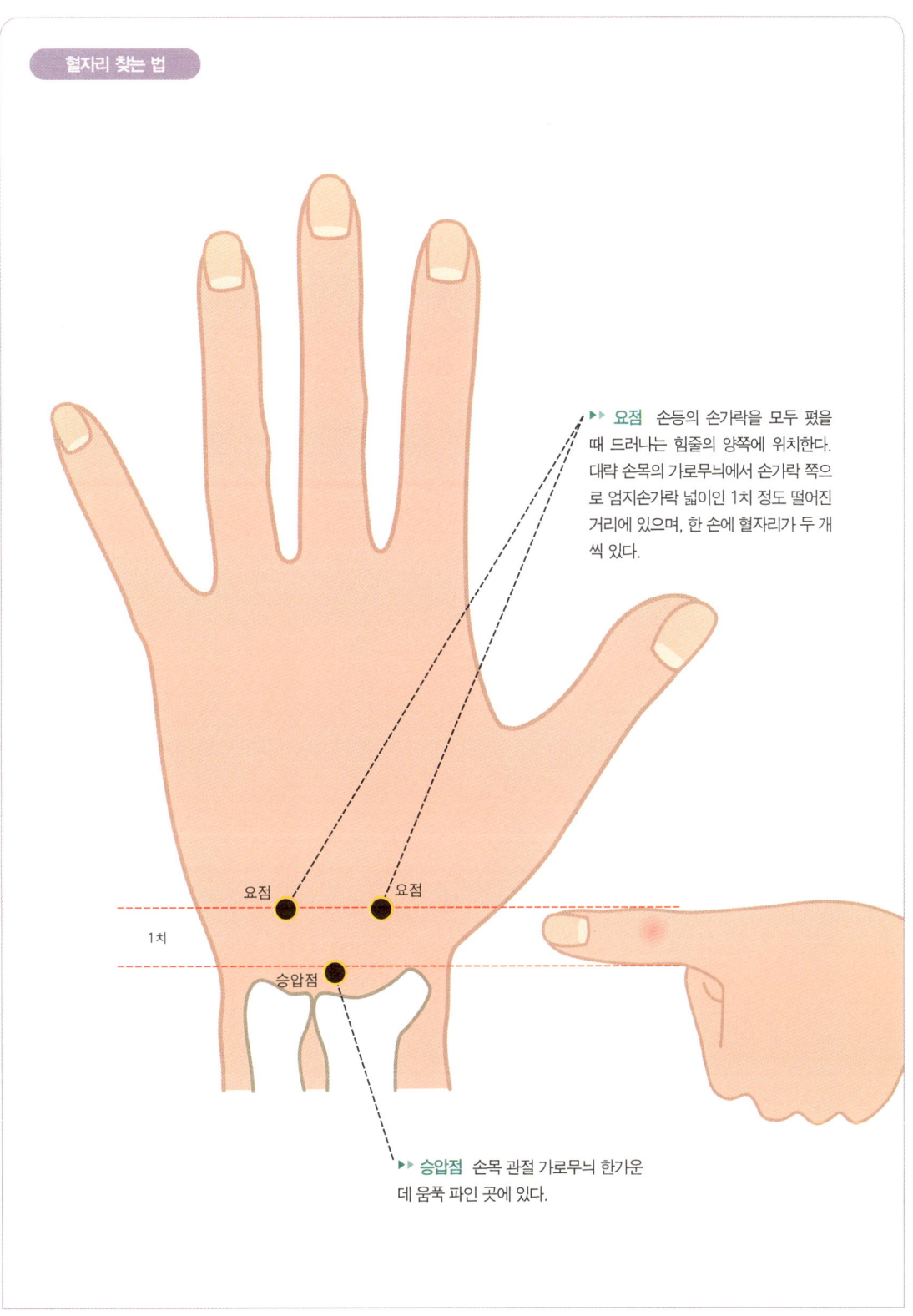

▶▶ **요점** 손등의 손가락을 모두 폈을 때 드러나는 힘줄의 양쪽에 위치한다. 대략 손목의 가로무늬에서 손가락 쪽으로 엄지손가락 넓이인 1치 정도 떨어진 거리에 있으며, 한 손에 혈자리가 두 개씩 있다.

▶▶ **승압점** 손목 관절 가로무늬 한가운데 움푹 파인 곳에 있다.

척주점 脊柱點 _요통을 개선한다

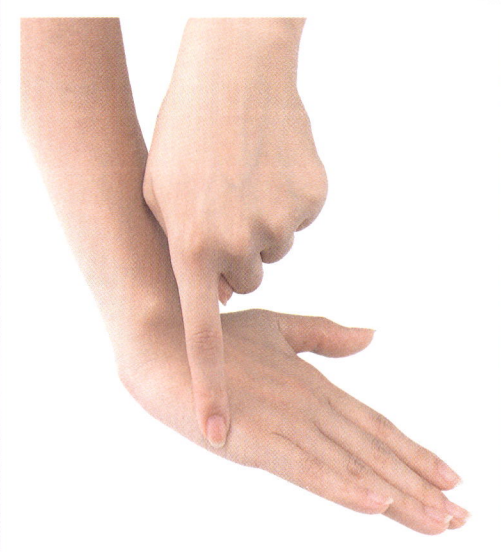

치료 효과　허리가 삐끗했을 때, 요통 그리고 이명과 같은 증상을 치료한다.

지압 방법　손가락 끝으로 눌러주는데, 처음에는 가볍게 누르다가 점점 세게 눌러준다. 10~20초 정도 척주점혈이 빨갛게 되거나 열이 날 때까지 눌러준다.

좌골점 坐骨點 _관절통을 완화시킨다

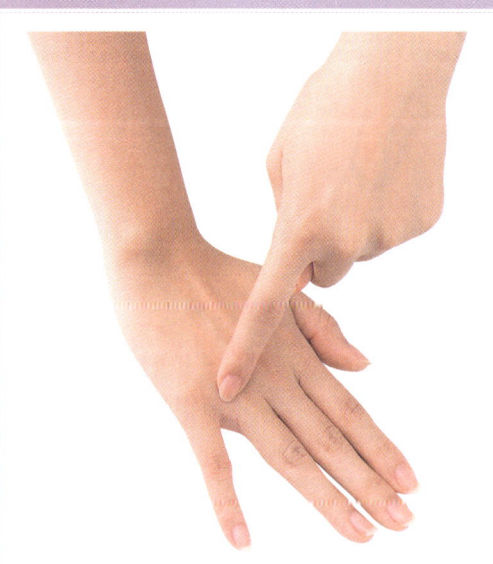

치료 효과　허리뼈 관절의 통증 및 좌골신경통을 치료할 수 있다.

지압 방법　손가락 끝으로 눌러주는데, 처음에는 가볍게 누르다가 점점 세게 눌러준다. 10~20초 정도 힘을 줘서 누르는데, 좌골점혈이 빨갛게 되거나 열이 날 때까지 눌러준다.

혈자리 찾는 법

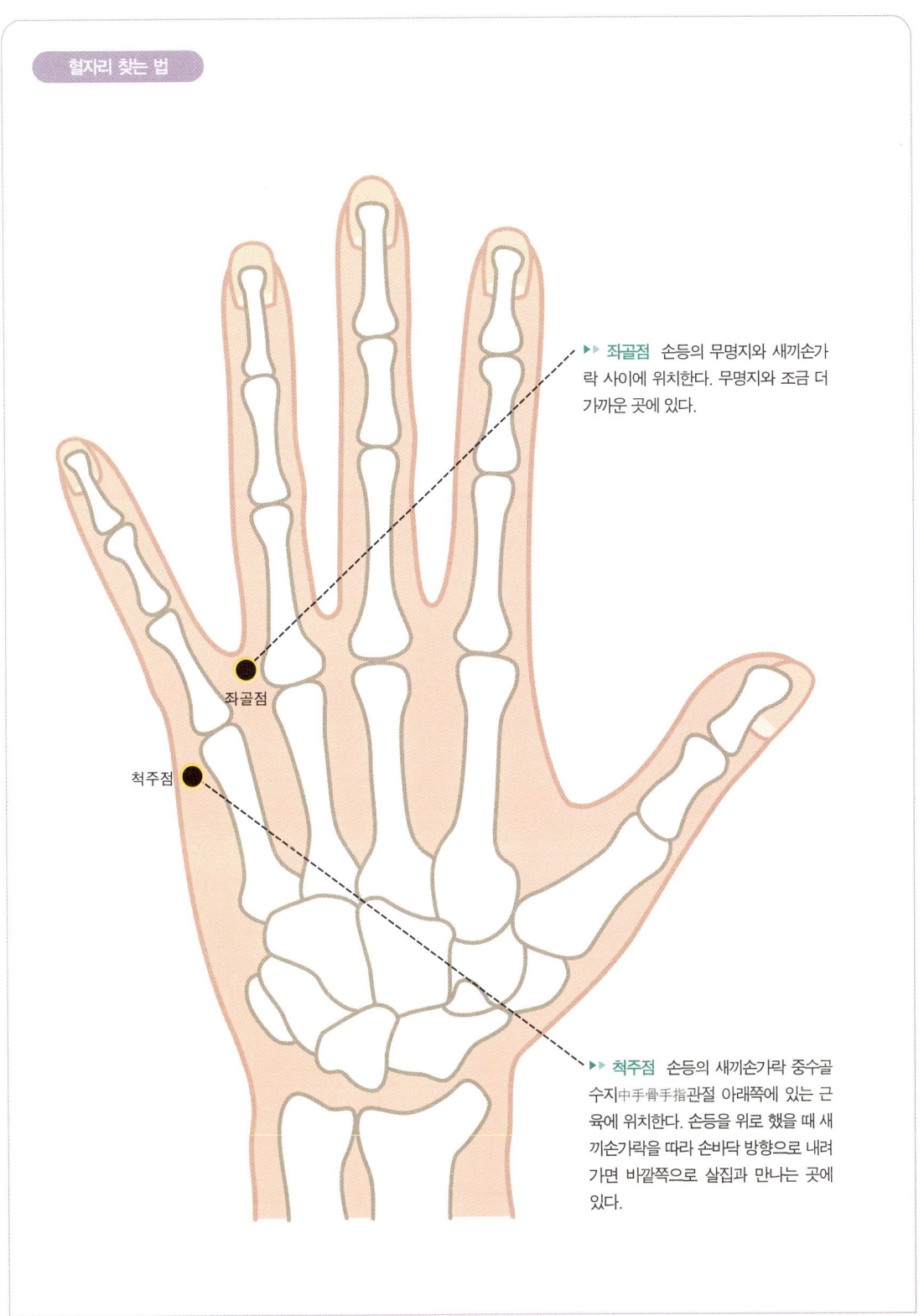

▶▶ **좌골점** 손등의 무명지와 새끼손가락 사이에 위치한다. 무명지와 조금 더 가까운 곳에 있다.

▶▶ **척주점** 손등의 새끼손가락 중수골 수지中手骨手指관절 아래쪽에 있는 근육에 위치한다. 손등을 위로 했을 때 새끼손가락을 따라 손바닥 방향으로 내려가면 바깥쪽으로 살집과 만나는 곳에 있다.

인후점 咽喉點 _목의 통증을 완화한다

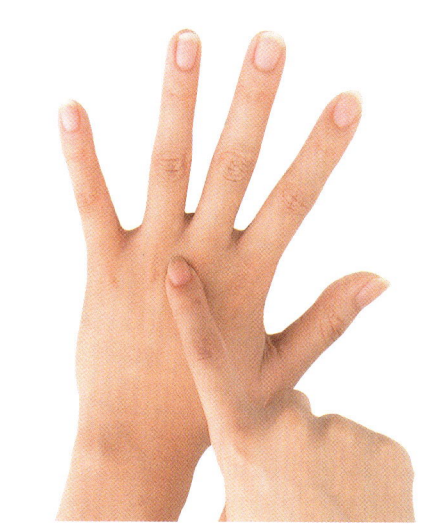

치료 효과   목이 붓고 아픈 증상, 급성편도선염, 삼차신경통, 치통, 고혈압과 같은 질환을 개선할 수 있다.

지압 방법   손가락 끝으로 눌러주는데, 처음에는 가볍게 누르다가 점점 세게 눌러준다. 10~20초 정도 힘을 줘서 인후점혈이 빨갛게 되거나 열이 날 때까지 눌러준다.

견점 肩點 _어깨 부위가 쑤시고 아픈 증상을 완화한다

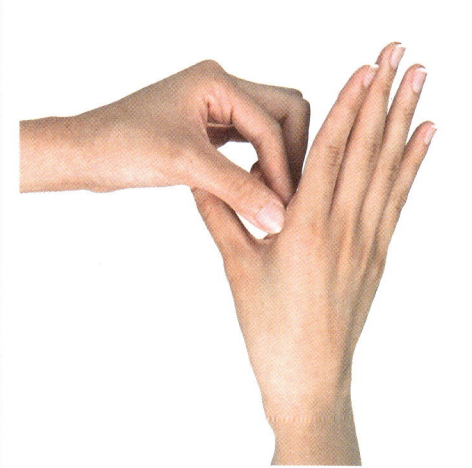

치료 효과   어깨가 쑤시고 아픈 증상, 어깨의 염증, 인후염 등을 완화시킨다.

지압 방법   손가락 끝으로 눌러주는데, 처음에는 가볍게 누르다가 점점 세게 눌러주며 10~20초 정도 눌러준다. 견점혈이 빨갛게 되거나 열이 날 때까지 눌러준다.

혈자리 찾는 법

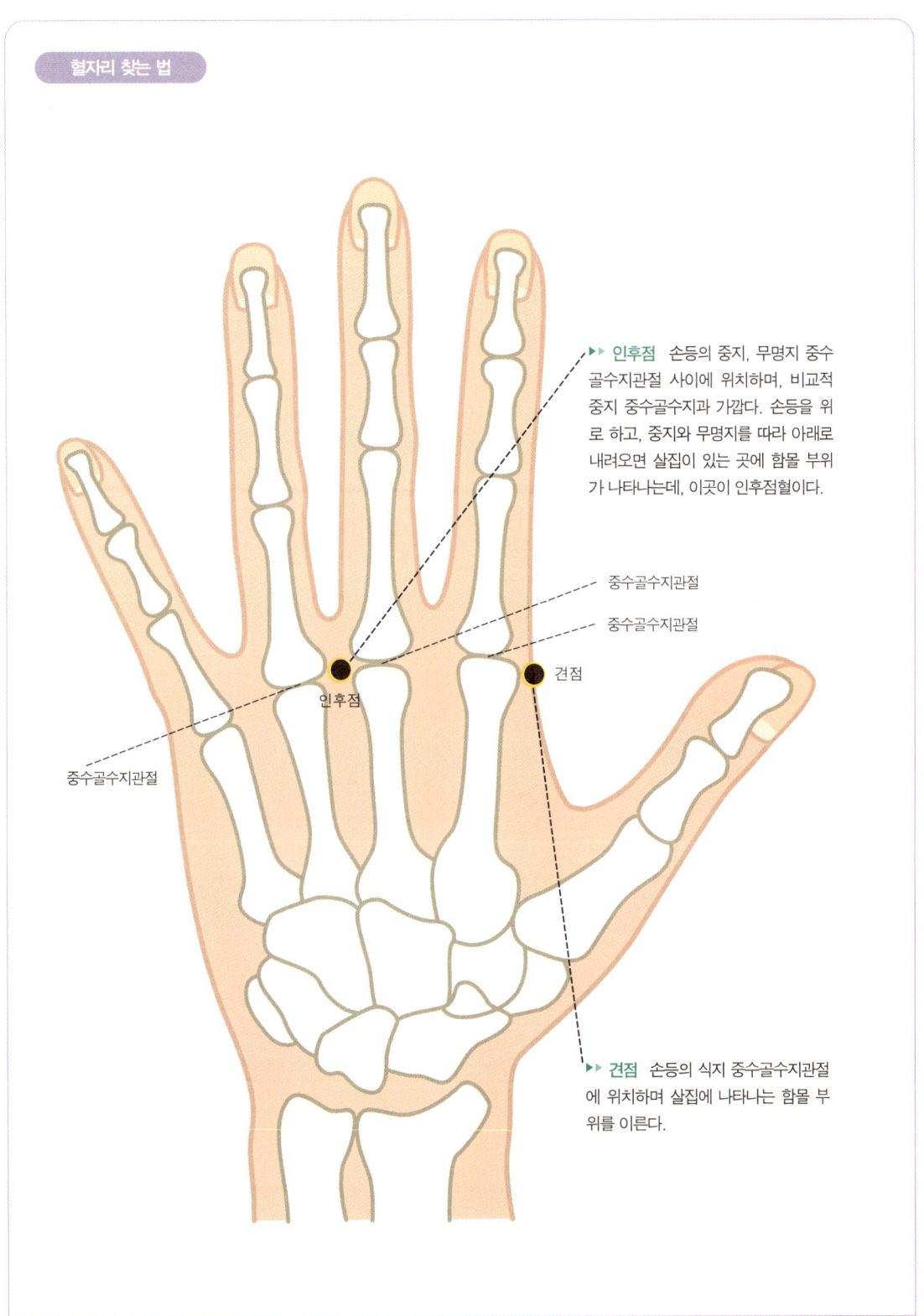

▶▶ **인후점** 손등의 중지, 무명지 중수골수지관절 사이에 위치하며, 비교적 중지 중수골수지과 가깝다. 손등을 위로 하고, 중지와 무명지를 따라 아래로 내려오면 살집이 있는 곳에 함몰 부위가 나타나는데, 이곳이 인후점혈이다.

중수골수지관절
중수골수지관절
견점
인후점
중수골수지관절

▶▶ **견점** 손등의 식지 중수골수지관절에 위치하며 살집에 나타나는 함몰 부위를 이른다.

안점 眼點 _눈과 관련된 질환을 개선한다

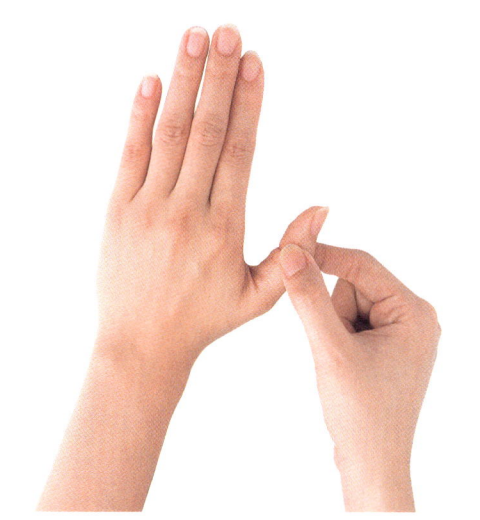

치료 효과 주로 눈과 관련된 질환을 치료한다. 결막염, 녹내장, 백내장, 현기증 등을 치료할 수 있다.

지압 방법 엄지와 식지 끝으로 돌리면서 부드럽게 눌러준다. 처음에는 가볍게 누르다가 점점 세게 눌러주며, 10~20초 정도 눌러준다. 안점혈이 빨갛게 되거나 열이 날 때까지 누른다.

전두점 前頭點 _편두통, 관절통을 완화한다

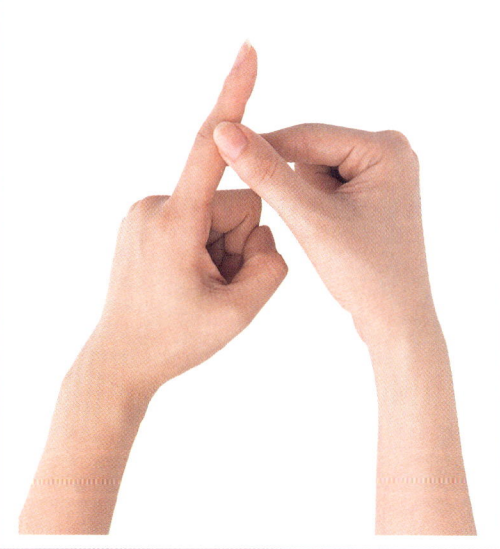

치료 효과 주로 편두통, 위통, 충수염, 사지관절통, 치통 및 갑자기 삐끗하여 생기는 급성타박상 등을 치료한다.

지압 방법 엄지와 식지 끝으로 전두점혈을 돌리면서 부드럽게 눌러주는데, 처음에는 가볍게 누르다가 점점 세게 눌러준다. 1분 정도 계속 눌러준다.

혈자리 찾는 법

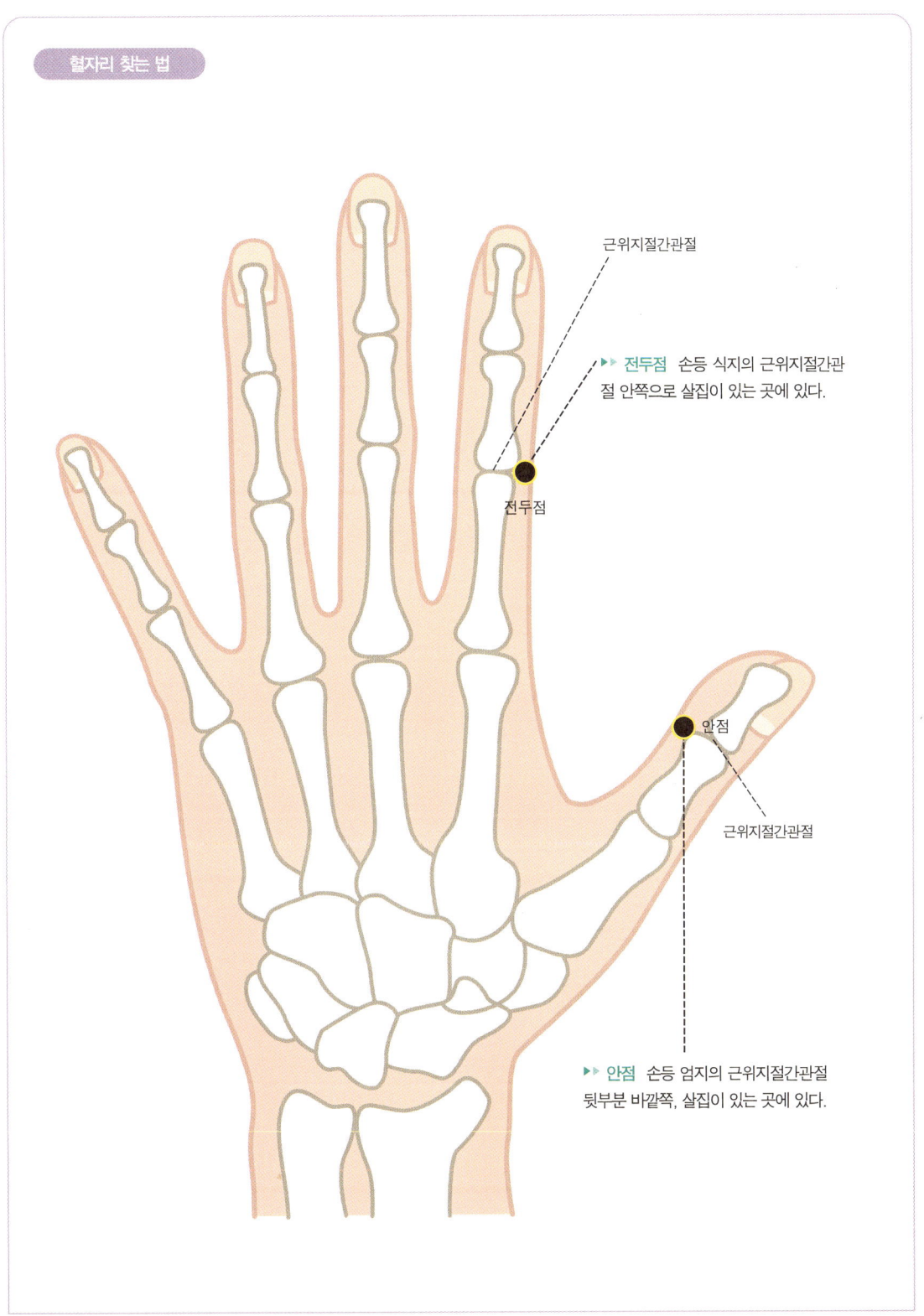

근위지절간관절

▶▶ **전두점** 손등 식지의 근위지절간관절 안쪽으로 살집이 있는 곳에 있다.

전두점

안점

근위지절간관절

▶▶ **안점** 손등 엄지의 근위지절간관절 뒷부분 바깥쪽, 살집이 있는 곳에 있다.

두정점 頭頂點 _두통을 경감시킨다

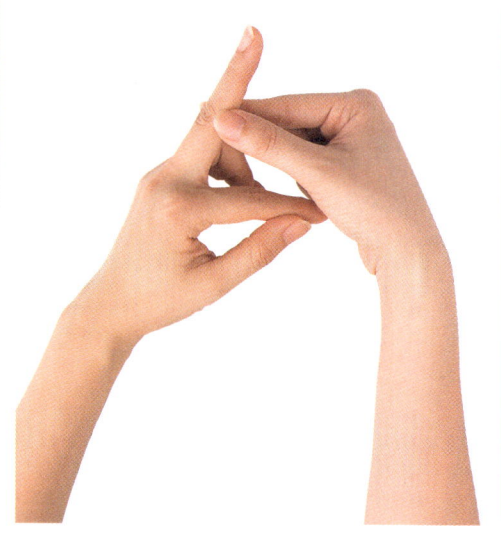

치료 효과 주로 정수리통증, 위장질환 및 복사뼈와 무릎 관절을 치료한다.

지압 방법 엄지와 식지 끝으로 두정점혈을 돌리면서 부드럽게 눌러주는데, 처음에는 가볍게 누르다가 점점 세게 눌러준다. 1분 정도 계속 눌러준다.

편두점 偏頭點 _머리와 관련된 증상을 완화한다

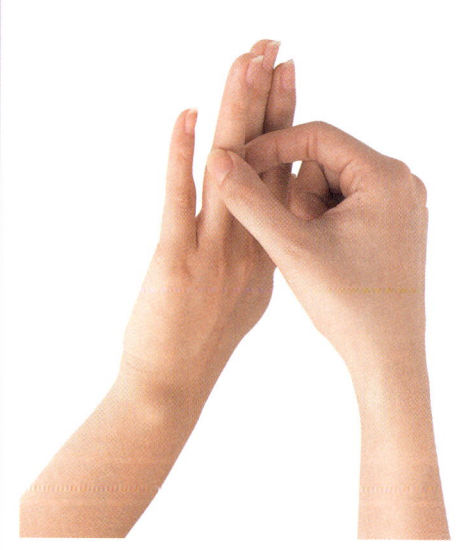

치료 효과 머리와 관련된 증상을 완화시킨다. 예를 들어 편두통, 늑간신경통, 귀의 통증 등을 완화시킬 수 있다.

지압 방법 엄지와 식지 끝으로 편두점혈을 돌리면서 부드럽게 눌러주는데, 처음에는 가볍게 누르다가 점점 세게 눌러준다. 1분 정도 계속 눌러준다.

| 혈자리 찾는 법 |

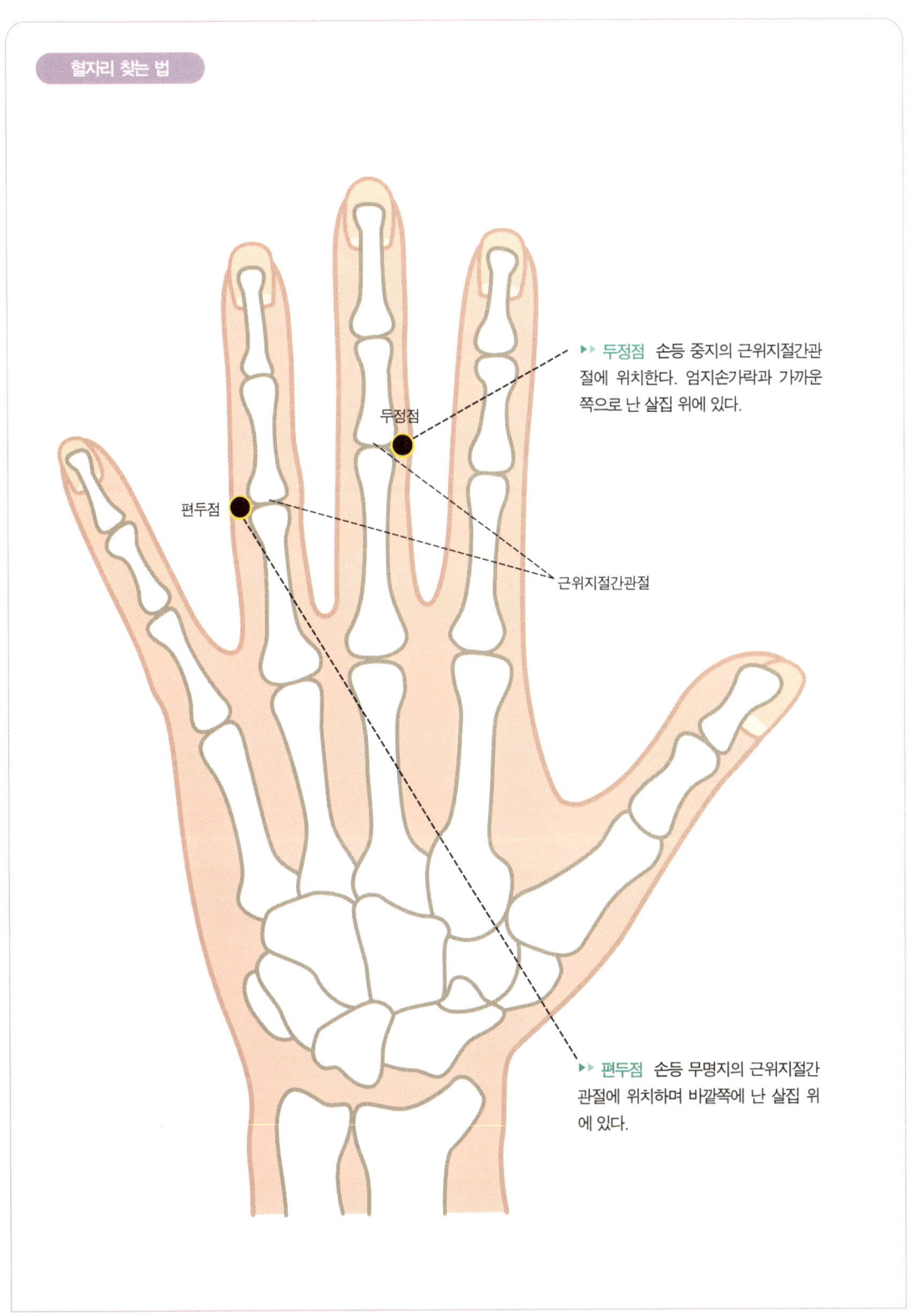

▶▶ **두정점** 손등 중지의 근위지절간관절에 위치한다. 엄지손가락과 가까운 쪽으로 난 살집 위에 있다.

두정점

편두점

근위지절간관절

▶▶ **편두점** 손등 무명지의 근위지절간관절에 위치하며 바깥쪽에 난 살집 위에 있다.

후두점 後頭點 _머리의 통증을 완화시킨다

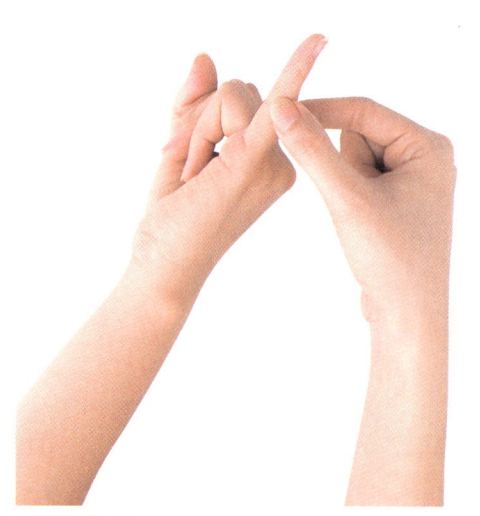

치료 효과　뒷머리에 생기는 통증, 편도선염, 등이 뻣뻣하고 아픈 증상 및 팔뚝의 통증을 완화시킨다.

지압 방법　엄지와 식지 끝으로 후두점혈을 돌리면서 부드럽게 눌러주는데, 처음에는 가볍게 누르다가 점점 세게 눌러준다. 1분 정도 계속 눌러준다.

액역점 呃逆點 _딸꾹질을 멈추게 한다

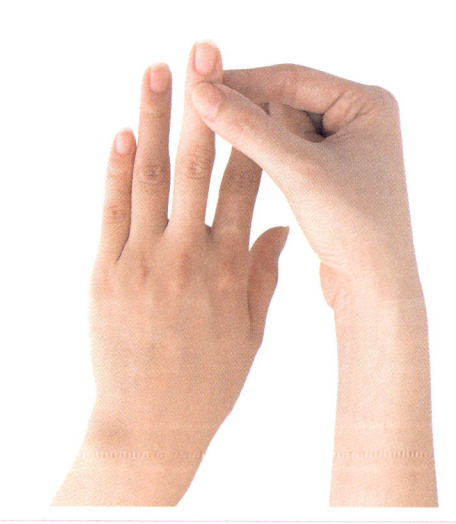

치료 효과　음식을 빨리 먹었거나 찬 음료를 너무 많이 마셔서 딸꾹질이 그치지 않고 계속될 때 이곳 혈자리를 눌러주면 딸꾹질이 멈춘다.

지압 방법　엄지 끝이나 중지 끝으로 혈자리를 눌러주는데, 처음에는 가볍게 누르다가 점점 세게 눌러주며 10~20초 정도 눌러준다. 액역점혈이 빨갛게 되거나 열이 날 때까지 힘주어 누른다.

혈자리 찾는 법

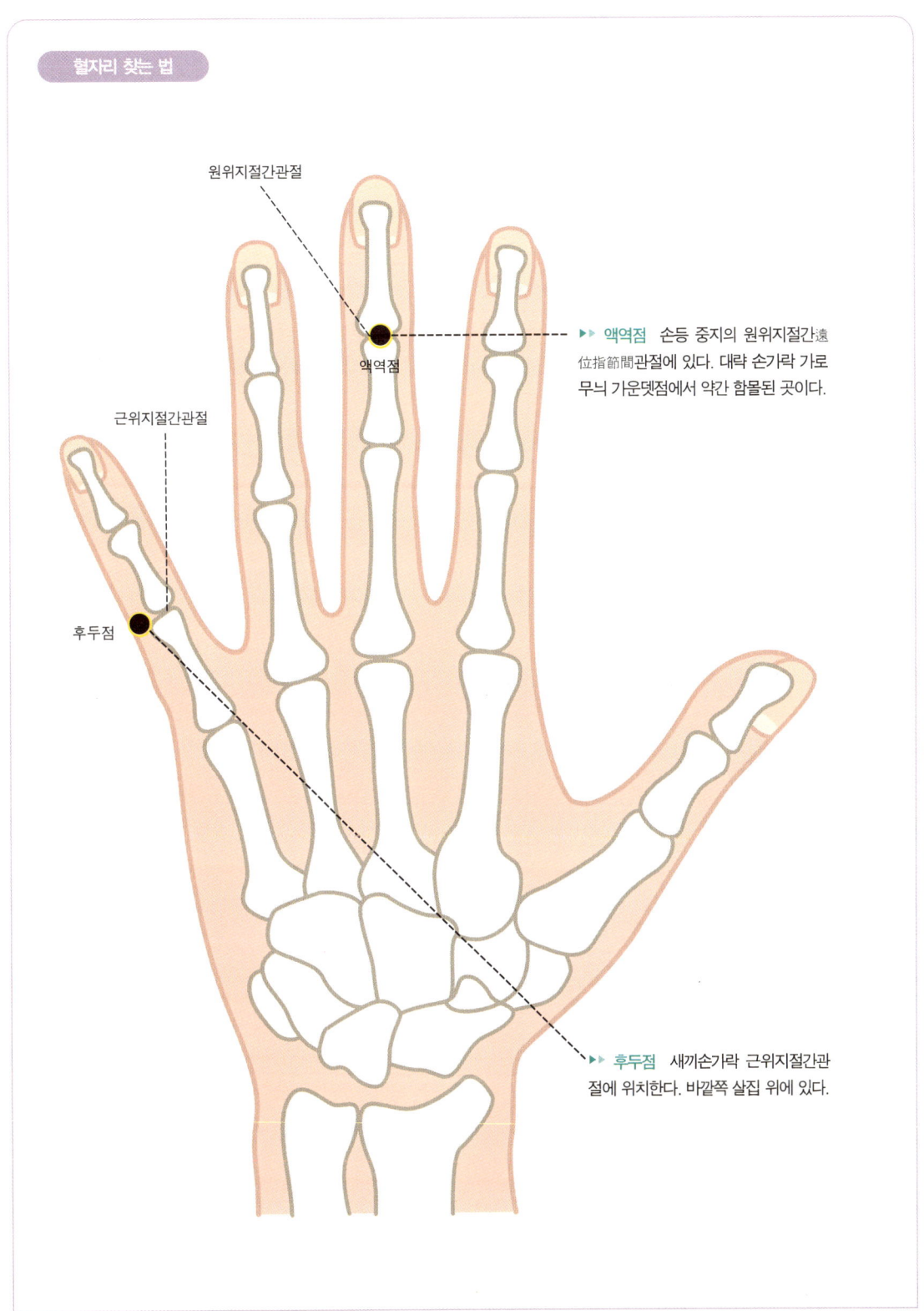

원위지절간관절

▶▶ **액역점** 손등 중지의 원위지절간遠位指節間관절에 있다. 대략 손가락 가로 무늬 가운뎃점에서 약간 함몰된 곳이다.

근위지절간관절

▶▶ **후두점** 새끼손가락 근위지절간관절에 위치한다. 바깥쪽 살집 위에 있다.

편도체점 扁桃體點 _소염 진통 작용을 한다

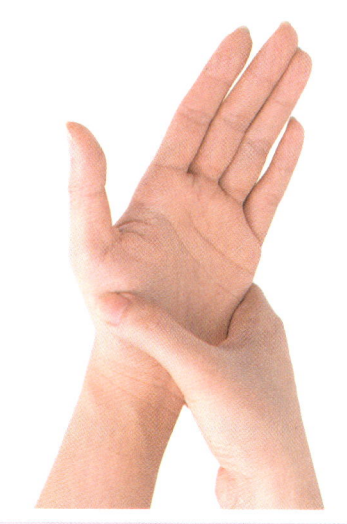

치료 효과 편도선 및 인후염 등의 증상을 완화시킨다.

지압 방법 엄지 끝이나 혹은 중지 끝으로 혈자리를 눌러주는데, 처음에는 가볍게 누르다가 점점 세게 눌러주며, 10~20초 정도 눌러준다. 편도체점혈이 빨갛게 되거나 열이 날 때까지 힘주어 누른다.

위장점 胃腸點 _위장질환을 치료한다

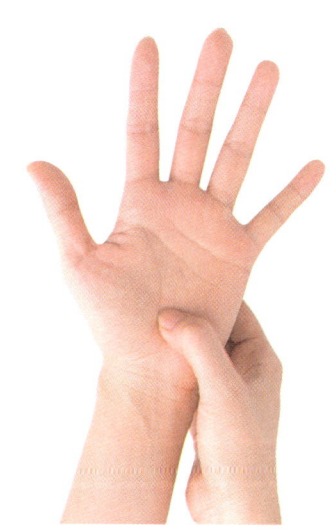

치료 효과 위장과 관련된 질환을 치료한다. 예를 들어 급성위장염, 위궤양, 소화불량, 변비와 같은 증상을 완화시킨다.

지압 방법 엄지 끝 혹은 나머지 네 손가락의 손톱 언저리에 힘을 줘서 눌러준다. 처음에는 가볍게 누르다가 점점 세게 눌러주며, 30초 정도 계속 눌러준다. 누를 때 피부가 상하지 않도록 주의한다.

혈자리 찾는 법

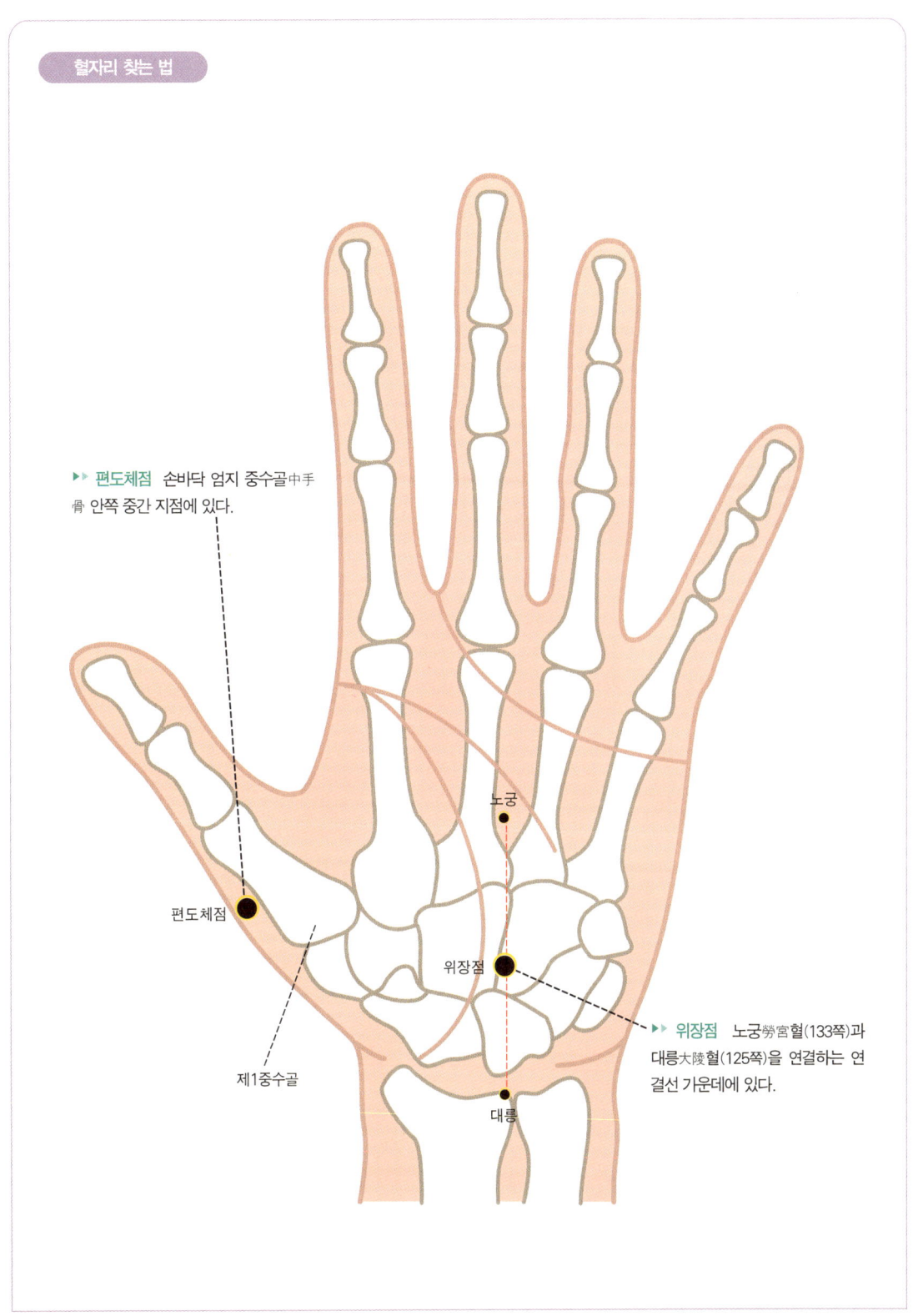

▶▶ **편도체점** 손바닥 엄지 중수골中手骨 안쪽 중간 지점에 있다.

▶▶ **위장점** 노궁勞宮혈(133쪽)과 대릉大陵혈(125쪽)을 연결하는 연결선 가운데에 있다.

과점 踝點 _발꿈치와 관련된 질환을 치료한다

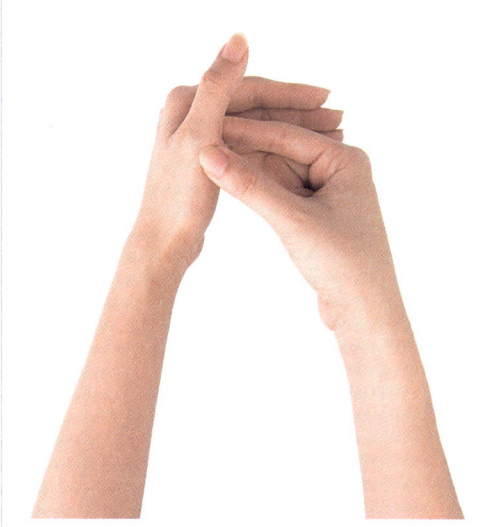

치료 효과 발꿈치 관절이 붓고 아픈 증상, 류머티즘성 관절염 등 발꿈치와 관련된 질환을 치료한다.

지압 방법 엄지 끝이나 중지 끝으로 혈자리를 눌러주는데, 처음에는 가볍게 누르다가 점점 세게 눌러주며 10~20초 정도 눌러준다. 과점혈이 빨갛게 되거나 열이 날 때까지 세차게 누른다.

흉점 胸點 _가슴과 관련된 질환을 완화시킨다

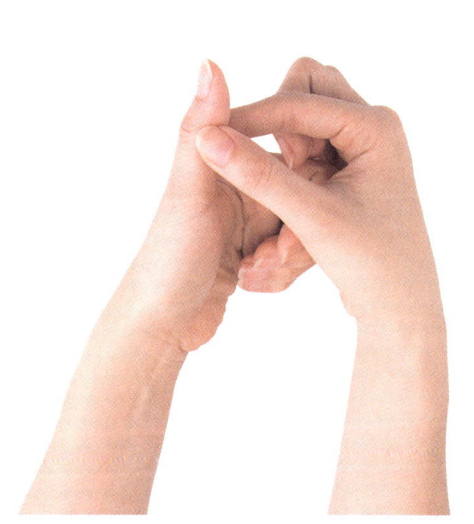

치료 효과 가슴 부위와 관련된 토혈과 같은 증상을 완화시킨다.

지압 방법 엄지와 식지 끝으로 혈자리를 돌리면서 마찰한다. 처음에는 가볍게 누르다가 점점 세게 눌러주며, 10~20초 정도 눌러준다. 흉점혈이 빨갛게 되거나 열이 날 때까지 누른다.

혈자리 찾는 법

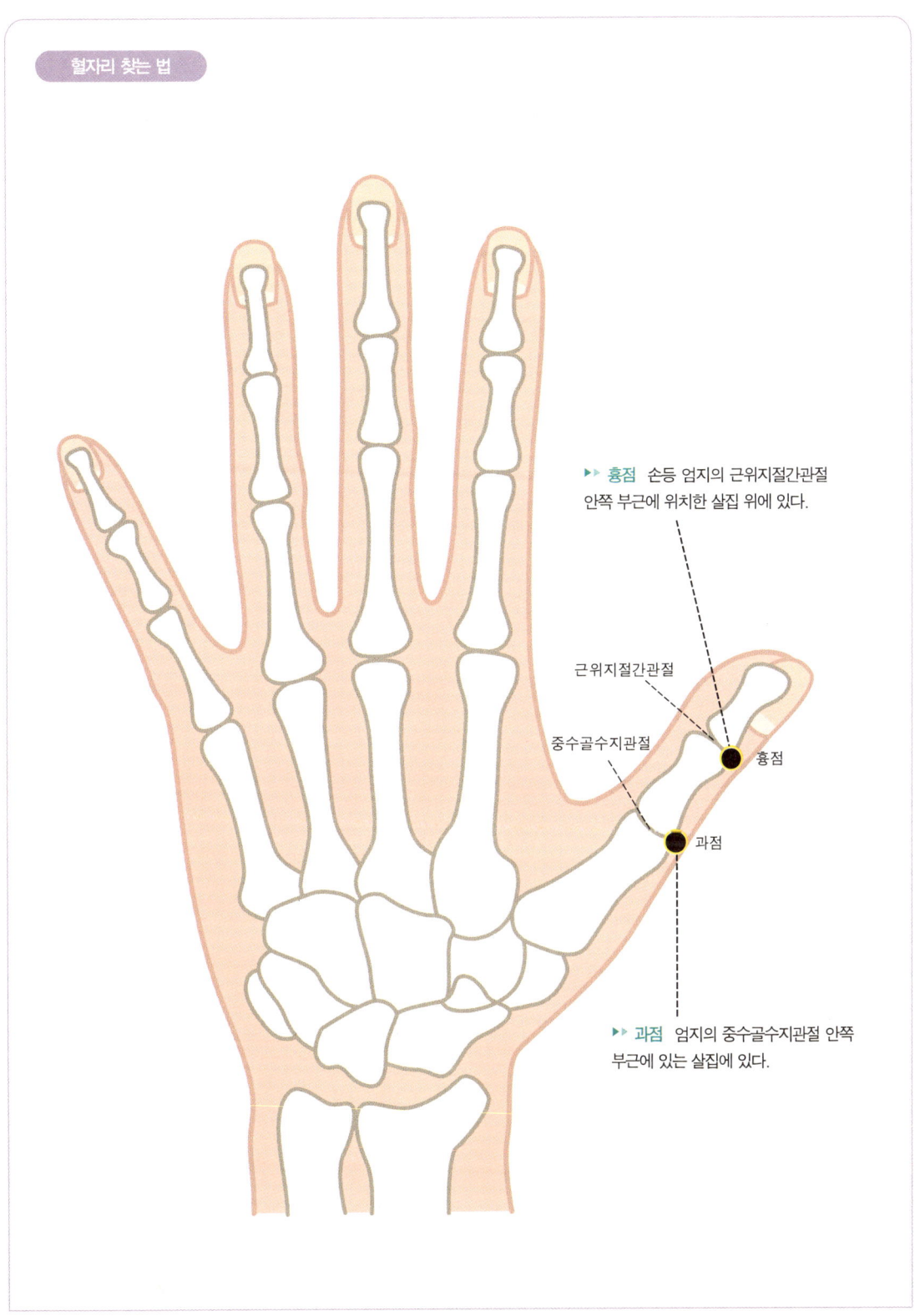

▶▶ **흉점** 손등 엄지의 근위지절간관절 안쪽 부근에 위치한 살집 위에 있다.

근위지절간관절

중수골수지관절

흉점

과점

▶▶ **과점** 엄지의 중수골수지관절 안쪽 부근에 있는 살집에 있다.

사봉 四縫 _ 주로 소아와 관련된 증상을 치료한다

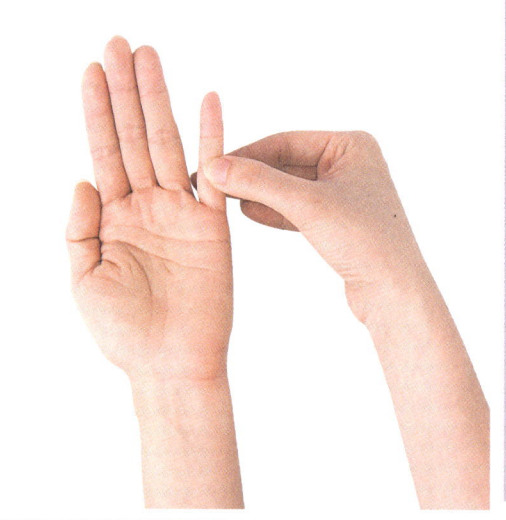

치료 효과 각종 소아 증상, 즉 어린아이들의 소화불량, 백일해, 창만, 설사 혹은 유뇨遺尿증과 같은 증상을 치료한다.

지압 방법 엄지 끝 혹은 나머지 네 손가락의 손톱 언저리에 힘을 줘서 눌러주며, 30초 정도 계속한다. 눌러줄 때 피부가 상하지 않도록 주의한다.

십선 十宣 _ 각종 원인으로 인한 쇼크를 치료한다

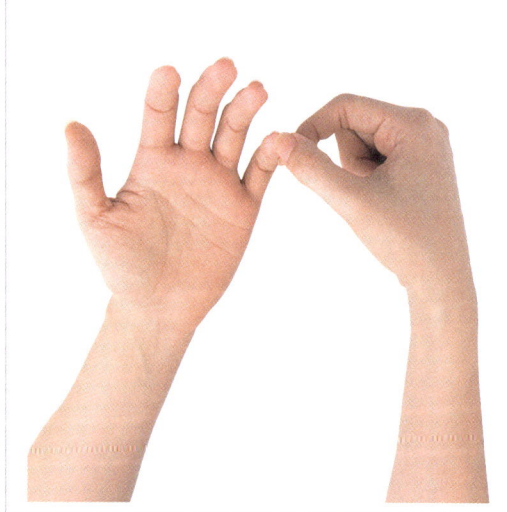

치료 효과 중풍, 중서, 고열로 인한 혼절, 목이 붓고 아픈 증상, 간질, 각종 원인으로 인한 쇼크를 치료한다.

지압 방법 엄지 혹은 중지로 혈자리를 눌러주는데, 처음에는 가볍게 누르다가 점점 세게 눌러주며 10~20초 정도 눌러준다. 십선혈이 빨갛게 되거나 열이 날 때까지 세차게 누른다.

혈자리 찾는 법

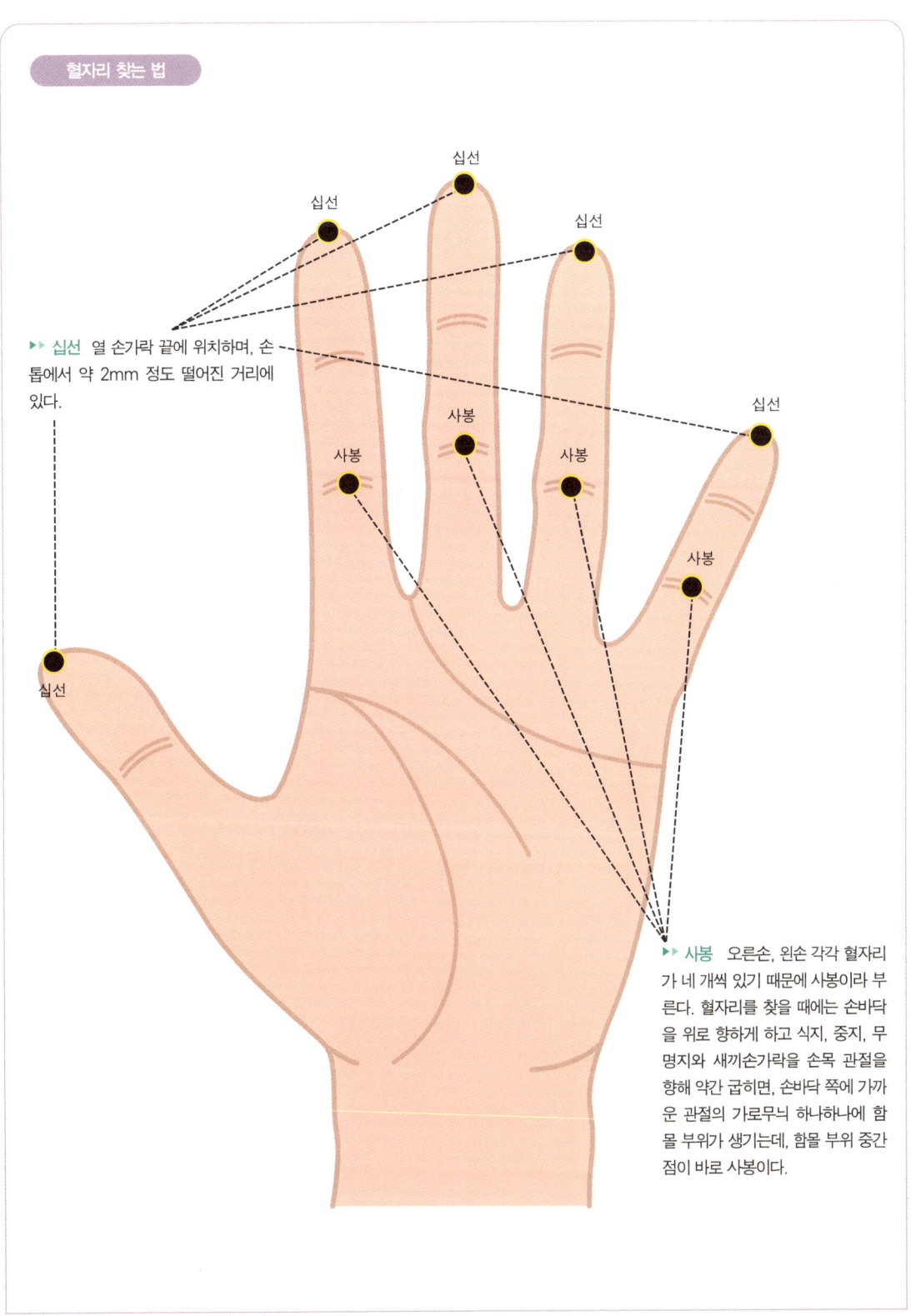

▶▶ **십선** 열 손가락 끝에 위치하며, 손톱에서 약 2mm 정도 떨어진 거리에 있다.

▶▶ **사봉** 오른손, 왼손 각각 혈자리가 네 개씩 있기 때문에 사봉이라 부른다. 혈자리를 찾을 때에는 손바닥을 위로 향하게 하고 식지, 중지, 무명지와 새끼손가락을 손목 관절을 향해 약간 굽히면, 손바닥 쪽에 가까운 관절의 가로무늬 하나하나에 함몰 부위가 생기는데, 함몰 부위 중간점이 바로 사봉이다.

비점 脾點 _비장과 위가 불편한 증상을 완화시킨다

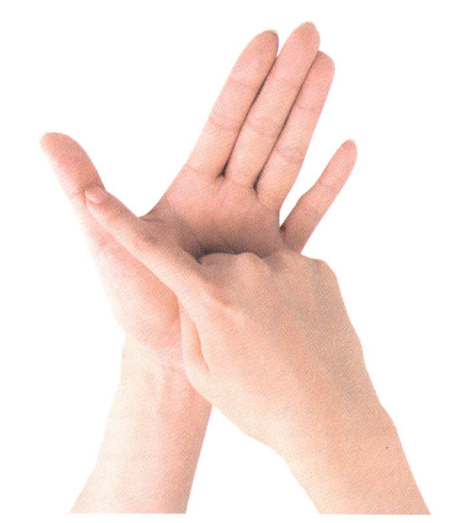

치료 효과 비장과 위가 불편한 증상을 완화시키며 가성근시를 개선해준다.

지압 방법 엄지 혹은 식지 끝부분으로 혈자리를 눌러주는데, 처음에는 가볍게 누르다가 점점 세게 눌러주며, 10~20초 정도 눌러준다. 비점혈이 빨갛게 되거나 열이 날 때까지 힘 있게 누른다.

삼초점 三焦點 _심장 및 복강질환을 개선한다

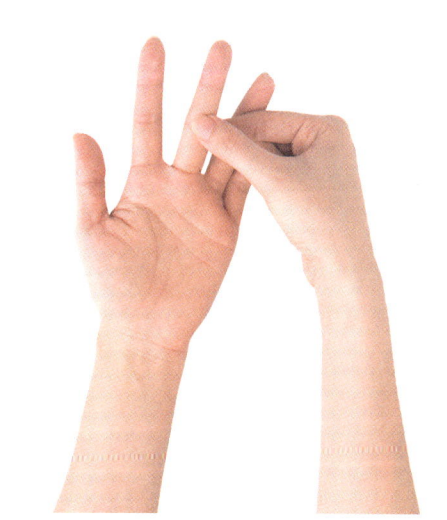

치료 효과 심장 및 복강질환을 치료할 수 있다.

지압 방법 엄지와 식지 끝으로 혈자리를 눌러주는데, 처음에는 가볍게 누르다가 점점 세게 눌러주며 10~20초 정도 눌러준다. 삼초점혈이 빨갛게 되거나 열이 날 때까지 힘 있게 누른다.

혈자리 찾는 법

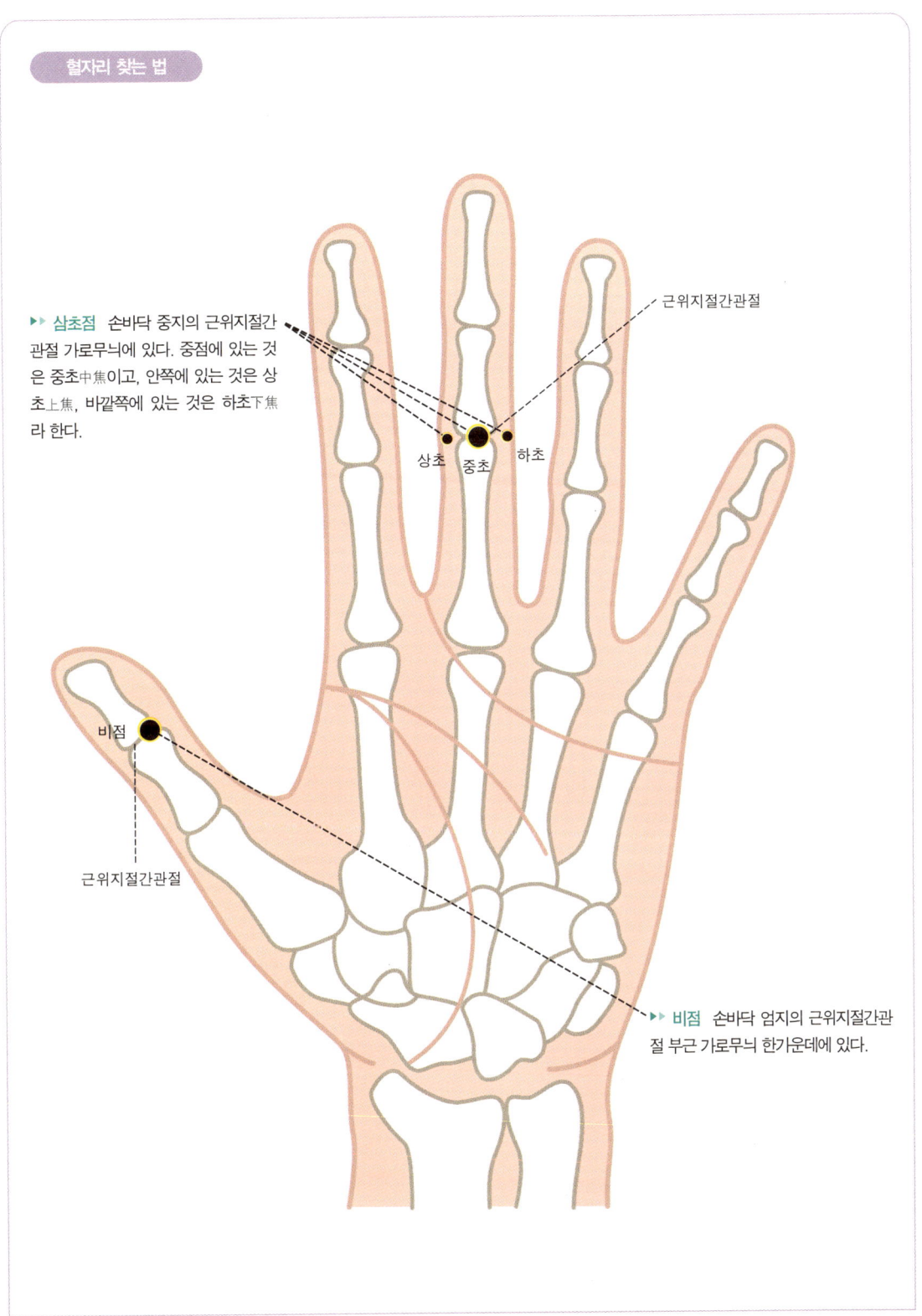

▶▶ **삼초점** 손바닥 중지의 근위지절간관절 가로무늬에 있다. 중점에 있는 것은 중초中焦이고, 안쪽에 있는 것은 상초上焦, 바깥쪽에 있는 것은 하초下焦라 한다.

▶▶ **비점** 손바닥 엄지의 근위지절간관절 부근 가로무늬 한가운데에 있다.

간점 肝點 _간장질환을 개선한다

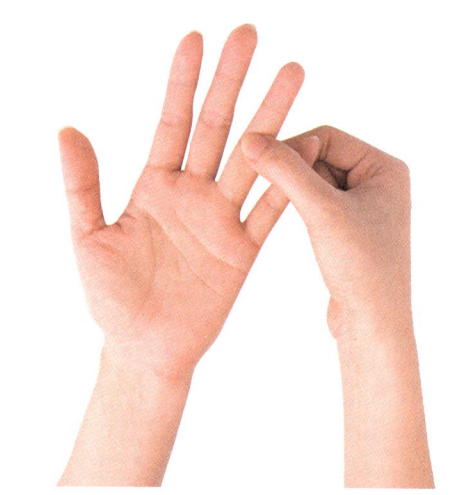

치료 효과   간장질환을 개선한다. 구역질, 식욕부진과 같은 증상을 완화시킨다.

지압 방법   엄지 혹은 중지 끝부분으로 혈자리를 눌러주는데, 처음에는 가볍게 누르다가 점점 세게 눌러주며 10~20초 정도 눌러준다. 간점혈이 빨갛게 되거나 열이 날 때까지 세차게 누른다.

폐점 肺點 _폐 부위의 질환을 치료한다

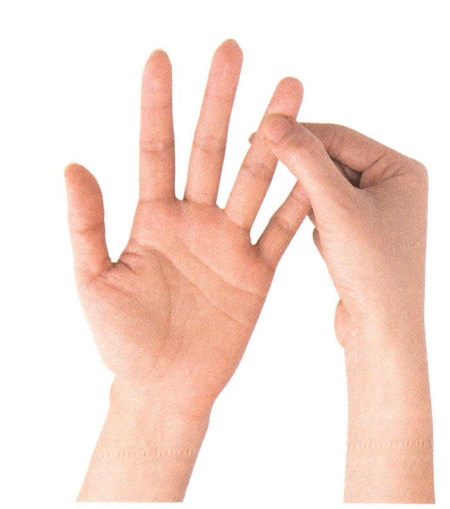

치료 효과   폐와 관련된 질환을 치료한다.

지압 방법   엄지 혹은 중지 끝부분으로 혈자리를 눌러주는데, 처음에는 가볍게 누르다가 점점 세게 눌러주며 10~20초 정도 눌러준다. 폐점혈이 빨갛게 되거나 열이 날 때까지 세차게 누른다.

혈자리 찾는 법

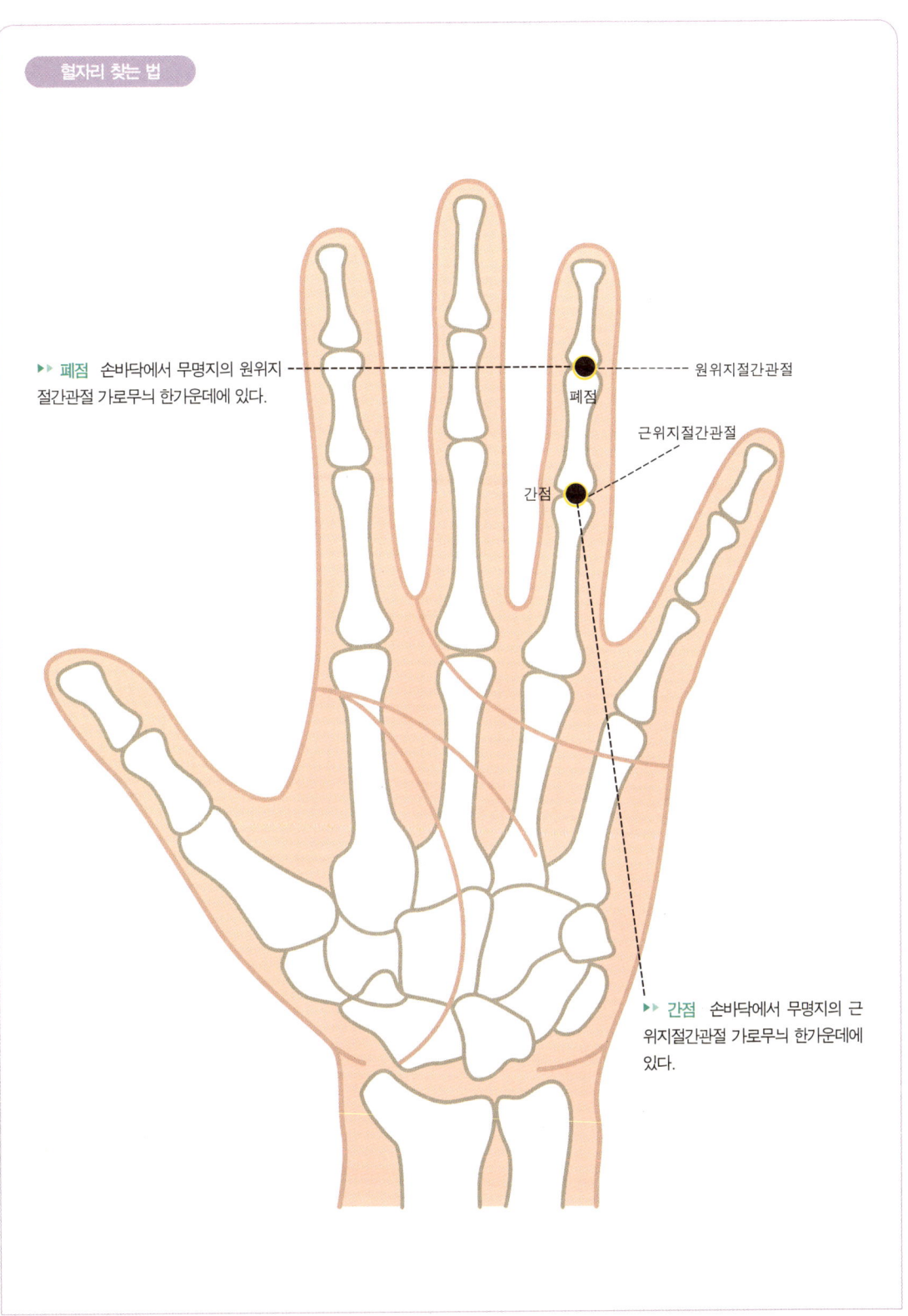

▶▶ **폐점** 손바닥에서 무명지의 원위지절간관절 가로무늬 한가운데에 있다.

폐점 — 원위지절간관절

간점 — 근위지절간관절

▶▶ **간점** 손바닥에서 무명지의 근위지절간관절 가로무늬 한가운데에 있다.

신점 腎點 _비뇨기 계통과 관계된 질환을 개선한다

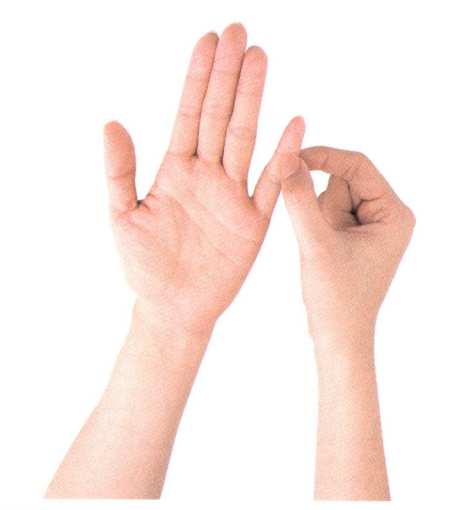

치료 효과 야뇨점夜尿點혈이라고도 불린다. 이곳 혈자리는 주로 야간 다뇨 및 빈뇨와 같은 증상을 치료한다. 또한 혈액순환 장애를 개선한다.

지압 방법 엄지 혹은 중지 끝부분으로 혈자리를 눌러주는데, 처음에는 가볍게 누르다가 점점 세게 눌러주며 10~20초 정도 눌러준다. 신점혈이 빨갛게 되거나 열이 날 때까지 세차게 누른다.

해천점 咳喘點 _폐와 관련된 질환을 치료한다

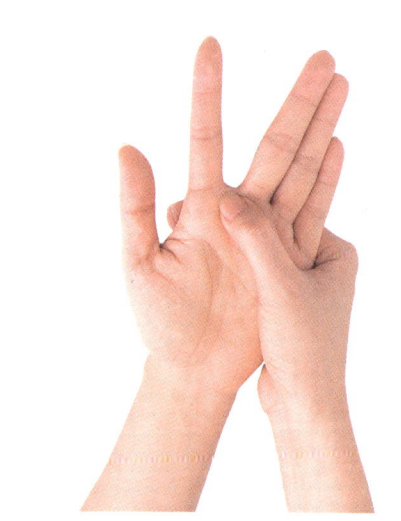

치료 효과 천식, 기관지염, 편두통과 같은 증상을 완화시킨다.

지압 방법 엄지 혹은 중지 끝으로 혈자리를 눌러주는데, 처음에는 가볍게 누르다가 점점 세게 눌러주며 10~20초 정도 눌러준다. 해천점혈이 빨갛게 되거나 열이 날 때까지 힘차게 누른다.

혈자리 찾는 법

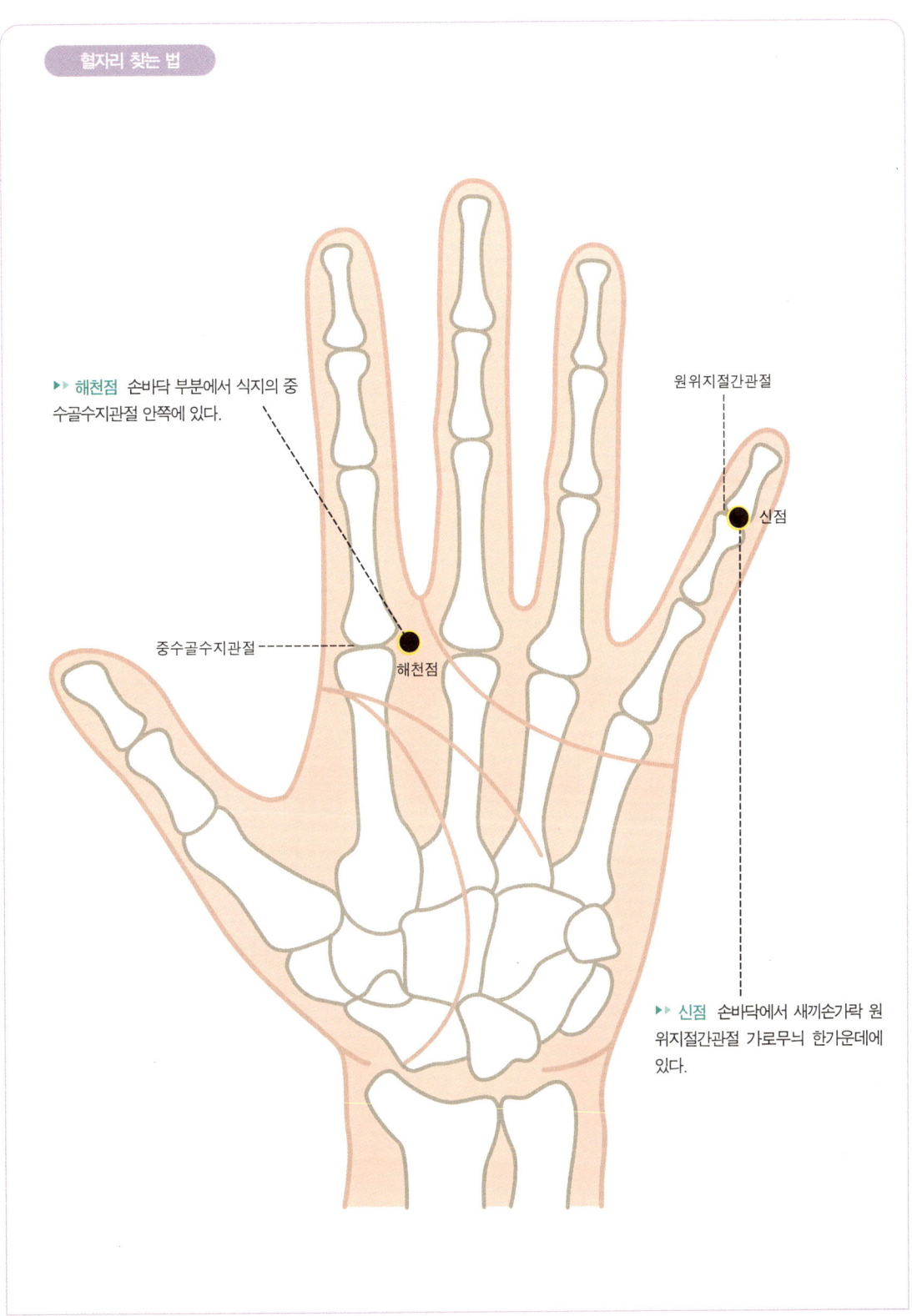

▶▶ **해천점** 손바닥 부분에서 식지의 중수골수지관절 안쪽에 있다.

중수골수지관절

원위지절간관절

▶▶ **신점** 손바닥에서 새끼손가락 원위지절간관절 가로무늬 한가운데에 있다.

아통점 牙痛點 _치통을 완화한다

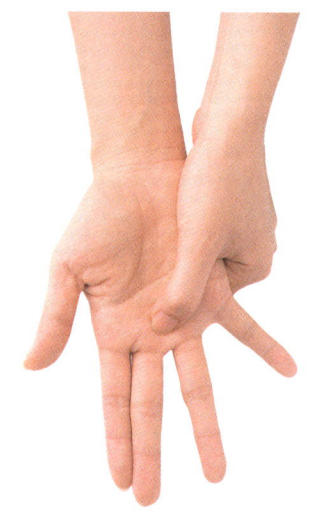

치료 효과 치통 및 아래턱 관절통과 같은 증상을 완화시킨다.

지압 방법 엄지 혹은 중지 끝으로 혈자리를 눌러주는데, 처음에는 가볍게 누르다가 점점 세게 눌러주며 10~20초 정도 눌러준다. 아통점혈이 빨갛게 되거나 열이 날 때까지 세차게 누른다.

명문 命門 _주로 생식기 계통의 질환을 치료한다

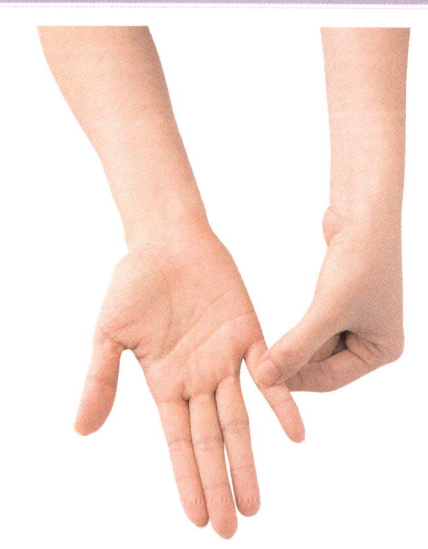

치료 효과 여성의 생리불순, 갱년기증후군 및 남성의 양기 부족, 조루와 같은 증상을 개선한다.

지압 방법 엄지 끝 혹은 나머지 네 손가락의 손톱 언저리에 힘을 줘서 눌러주는데, 처음에는 가볍게 누르다가 점점 세게 눌러준다. 10~20번 정도 눌러주며 눌러줄 때 피부가 상하지 않도록 주의한다.

혈자리 찾는 법

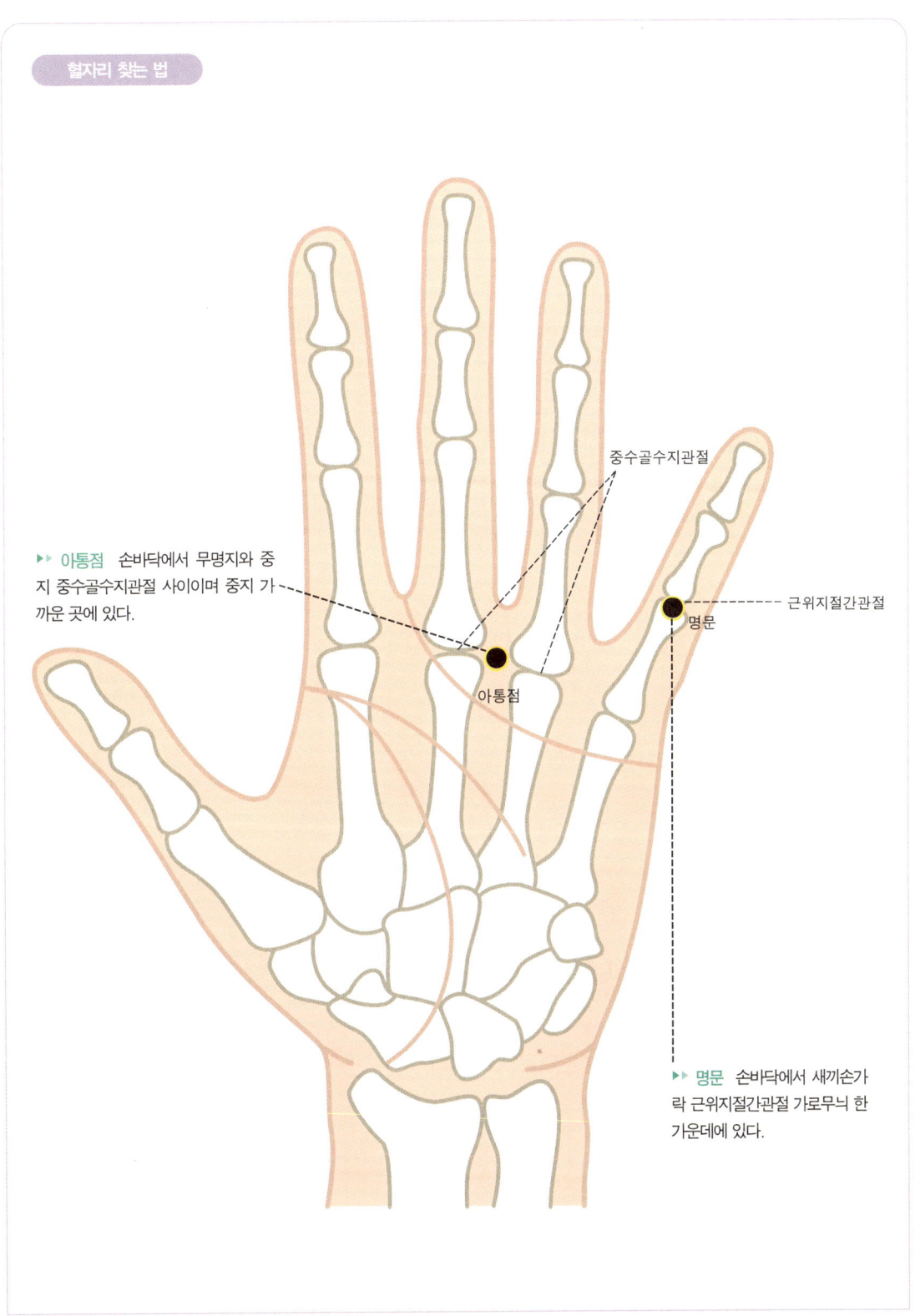

▶▶ **아통점** 손바닥에서 무명지와 중지 중수골수지관절 사이이며 중지 가까운 곳에 있다.

중수골수지관절

근위지절간관절

아통점

명문

▶▶ **명문** 손바닥에서 새끼손가락 근위지절간관절 가로무늬 한 가운데에 있다.

요퇴점 腰腿點 _ 허리와 다리의 통증을 개선한다

치료 효과 삔 데, 류머티즘, 피로로 인해 갑자기 일어나는 허리와 다리통증을 개선하며 급성요통에 특히 효과가 있다.

지압 방법 엄지 혹은 중지 끝으로 가볍고 부드럽게 돌리면서 마찰하는데, 약 1분 정도 눌러주거나 1분에 약 50~100번 정도 마찰한다. 마찰할 때는 손목에 힘을 풀고 손가락을 피부 가까이 갖다 댄다. 왔다 갔다 하지 않도록 주의하며 가볍고 부드럽게 마찰시키자.

혈자리 찾는 법

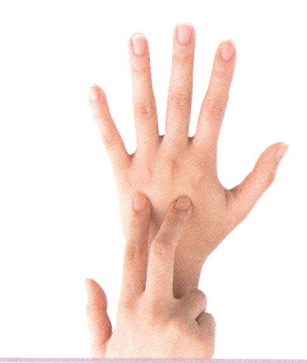

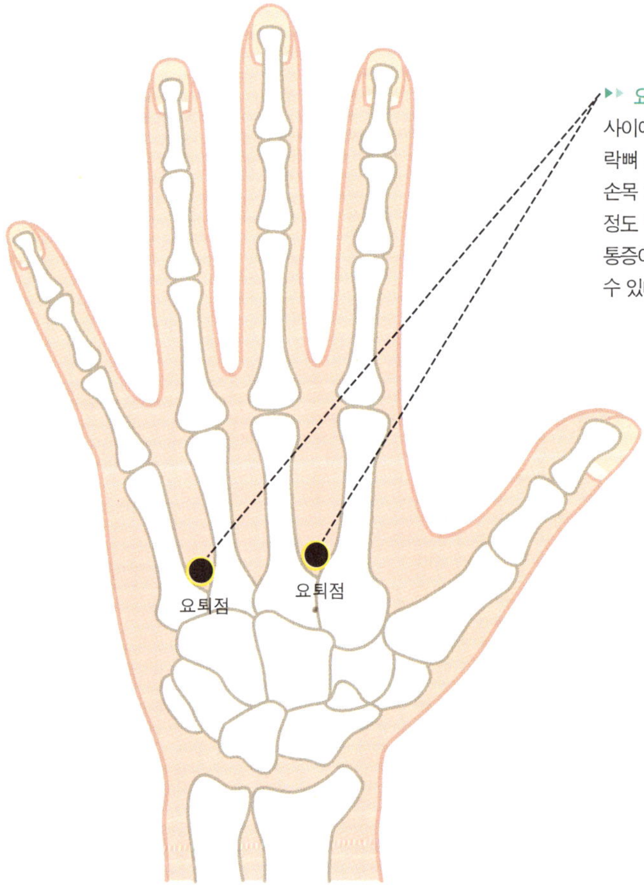

▶▶ **요퇴점** 식지와 중지 손바닥뼈 사이에, 그리고 무명지와 새끼손가락뼈 사이에 위치하는데, 손등 쪽 손목 가로무늬에서 앞으로 1치 반 정도 떨어진 거리에 있다. 누를 때 통증이 느껴지기 때문에 쉽게 찾을 수 있다.

요퇴점 요퇴점

손바닥 혈위도

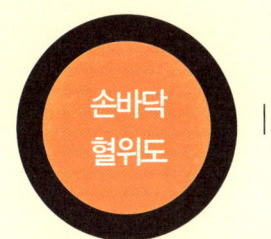

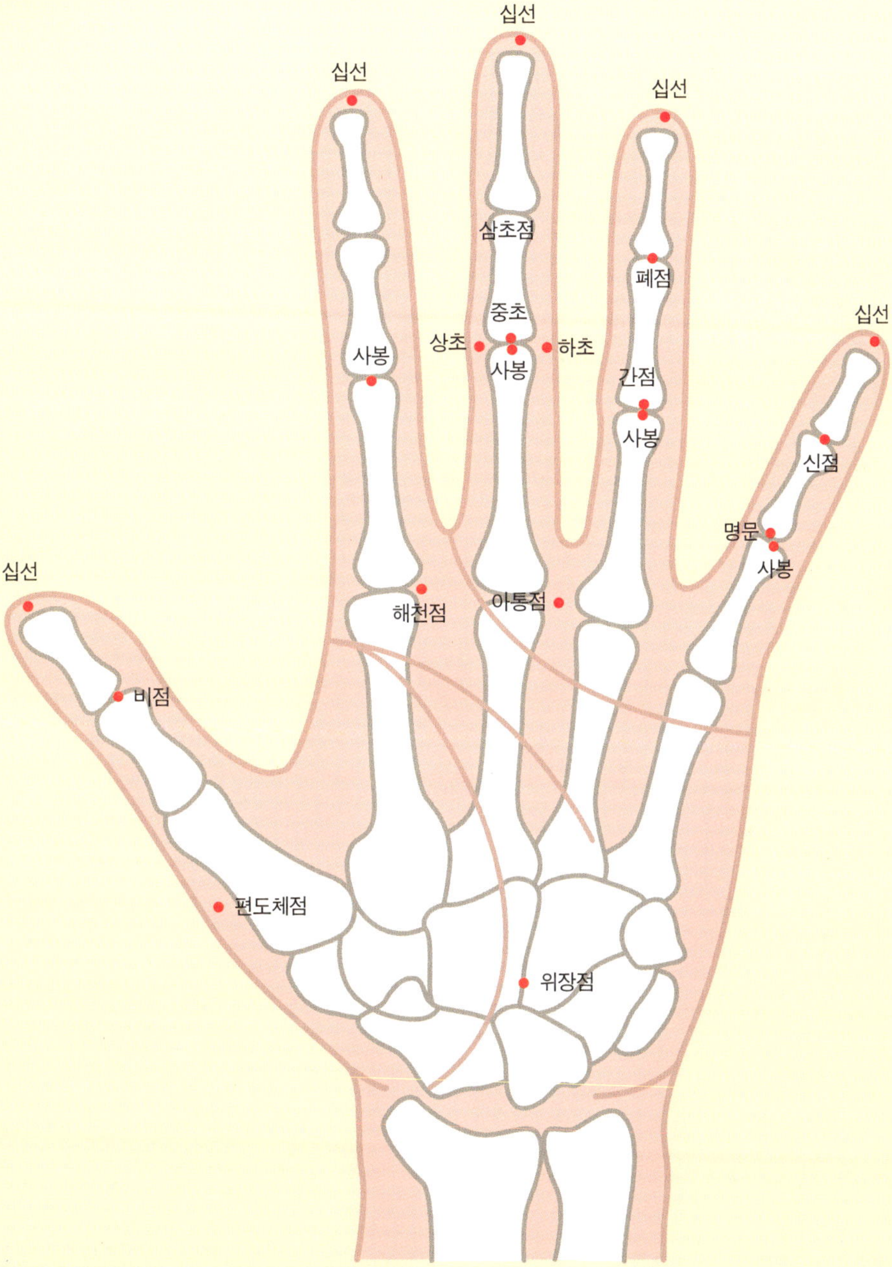
십선
십선
십선
십선
십선
삼초점
폐점
중초
상초
하초
사봉
사봉
간점
사봉
신점
명문
사봉
해천점
아통점
비점
편도체점
위장점

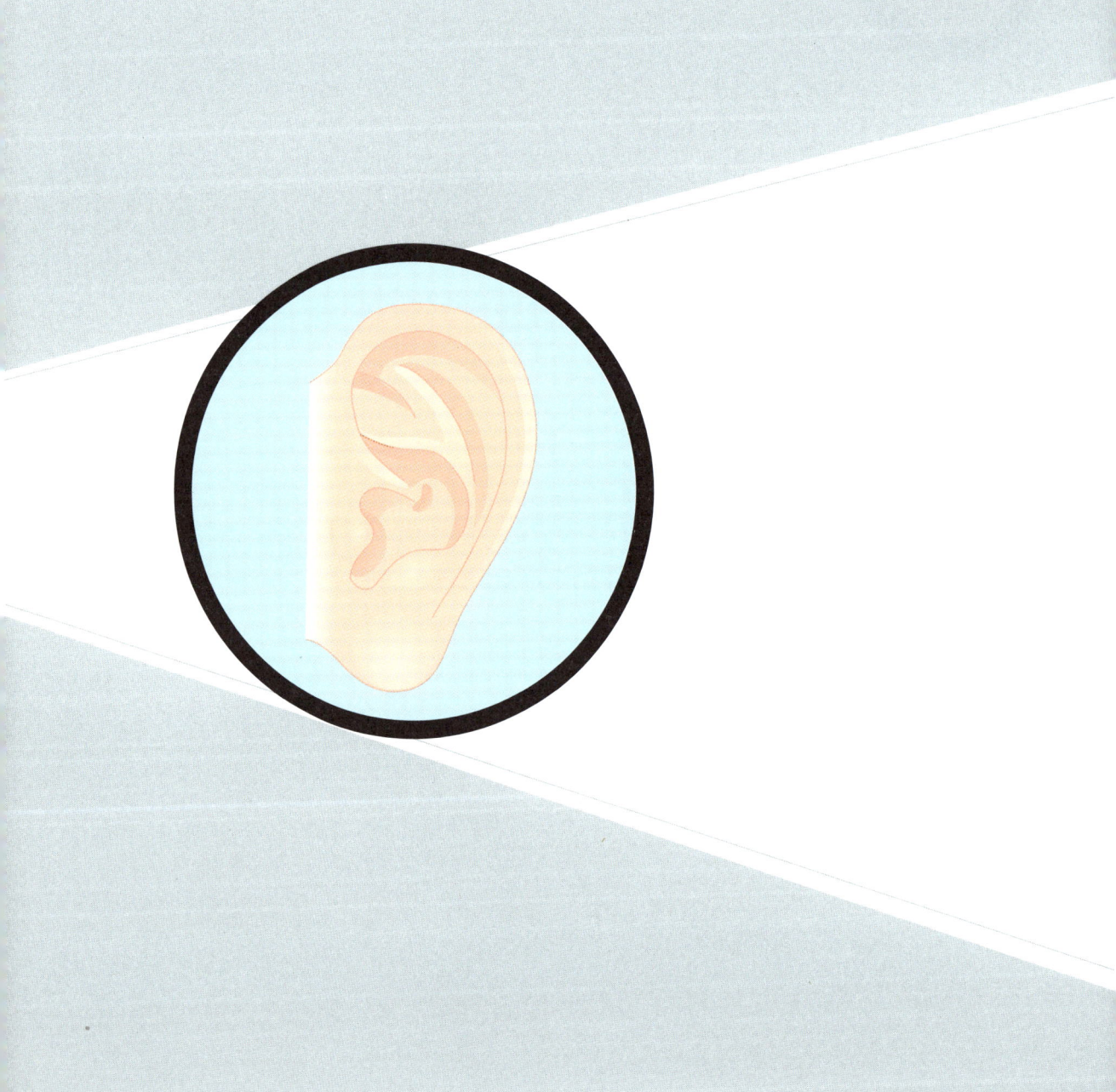

4 이혈
지압·마사지

귀는 우리 몸에서 정보를 받아들이는 중요한 곳이다.
작은 귀 하나에 200여 개의 혈자리가 있다면 믿겠는가!
귀를 오랫동안 지압·마사지하면 경락의 원활한 소통은 아니라 오장육부를 다스려주어 건강을 유지할 수 있다!

이혈 지압·마사지의 이해

이혈요법은 이혈을 진찰하여 질병을 진단하는 하나의 방법인 동시에 귀에 있는 혈자리를 눌러줌으로써 경락과 기혈이 원활하게 흐르게 할 뿐 아니라 조절해주는 역할을 하여 오장육부의 장애를 제거해준다.

5가지 이혈 지압·마사지 방법

이혈요법에는 여러 가지가 있지만 흔히 볼 수 있는 방법이 아래와 같은 다섯 가지다. 그 중에서 뾰족한 물체로 혈자리를 찌르는 방법과 침을 혈자리에 묻어놓는 방법이 편리하고 안전하며 통증이 덜 느껴진다.

01 : 침술법針刺法
과거에는 보통 침술 치료법을 사용했으며 자극량이 많고 신체에 대한 조정 능력도 훨씬 크다고 생각했다. 그러나 침술 치료법을 사용할 때 환자의 귀는 몹시 아프고 쑤시는 느낌을 받는다. 치료 효과는 탁월하다. 마취할 때 사용이 가능하다.

02 : 매침법埋針法
이혈 위에 침을 찔러놓는 방법은 마치 의사를 곁에 붙여놓은 것과 같다. 치료 효과를 더욱 강화할 수 있을 뿐 아니라 시간과 돈을 절약할 수 있다. 불면증, 금연에 특효가 있다. 그러나 침을 맞는 것을 두려워하거나 실외

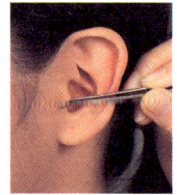

에서 일하는 사람들에게는 별로 적절한 방법이 아니다.

03 : 교압법膠壓法

지압 구슬을 이혈에 붙여놓는 방법이다. 시술이 간단하며 편리하고 안전할 뿐 아니라 미용과 금연, 해독, 비만, 진통 및 과민성질환을 치료한다. 건강 유지와 질병 예방 등 활용 범위가 넓으며, 침을 무서워하는 사람들에게 효과적이다. 그러나 접착 테이프나 반창고에 민감한 사람들에게는 적합하지 않다.

04 : 이협耳夾, 이환침耳環針

이협은 조작 방법이 간단하다는 특징이 있다. 이환침은 귀를 뚫어야 하기 때문에 남성이나 어린아이에게는 적합한 방법이 아니다.

05 : 이곽耳郭 마사지법

양손으로 장기적으로 귀의 가장자리를 마사지해서 치료하는 방법이다. 경락과 기혈을 소통시키고, 오장육부의 기능을 조정하며, 건강한 두뇌와 밝은 귀와 눈을 갖게 한다. 특히 어린아이들이나 노인, 체질이 허약한 사람들에게 적합하다.

이혈요법 DIY

위에서 설명한 방법 중에 교압법과 이곽마사지법이 혼자서 시행하기에 적합하다.

✥ 교압법膠壓法

의사에게 혈자리에 자기장을 붙인다든지 하는 시술을 받은 후 집에 돌아가 매일 혼자서 3~5회씩 마사지해주자. 매번 10~20회 정도 만져주며 혈자리에 경미한 통증과 부어오르는 감각을 느낄 때까지 계속해주자. 자기장 대신 녹두를 붙여두거나 귀 표면의 기름때를 닦아서 깨끗하게 해주자. 접착 테이프를 교환해주어도 괜찮다.

마사지법

먼저 양 손바닥을 비벼 열이 생기도록 하자. 이곽의 앞뒤 양쪽을 비벼준 후 다시 주먹을 가볍게 쥐되 식지를 좀 높이 쥐고 이곽의 앞뒤를 위에서 아래로 마사지해준다. 귓불을 마사지할 때는 자신의 질병을 치료할 수 있는 혈자리를 짚어서 오랫동안 마사지해주면 좋다. 혈자리를 여러 번 마시지해주어 이곽에서 열이 나는 듯한 느낌이 들면 멈춘다.

양손을 사용할 수도 있지만 끝이 둥그렇고 가느다란 막대기를 사용하면 혈자리를 정확하게 짚을 수 있을 뿐 아니라 힘을 과하게 주지 않도록 도와준다. 마사지를 할 때 한 번은 세게, 또 한 번은 가볍게 해주는 것이 원칙이다. 매일 부드럽게 1~3차례 지압하는데, 매번 10~20회 정도 해준다. 양쪽 귀를 한꺼번에 눌러주면 치료 효과가 더욱 좋아질 수 있다.

귀 부위 명칭

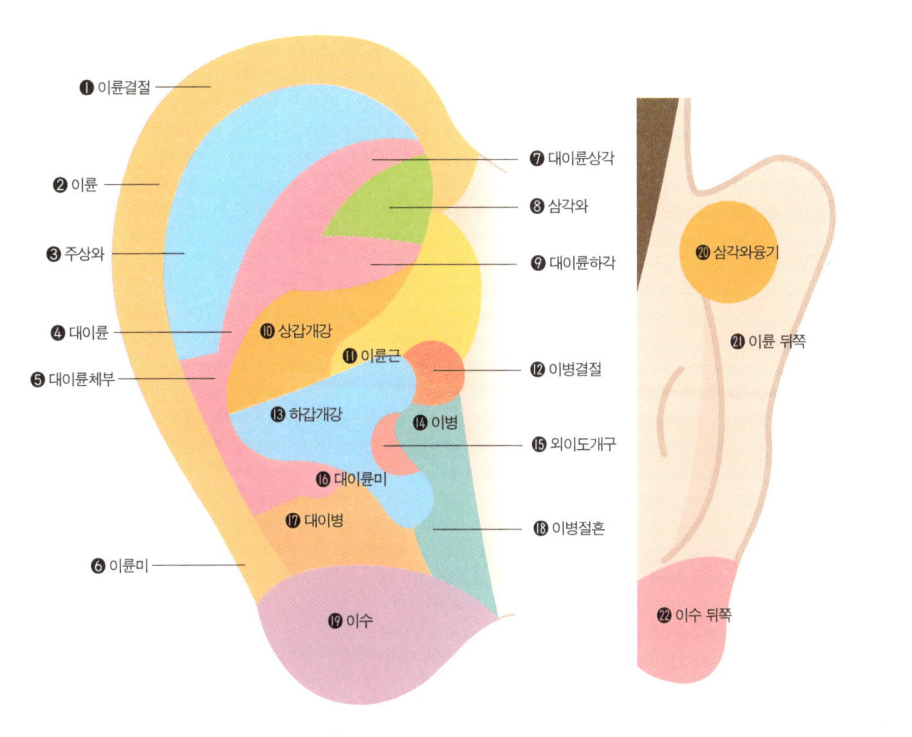

이혈의 영역별 치료 효능

귀는 대체로 아래와 같이 7개의 치료 영역으로 구분할 수 있다.

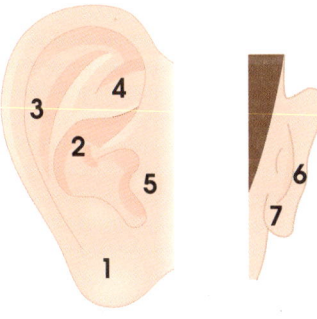

1. 안면과 관련된 질환을 치료하는 영역이다.
2. 내장 기관과 관련된 질환을 치료하는 영역이다.
3. 우리 몸과 사지와 관련된 질환을 치료하는 영역이다.
4. 하복부질환을 치료하는 영역이다.
5. 잡혈구雜穴區이다.
6. 신경과 순환기 계통 질환을 치료하는 영역이다.
7. 허리와 복부, 하지를 치료하는 영역이다.

그림으로 이해하는
이혈 지압·마사지

안 眼 _ 안과질환을 치료한다

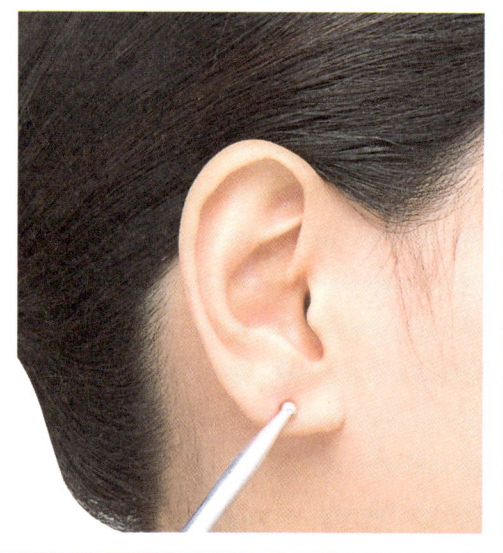

치료 효과　급성결막염, 녹내장, 근시, 다래끼 등 눈과 관련된 질환을 치료한다.

지압 방법　엄지와 식지, 혹은 그림과 같은 작은 방망이로 혈자리를 부드럽게 눌러준다. 최적의 치료 효과를 얻기 위해서는 매일 1~3차례, 매번 10~30회 정도, 양쪽 귀를 번갈아가며 눌러준다. 귀에서 열이 날 때까지 지압해준다.

면협 面頰 _ 얼굴과 관련된 질병을 치료한다

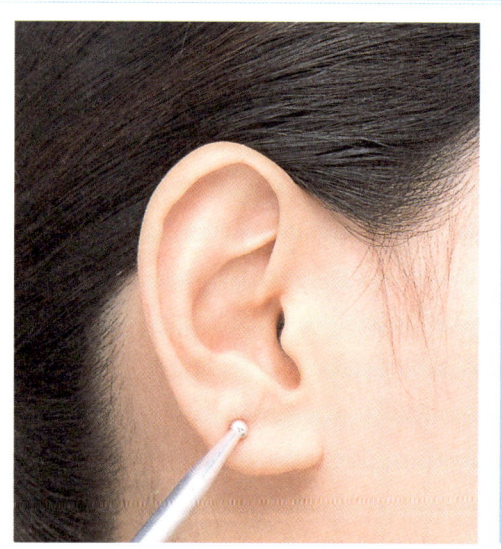

치료 효과　얼굴 부위와 관련된 질환을 치료한다. 예를 들어 이하선염, 삼차신경통, 치통에 효과적이다.

지압 방법　엄지나 식지, 혹은 그림과 같은 작은 방망이로 혈자리를 부드럽게 눌러준다. 최적의 치료 효과를 얻기 위해서는 매일 1~3차례, 매번 10~30회 정도 양쪽 귀를 번갈아가며 지압해준다. 귀에서 열이 날 때까지 계속한다.

혈자리 찾는 법

▶▶ **안** 이수耳垂에 위치하며 이병절흔耳屛切痕 아랫부분에서 시작해서 가로 세로 3등분을 하면 귓불을 아홉 개 구역으로 나눌 수 있는데, 정가운데에 위치한 구역에 포함된다.

이병절흔

안 면협

▶▶ **면협** 이병절흔 아랫부분에서부터 가로 세로 3등분을 하면 한가운데 귓불 수직 방향으로 난 선 위에 있다.

목 1 _녹내장을 치료한다

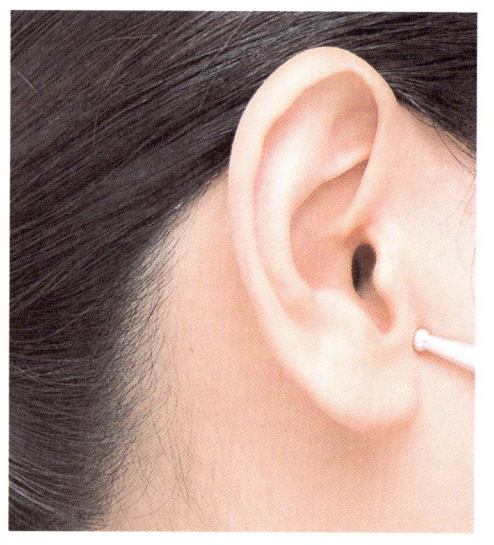

치료 효과   청광혈靑光穴이라고도 한다. 만성녹내장과 근시, 난시와 같은 질환을 치료한다.

지압 방법   엄지나 식지 혹은 그림과 같은 작은 방망이로 혈자리를 부드럽게 눌러준다. 최적의 치료 효과를 얻기 위해서는 매일 1~3차례, 매번 10~30회 정도 양쪽 귀를 번갈아가며 지압해준다. 귀에서 열이 날 때까지 계속한다.

목 2 _눈과 관련된 질환을 치료한다

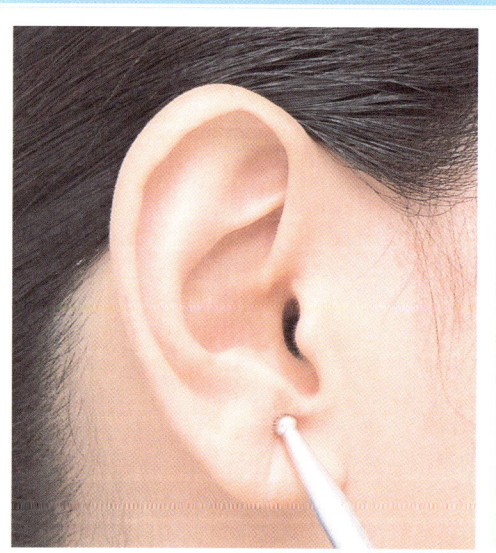

치료 효과   산광혈散光穴이라고도 한다. 주로 난시를 치료한다. 그 밖에 눈의 염증과 같은 질환도 이곳 혈자리를 통해 증상이 완화될 수 있다.

지압 방법   엄지나 식지 혹은 그림과 같은 작은 방망이로 혈자리를 부드럽게 눌러준다. 최적의 치료 효과를 얻기 위해서는 매일 1~3차례, 매번 10~30회 정도 양쪽 귀를 번갈아가며 지압해준다. 귀에서 열이 날 때까지 계속한다.

혈자리 찾는 법

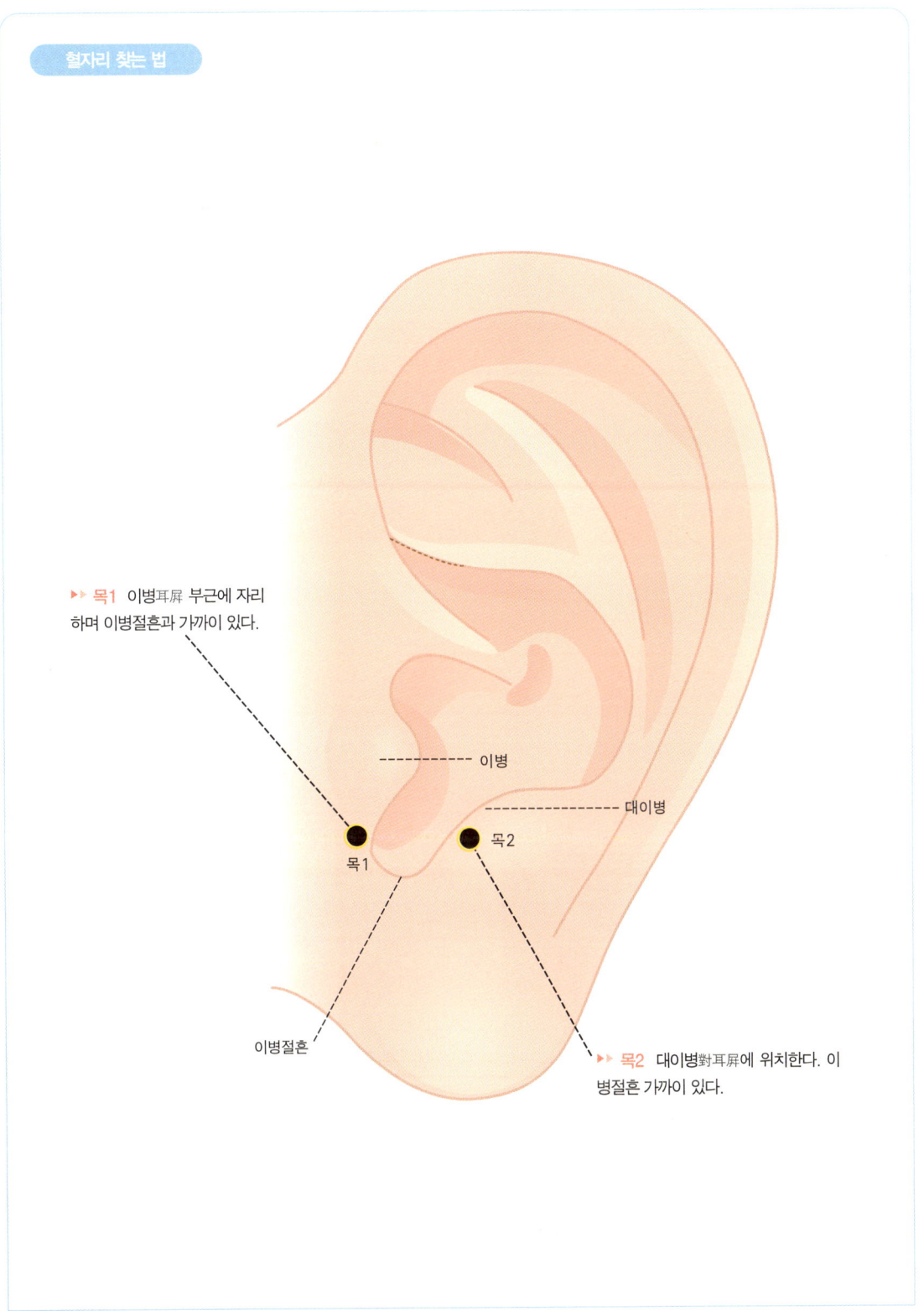

▶▶ 목1 이병耳屛 부근에 자리하며 이병절흔과 가까이 있다.

이병

대이병

목2

목1

이병절흔

▶▶ 목2 대이병對耳屛에 위치한다. 이병절흔 가까이 있다.

구口 _금연과 식욕을 조절한다

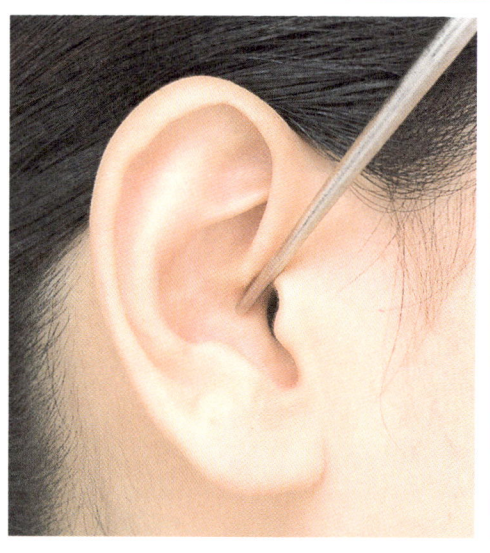

치료 효과 열을 내리고 통증을 없애주는 효능이 있다. 구강궤양, 치통, 설염 등과 같은 증상이 생겼을 때 이를 치료할 수 있다.

지압 방법 엄지나 식지 혹은 그림과 같은 작은 방망이로 혈자리를 부드럽게 눌러준다. 최적의 치료 효과를 얻기 위해서는 매일 1~3차례, 매번 10~30회 정도 양쪽 귀를 번갈아가며 지압해준다. 귀에서 열이 날 때까지 계속한다.

분문 賁門 _위와 관련된 질환을 개선한다

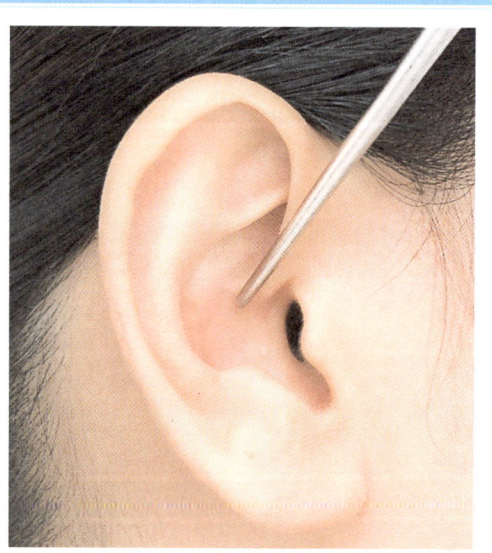

치료 효과 음식이 들어가는 길과 관련이 있는 혈자리이다. 위가 불편하다든지 구역질을 하고 싶을 때 이곳 혈자리를 눌러주면 이와 같은 증상을 개선하고 치료할 수 있다. 위와 관계된 질환을 치료할 때 상용하는 혈자리이다.

지압 방법 엄지나 식지 혹은 그림과 같은 작은 방망이로 혈자리를 부드럽게 눌러준다. 최적의 치료 효과를 얻기 위해서는 매일 1~3차례, 매번 10~30회 정도 양쪽 귀를 번갈아가며 지압해준다. 귀에서 열이 날 때까지 계속한다.

혈자리 찾는 법

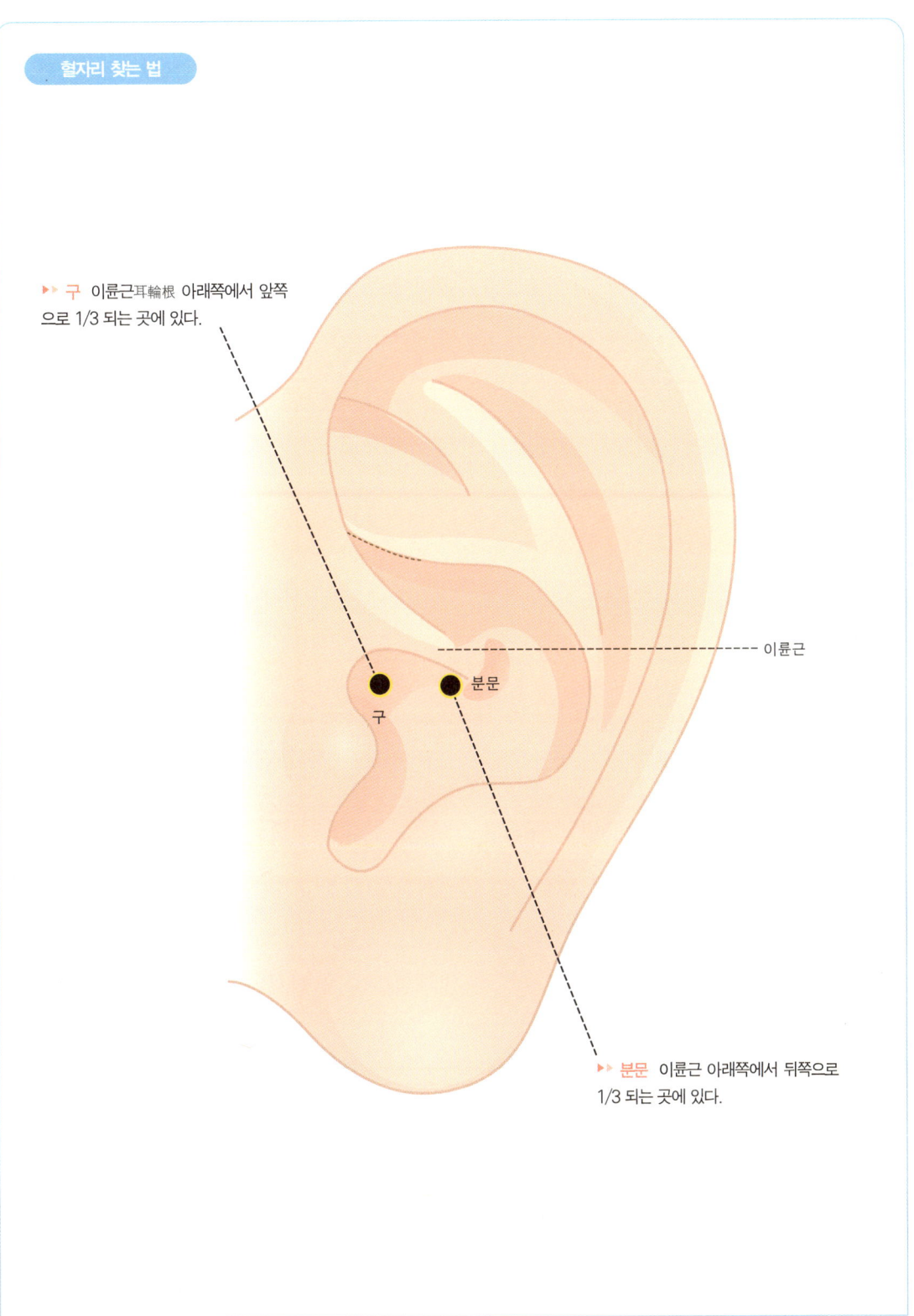

▶▶ **구** 이륜근耳輪根 아래쪽에서 앞쪽으로 1/3 되는 곳에 있다.

▶▶ **분문** 이륜근 아래쪽에서 뒤쪽으로 1/3 되는 곳에 있다.

비脾 _비장을 튼튼하게 하고 기를 북돋는다

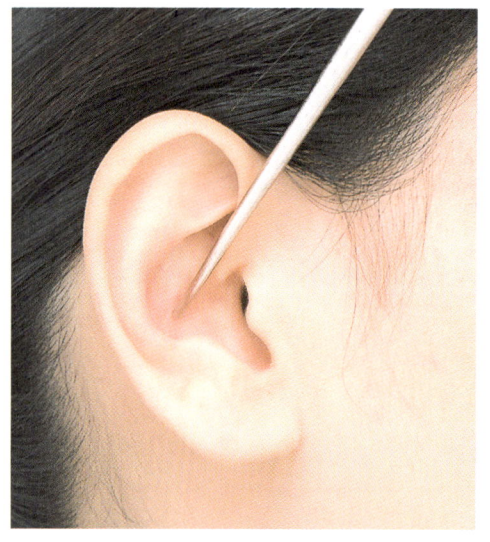

치료 효과 비장을 튼튼하게 하고, 기氣를 북돋는 효능이 있다. 변비, 설사, 창만, 철분 부족으로 인한 빈혈, 위궤양, 위하수, 급성간염, 만성감염 등을 치료한다.

지압 방법 엄지나 식지 혹은 그림과 같은 작은 방망이로 혈자리를 부드럽게 눌러준다. 최적의 치료 효과를 얻기 위해서는 매일 1~3차례, 매번 10~30회 정도 양쪽 귀를 번갈아가며 지압해준다. 귀에서 열이 날 때까지 계속한다.

내분비內分泌 _내분비를 조절한다

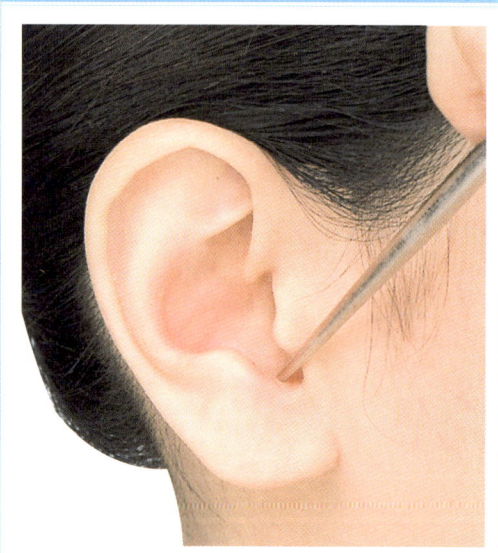

치료 효과 신기腎氣를 증가시키고 경락 소통을 원활하게 하는 효능이 있다. 따라서 이곳 혈자리는 감기로 인한 관절염, 대상포진, 수두, 학질 등을 치료한다. 그 밖에 내분비를 조절하는 효능이 있으며, 내분비의 균형이 깨져 이로 인해 발생하는 감기, 신상선피질腎上腺皮質 기능 감퇴와 같은 증상을 치료한다.

지압 방법 엄지나 식지 혹은 그림과 같은 작은 방망이로 혈자리를 부드럽게 눌러준다. 최적의 치료 효과를 얻기 위해서는 매일 1~3차례, 매번 10~30회 정도 양쪽 귀를 번갈아가며 지압해준다. 귀에서 열이 날 때까지 계속한다.

혈자리 찾는 법

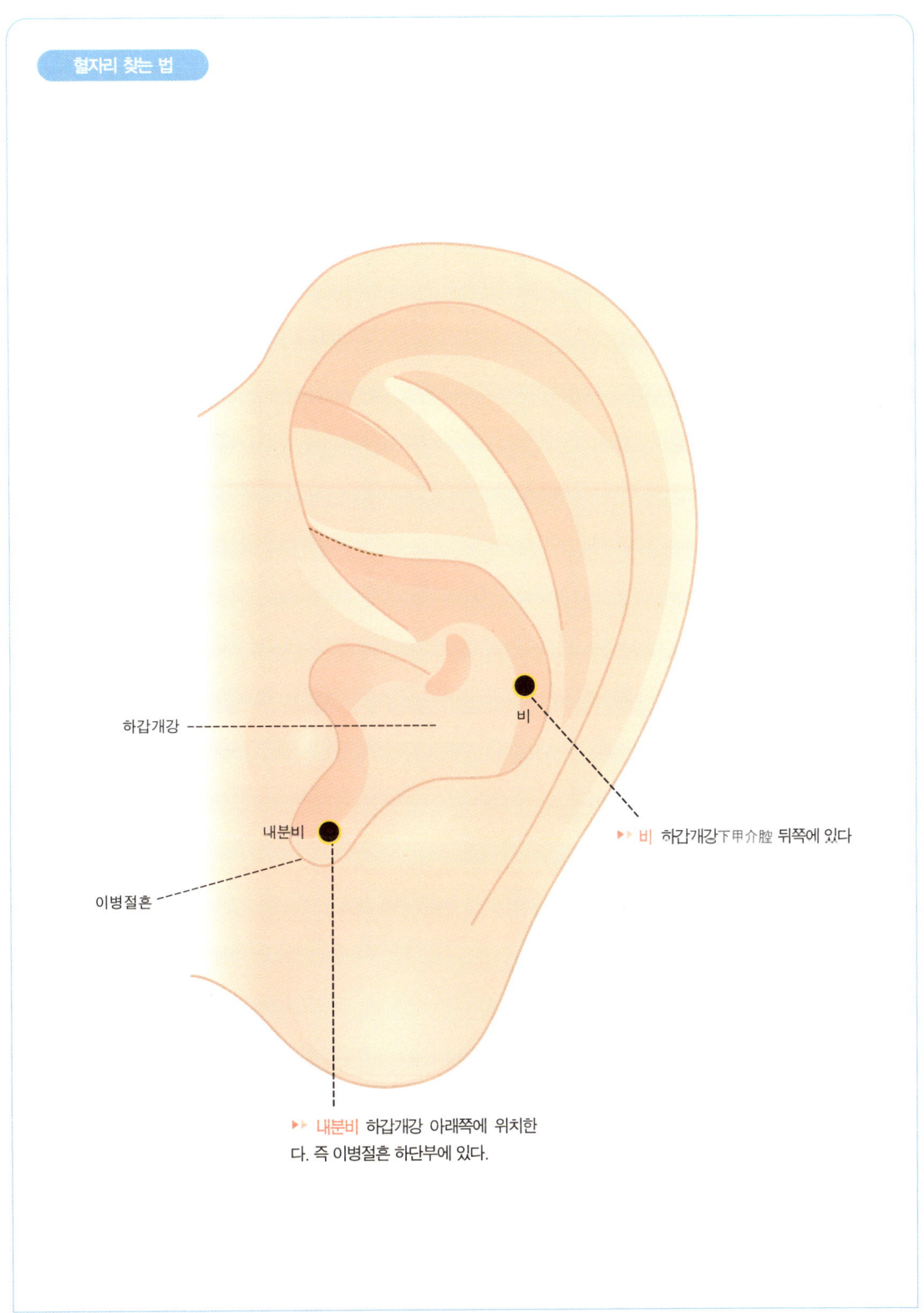

하갑개강

내분비

이병절흔

▶▶ **비** 하갑개강下甲介腔 뒤쪽에 있다

▶▶ **내분비** 하갑개강 아래쪽에 위치한다. 즉 이병절흔 하단부에 있다.

위胃 _위와 관련된 질환을 치료한다

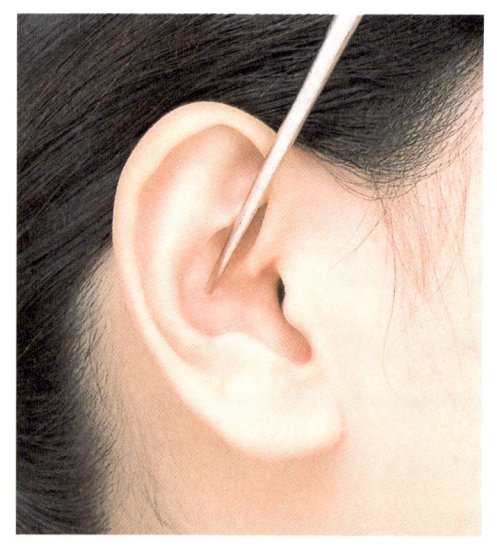

치료 효과   해열과 해독 작용을 한다. 또한 창만과 구역질, 구토, 소화불량, 위궤양을 치료한다.

지압 방법   엄지나 식지 혹은 그림과 같은 작은 방망이로 혈자리를 부드럽게 눌러준다. 최적의 치료 효과를 얻기 위해서는 매일 1~3차례, 매번 10~30회 정도 양쪽 귀를 번갈아가며 지압해준다. 귀에서 열이 날 때까지 계속한다.

십이지장十二指腸 _통증을 완화한다

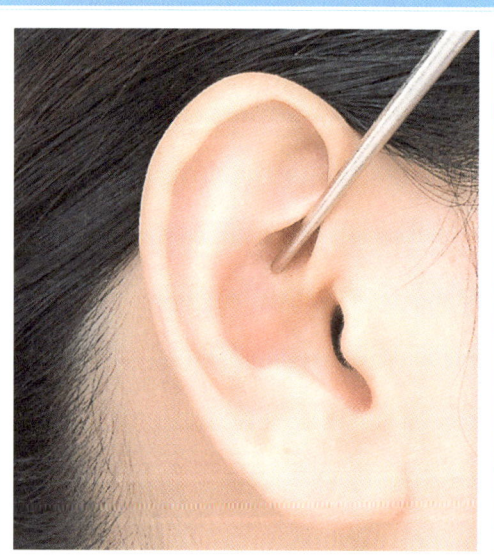

치료 효과   위를 편하게 하고 음기를 북돋는다. 신속하게 진통 작용을 하는 혈자리이다. 십이지장궤양, 신경성위염을 치료한다.

지압 방법   엄지나 식지 혹은 그림과 같은 작은 방망이로 혈자리를 부드럽게 눌러준다. 최적의 치료 효과를 얻기 위해서는 매일 1~3차례, 매번 10~30회 정도 양쪽 귀를 번갈아가며 지압해준다. 귀에서 열이 날 때까지 계속한다.

| 혈자리 찾는 법 |

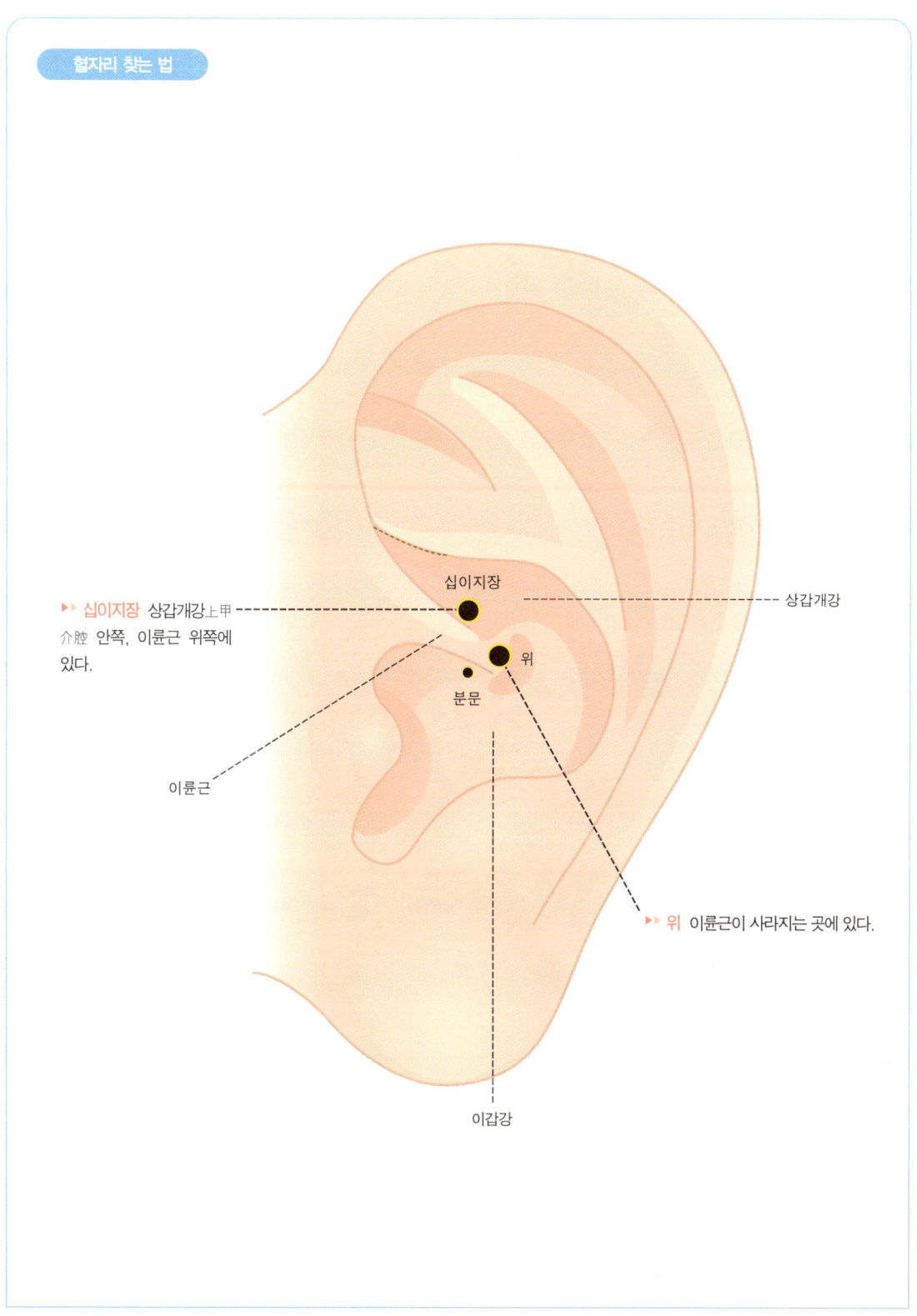

▶▶ **십이지장** 상갑개강上甲
介腔 안쪽, 이륜근 위쪽에
있다.

상갑개강

십이지장

위

분문

이륜근

▶▶ **위** 이륜근이 사라지는 곳에 있다.

이갑강

심心 _심장질환을 치료한다

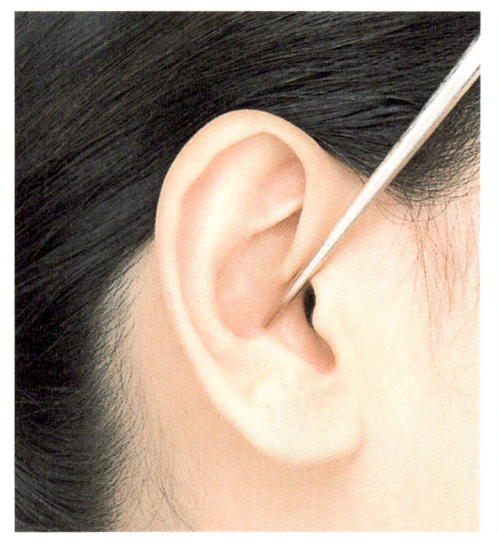

치료 효과 기혈을 소통시키고 통증을 진정시키는 작용을 한다. 심장과 관련된 질환을 치료한다. 심계, 도한盜汗, 빈혈, 가슴통증, 호흡곤란, 신경쇠약과 같은 증상을 치료한다.

지압 방법 엄지나 식지 혹은 그림과 같은 작은 방망이로 혈자리를 부드럽게 눌러준다. 최적의 치료 효과를 얻기 위해서는 매일 1~3차례, 매번 10~30회 정도 양쪽 귀를 번갈아가며 지압해준다. 귀에서 열이 날 때까지 계속한다.

폐肺 _기침을 멎게 하고 심신을 안정시킨다

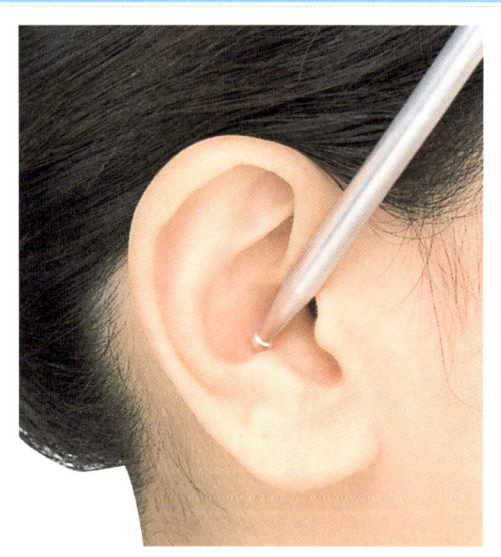

치료 효과 기를 북돋우고 마음을 안정시키는 효능이 있다. 감기, 비염, 폐렴, 가슴이 답답한 증상, 저혈압, 폐결핵을 치료한다.

지압 방법 엄지나 식지 혹은 그림과 같은 작은 방망이로 혈자리를 부드럽게 눌러준다. 최적의 치료 효과를 얻기 위해서는 매일 1~3차례, 매번 10~30회 정도 양쪽 귀를 번갈아가며 지압해준다. 귀에서 열이 날 때까지 계속한다.

혈자리 찾는 법

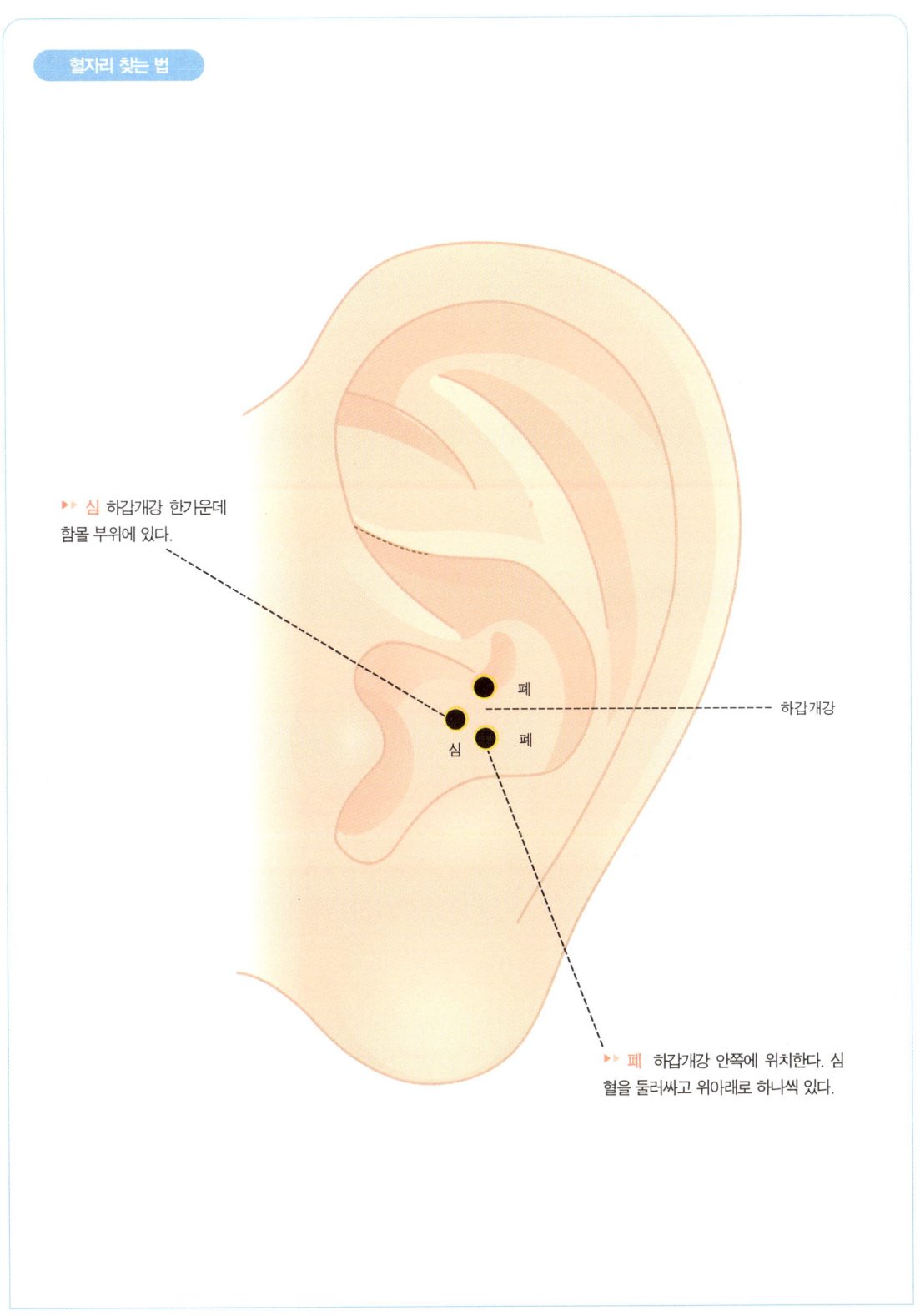

▶▶ **심** 하갑개강 한가운데 함몰 부위에 있다.

하갑개강

▶▶ **폐** 하갑개강 안쪽에 위치한다. 심혈을 둘러싸고 위아래로 하나씩 있다.

기관 氣管 _기를 조종하고 염증을 삭혀준다

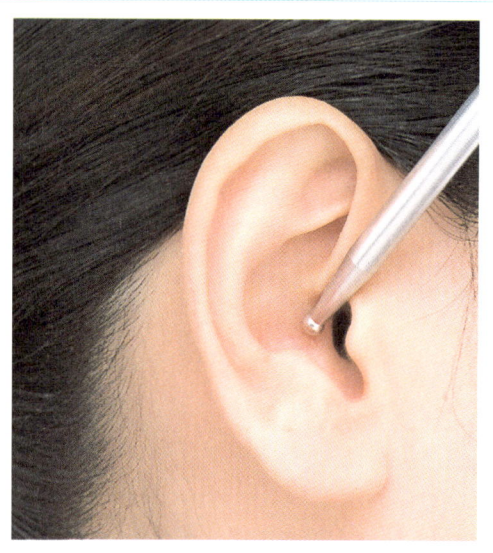

치료 효과 천식과 염증을 막아주는 역할을 한다. 기침, 천식, 인후염, 감기, 기관지염을 치료한다.

지압 방법 엄지나 식지 혹은 그림과 같은 작은 방망이로 혈자리를 부드럽게 눌러준다. 최적의 치료 효과를 얻기 위해서는 매일 1~3차례, 매번 10~30회 정도 양쪽 귀를 번갈아가며 지압해준다. 귀에서 열이 날 때까지 계속한다.

삼초 三焦 _체내 수분 조절과 정화 작용을 한다

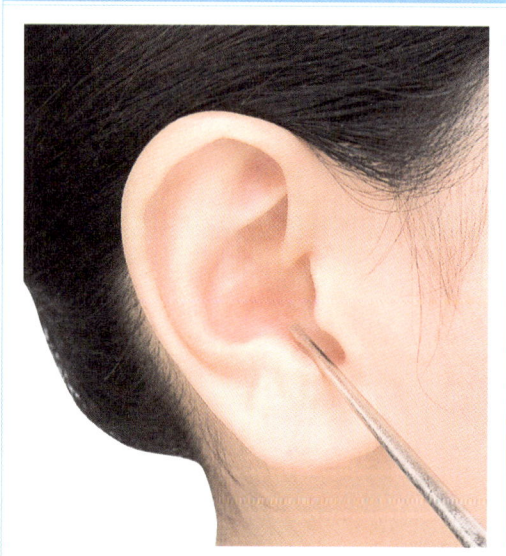

치료 효과 체내 수분 조절과 통변, 진통에 유효한 혈자리이다. 창만과 소화불량, 변비, 방광염을 치료한다.

지압 방법 엄지나 식지 혹은 그림과 같은 작은 방망이로 혈자리를 부드럽게 눌러준다. 최적의 치료 효과를 얻기 위해서는 매일 1~3차례, 매번 10~30회 정도 양쪽 귀를 번갈아가며 지압해준다. 귀에서 열이 날 때까지 계속한다.

혈자리 찾는 법

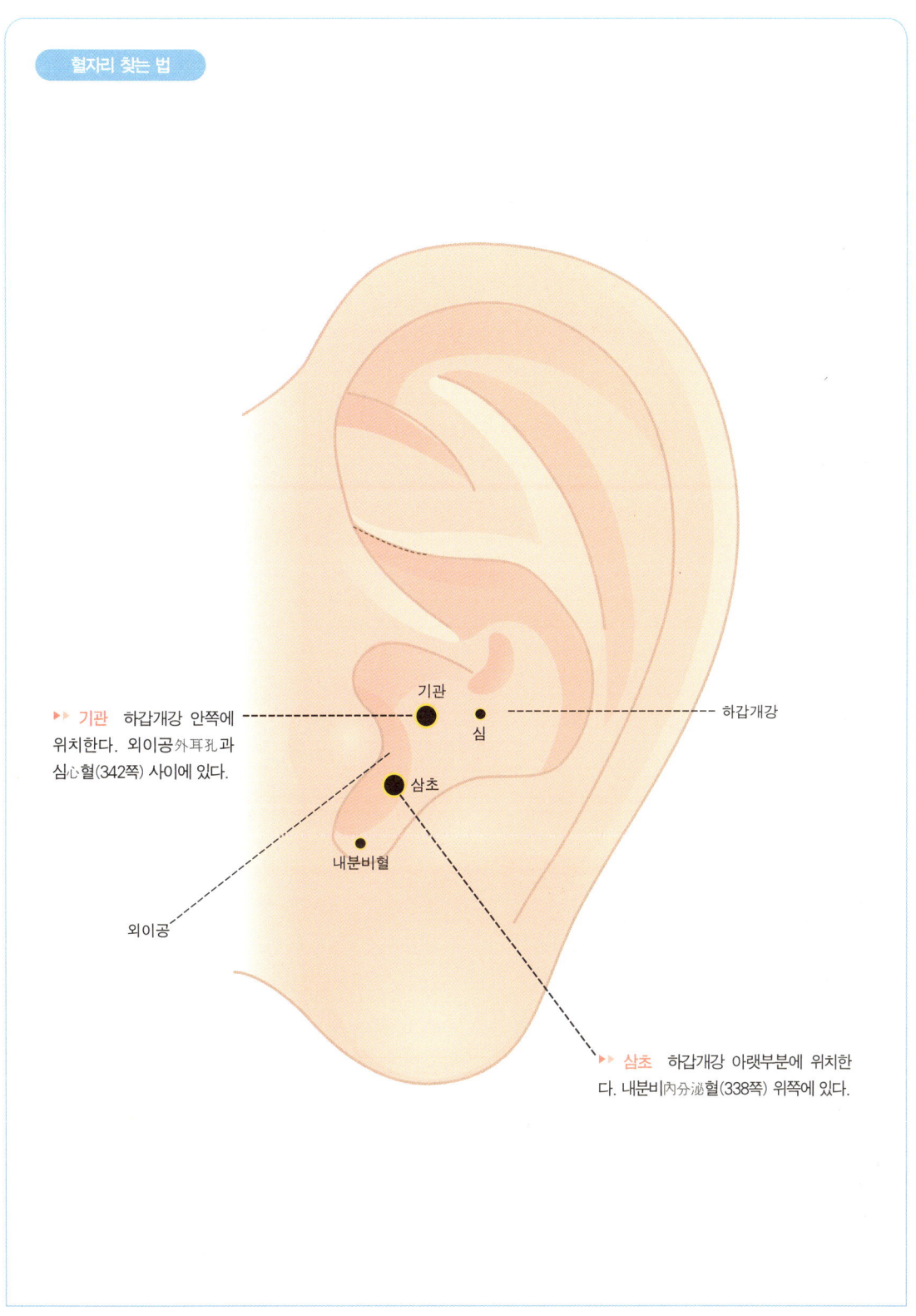

▶▶ **기관** 하갑개강 안쪽에 위치한다. 외이공外耳孔과 심心혈(342쪽) 사이에 있다.

▶▶ **삼초** 하갑개강 아랫부분에 위치한다. 내분비內分泌혈(338쪽) 위쪽에 있다.

소장 小腸 _위장을 조절한다

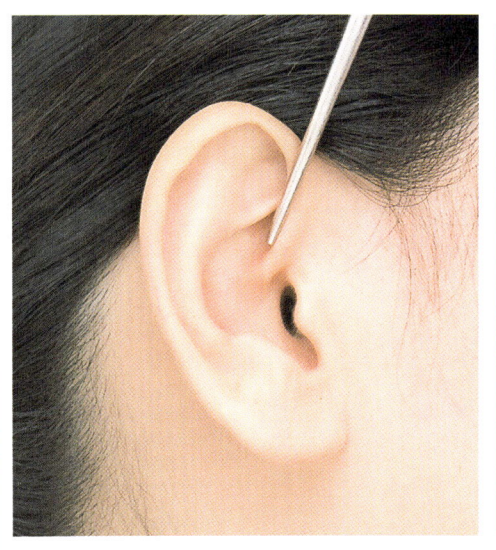

치료 효과　위장을 조절하는 기능을 가지고 있다. 소화불량, 복통, 설사, 위염 및 십이지장궤양을 치료한다.

지압 방법　엄지나 식지 혹은 그림과 같은 작은 방망이로 혈자리를 부드럽게 눌러준다. 최적의 치료 효과를 얻기 위해서는 매일 1~3차례, 매번 10~30회 정도 양쪽 귀를 번갈아가며 지압해준다. 귀에서 열이 날 때까지 계속한다.

대장 大腸 _장을 개선한다

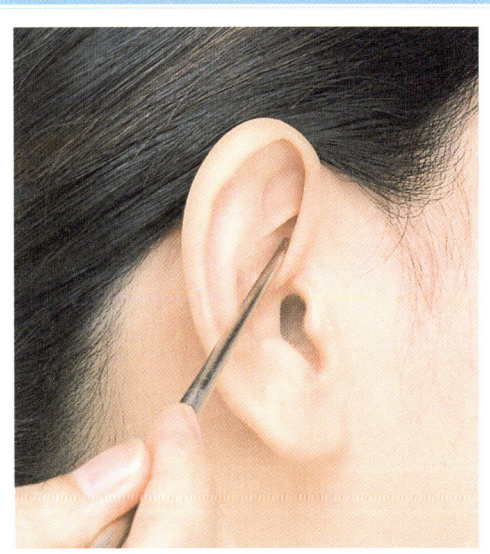

치료 효과　통변과 육부六腑를 도와주고 해독과 진통 작용을 하는 혈자리이다. 급·만성위염, 소화불량, 장염, 치질 등에 치료 효과가 탁월하다.

지압 방법　엄지나 식지 혹은 그림과와 같은 작은 방망이로 혈자리를 부드럽게 눌러준다. 최적의 치료 효과를 얻기 위해서는 매일 1~3차례, 매번 10~30회 정도 양쪽 귀를 번갈아가며 지압해준다. 귀에서 열이 날 때까지 계속한다.

혈자리 찾는 법

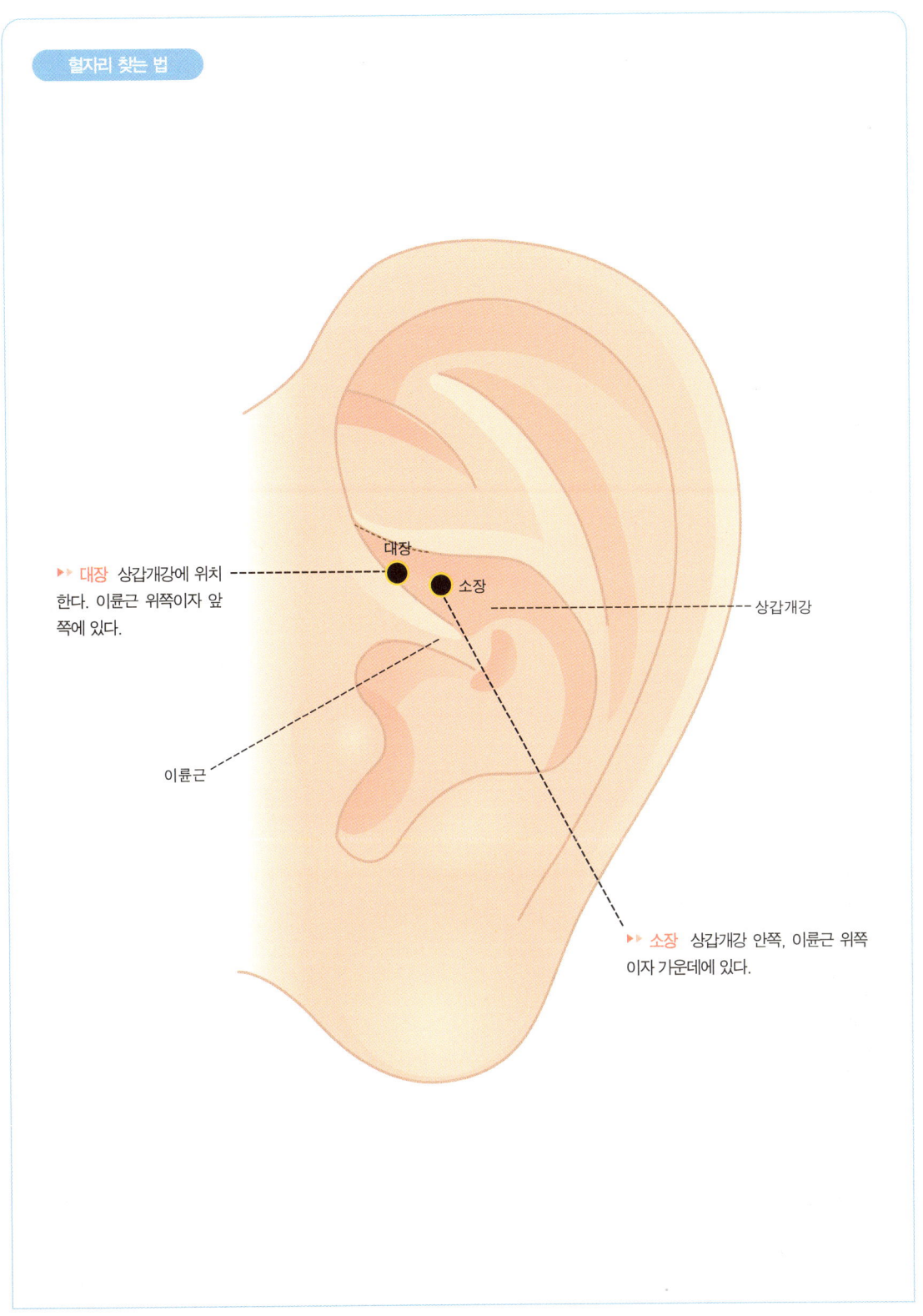

▶▶ **대장** 상갑개강에 위치한다. 이륜근 위쪽이자 앞쪽에 있다.

▶▶ **소장** 상갑개강 안쪽, 이륜근 위쪽이자 가운데에 있다.

이륜근

상갑개강

간肝 _간을 맑게, 눈을 밝게 한다

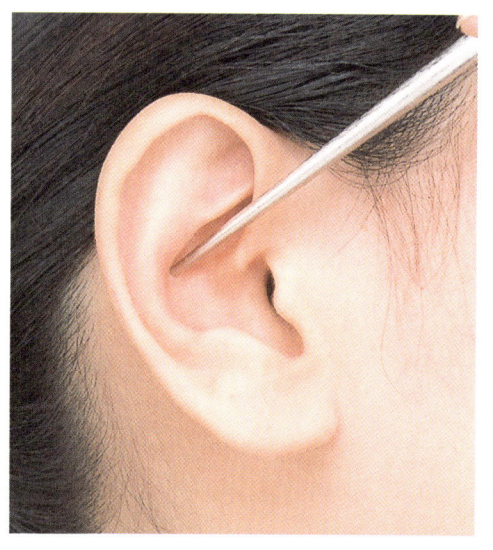

치료 효과 담을 이롭게 하고 눈을 맑게 한다. 혈을 보양하여 간을 편안하게 해준다. 간혈과 이담胰膽혈은 서로 통한다. 급·만성간염, 간담염을 치료한다.

지압 방법 엄지나 식지 혹은 그림과 같은 작은 방망이로 혈자리를 부드럽게 눌러준다. 최적의 치료 효과를 위해서는 매일 1~3차례, 매번 10~30회 정도 양쪽 귀를 번갈아가며 지압해준다. 귀에서 열이 날 때까지 계속한다.

이담胰膽 _소화를 돕는다

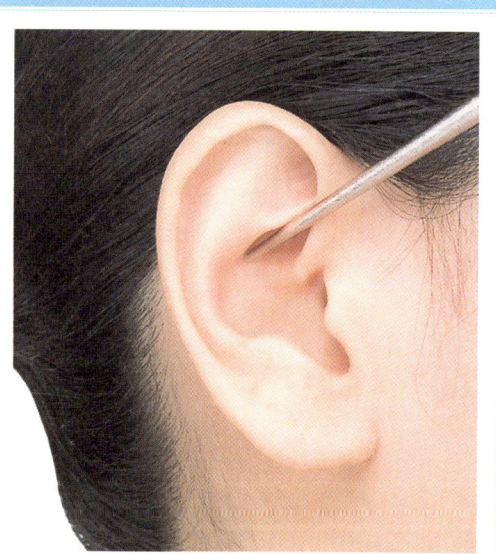

치료 효과 소화를 돕고 구역질을 멈추게 하며 열을 식혀 담을 이롭게 하는 효능이 있다. 소화기 계통의 질병을 치료한다. 예를 들어 소화불량, 위하수, 위염과 신경성구토 등을 치료한다.

지압 방법 엄지나 식지 혹은 그림과 같은 작은 방망이로 혈자리를 부드럽게 눌러준다. 최적의 치료 효과를 얻기 위해서는 매일 1~3차례, 매번 10~30회 정도 양쪽 귀를 번갈아가며 지압해준다. 귀에서 열이 날 때까지 계속한다.

혈자리 찾는 법

▶▶ **이담** 상갑개강에 위치한다. 신腎혈(350쪽)에서 간肝혈까지 연결하는 연결선 가운데에 있다.

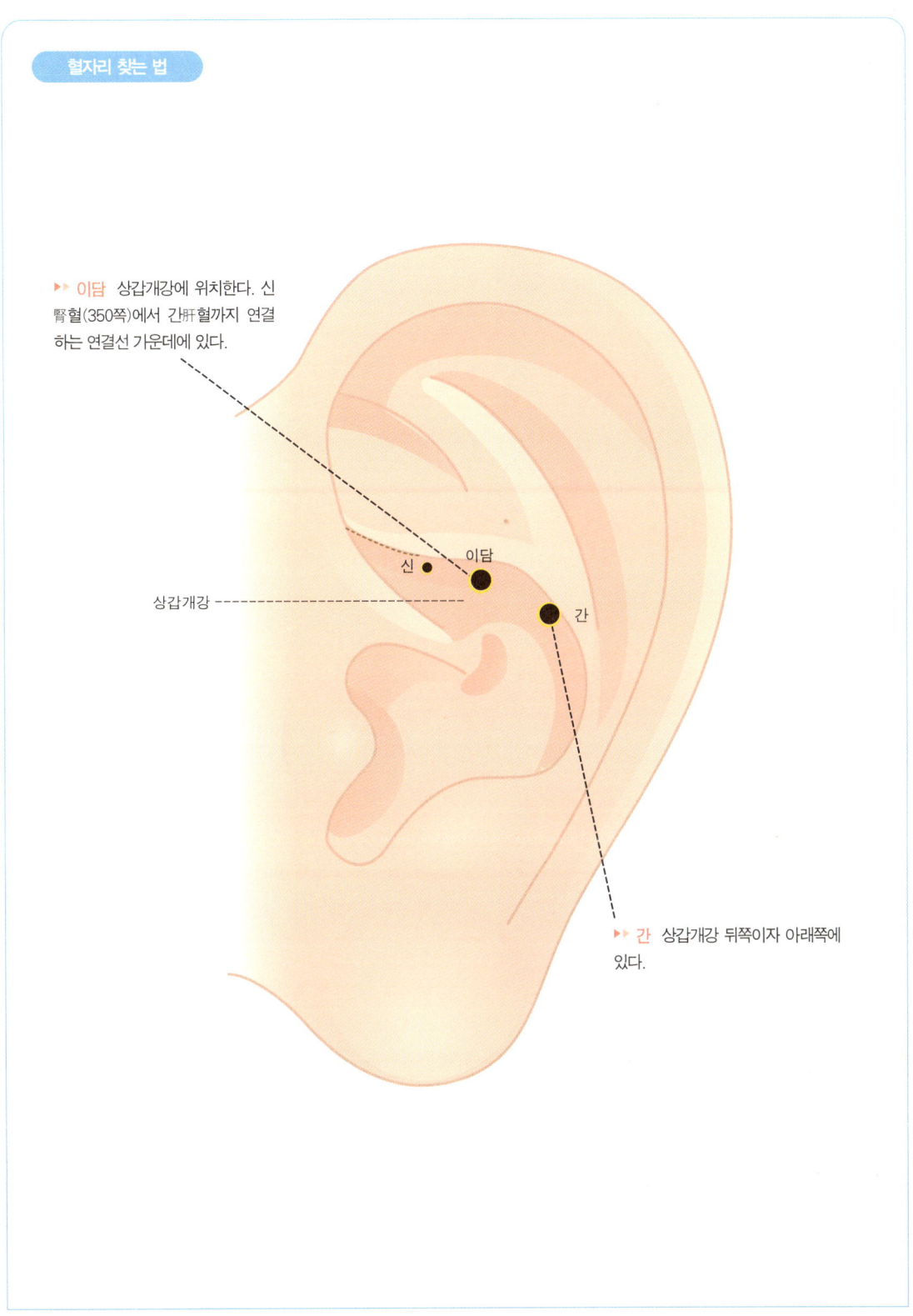

상갑개강

신 이담

간

▶▶ **간** 상갑개강 뒤쪽이자 아래쪽에 있다.

신腎 _신장을 튼튼하게 하고 양기를 북돋는다

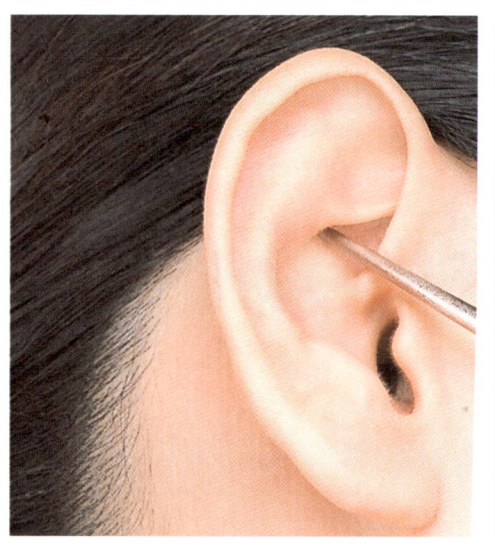

치료 효과 신기腎氣를 이롭게 하고 양기를 북돋는 효능이 있다. 양기 부족, 자궁출혈, 이뇨 및 빈뇨를 치료한다.

지압 방법 엄지나 식지 혹은 그림과 같은 작은 방망이로 혈자리를 부드럽게 눌러준다. 최적의 치료 효과를 얻기 위해서는 매일 1~3차례, 매번 10~30회 정도 양쪽 귀를 번갈아가며 지압해준다. 귀에서 열이 날 때까지 계속한다.

방광膀胱 _비뇨기 계통의 질병을 치료한다

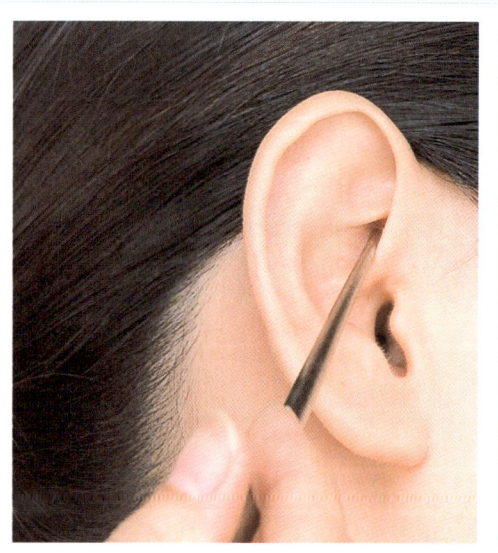

치료 효과 부종을 없애는 효능이 있다. 급·만성신장염, 방광염, 전립선비대, 요도염, 요로결석을 치료한다.

지압 방법 엄지나 식지 혹은 그림과 같은 작은 방망이로 혈자리를 부드럽게 눌러준다. 최적의 치료 효과를 얻기 위해서는 매일 1~3차례, 매번 10~30회 정도 양쪽 귀를 번갈아가며 지압해준다. 귀에서 열이 날 때까지 계속한다.

혈자리 찾는 법

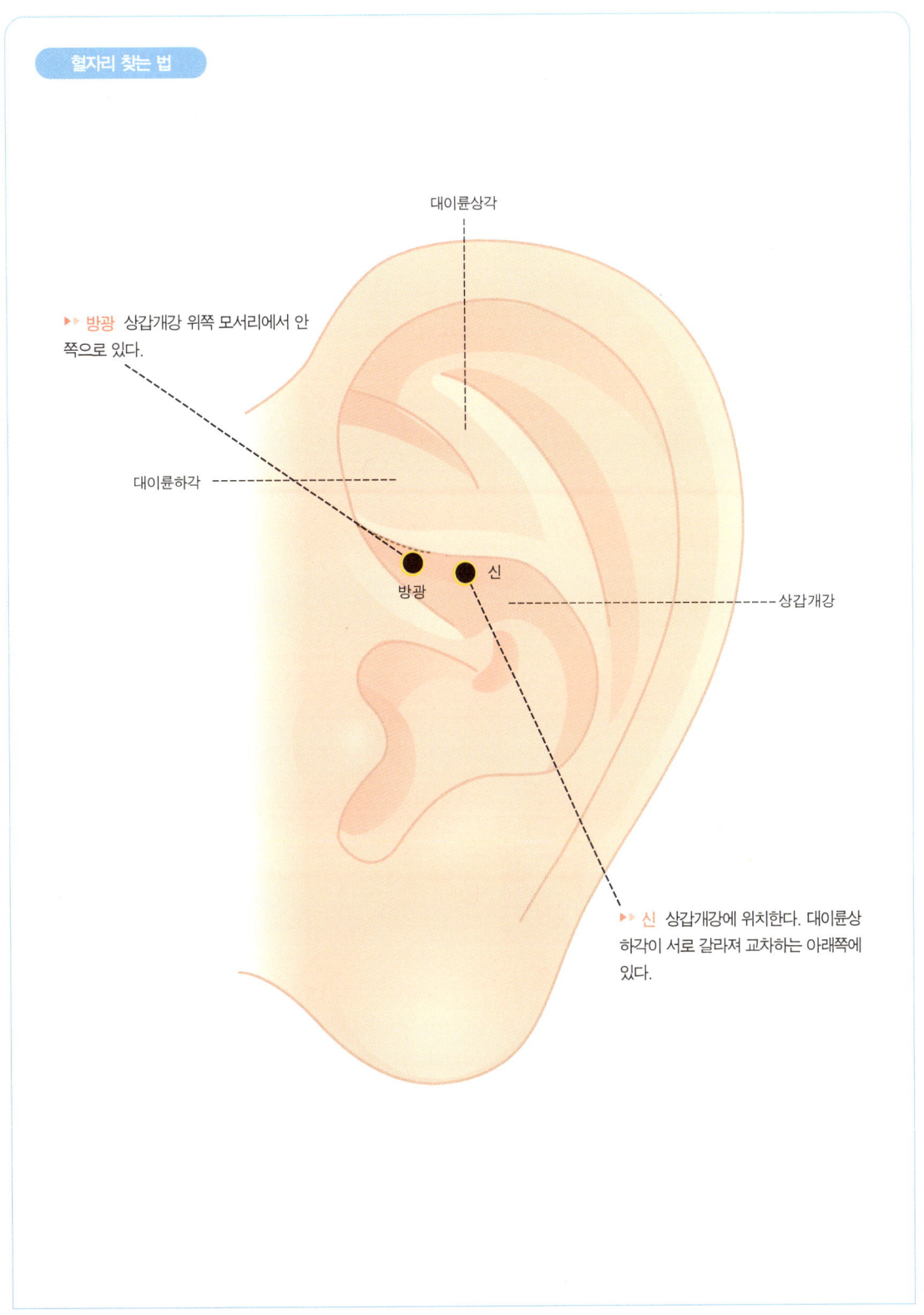

▶▶ **방광** 상갑개강 위쪽 모서리에서 안쪽으로 있다.

▶▶ **신** 상갑개강에 위치한다. 대이륜상하각이 서로 갈라져 교차하는 아래쪽에 있다.

대병첨 對屏尖 _소염 진통 작용을 한다

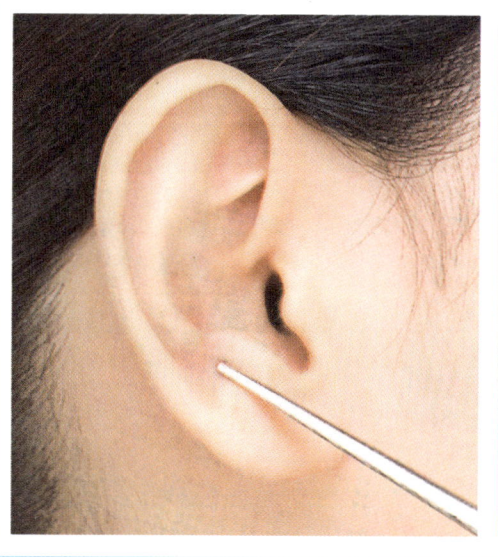

치료 효과 천식, 이하선염, 고환염, 피부가려움증을 치료한다.

지압 방법 엄지나 식지 혹은 그림과 같은 작은 방망이로 혈자리를 부드럽게 눌러준다. 최적의 치료 효과를 얻기 위해서는 매일 1~3차례, 매번 10~30회 정도 양쪽 귀를 번갈아가며 지압해준다. 귀에서 열이 날 때까지 계속한다.

연중 緣中 _뇌를 이롭게 하고 정신을 건강하게 해준다

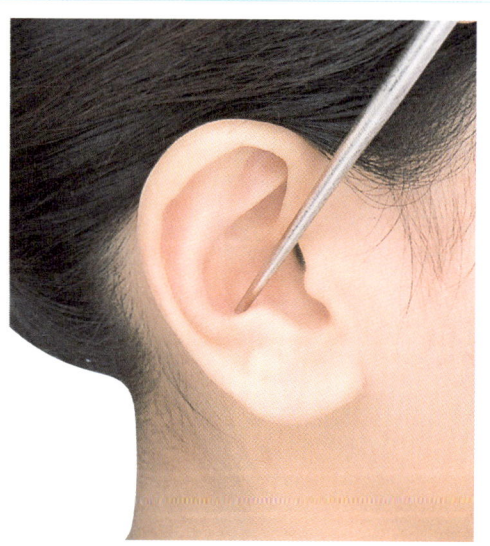

치료 효과 요실금, 현기증, 내이염을 치료한다.

지압 방법 엄지나 식지 혹은 그림과 같은 작은 방망이로 혈자리를 부드럽게 눌러준다. 최적의 치료 효과를 얻기 위해서는 매일 1~3차례, 매번 10~30회 정도 양쪽 귀를 번갈아가며 지압해준다. 귀에서 열이 날 때까지 계속한다.

혈자리 찾는 법

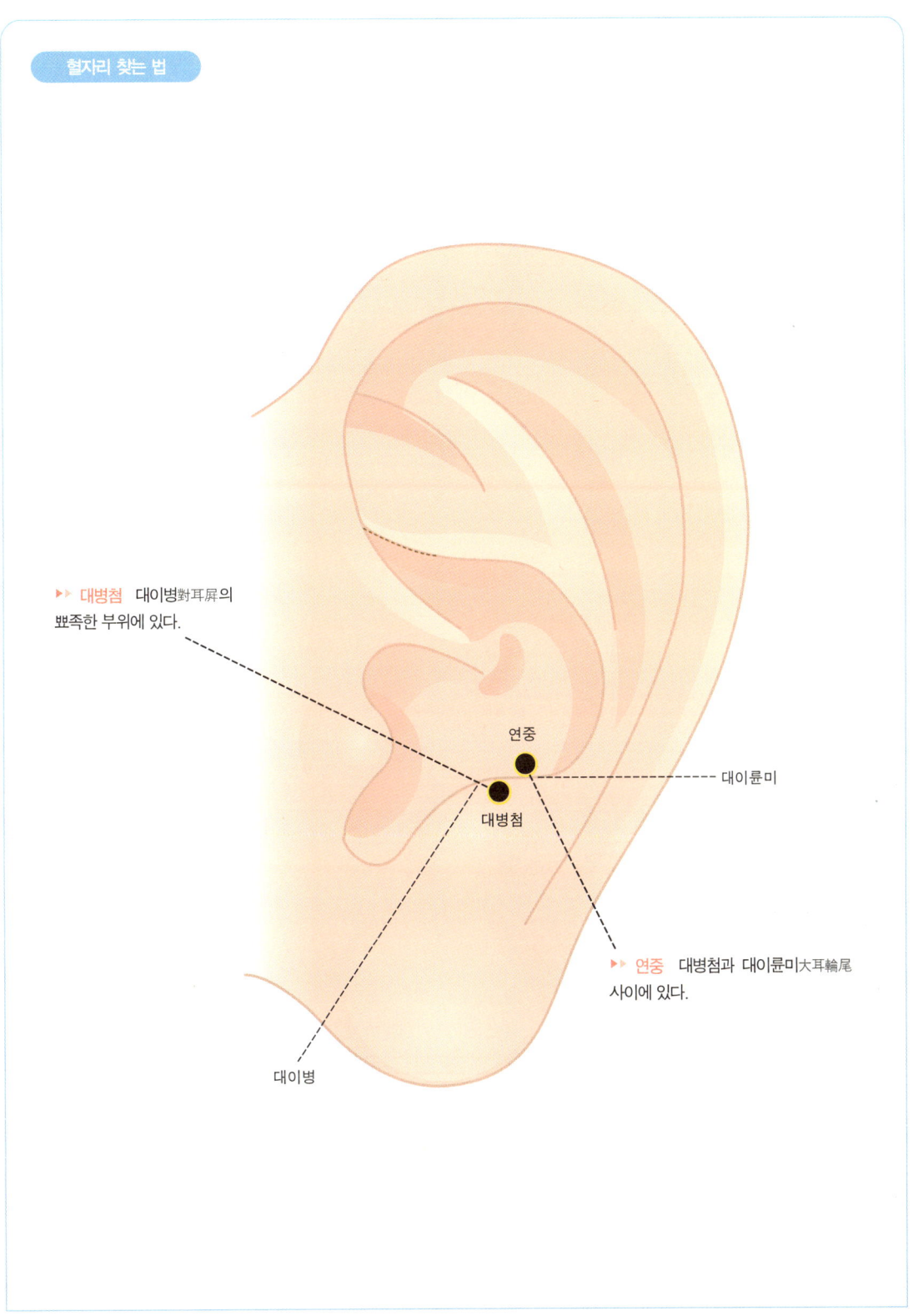

▶▶ **대병첨** 대이병對耳屛의 뾰족한 부위에 있다.

연중

대이륜미

대병첨

대이병

▶▶ **연중** 대병첨과 대이륜미大耳輪尾 사이에 있다.

침枕 _진정과 진통 작용이 있다

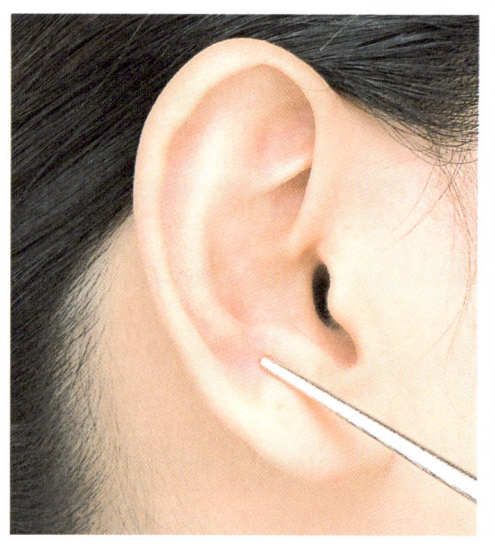

치료 효과 진통과 신경안정 작용 및 발한과 해열 작용을 한다. 감기, 두통, 구토, 차멀미, 배멀미를 완화해준다. 진정과 진통 작용에 상용되는 혈자리이다.

지압 방법 엄지나 식지 혹은 그림과 같은 작은 방망이로 혈자리를 부드럽게 눌러준다. 최적의 치료 효과를 얻기 위해서는 매일 1~3차례, 매번 10~30회 정도 양쪽 귀를 번갈아가며 지압해준다. 귀에서 열이 날 때까지 계속한다.

섭顳 _편두통을 치료한다

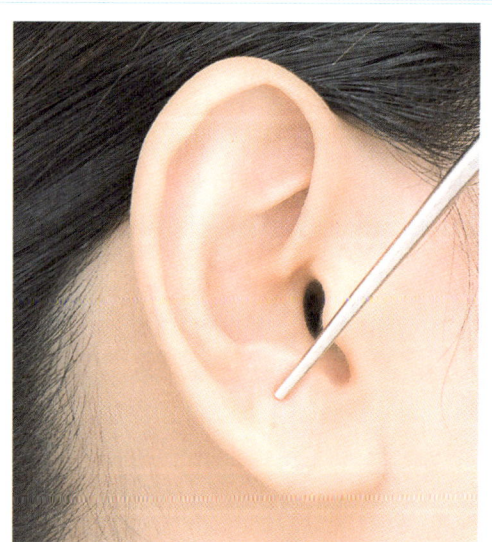

치료 효과 태양혈太陽穴이라고도 부른다. 편두통을 비롯하여 머리와 관련된 증상을 치료한다.

지압 방법 엄지나 식지 혹은 그림과 같은 작은 방망이로 혈자리를 부드럽게 눌러준다. 최적의 치료 효과를 얻기 위해서는 매일 1~3차례, 매번 10~30회 정도 양쪽 귀를 번갈아가며 지압해준다. 귀에서 열이 날 때까지 계속한다.

| 혈자리 찾는 법 |

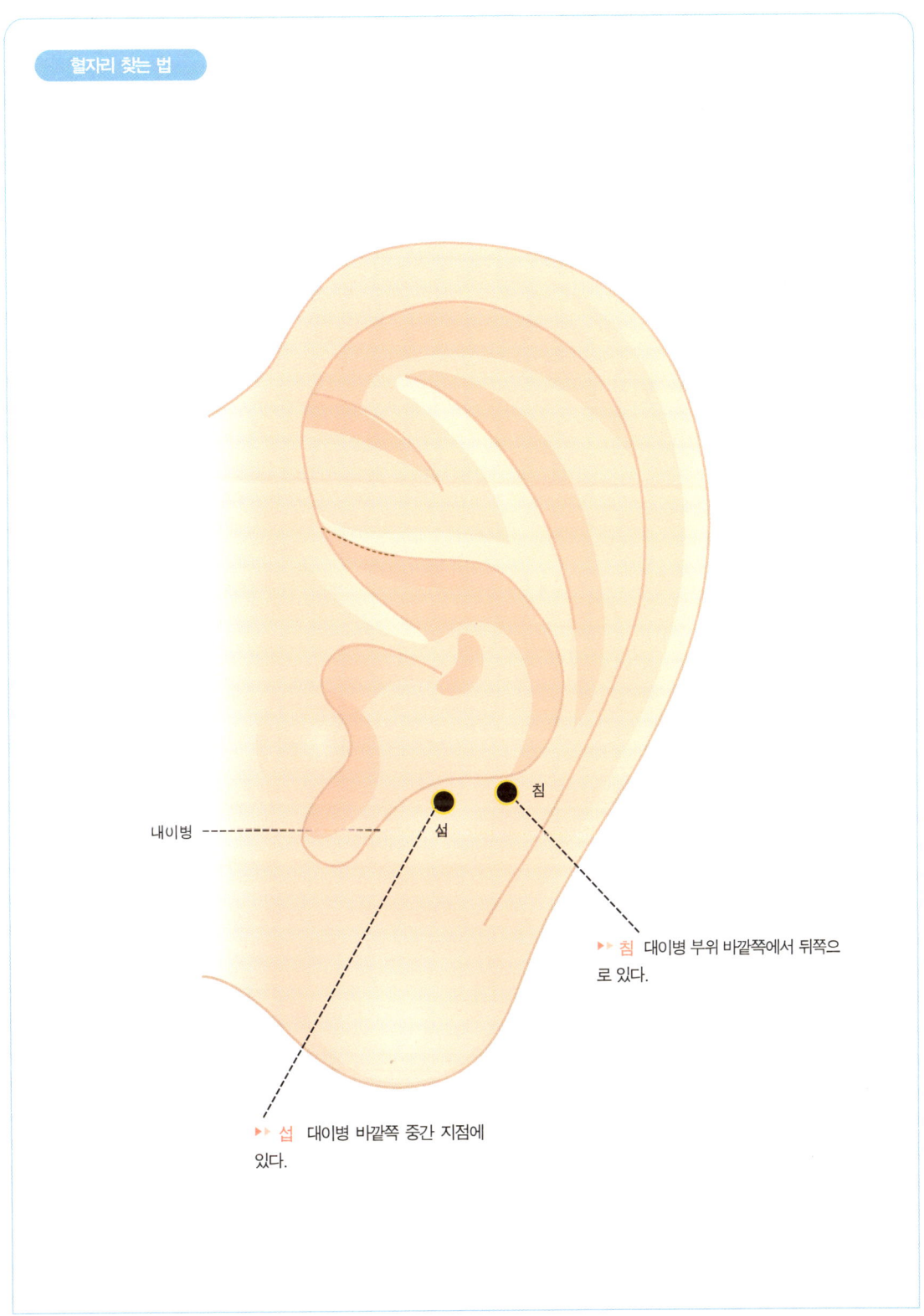

내이병

섭

침

▶▶ 침 대이병 부위 바깥쪽에서 뒤쪽으로 있다.

▶▶ 섭 대이병 바깥쪽 중간 지점에 있다.

외이外耳 _감기 증상과 열을 없애준다

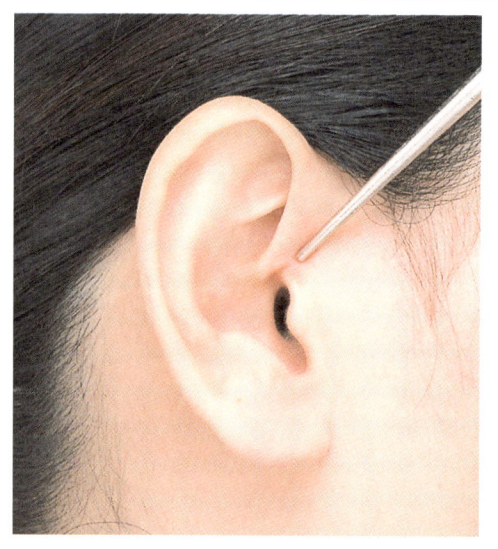

치료 효과 감기 증상과 열을 없애주고, 이명과 귀머거리 증상을 치료한다.

지압 방법 엄지나 식지 혹은 그림과 같은 작은 방망이로 혈자리를 부드럽게 눌러준다. 최적의 치료 효과를 얻기 위해서는 매일 1~3차례, 매번 10~30회 정도 양쪽 귀를 번갈아가며 지압해준다. 귀에서 열이 날 때까지 계속한다.

피질하皮質下 _비장을 건강하게 하고 신장을 이롭게 한다

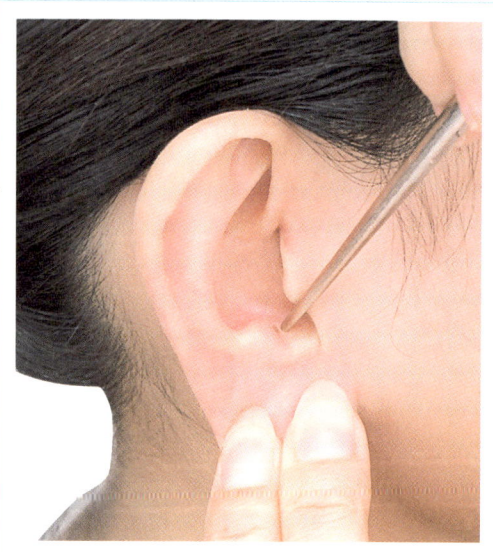

치료 효과 비장을 튼튼하게 하고 신장을 이롭게 한다. 진통을 완화시켜주고 저혈압, 부정맥, 쇼크, 불면, 위하수, 자궁하수, 변비, 골절 등을 치료한다.

지압 방법 엄지나 식지 혹은 그림과 같은 작은 방망이로 혈자리를 부드럽게 눌러준다. 최적의 치료 효과를 얻기 위해서는 매일 1~3차례, 매번 10~30회 정도 양쪽 귀를 번갈아가며 지압해준다. 귀에서 열이 날 때까지 계속한다.

혈자리 찾는 법

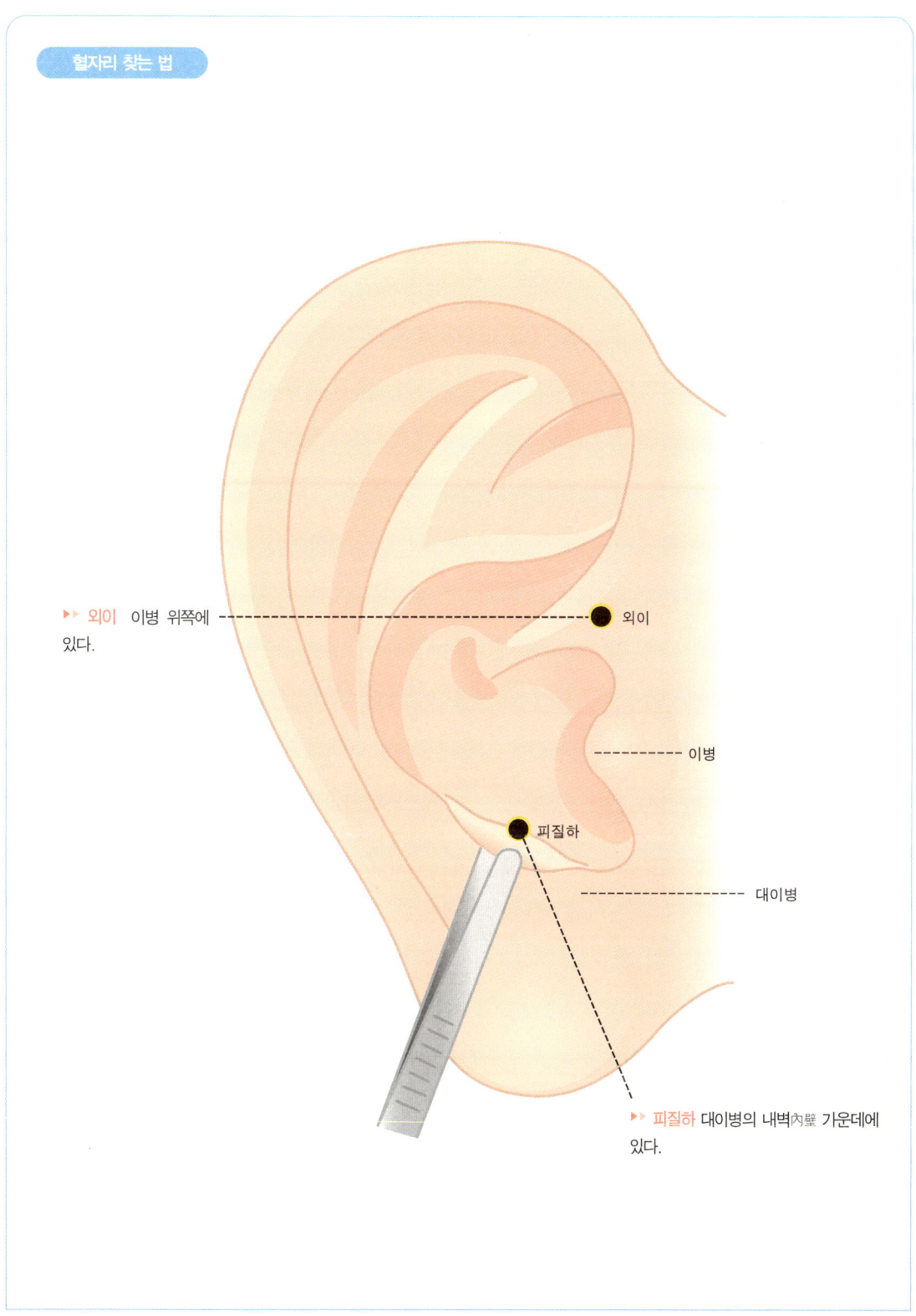

▶▶ **외이** 이병 위쪽에 있다.

외이

이병

피질하

대이병

▶▶ **피질하** 대이병의 내벽(內壁) 가운데에 있다.

고환 睾丸 _ 고환과 관련된 질환을 치료한다

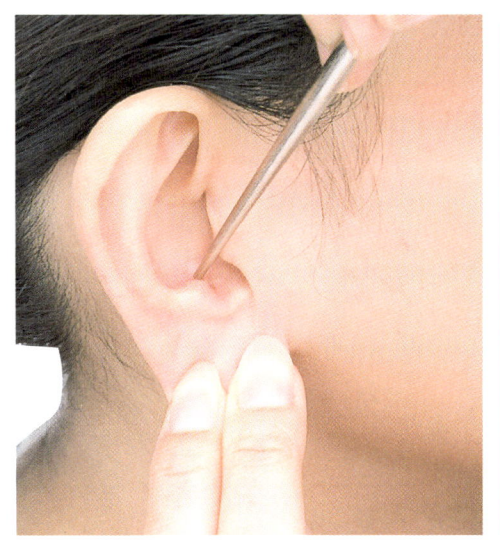

치료 효과 고환염, 양기 부족, 성 기능 장애, 신경쇠약, 조루증에 효과가 있다.

지압 방법 엄지나 식지 혹은 그림과 같은 작은 방망이로 혈자리를 부드럽게 눌러준다. 최적의 치료 효과를 얻기 위해서는 매일 1~3차례, 매번 10~30회 정도 양쪽 귀를 번갈아가며 지압해준다. 귀에서 열이 날 때까지 계속한다.

난소 卵巢 _ 산부인과질환을 치료한다

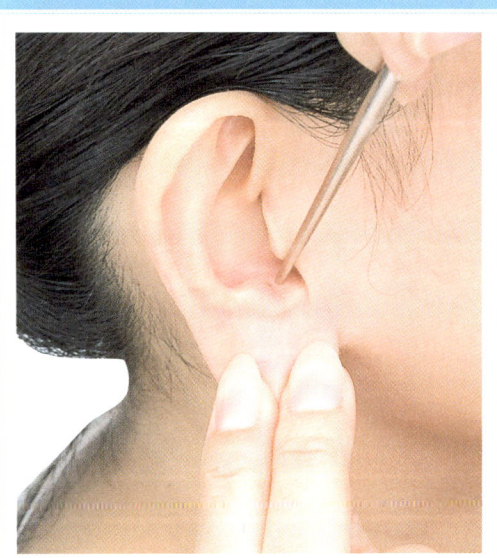

치료 효과 경기經氣를 조절하고, 혈액을 만드는 기능이 있다. 산부인과질환을 치료한다. 생리통, 난소염, 수란관염, 불임증, 생리불순을 치료한다. 그 밖에 내분비 기능 교란도 치료한다.

지압 방법 엄지나 식지 혹은 그림과 같은 작은 방망이로 혈자리를 부드럽게 눌러준다. 최적의 치료 효과를 얻기 위해서는 매일 1~3차례, 매번 10~30회 정도 양쪽 귀를 번갈아가며 지압해준다. 귀에서 열이 날 때까지 계속한다.

혈자리 찾는 법

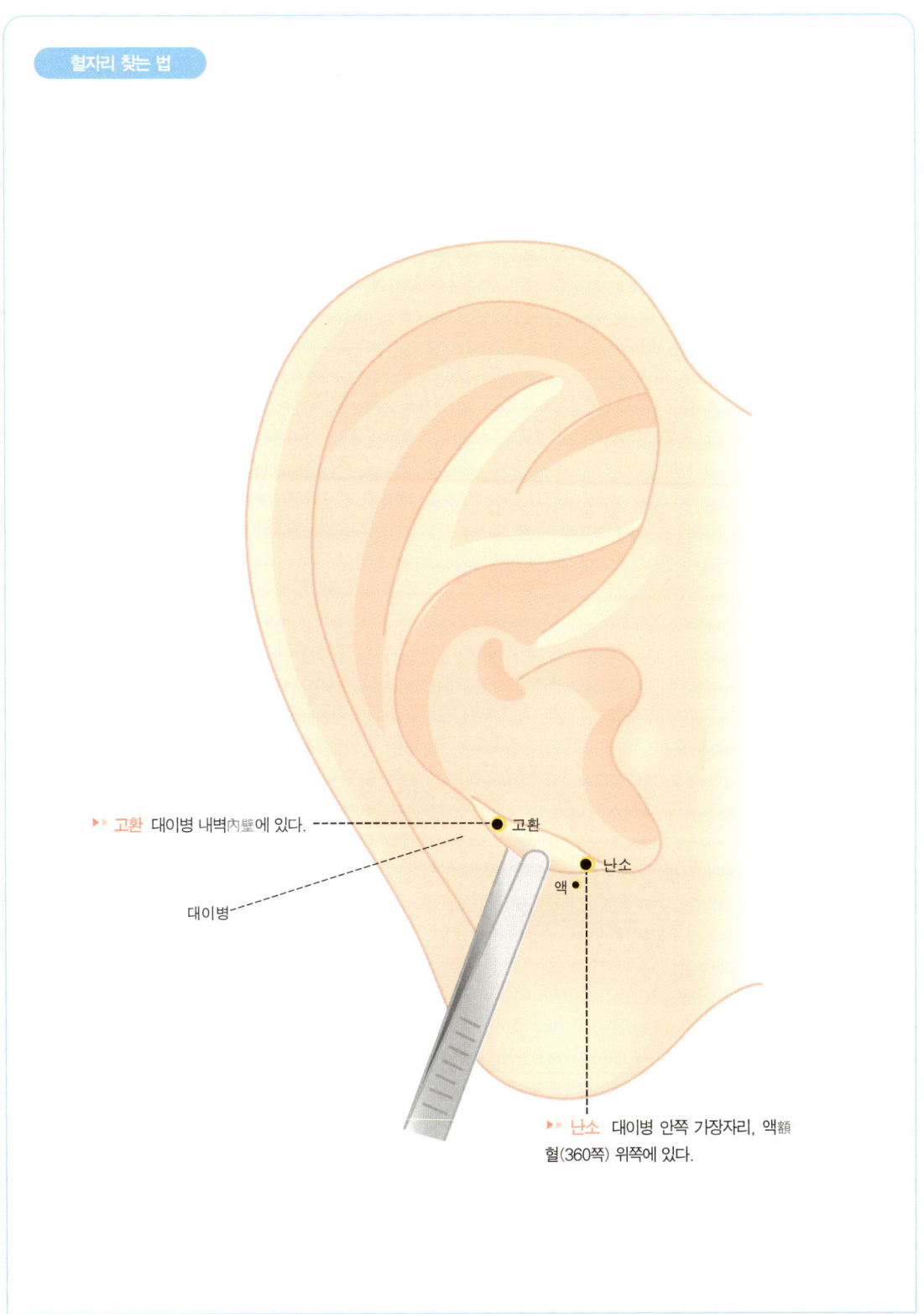

▶▶ **고환** 대이병 내벽(內壁)에 있다.

▶▶ **난소** 대이병 안쪽 가장자리, 액額혈(360쪽) 위쪽에 있다.

액額 _통증을 완화한다

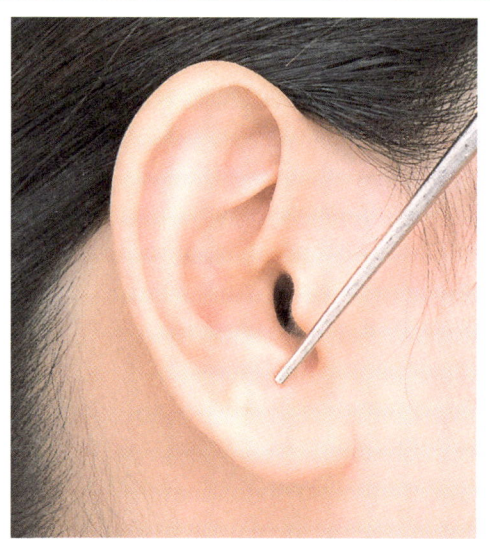

치료 효과　진정과 진통 효과가 있다. 감기, 두통, 현기증, 꿈이 많은 증상, 불면증에 효과가 있다. 긴장을 풀어주고 편안하게 해줄 때 상용하는 혈자리이다.

지압 방법　엄지나 식지 혹은 그림과 같은 작은 방망이로 혈자리를 부드럽게 눌러준다. 최적의 치료 효과를 얻기 위해서는 매일 1~3차례, 매번 10~30회 정도 양쪽 귀를 번갈아가며 지압해준다. 귀에서 열이 날 때까지 계속한다.

외비外鼻 _코 부위와 관련된 질환을 치료한다

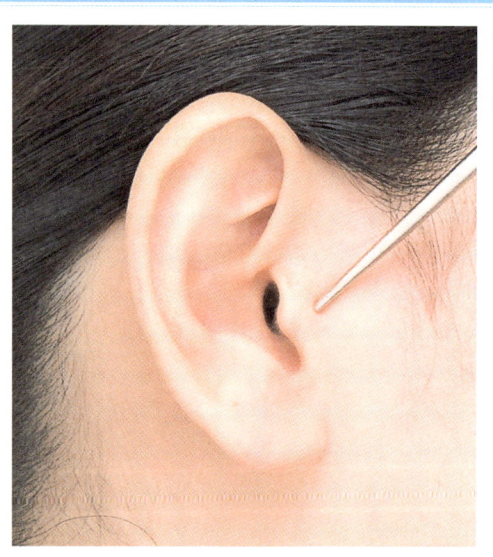

치료 효과　기혈의 흐름을 원활하게 하고 호흡하기 편하게 한다. 따라서 과민성비염, 딸기코, 만성비염, 코피 쏟는 증상을 치료한다.

지압 방법　엄지나 식지 혹은 그림과 같은 작은 방망이로 혈자리를 부드럽게 눌러준다. 최적의 치료 효과를 얻기 위해서는 매일 1~3차례, 매번 10~30회 정도 양쪽 귀를 번갈아가며 지압해준다. 귀에서 열이 날 때까지 계속한다.

혈자리 찾는 법

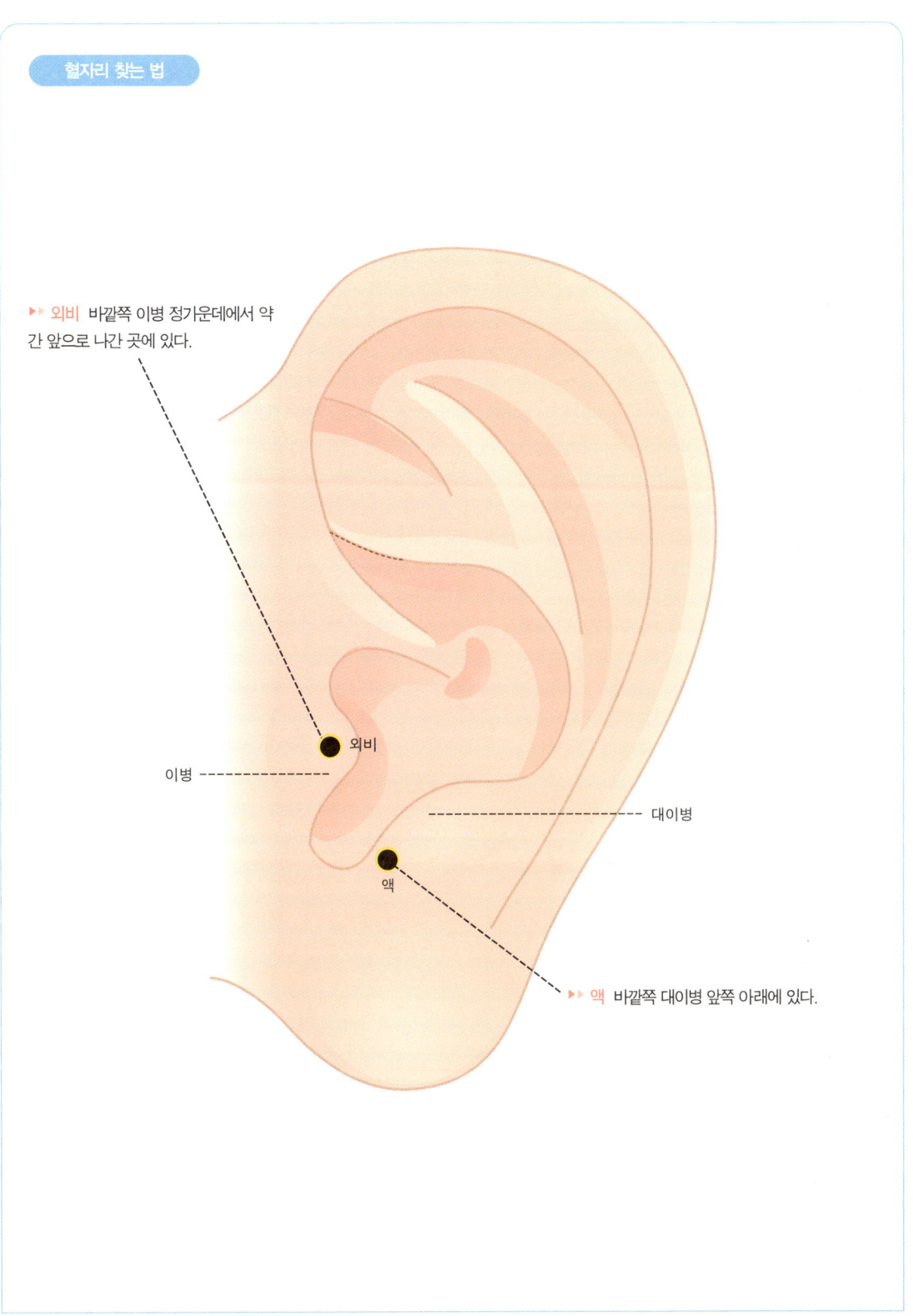

▶▶ **외비** 바깥쪽 이병 정가운데에서 약간 앞으로 나간 곳에 있다.

▶▶ **액** 바깥쪽 대이병 앞쪽 아래에 있다.

병첨 屛尖 _해열과 해독 작용을 한다

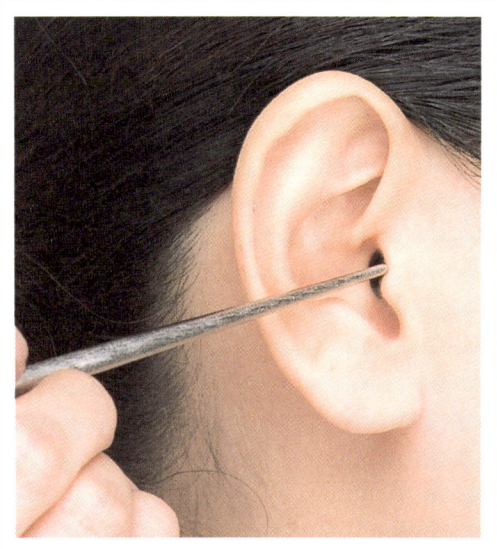

치료 효과 해열과 해독 작용을 한다. 발열과 치통을 없애준다.

지압 방법 엄지나 식지 혹은 그림과 같은 작은 방망이로 혈자리를 부드럽게 눌러준다. 최적의 치료 효과를 얻기 위해서는 매일 1~3차례, 매번 10~30회 정도 양쪽 귀를 번갈아가며 지압해준다. 귀에서 열이 날 때까지 계속한다.

신상선 腎上腺 _소염과 면역 기능을 높여준다

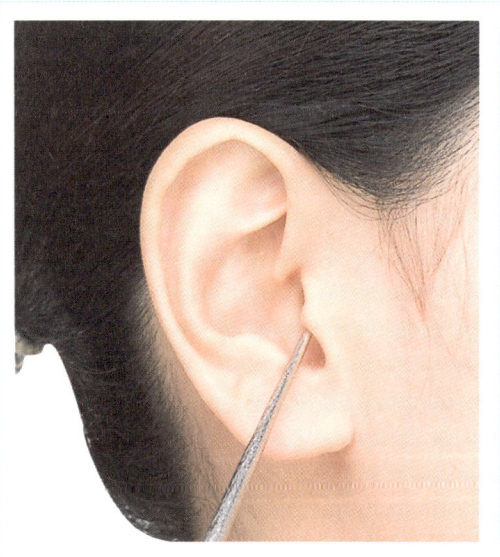

치료 효과 해열 해독 작용을 한다. 또한 정기를 배양하고 조혈 작용을 하며, 경맥을 조절하고 진통 효과도 있다. 호흡기관 감염, 기관지염, 폐렴, 코피 쏟는 증상에 효과가 있다.

지압 방법 엄지나 식지 혹은 그림과 같은 작은 방망이로 혈자리를 부드럽게 눌러준다. 최적의 치료 효과를 얻기 위해서는 매일 1~3차례, 매번 10~30회 정도 양쪽 귀를 번갈아가며 지압해준다. 귀에서 열이 날 때까지 계속한다.

혈자리 찾는 법

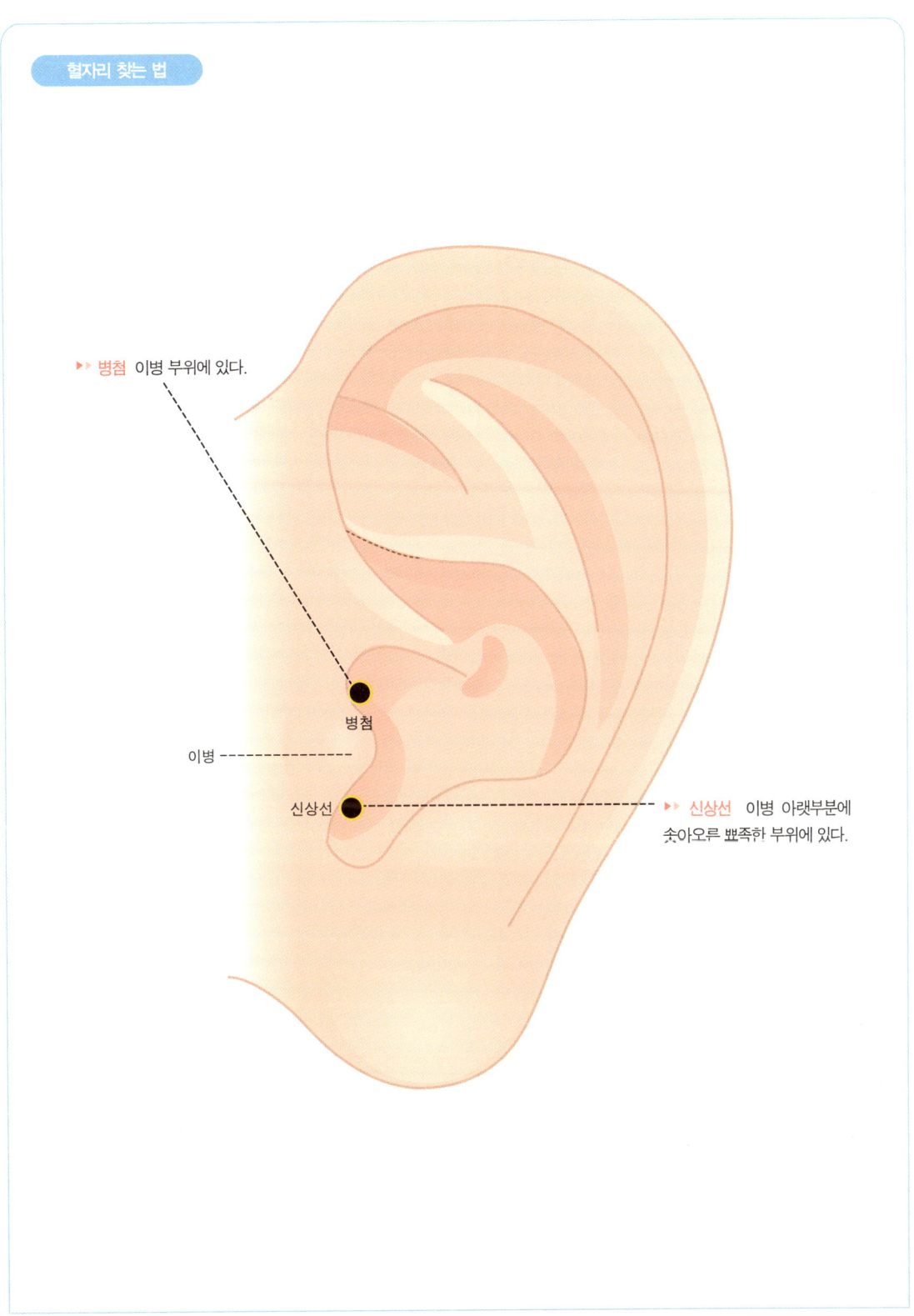

▶▶ 병첨 이병 부위에 있다.

이병

신상선

▶▶ 신상선 이병 아랫부분에 솟아오른 뾰족한 부위에 있다.

내비 內鼻 _폐를 이롭게 한다

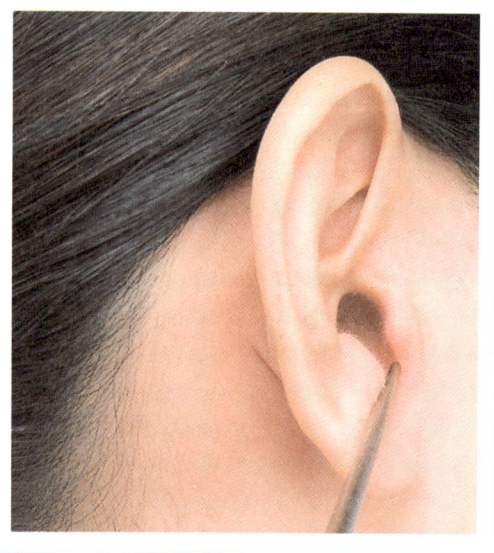

치료 효과   폐를 이롭게 하고 혈액순환을 도와주며 냉혈과 부종을 없애주는 기능을 한다. 단순한 비염, 과민성 비염, 비카타르 등을 치료한다.

지압 방법   엄지나 식지 혹은 그림과 같은 작은 방망이로 혈자리를 부드럽게 눌러준다. 최적의 치료 효과를 얻기 위해서는 매일 1~3차례, 매번 10~30회 정도 양쪽 귀를 번갈아가며 지압해준다. 귀에서 열이 날 때까지 계속한다.

신문 神門 _진정과 신경안정 효과가 있다

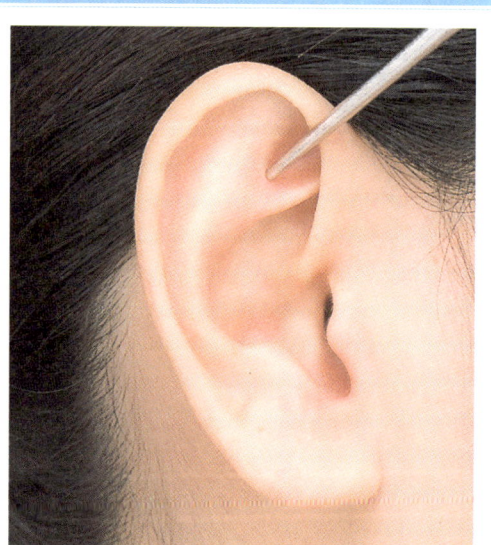

치료 효과   진정과 신경안정에 효과가 있다. 기혈을 함양하고 소통을 원활하게 하며, 울혈을 풀어주고 염증을 없애준다. 불면증, 심근염, 부정맥, 고혈압, 도한을 치료한다.

지압 방법   엄지나 식지 혹은 그림과 같은 작은 방망이로 혈자리를 부드럽게 눌러준다. 최적의 치료 효과를 얻기 위해서는 매일 1~3차례, 매번 10~30회 정도 양쪽 귀를 번갈아가며 지압해준다. 귀에서 열이 날 때까지 계속한다.

혈자리 찾는 법

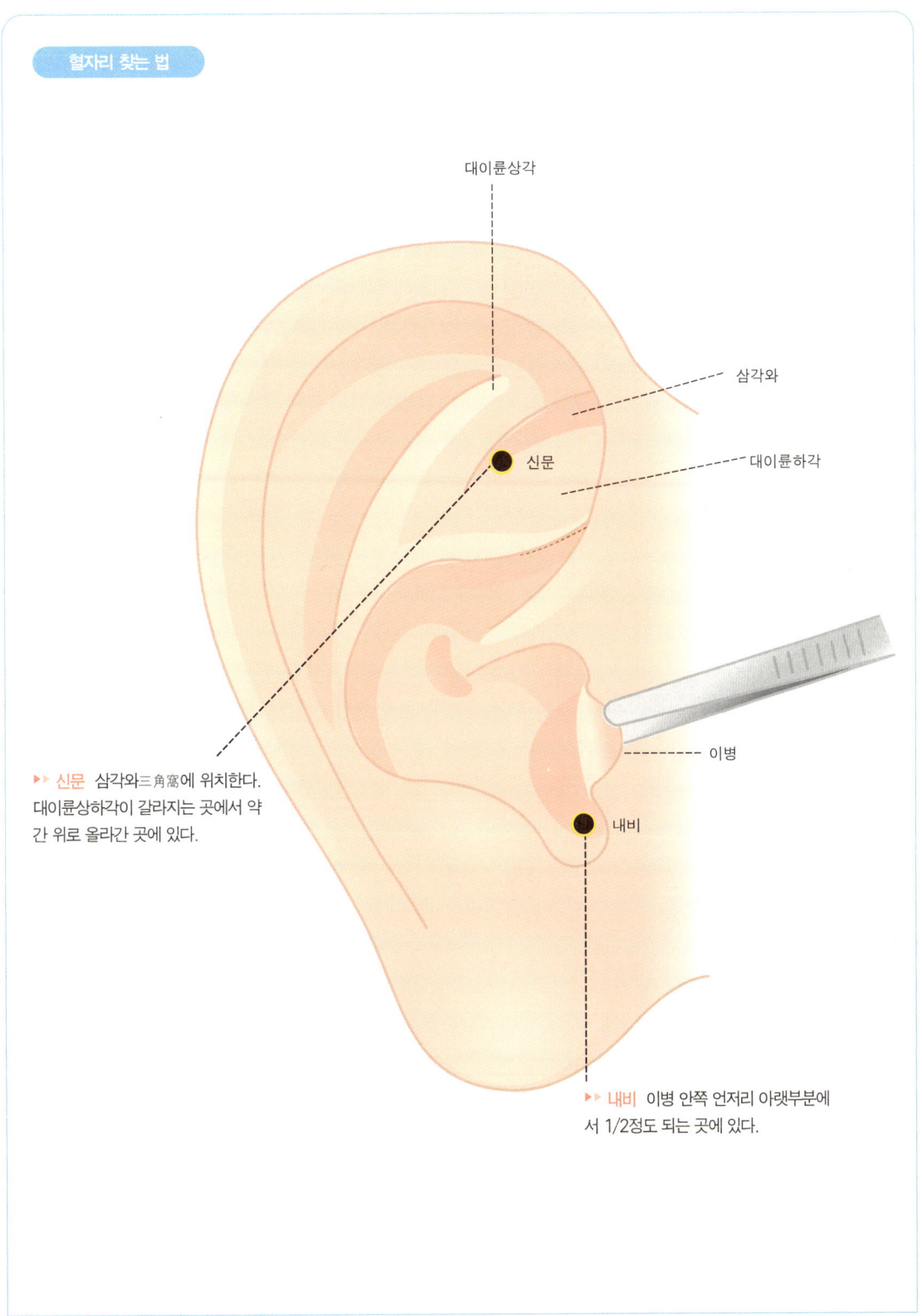

대이륜상각
삼각와
대이륜하각
신문
이병
내비

▶▶ 신문 삼각와三角窩에 위치한다. 대이륜상하각이 갈라지는 곳에서 약간 위로 올라간 곳에 있다.

▶▶ 내비 이병 안쪽 언저리 아랫부분에서 1/2정도 되는 곳에 있다.

분강 盆腔 _경맥과 기를 조절한다

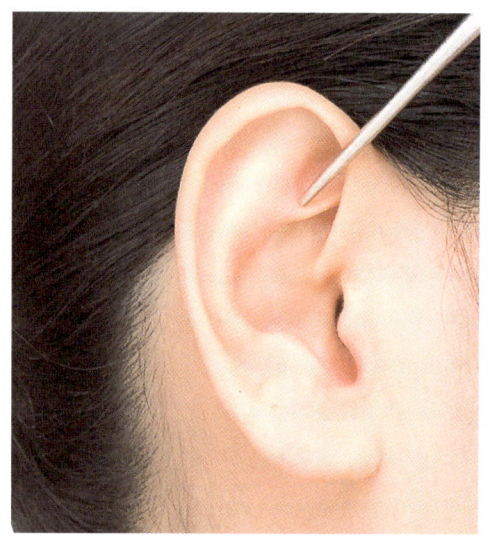

치료 효과 경맥과 기를 조절하고 열을 내리며 습윤 작용을 한다. 생리통과 급·만성골반염을 치료한다.

지압 방법 엄지나 식지 혹은 그림과 같은 작은 방망이로 혈자리를 부드럽게 눌러준다. 최적의 치료 효과를 얻기위해서는 매일 1~3차례, 매번 10~30회 정도 양쪽 귀를 번갈아가며 지압해준다. 귀에서 열이 날 때까지 계속한다.

내생식기 內生殖器 _생식기질환을 치료한다

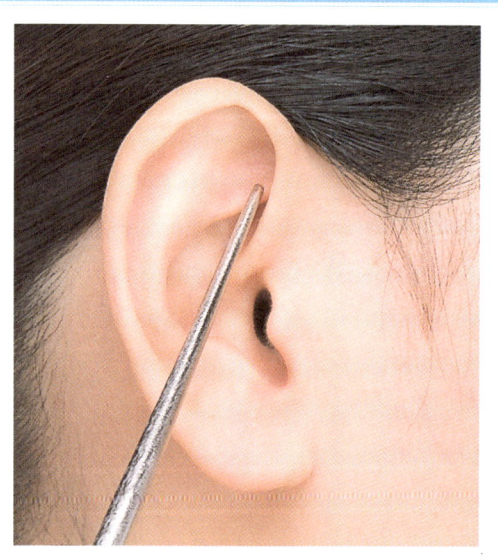

치료 효과 생식기 계통의 질병을 치료한다. 예를 들어 불감증, 유정, 조루 및 생리통, 생리불순, 냉대하 등의 산부인과질환도 치료한다.

지압 방법 엄지나 식지 혹은 그림과 같은 작은 방망이로 혈자리를 부드럽게 눌러준다. 최적의 치료 효과를 얻기 위해서는 매일 1~3차례, 매번 10~30회 정도 양쪽 귀를 번갈아가며 지압해준다. 귀에서 열이 날 때까지 계속한다.

혈자리 찾는 법

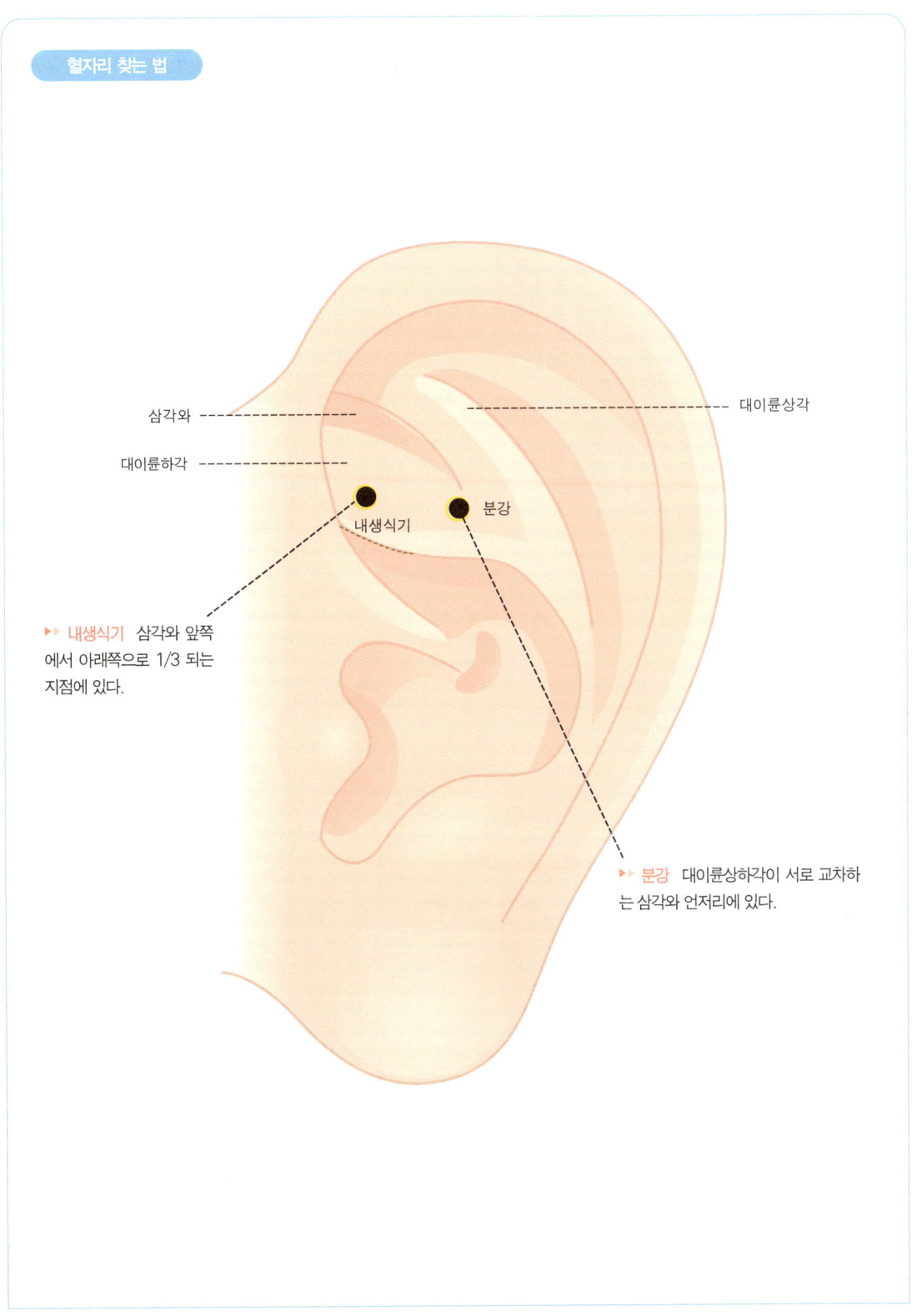

삼각와

대이륜하각

대이륜상각

내생식기

분강

▶▶ 내생식기 삼각와 앞쪽에서 아래쪽으로 1/3 되는 지점에 있다.

▶▶ 분강 대이륜상하각이 서로 교차하는 삼각와 언저리에 있다.

각와상 角窩上 _고혈압을 치료한다

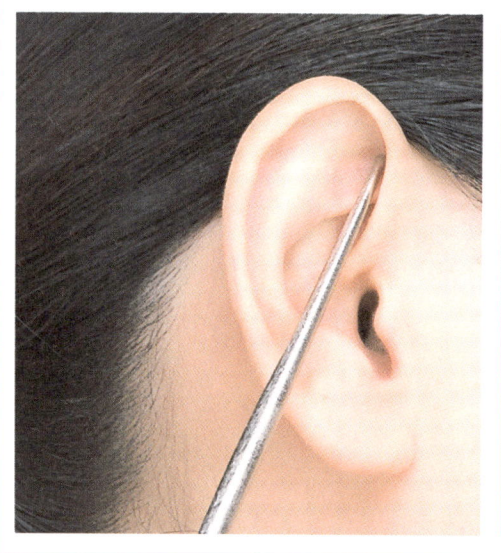

치료 효과   고혈압 등 심혈관과 관계 있는 질병을 치료한다.

지압 방법   엄지나 식지 혹은 그림과 같은 작은 방망이로 혈자리를 부드럽게 눌러준다. 최적의 치료 효과를 얻기 위해서는 매일 1~3차례, 매번 10~30회 정도 양쪽 귀를 번갈아가며 지압해준다. 귀에서 열이 날 때까지 계속한다.

각와중 角窩中 _천식을 치료한다

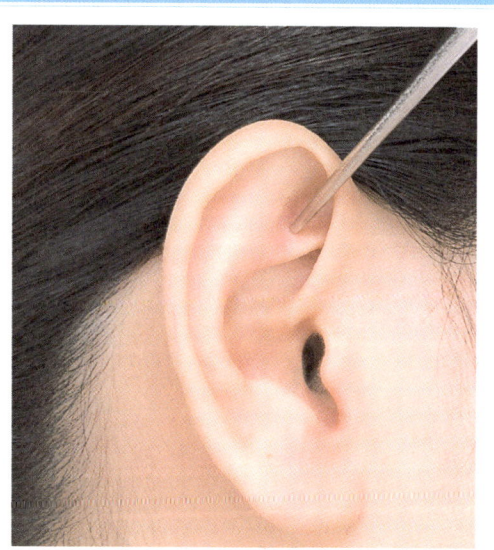

치료 효과   천점喘點이라고도 한다. 천식을 치료한다.

지압 방법   엄지나 식지 혹은 그림과 같은 작은 방망이로 혈자리를 부드럽게 눌러준다. 최적의 치료 효과를 얻기 위해서는 매일 1~3차례, 매번 10~30회 정도 양쪽 귀를 번갈아가며 지압해준다. 귀에서 열이 날 때까지 계속한다.

혈자리 찾는 법

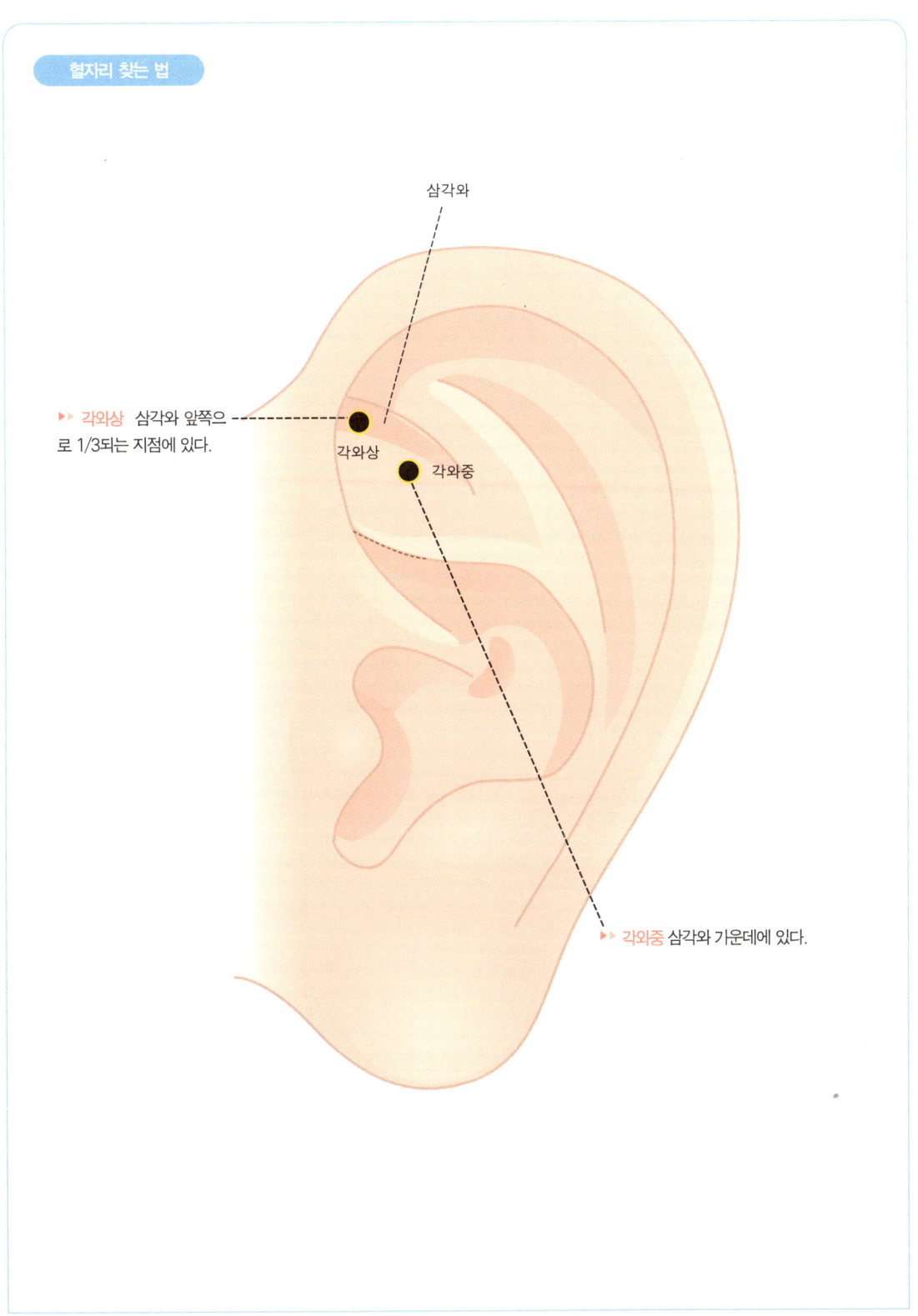

▶▶ **각와상** 삼각와 앞쪽으로 1/3되는 지점에 있다.

▶▶ **각와중** 삼각와 가운데에 있다.

슬膝 _경락의 소통을 원활하게 하고 무릎 통증을 없애준다

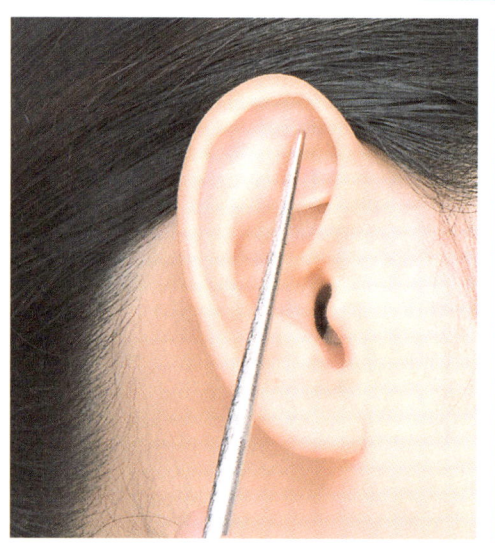

치료 효과   기혈과 경락의 소통을 원활하게 한다. 발과 무릎, 복사뼈, 허리 관절 부위와 관련된 질환을 치료한다.

지압 방법   엄지나 식지 혹은 그림과 같은 작은 방망이로 혈자리를 부드럽게 눌러준다. 최적의 치료 효과를 얻기 위해서는 매일 1~3차례, 매번 10~30회 정도 양쪽 귀를 번갈아가며 지압해준다. 귀에서 열이 날 때까지 계속한다.

관髖 _경락의 소통을 원활하게 하며 요통을 없애준다

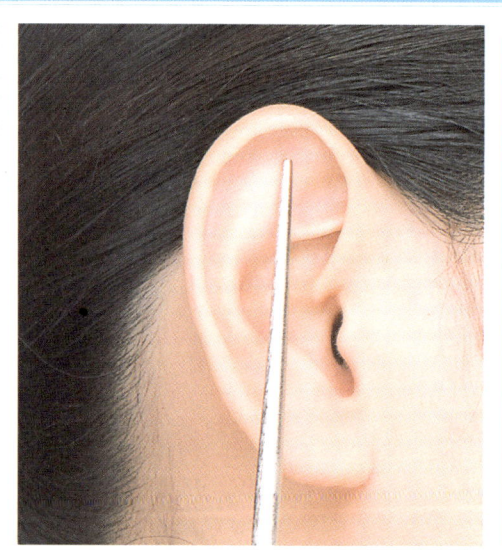

치료 효과   기혈과 경락의 소통을 원활하게 한다. 발, 무릎, 복사뼈, 허리 관절과 관련된 질병을 치료한다.

지압 방법   엄지나 식지 혹은 그림과 같은 작은 방망이로 혈자리를 부드럽게 눌러준다. 최적의 치료 효과를 얻기 위해서는 매일 1~3차례, 매번 10~30회 정도 양쪽 귀를 번갈아가며 지압해준다. 귀에서 열이 날 때까지 계속한다.

혈자리 찾는 법

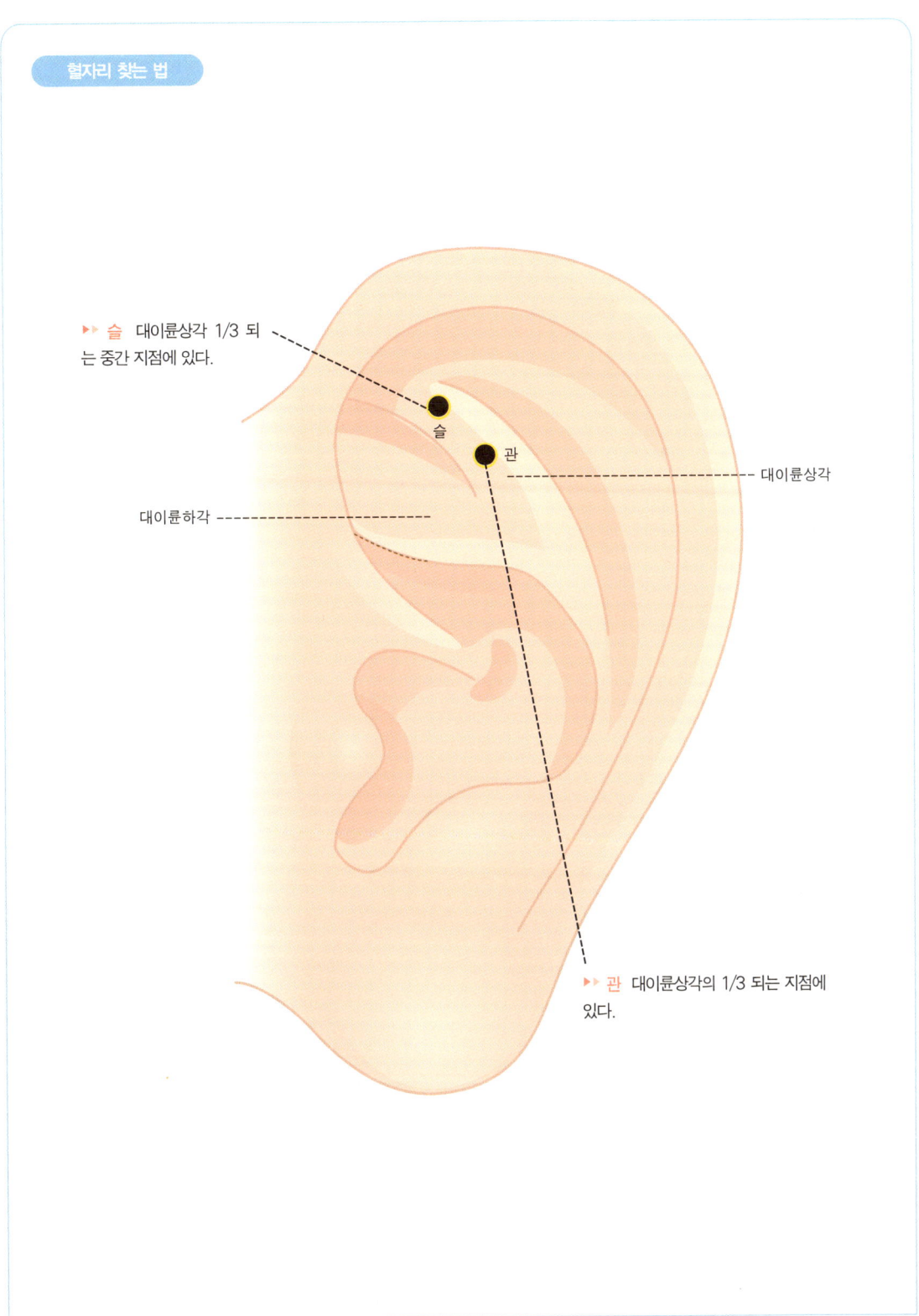

▶▶ **슬** 대이륜상각 1/3 되는 중간 지점에 있다.

▶▶ **관** 대이륜상각의 1/3 되는 지점에 있다.

대이륜상각

대이륜하각

둔臀 _기를 통하게 하고 통증을 멎게 한다

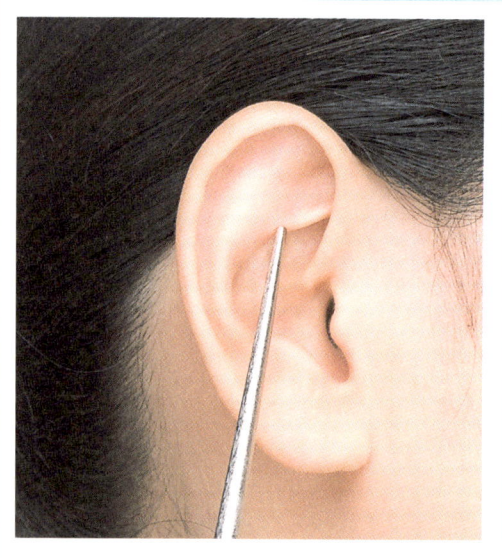

치료 효과 기氣와 경락을 잘 통하게 하고 통증을 멎게 하는 효능이 있다. 또한 둔부와 관련된 질환, 예를 들어, 둔부가 쑤시고 아픈 증상, 근육 수축 등을 치료한다.

지압 방법 엄지나 식지 혹은 그림과 같은 작은 방망이로 혈자리를 부드럽게 눌러준다. 최적의 치료 효과를 얻기 위해서는 매일 1~3차례, 매번 10~30회 정도 양쪽 귀를 번갈아가며 지압해준다. 귀에서 열이 날 때까지 계속한다.

좌골신경 坐骨神經 _좌골신경통을 완화한다

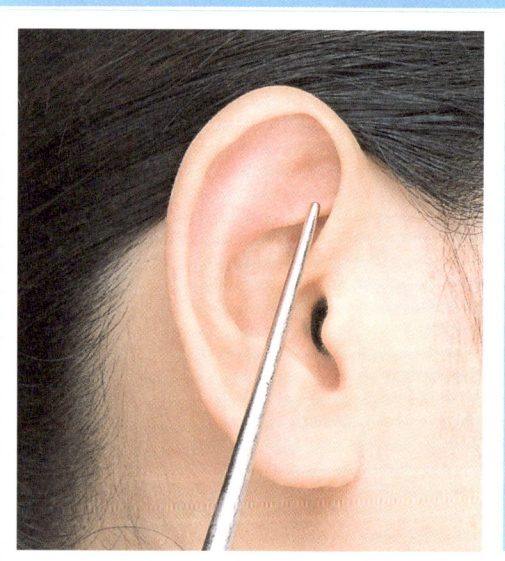

치료 효과 기와 경락의 운행을 활발하게 하여 좌골신경통을 치료한다.

지압 방법 엄지나 식지 혹은 그림과 같은 작은 방망이로 혈자리를 부드럽게 눌러준다. 최적의 치료 효과를 얻기 위해서는 매일 1~3차례, 매번 10~30회 정도 양쪽 귀를 번갈아가며 지압해준다. 귀에서 열이 날 때까지 계속한다.

혈자리 찾는 법

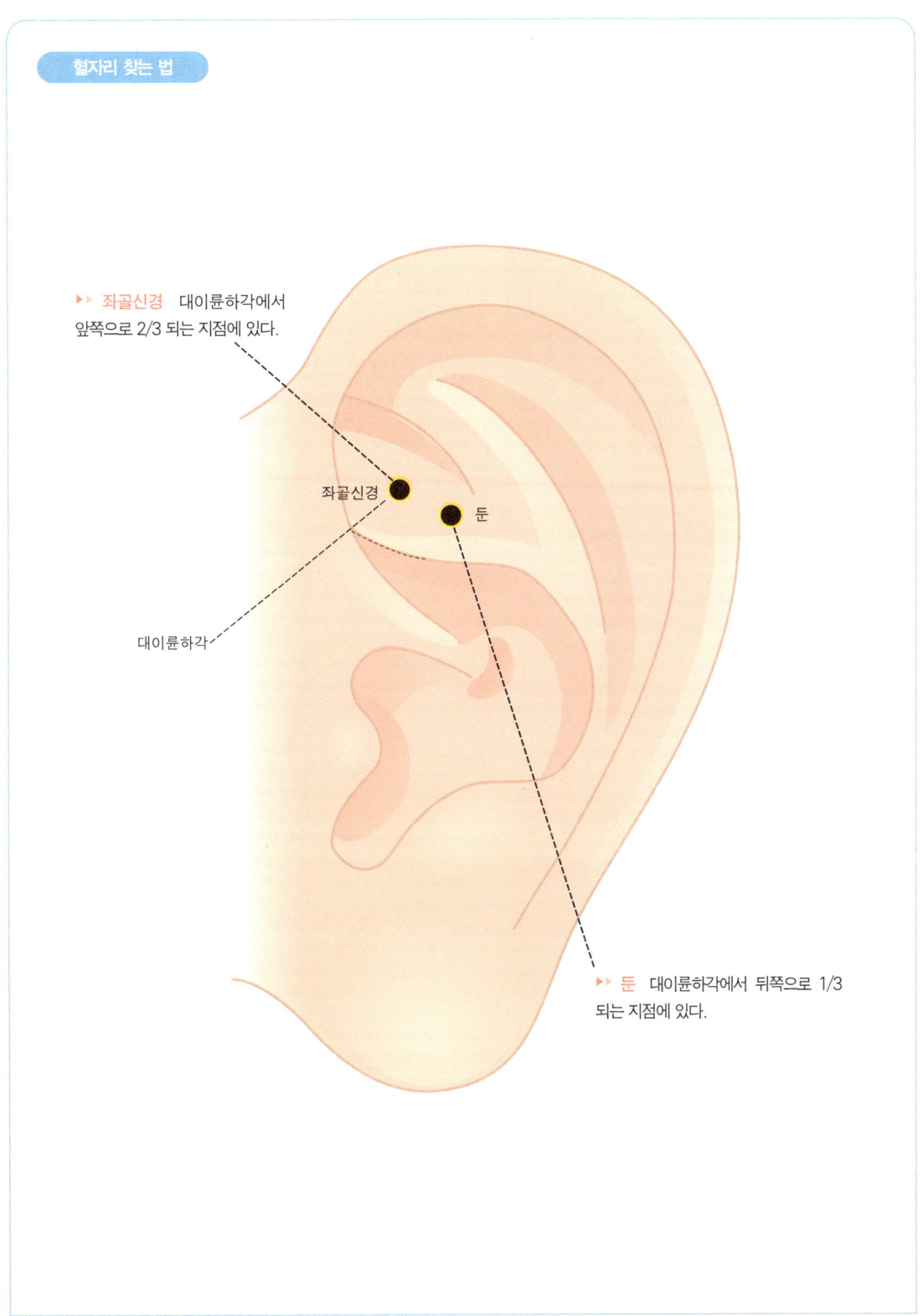

▶▶ **좌골신경** 대이륜하각에서 앞쪽으로 2/3 되는 지점에 있다.

좌골신경

둔

대이륜하각

▶▶ **둔** 대이륜하각에서 뒤쪽으로 1/3 되는 지점에 있다.

교감 交感 _ 심신의 안정을 취해준다

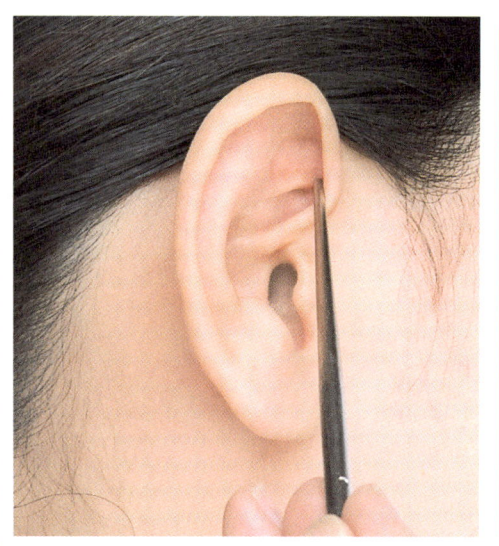

치료 효과 심신 안정에 기여하는 혈자리이다. 고혈압과 도한, 관상동맥경화증, 맥이 너무 빨리 뛰는 증상 및 혈관종을 치료한다.

지압 방법 엄지나 식지 혹은 그림과 같은 작은 방망이로 혈자리를 부드럽게 눌러준다. 최적의 치료 효과를 얻기 위해서는 매일 1~3차례, 매번 10~30회 정도 양쪽 귀를 번갈아가며 지압해준다. 귀에서 열이 날 때까지 계속한다.

경추 頸椎 _ 척추와 관련된 질병을 치료한다

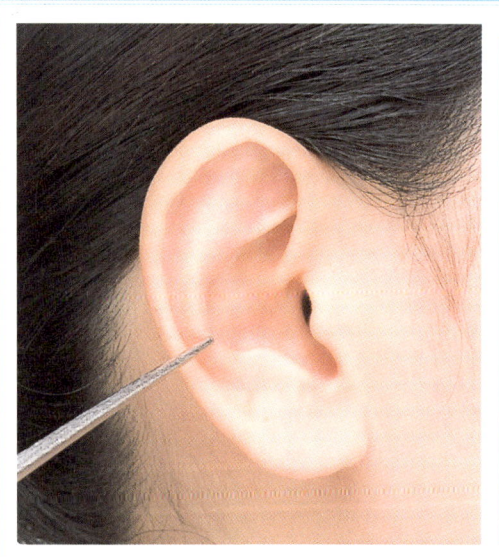

치료 효과 기氣와 경맥의 소통을 원활하게 해준다. 척추퇴행성질환과 목, 가슴, 허리, 저골염 및 외상으로 인한 질병을 치료한다.

지압 방법 엄지나 식지 혹은 그림과 같은 작은 방망이로 혈자리를 부드럽게 눌러준다. 최적의 치료 효과를 얻기 위해서는 매일 1~3차례, 매번 10~30회 정도 양쪽 귀를 번갈아가며 지압해준다. 귀에서 열이 날 때까지 계속한다.

혈자리 찾는 법

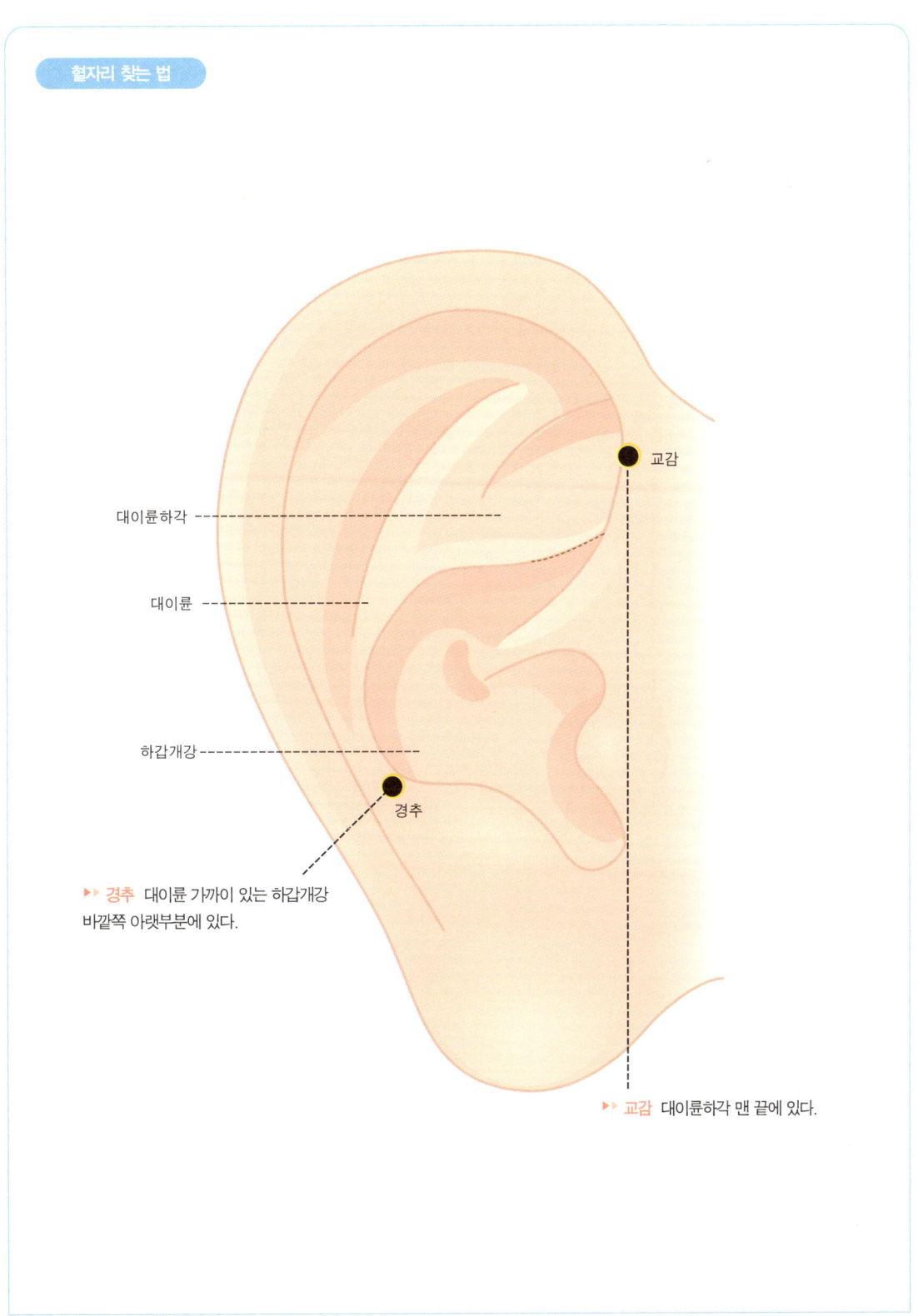

▶▶ **경추** 대이륜 가까이 있는 하갑개강 바깥쪽 아랫부분에 있다.

▶▶ **교감** 대이륜하각 맨 끝에 있다.

요저추 腰骶椎 _허리와 저골 부위의 통증을 치료한다

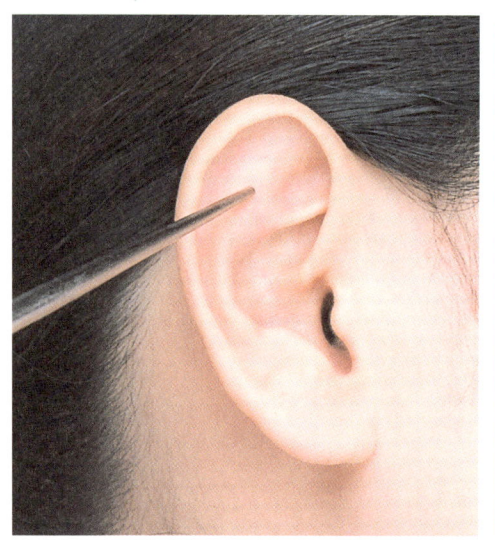

치료 효과　기와 경맥의 흐름을 원활하게 한다. 척추퇴행성질환과 목, 가슴, 허리, 저골염 및 외상으로 인한 질병을 치료한다.

지압 방법　엄지나 식지 혹은 그림과 같은 작은 방망이로 혈자리를 부드럽게 눌러준다. 최적의 치료 효과를 얻기 위해서는 매일 1~3차례, 매번 10~30회 정도 양쪽 귀를 번갈아가며 지압해준다. 귀에서 열이 날 때까지 계속한다.

풍계 風溪 _피부가려움증을 치료한다

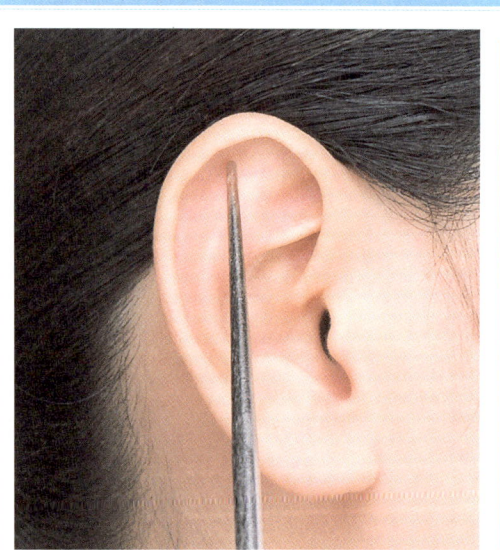

치료 효과　두드러기, 피부가려움증, 좌골신경통을 치료한다.

지압 방법　엄지나 식지 혹은 그림과 같은 작은 방망이로 혈자리를 부드럽게 눌러준다. 최적의 치료 효과를 얻기 위해서는 매일 1~3차례, 매번 10~30회 정도 양쪽 귀를 번갈아가며 지압해준다. 귀에서 열이 날 때까지 계속한다.

혈자리 찾는 법

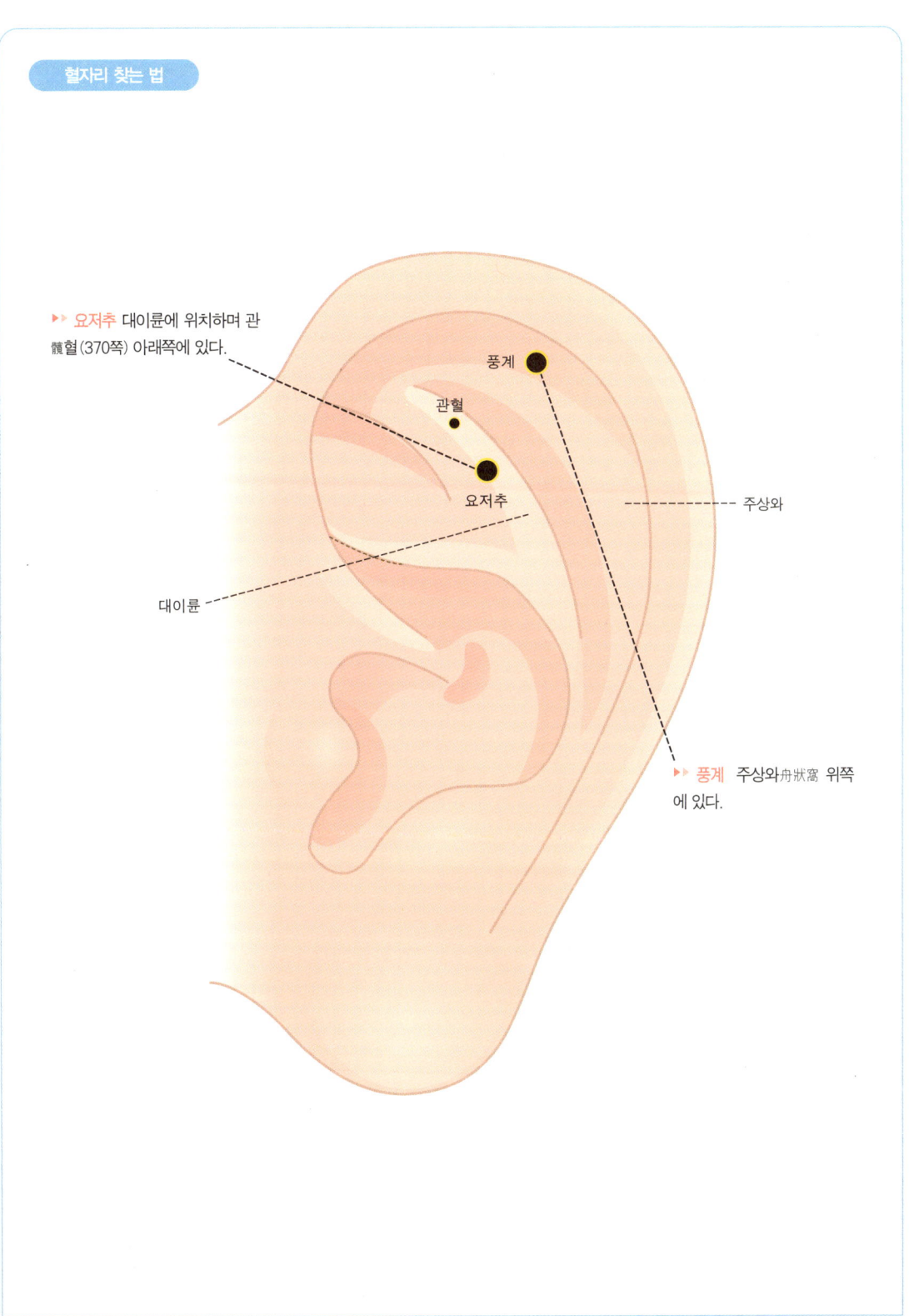

▶▶ **요저추** 대이륜에 위치하며 관 髎혈(370쪽) 아래쪽에 있다.

▶▶ **풍계** 주상와(舟狀窩) 위쪽에 있다.

이중 耳中 _열을 내리고 습윤 작용을 한다

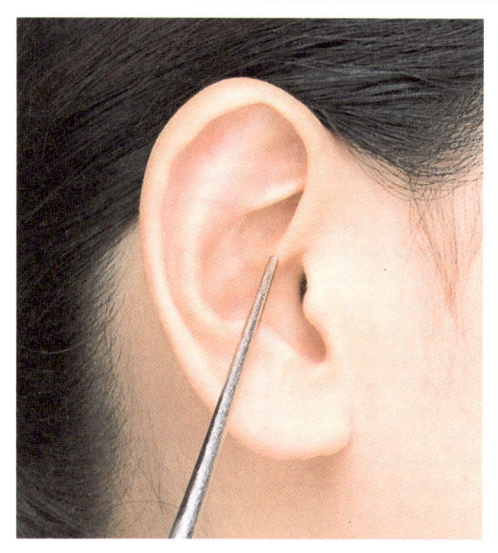

치료 효과　방광의 경기經氣와 유관하다. 열을 내리고 습윤 작용을 한다. 딸꾹질을 멈추게 하고 부종, 황달, 피부병, 이명, 귀머거리 증상을 치료한다.

지압 방법　엄지나 식지 혹은 그림과 같은 작은 방망이로 혈자리를 부드럽게 눌러준다. 최적의 치료 효과를 얻기 위해서는 매일 1~3차례, 매번 10~30회 정도 양쪽 귀를 번갈아가며 지압해준다. 귀에서 열이 날 때까지 계속한다.

외생식기 外生殖器 _외생식기질환을 치료한다

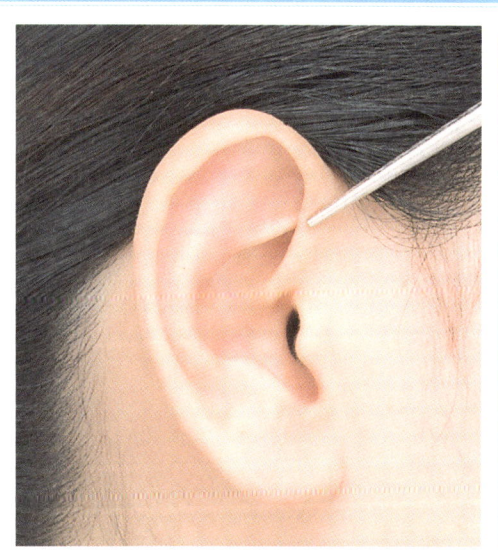

치료 효과　외생식기와 관련된 질병을 치료한다. 습윤 작용을 하고, 가려움증을 치료하며, 진통과 경맥을 조절하는 역할을 한다. 양기 부족, 유정, 성 기능 장애, 자궁경관 발열, 생리 과다출혈을 치료한다.

지압 방법　엄지나 식지 혹은 그림과 같은 작은 방망이로 혈자리를 부드럽게 눌러준다. 최적의 치료 효과를 얻기 위해서는 매일 1~3차례, 매번 10~30회 정도 양쪽 귀를 번갈아가며 지압해준다. 귀에서 열이 날 때까지 계속한다.

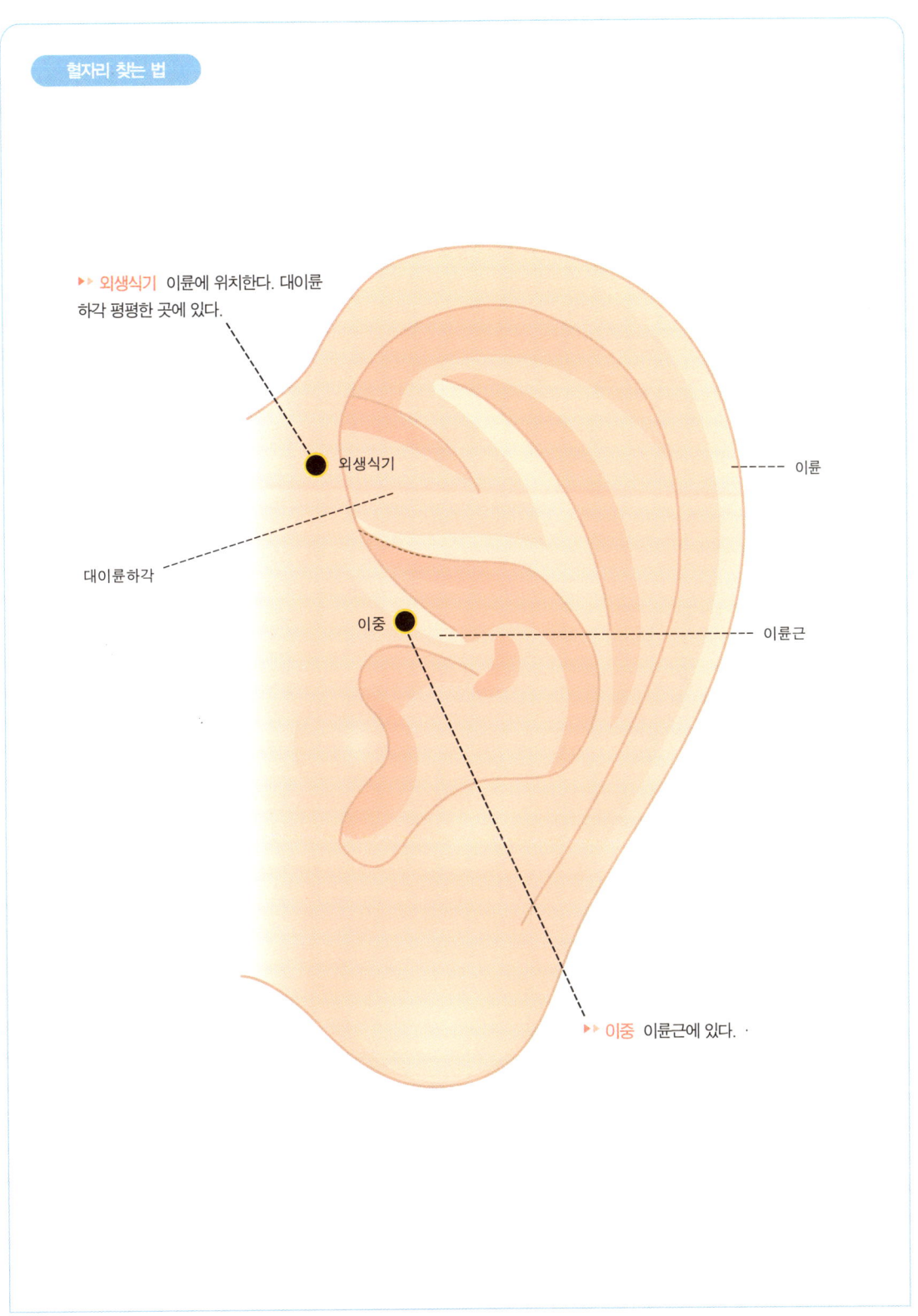

이첨 耳尖 _해열과 소화 작용을 한다

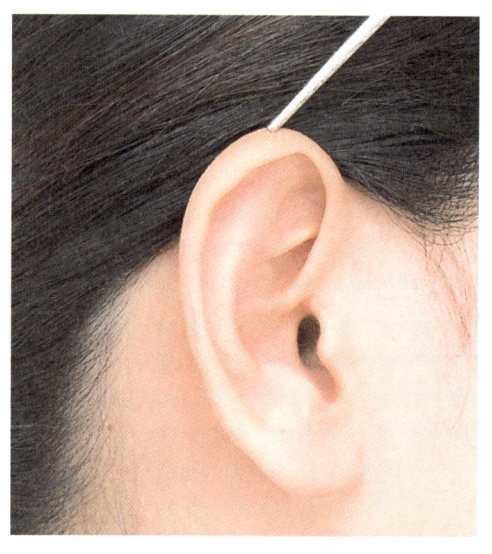

치료 효과   해열과 소화 작용을 한다. 냉정을 찾고 고민을 없애주는 기능이 있고 발열과 고혈압, 초조, 각막염을 치료한다.

치료 효과   엄지나 식지 혹은 그림과 같은 작은 방망이로 혈자리를 부드럽게 눌러준다. 최적의 치료 효과를 얻기 위해서는 매일 1~3차례, 매번 10~30회 정도 양쪽 귀를 번갈아가며 지압해준다. 귀에서 열이 날 때까지 계속한다.

기점 飢點 _당뇨병과 비만을 치료한다

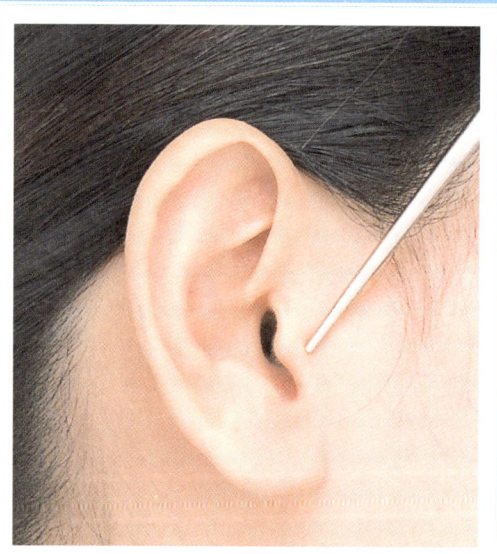

치료 효과   배고픔을 해결해주는 혈자리이다. 당뇨병과 탐식, 비만을 치료한다.

지압 방법   엄지나 식지 혹은 그림과 같은 작은 방망이로 혈자리를 부드럽게 눌러준다. 최적의 치료 효과를 얻기 위해서는 매일 1~3차례, 매번 10~30회 정도 양쪽 귀를 번갈아가며 지압해준다. 귀에서 열이 날 때까지 계속한다.

혈자리 찾는 법

▶▶ **이첨** 이륜 부위에 위치한다. 이곽耳郭 정면 가장 높은 곳에 있다.

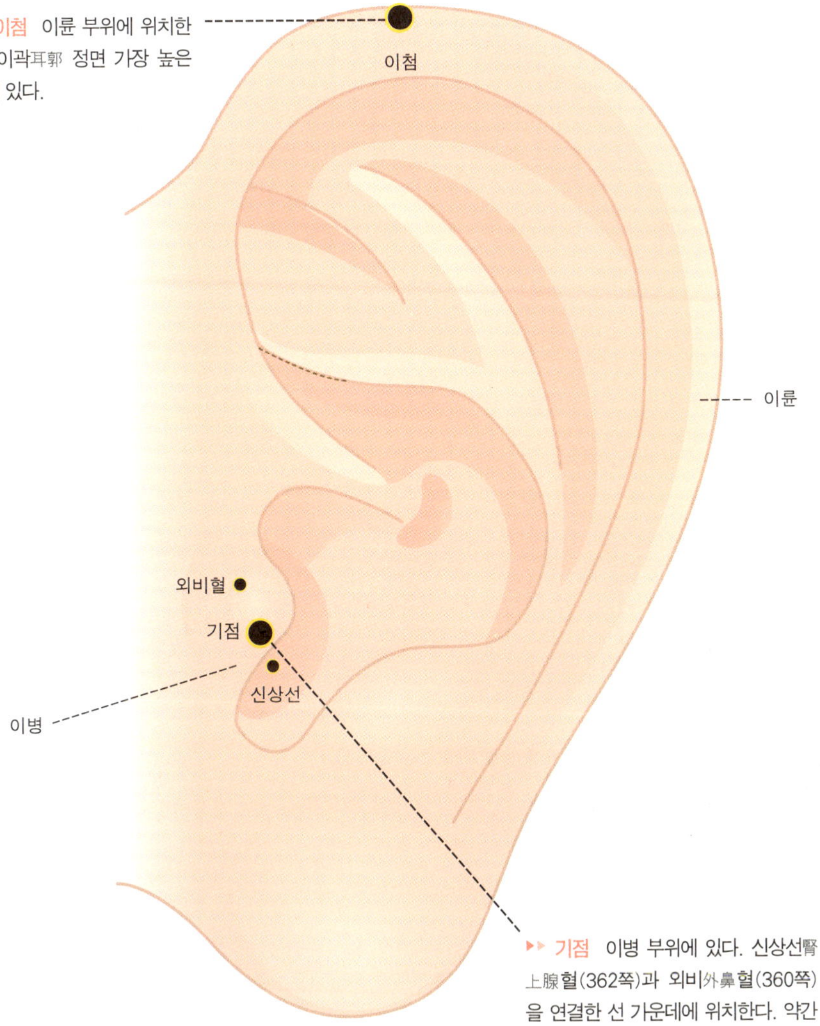

이첨

이륜

외비혈

기점

신상선

이병

▶▶ **기점** 이병 부위에 있다. 신상선腎上腺혈(362쪽)과 외비外鼻혈(360쪽)을 연결한 선 가운데에 위치한다. 약간 아래로 처져 있다.

승압점 昇壓點 _ 저혈압을 치료한다

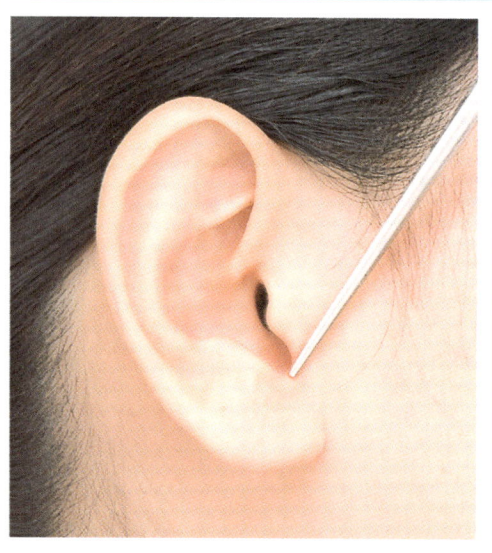

치료 효과 저혈압이거나 몸이 쇠약하고 무기력할 때 이곳 혈자리를 만져주면 증상을 개선해줄 뿐 아니라 치료 효과가 있다.

지압 방법 엄지나 식지 혹은 그림과 같은 작은 방망이로 혈자리를 부드럽게 눌러준다. 최적의 치료 효과를 얻기 위해서는 매일 1~3차례, 매번 10~30회 정도 양쪽 귀를 번갈아가며 지압해준다. 귀에서 열이 날 때까지 계속한다.

갑상선 甲狀腺 _ 갑상선 이상을 치료한다

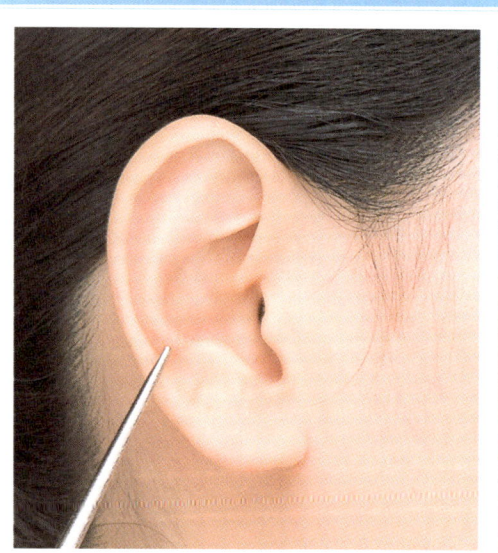

치료 효과 열을 식혀주고 심신을 편안하게 한다. 비장을 튼튼하게 하고 갑상선항진, 갑상선 기능 감퇴, 저혈압으로 인한 쇼크에 효과가 있다.

지압 방법 엄지나 식지 혹은 그림과 같은 작은 방망이로 혈자리를 부드럽게 눌러준다. 최적의 치료 효과를 얻기 위해서는 매일 1~3차례, 매번 10~30회 정도 양쪽 귀를 번갈아가며 지압해준다. 귀에서 열이 날 때까지 계속한다.

| 혈자리 찾는 법 |

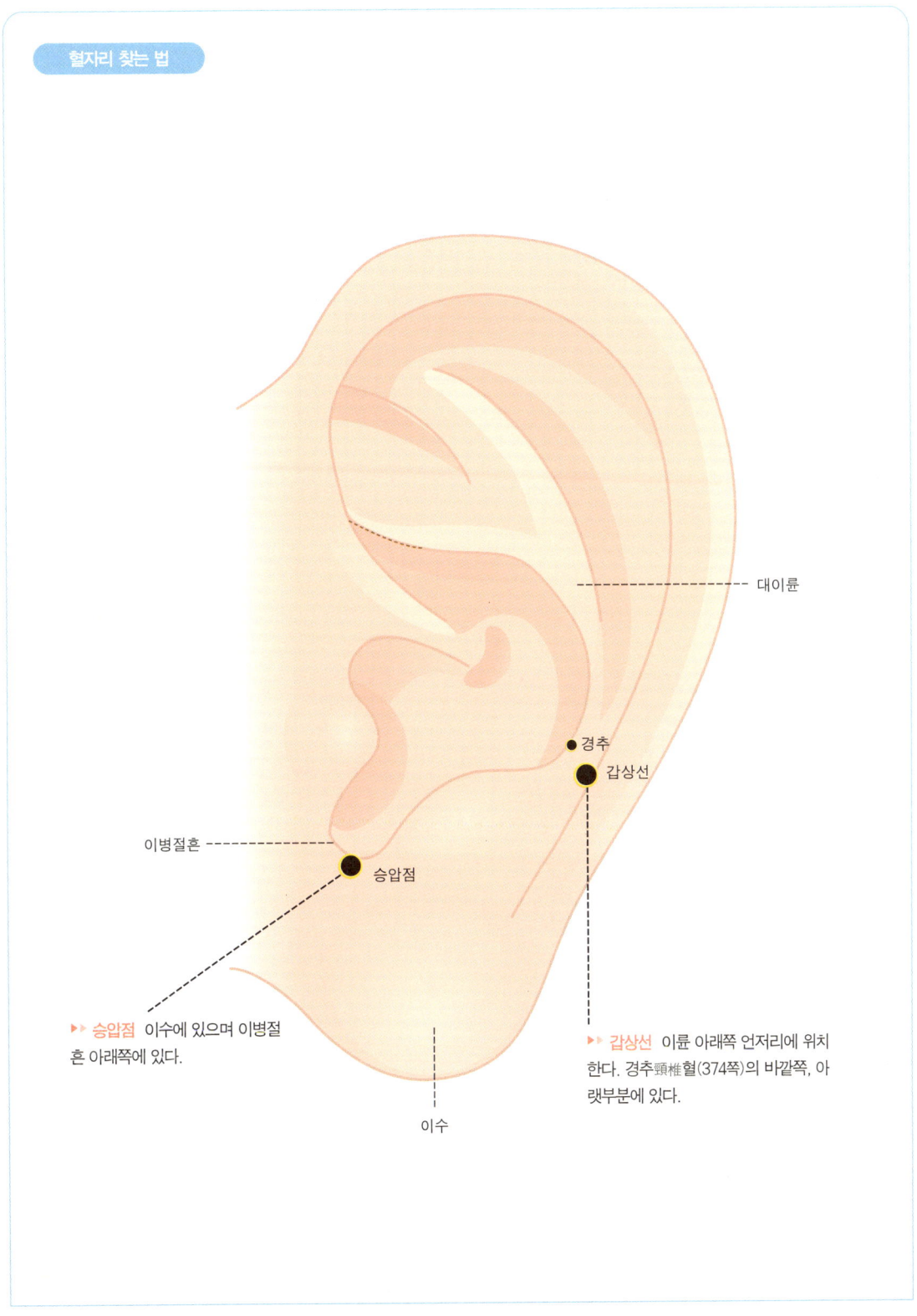

대이륜

경추

갑상선

이병절흔

승압점

▶▶ **승압점** 이수에 있으며 이병절흔 아래쪽에 있다.

이수

▶▶ **갑상선** 이륜 아래쪽 언저리에 위치한다. 경추頸椎혈(374쪽)의 바깥쪽, 아랫부분에 있다.

변비점 便秘點 _ 통변을 돕고 장을 튼튼하게 한다

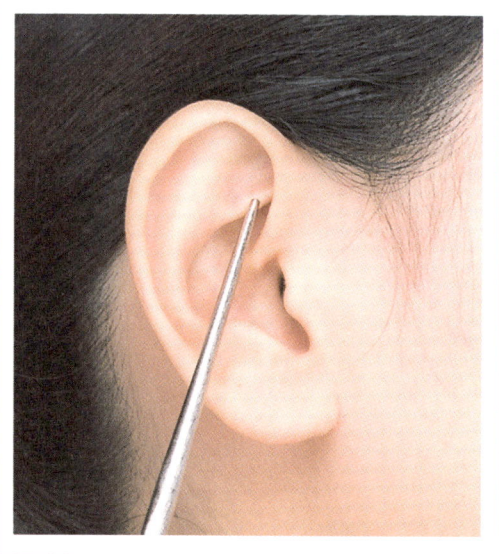

치료 효과 기氣를 조절하여 육부와 통하게 하고, 장을 튼튼하게 하는 기능이 있다. 변비 증상을 주로 치료한다.

지압 방법 엄지나 식지 혹은 그림과 같은 작은 방망이로 혈자리를 부드럽게 눌러준다. 최적의 치료 효과를 얻기 위해서는 매일 1~3차례, 매번 10~30회 정도 양쪽 귀를 번갈아가며 지압해준다. 귀에서 열이 날 때까지 계속한다.

아통점 牙痛點 _ 이와 관련된 질환을 치료한다

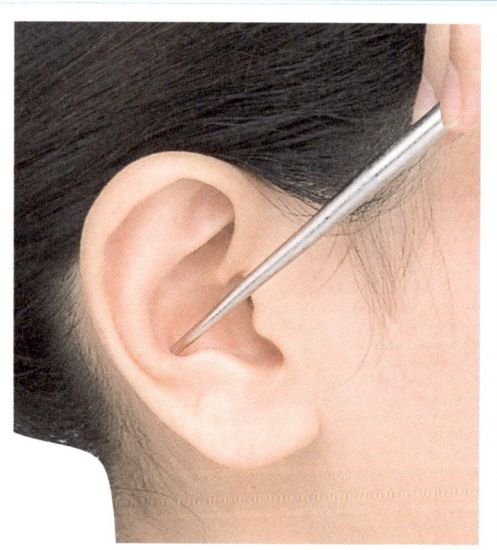

치료 효과 신장에 자양을 주고 화를 내려주며 냉혈과 진통 작용을 한다. 치통과 관련된 질환, 예를 들어 치주염, 잇몸 출혈 등을 치료한다.

지압 방법 엄지나 식지 혹은 그림과 같은 작은 방망이로 혈자리를 부드럽게 눌러준다. 최적의 치료 효과를 얻기 위해서는 매일 1~3차례, 매번 10~30회 정도 양쪽 귀를 번갈아가며 지압해준다. 귀에서 열이 날 때까지 계속한다.

혈자리 찾는 법

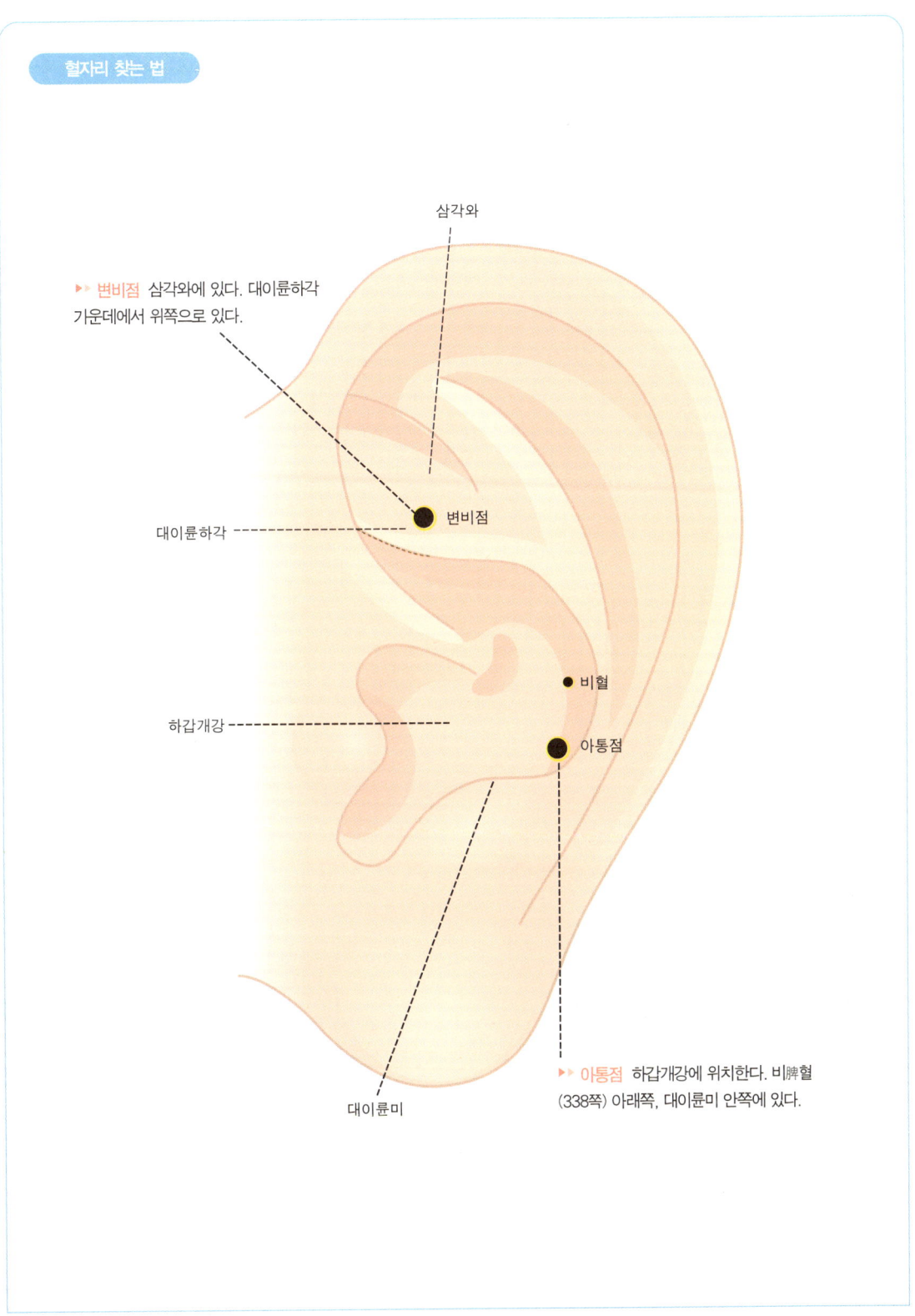

▶▶ **변비점** 삼각와에 있다. 대이륜하각 가운데에서 위쪽으로 있다.

삼각와

변비점

대이륜하각

하갑개강

비혈

아통점

대이륜미

▶▶ **아통점** 하갑개강에 위치한다. 비脾혈 (338쪽) 아래쪽, 대이륜미 안쪽에 있다.

하복 下腹 _열을 내리고 습윤 작용을 한다

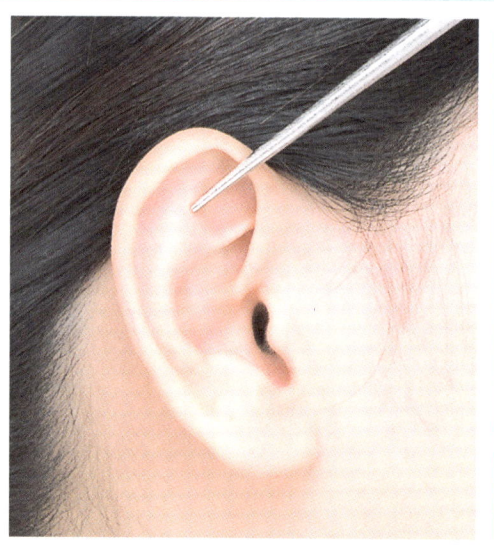

치료 효과 기혈을 원활하게 하며, 열을 내리고 습윤 작용을 한다. 복부에서 발생하는 질환이나 변비, 방광염을 치료한다.

지압 방법 엄지나 식지 혹은 그림과 같은 작은 방망이로 혈자리를 부드럽게 눌러준다. 최적의 치료 효과를 얻기 위해서는 매일 1~3차례, 매번 10~30회 정도 양쪽 귀를 번갈아가며 지압해준다. 귀에서 열이 날 때까지 계속한다.

고혈압점 高血壓點 _고혈압을 치료한다

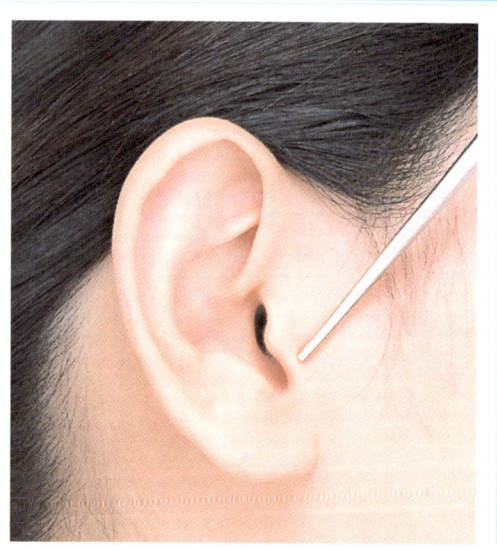

치료 효과 고혈압과 관련된 질환을 치료한다. 아울러 간과 신장의 음기를 보호하고 자양하고 간의 열을 식히는 작용도 한다.

지압 방법 엄지나 식지 혹은 그림과 같은 작은 방망이로 혈자리를 부드럽게 눌러준다. 최적의 치료 효과를 얻기 위해서는 매일 1~3차례, 매번 10~30회 양쪽 귀를 번갈아가며 지압해준다. 귀에서 열이 날 때까지 계속한다.

| 혈자리 찾는 법 |

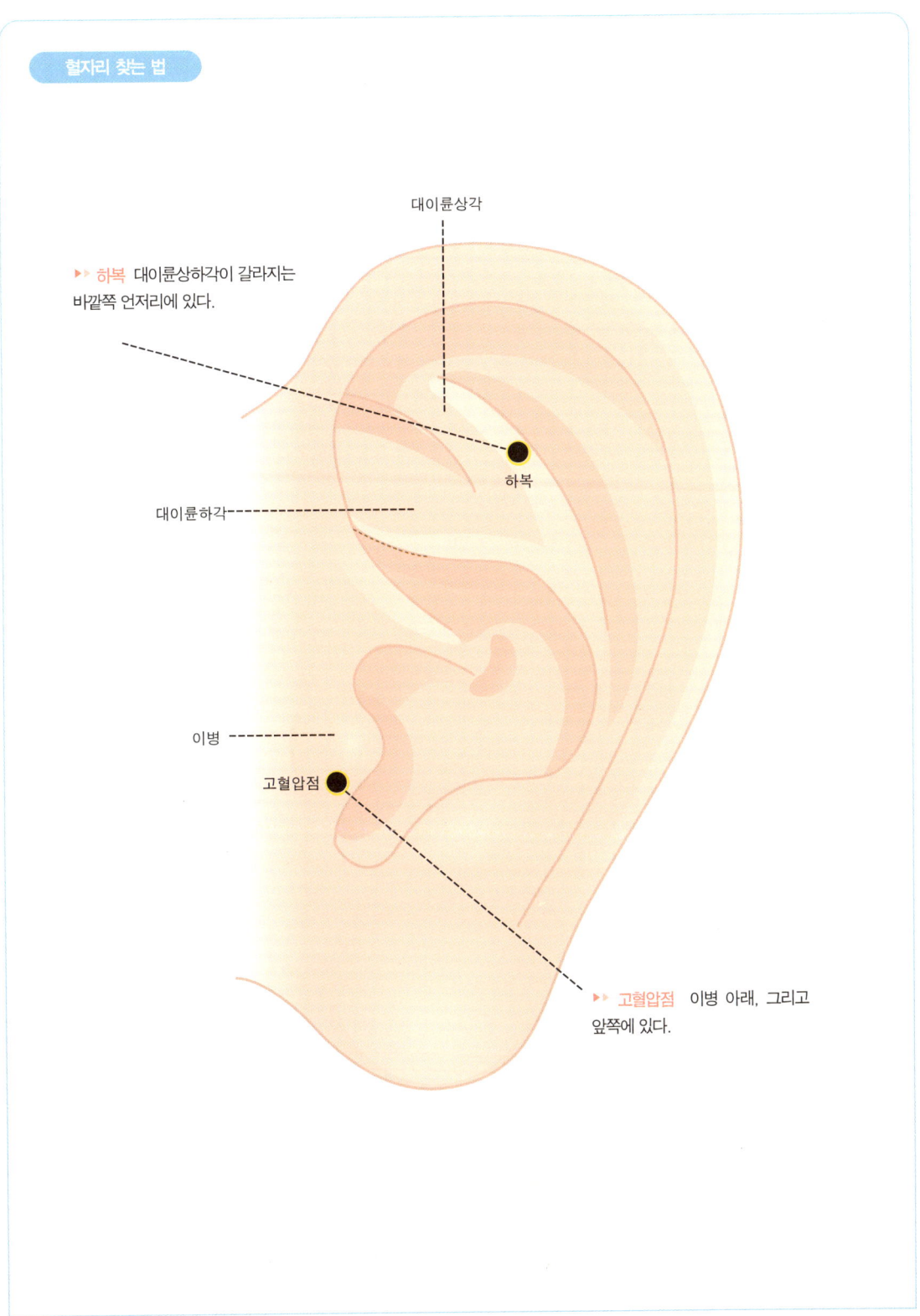

▶▶ **하복** 대이륜상하각이 갈라지는 바깥쪽 언저리에 있다.

대이륜상각

대이륜하각

하복

이병

고혈압점

▶▶ **고혈압점** 이병 아래, 그리고 앞쪽에 있다.

내이 內耳 _ 귀와 관련된 질환을 치료한다

치료 효과   이명, 귀머거리 증상, 청력감퇴 등을 치료한다. 아울러 중이염 치료에도 효과가 있다.

지압 방법   엄지나 식지 혹은 그림과 같은 작은 방망이로 혈자리를 부드럽게 눌러준다. 최적의 치료 효과를 얻기 위해서는 매일 1~3차례, 매번 10~30회 정도 양쪽 귀를 번갈아가며 지압해준다. 귀에서 열이 날 때까지 계속한다.

혈자리 찾는 법

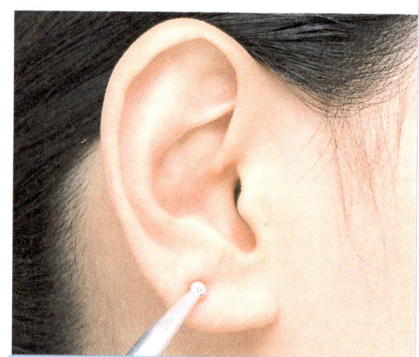

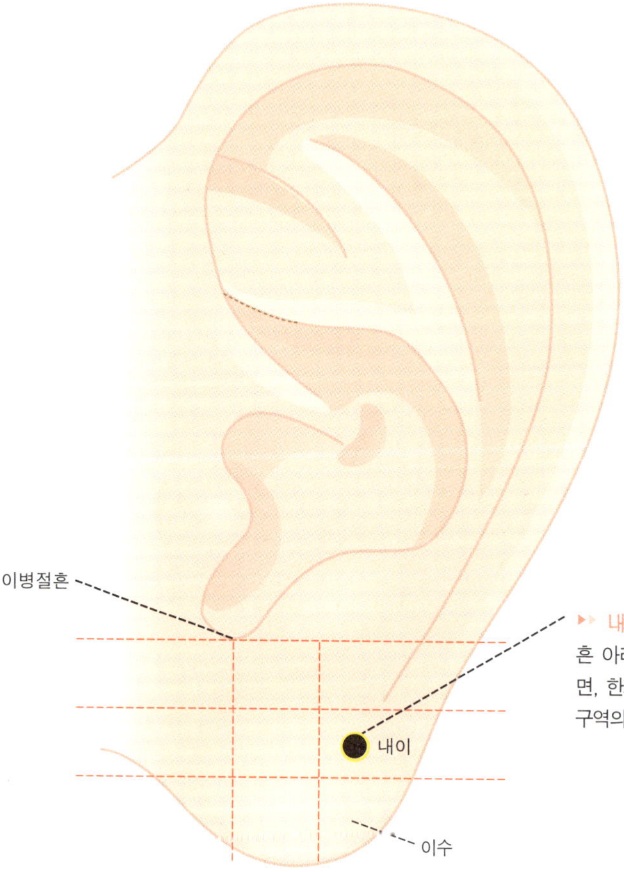

이병절흔

▶▶ **내이** 이수에 위치한다. 이병절흔 아래에서 시작하여 9등분을 하면, 한가운데에서 오른쪽으로 있는 구역의 가운데에 있다.

내이

이수

하이근 下耳根 _근육을 풀어주고 통증을 멎게 한다

치료 효과 상이근혈과 같은 기능을 갖는다. 근육 이완과 진통 작용뿐 아니라 삼차신경통, 복부의 격렬한 통증, 천식, 뇌혈관질환 등에 치료 효과가 있다.

지압 방법 엄지나 식지 혹은 그림과 같은 작은 방망이로 혈자리를 부드럽게 눌러준다. 최적의 치료 효과를 얻기 위해서는 매일 1~3차례, 매번 10~30회 정도 양쪽 귀를 번갈아가며 지압해준다. 귀에서 열이 날 때까지 계속한다.

혈자리 찾는 법

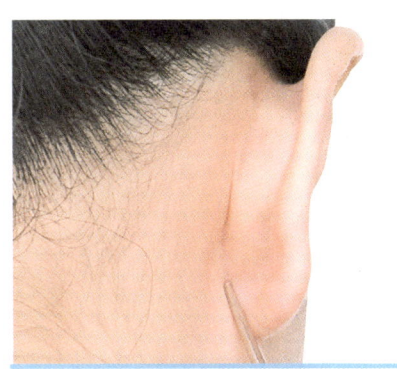

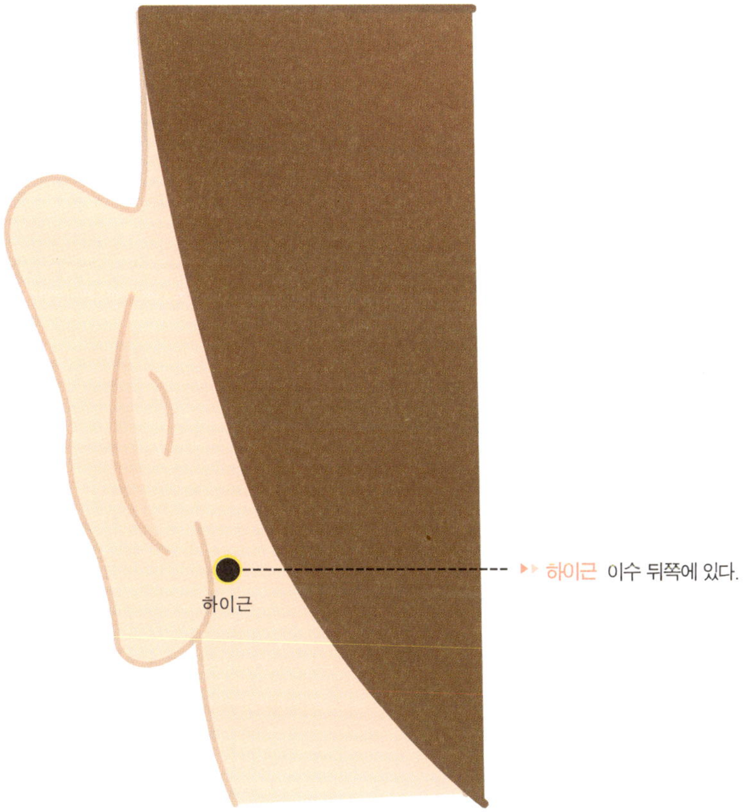

▶▶ **하이근** 이수 뒤쪽에 있다.

하이근

실면 失眠 _조혈 작용과 심신 안정에 기여한다

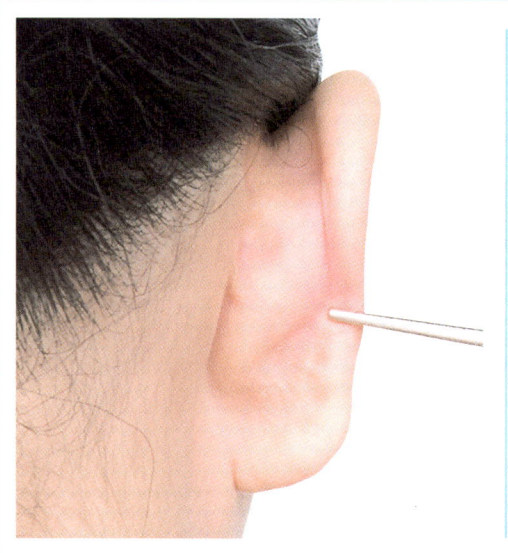

치료 효과 불면이나 심계항진과 같은 질환을 치료한다.

지압 방법 엄지나 식지 혹은 그림과 같은 작은 방망이로 혈자리를 부드럽게 눌러준다. 최적의 치료 효과를 얻기 위해서는 매일 1~3차례, 매번 10~30회 정도 양쪽 귀를 번갈아가며 지압해준다. 귀에서 열이 날 때까지 계속한다.

승압구 昇壓溝 _현기증을 개선한다

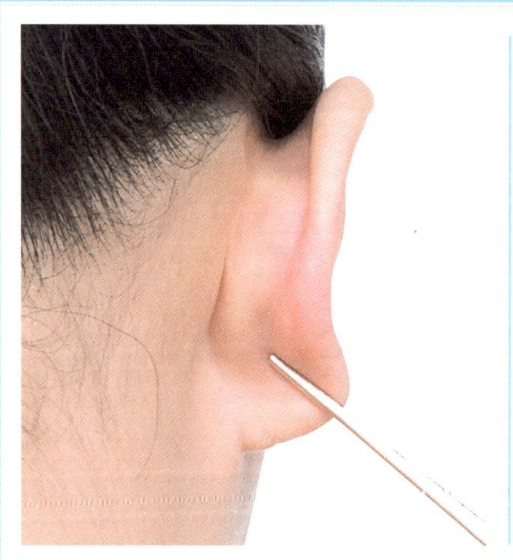

치료 효과 기혈을 북돋아주는 작용을 한다. 혈압이 내려가거나 현기증으로 어질어질할 때 이곳을 지압해주면 치료가 가능하다.

지압 방법 엄지나 식지 혹은 그림과 같은 작은 방망이로 혈자리를 부드럽게 눌러준다. 최적의 치료 효과를 얻기 위해서는 매일 1~3차례, 매번 10~30회 정도 양쪽 귀를 번갈아가며 지압해준다. 귀에서 열이 날 때까지 계속한다.

혈자리 찾는 법

▶▶ **실면** 대이륜후구大耳輪後溝와 이륜각후구 바깥쪽 언저리 서로 만나는 지점에 있다.

▶▶ **승압구** 대이병후구大耳屏後溝에 위치한다.

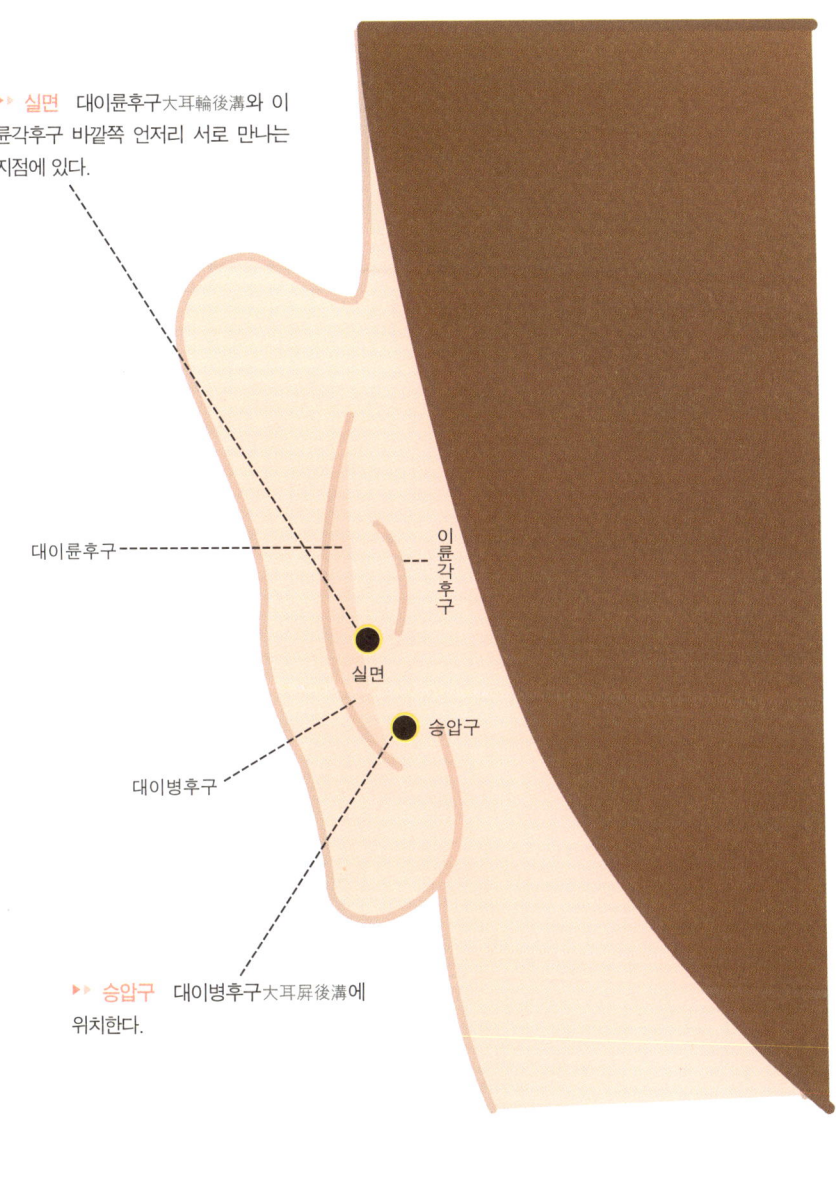

이배구 耳背溝 _ 근육을 이완시켜주고 통증을 멎게 한다

치료 효과 강압구強壓溝라는 별칭이 있다. 이곳 혈자리는 고혈압, 피부 가려움증을 치료한다.

지압 방법 엄지나 식지 혹은 그림과 같은 작은 방망이로 혈자리를 부드럽게 눌러준다. 최적의 치료 효과를 얻기 위해서는 매일 1~3차례, 매번 10~30회 정도 양쪽 귀를 번갈아가며 지압해준다. 귀에서 열이 날 때까지 계속한다.

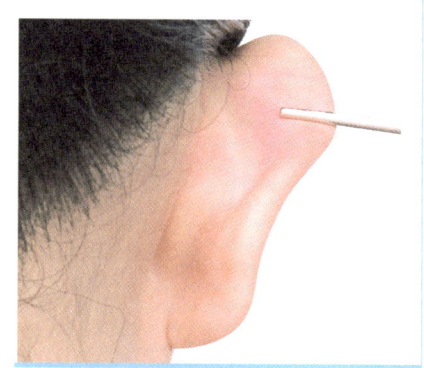

혈자리 찾는 법

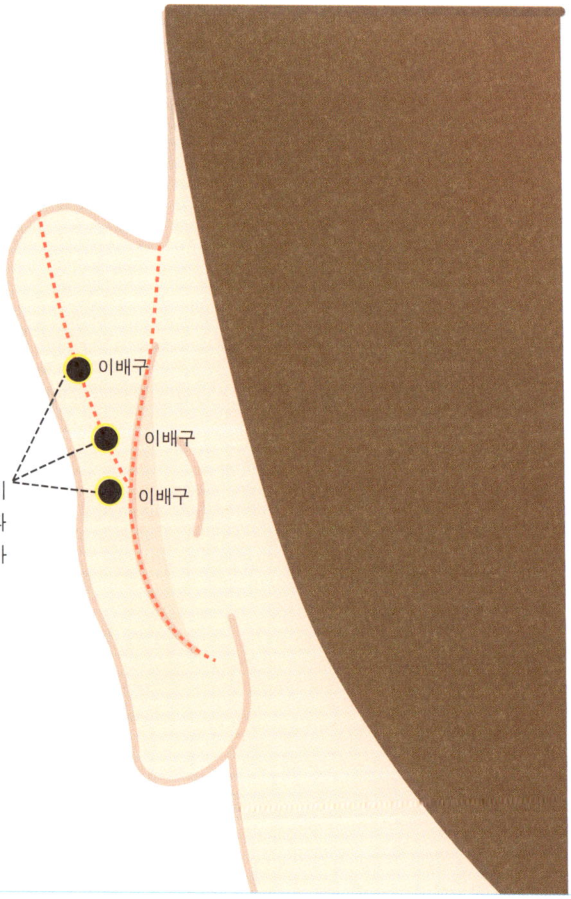

▶▶ **이배구** 이륜상하각 부위와 대이륜이 귀 뒤쪽에서 Y자형으로 나타나는데 이곳에서 함몰된 부위를 가리킨다.

명칭 출전

- 《채애편采艾編》
- 《회원침구학會元針灸學》
- 《회남자淮南子 : 중국 전한前漢의 회남왕淮南王 유안劉安이 저술한 책. 총 21권으로 되어 있음》
- 《갑을경甲乙經 : 진晉나라 때 황보밀皇甫謐이 방대한 고대 침구 자료를 수집하고 정리한 중요한 문헌으로 현존하는 침구와 경혈 전문의서 중 가장 오래된 것임》
- 《기효량방奇效良方》
- 《소문素問·자학편刺瘧篇 : 소문은 황제 내경에 수록된 고전의학의 기초 개념과 생리를 다룬 81편의 책》
- 《애편艾編》
- 《성혜방聖惠方 : 송宋나라 때 왕회은王懷隱이 이론과 처방을 함께 적은 의학전문서》
- 《의경이해醫經理解》
- 《침구십사경유혈분해針灸十四經穴分解》
- 《소문素問·오장별론五臟別論》
- 《기부론氣府論 : 황제내경을 이루는 소문素問에 언급된 이론》
- 《신이경神異經》
- 《회해匯解》
- 《소문素問·음양응상대론陰陽應象大論》
- 《통현지요부通玄指要賦 : 침법針法의 깊숙하고 미묘한 이치의 요목要目을 지적한 글》
- 《자오유주설난子午流注說難 : 자오유주는 중국의학 학설 중 하나로 경락과 밀접한 관련이 있다. 중국의학 기초 이론 중 하나다》
- 《수혈명회해腧穴命名匯解》
- 《의경해리醫經解理》
- 《영추靈樞·경맥經脈》
- 《경혈석의회해經穴釋義匯解》
- 《태소太素》
- 《초사楚辭·구가九歌·운중군雲中君》
- 《취영聚英》
- 《경혈학經穴學》
- 《의경정의醫經精義》
- 《내경內經》
- 《장형부張衡賦》
- 《의정이해醫精理解》
- 《수혈학腧穴學》
- 《영추靈樞·배수背腧》
- 《공혈명명적천설孔穴命名的淺說》
- 《난경難經》
- 《자생경資生經》
- 《소문素問·영란밀전론靈蘭密典論》
- 《경혈선해經穴選解》
- 《천금방千金方》
- 《영추靈樞》
- 《영추靈樞·경론經論》
- 《영추靈樞·본수론本輸論》
- 《소문素問·음양이합론陰陽離合論》

〉〉찾아보기

병첨 屛尖 362

_ 열을 내려주고 습윤 작용을 한다
여구 蠡溝 254
이중 耳中 378
하복 下腹 386

_ 열을 내려주고 화를 식혀준다
이첨 耳尖 380

_ 각종 감기 증상을 치료한다
외이 外耳 356
대저 大杼 187

_ 진통과 진정의 효과가 있다
침 枕 354

_ 경락 소통을 원활하게 한다
중봉 中封 265
슬 膝 370
관 髖 370

_ 경맥과 기를 조절한다
분강 盆腔 366

_ 체내 수분을 조절한다
곡천 曲泉 236

_ 기분 전환에 도움이 된다
충양 衝陽 263

_ 갑상선항진이나 이상을 치료한다
갑상선 甲狀腺 382

_ 정신을 맑게 해준다
노궁 勞宮 133
관충 關衝 139
해계 解谿 261

_ 뇌와 정신을 건강하게 해준다
연중 緣中 352

_ 신경안정에 도움이 된다
교감 交感 374

전신

_ 피곤과 졸음, 육체 피로를 완화시킨다
견외유 肩外兪 93
지실 志室 211

_ 근육과 뼈를 강건하게 한다
풍시 風市 229

_ 혈압을 내려준다
내용천 內湧泉 281
각와상 角窩上 368
고혈압점 高血壓點 386

_ 저혈압을 개선해준다
승압점 升壓點 296

_ 당뇨병을 치료해준다
기점 飢點 380

_ 불면증을 치료해준다
실면 失眠 390

_ 열을 내려주고 독을 없애준다
축빈 築賓 253

대릉 大陵 125
후계 後谿 131
신문 神門 364

구역질과 구토 증상을 치료한다
천돌 天突 87
격관 膈關 200
위유 胃兪 204
중괴 中魁 294
은백 隱白 273

식욕을 조절한다
구口 336

만성질환을 개선, 치료한다
폐유 肺兪 193
족삼리 足三里 244
대거 大巨 175

부종을 없애주고 체내 수분이 균형을 이루도록 한다
수분 水分 165
복류 復溜 258

인슐린 분비를 조절한다
비유 脾兪 203

면역력을 향상시킨다
신주 身柱 191

체내 수분 조절과 정화 작용을 한다
삼초 三焦 344

내분비를 조절한다
내분비 內分泌 338

정력을 왕성하게 하고 화를 가라앉힌다
태계 太谿 262

척수염증으로 인한 발열 현상을 완화한다
승령 承靈 39

부종과 통증을 없애준다
승장 承漿 61
부돌 扶突 83

외관 外關 113
이간 二間 122

기혈의 순환을 촉진한다
인영 人迎 82
천정 天鼎 84
곡지 曲池 105
결분 缺盆 144
고황 膏肓 195

진통 작용과 아울러 기를 통하게 한다
둔 臀 372

체력을 증강시킨다
명문 命門 209

발열 증상을 완화한다
액문 液門 121
삼간 三間 123

과민반응을 없애준다
신상선 腎上腺 362

체질을 개선해준다
대추 大椎 186

통증을 완화시킨다
천계 天谿 153
대포 大包 158
음교 陰交 171
오추 五樞 182
거료 居髎 183
천종 天宗 190
승부 承扶 226
위양 委陽 241
조구 條口 248
지기 地機 249
현종 懸鐘 256
곤륜 崑崙 264
내정 內庭 272
대돈 大敦 276
용천 湧泉 280
편도체점 扁桃體點 308
십이지장 十二指腸 340
대병첨 對屛尖 352

액 額 360

근육을 풀어주고 통증을 멎게 한다
하이근 下耳根 389
이배구 耳背溝 392

정서를 안정시킨다
구미 鳩尾 155

기를 다스려주고 울혈을 풀어주며 신장 기능을 북돋아주고 양기를 강하게 한다
기해 氣海 172
신 腎 350

외생식기질환을 치료한다
외생식기 外生殖器 378

혈액에 관한 질병을 치료한다
격유 膈兪 199

정신질환을 치료한다
본신 本神 41

불임증을 치료한다
음렴 陰廉 230

불감증을 치료한다
유중 乳中 152

가슴을 아름답게 만들어준다
유근 乳根 154

유방의 혈액순환을 촉진한다
천지 天池 147

여성

산부인과질환을 개선한다
대맥 帶脈 168
곡골 曲骨 180
충문 衝門 181
포황 胞肓 218
기문 箕門 231
삼음교 三陰交 260
조해 照海 267
난소 卵巢 358

냉하고 허한 증상을 치료한다
교신 交信 259

남성

남성의 정력을 진작시킨다
대혁 大赫 177

고환염을 치료한다
고환 睾丸 358

피부

여드름, 종기를 없애준다
합곡 合谷 130

두드러기, 피부가려움증을 치료한다
풍계 風溪 376

머리·얼굴

_ 머리, 안면 부위와 관련된 질환을 치료한다
  합곡 合谷 130
  지음 至陰 278
  면협 面頰 332

_ 현기증을 치료한다
  후정 後頂 38
  강간 强間 77
  천주 天柱 80
  승압구 昇壓溝 390

_ 두통, 두중감을 치료한다
  전정 前頂 37
  두유 頭維 42
  곡빈 曲鬢 64
  천유 天牖 73
  완골 完骨 74
  천주 天柱 80
  전곡 前谷 135
  두정점 頭頂點 304
  후두점 後頭點 306
  족규음 足竅陰 275

_ 편두통을 치료한다
  섭유 顳顬 354

_ 머리 부위의 증상을 완화시킨다
  두정점 頭頂點 304

_ 미용 효과가 뛰어나다
  관료 顴髎 55

_ 얼굴 부위의 혈액순환을 돕는다
  대영 大迎 69

_ 안면통증과 삼차신경통을 치료한다
  지창 地倉 60
  객주인 客主人 65

눈·코·귀

_ 안질환을 개선한다
  정명 睛明 49
  동자료 瞳子髎 51
  승읍 承泣 53
  사백 四白 54
  각손 角孫 63
  안점 眼點 302
  안안 眼 332
  목 目2 334

_ 녹내장을 치료한다
  목 目1 334

_ 눈의 피로를 풀어준다
  백회 百會 36
  양백 陽白 44
  어요 魚腰 45
  사죽공 絲竹空 47
  태양 太陽 52
  함염 頷厭 62
  견중유 肩中俞 94

_ 시력을 좋아지게 한다
  광명 光明 257

_ 코와 관련된 질병을 치료한다
  외비 外鼻 360
  두임읍 頭臨泣 43
  신정 神庭 46

_ 코막힘, 콧물이 흐르는 증상을 치료한다
  백회 百會 36
  통천 通天 40
  거료 巨髎 56
  영향 迎香 57
  화료 禾髎 58

_ 축농증, 만성비염을 치료한다
  통천 通天 40
  인당 印堂 48
  거료 巨髎 56

영향 迎香 57
화료 禾髎 58

_ 귀질환을 치료한다
이문 耳門 66
청궁 聽宮 67
천창 天窓 71
예풍 翳風 76
중저 中渚 120
족규음 足竅陰 275

_ 이명을 치료한다
두규음 頭竅陰 75

_ 감기 증상을 개선한다
풍지 風池 78
풍부 風府 79

치아·입·목

_ 치통을 치료한다
하관 下關 68
협거 頰車 70
상양 商陽 137
아통점 牙痛點 320

_ 목의 통증을 완화한다
염천 廉泉 81
수돌 水突 85
기사 氣舍 86
천돌 天突 87
인후점 咽喉點 300

가슴·호흡기

_ 흉부통증과 가슴이 답답한 증상을 치료한다
천돌 天突 87
소부 少府 134
응창 膺窓 149

_ 흉부질환을 치료한다
유부 俞府 146
흉점 胸點 310

_ 심장질환을 치료한다
극천 極泉 100
극문 郄門 114
음극 陰郄 126
신문 神門 127
소충 少衝 140
신봉 神封 151
궐음유 厥陰俞 194
신당 神堂 197
삼초점 三焦點 314
심 心 342

_ 심혈관질환을 개선시킨다
심유 心俞 196

_ 딸꾹질을 멈추게 한다
액역점 呃逆點 306

_ 폐와 관련된 질병을 치료한다
협백 俠白 103
공최 孔最 111
열결 列缺 117
중부 中府 145
해천점 咳喘點 318

_ 폐 기능을 향상시킨다
내비 內鼻 364

_ 호흡기 계통 질병을 치료한다
단중 膻中 150

_ 기침을 치료한다
  천돌 天突 87
  욱중 彧中 148

_ 만성기관지염을 치료한다
  신상선 腎上腺 362

_ 천식을 치료한다
  각와중 角窩中 368

_ 목이나 어깨가 뻣뻣해지는 증상을 완화시킨다
  천용 天容 72
  곡원 曲垣 92
  견외유 肩外兪 93
  견정 肩貞 96
  노회 臑會 101
  비노 臂臑 102
  천정 天井 104
  부분 附分 189
  경항점 頸項點 294
  견점 肩點 300

_ 목 부위에 생기는 종양을 치료한다
  통천 通天 40

_ 요추의 통증을 개선한다
  비양 飛揚 252

_ 척추질환을 치료한다
  경추 頸椎 374

_ 오십견을 치료한다
  천료 天髎 91
  곡원 曲垣 92
  견료 肩髎 95
  견우 肩髃 97
  운문 雲門 98
  견전 肩前 99
  노회 臑會 101
  천정 天井 104

복부·소화기관

_ 복통과 위통을 치료한다
  수삼리 手三里 109
  온류 溫溜 110
  신궐 神闕 169
  수도 水道 176

_ 간장질환을 치료한다
  간점 肝點 316

_ 간에 기혈이 원활히 흐르게 하여 울혈을 막는다
  기문 期門 157
  태충 太衝 271
  족임읍 足臨泣 274

_ 간을 해독하고 눈을 맑게 한다
  간 肝 348
  간유 肝兪 201

_ 위 부위의 질환을 완화하고 다스리는 역할을 한다
  거궐 巨闕 159
  불용 不容 160
  일월 日月 161
  양문 梁門 163
  양구 梁丘 233
  풍륭 豊隆 247
  분문 賁門 336
  위 胃 340

_ 위와 장에 관련된 질환을 치료한다
  복결 腹結 173
  위유 胃兪 204
  대장유 大腸兪 213
  상거허 上巨虛 245
  하거허 下巨虛 246
  교신 交信 259
  위장점 胃腸點 308

_ 위와 비장질환을 개선한다
  공손 公孫 269
  비점 脾點 314

⌐ 비장을 튼튼하게 하고 위를 이롭게 한다
　　통곡 通谷 156
　　활육문 滑肉門 166
　　태백 太白 270
　　여태 厲兌 277

⌐ 비장을 튼튼하게 하고 신장을 이롭게 한다
　　피질하 皮質下 356

⌐ 장과 위를 튼튼하게 한다
　　완골 腕骨 129
　　어제 魚際 132
　　소장 小腸 346
　　담유 膽兪 202

⌐ 장 기능을 개선한다
　　대장 大腸 346

⌐ 주로 대장질환을 치료한다
　　천추 天樞 167

⌐ 복부팽만, 설사를 치료한다
　　수삼리 手三里 109
　　비 脾 338

⌐ 소화기 계통의 질병을 개선한다
　　내관 內關 115
　　중완 中脘 162
　　장문 章門 164
　　지양 至陽 198
　　삼초유 三焦兪 208
　　이내정 里內庭 279

⌐ 소화불량을 개선한다
　　위유 胃兪 204
　　이담 胰膽 348

⌐ 치질, 항문탈장, 직장탈장을 치료한다
　　소장유 小腸兪 215

⌐ 변비를 치료한다
　　소장유 小腸兪 215
　　변비점 便秘點 384

신장·비뇨기계통

⌐ 비뇨기 계통 질환을 치료한다
　　관원 關元 174
　　중극 中極 178
　　기충 氣衝 179
　　음곡 陰谷 235
　　신점 腎點 318
　　방광 膀胱 350

⌐ 생식기 계통의 질병을 치료한다
　　신유 腎兪 210
　　음곡 陰谷 235
　　중도 中都 251
　　명문 命門 320
　　내생식기 內生殖器 366

⌐ 방광 기능을 향상시킨다
　　방광유 膀胱兪 217

⌐ 습진, 두드러기를 치료한다
　　견정 肩井 90

⌐ 피부미용에 도움이 된다
　　찬죽 攢竹 50

손·발·허리

⌐ 손의 마비 증상, 근육통, 신경통을 치료한다
　　견정 肩井 90
　　곡원 曲垣 92
　　견외유 肩外兪 93
　　곡택 曲澤 106
　　척택 尺澤 107
　　소해 少海 108
　　지구 支溝 112
　　양계 陽谿 116
　　양지 陽池 118

양곡 陽谷 128

좌골신경통을 치료한다
은문 殷門 227
좌골신경 坐骨神經 372

복사뼈 관절질환을 치료한다
구허 丘墟 266

주로 발과 다리에 관련된 질환을 치료한다
독비 犢鼻 239
승근 承筋 250
승산 承山 255
과점 踝點 310

무릎통증을 치료한다
내슬안 內膝眼 237
외슬안 外膝眼 238

관절 부위 통증을 완화시킨다
태연 太淵 124
신맥 申脈 268
좌골점 坐骨點 298

주로 하지와 관련된 질환을 치료한다
중독 中瀆 232
양릉천 陽陵泉 242

하반신 질병을 개선한다
음릉천 陰陵泉 243

하지로 흐르는 기맥을 원활하게 한다
환도 環跳 220
복토 伏兎 228

혈액순환을 촉진한다
회양 會陽 221
혈해 血海 234

요통을 치료한다
요양관 腰陽關 212
관원유 關元俞 214
중여유 中膂俞 219
장강 長强 222

위중 委中 240
척주점 脊柱點 298
요퇴점 腰腿點 322

허리질환을 개선한다
황유 肓俞 170
팔료 八髎 216
요점 腰點 296

허리와 저골 부위의 통증을 치료한다
요저추 腰骶椎 376

어린이

주로 어린이와 관련된 질환을 치료한다
사봉 四縫 312

내 손으로 하는 경혈 지압·마사지324

초판 1쇄 발행	2006년 04월 01일
초판 8쇄 발행	2023년 04월 10일

지은이	산차이원화
옮긴이	김윤진
감 수	한국서봉경혈지압학회
펴낸이	이종문(李從聞)
펴낸곳	국일미디어
등 록	제406-2005-000025호
주 소	경기도 파주시 광인사길 121 파주출판문화정보산업단지(문발동) 서울시 중구 장충단로 8가길 2(장충동 1가, 2층)
영업부	Tel 031)955-6050 ｜ Fax 031)955-6051
편집부	Tel 031)955-6070 ｜ Fax 031)955-6071
평생전화번호	0502-237-9101~3
홈페이지	www.ekugil.com
블로그	blog.naver.com/kugilmedia
페이스북	www.facebook.com/kugilmedia
이메일	kugil@ekugil.com

※ 값은 표지 뒷면에 표기되어 있습니다.
※ 잘못된 책은 구입하신 서점에서 바꿔드립니다.

ISBN　89-7425-452-2(13590)

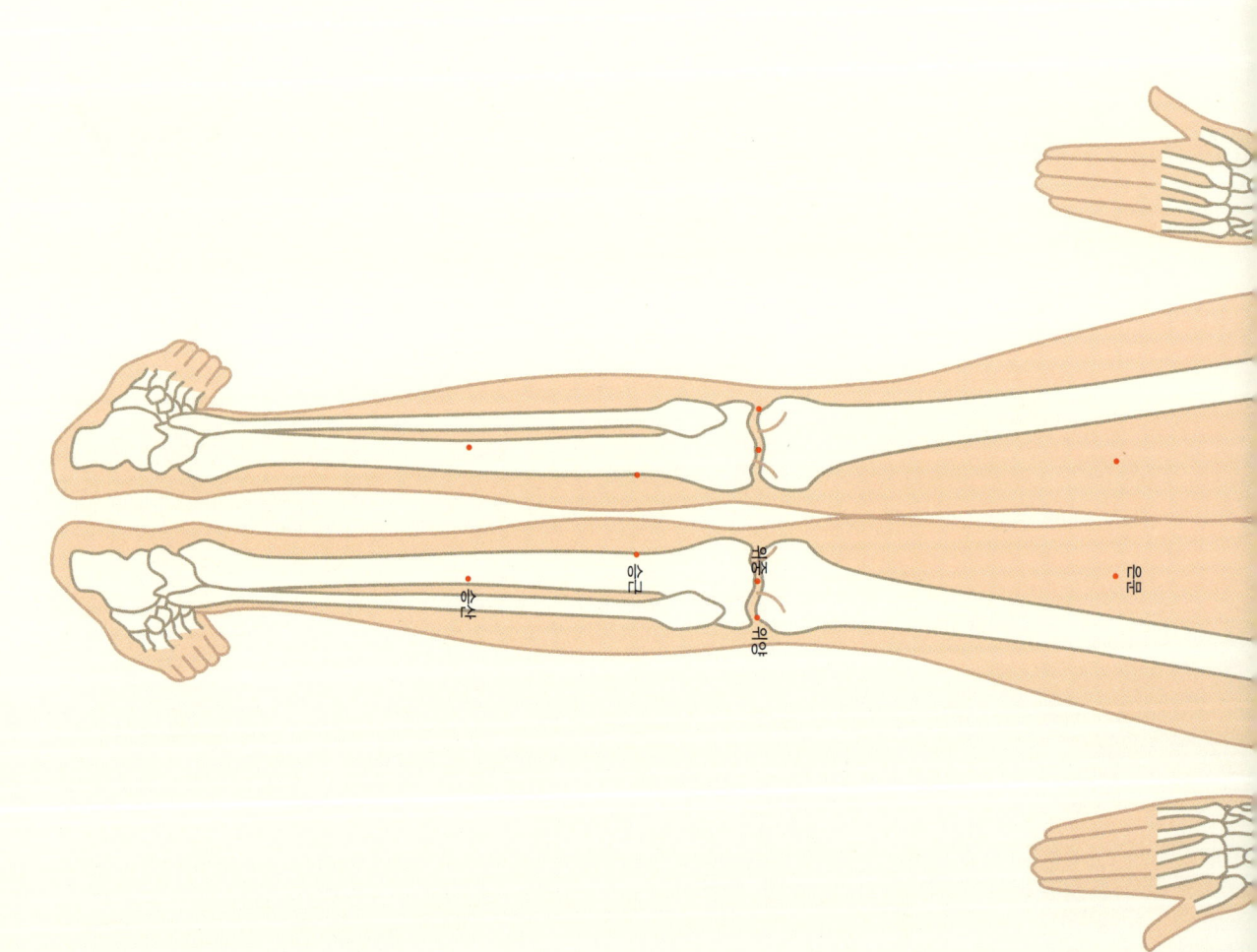

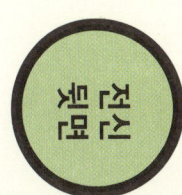
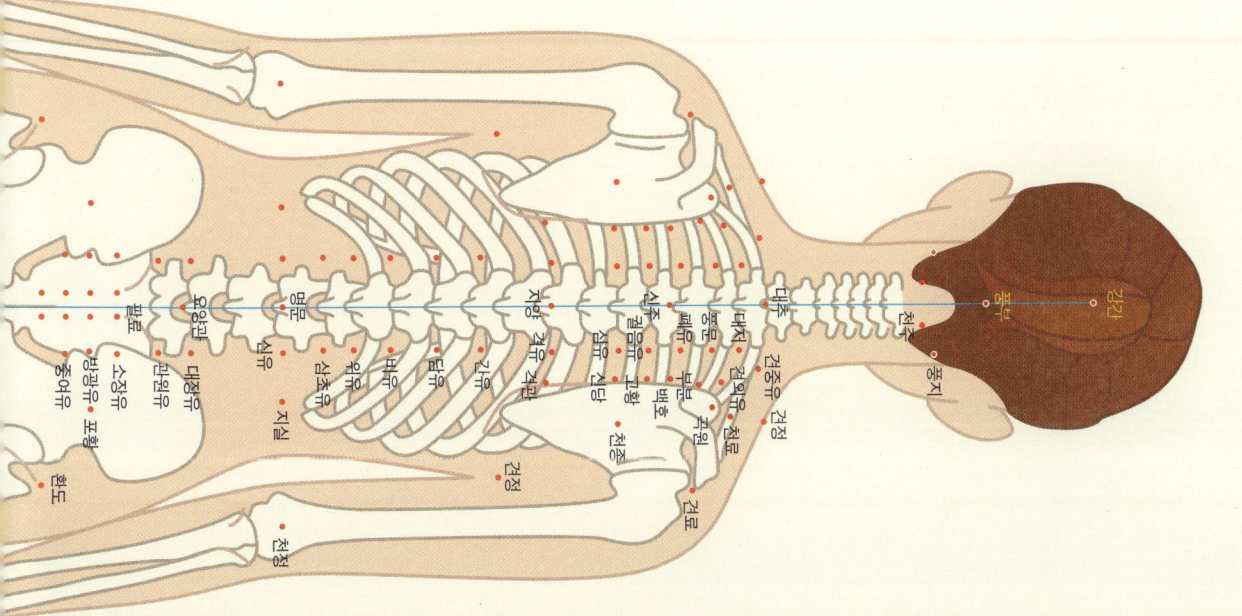